Berichte aus der Psychologie

Elisabeth Johanna Sticker

**Sport macht stark -
auch bei angeborenem Herzfehler**

Ergebnisse einer interdisziplinären Follow-up Studie
zur Entwicklungsoptimierung

Shaker Verlag
Aachen 2004

Bibliografische Information der Deutschen Bibliothek
Die Deutsche Bibliothek verzeichnet diese Publikation in der Deutschen
Nationalbibliografie; detaillierte bibliografische Daten sind im Internet über
http://dnb.ddb.de abrufbar.

Zugl.: Köln, Univ., Habil.-Schr., 2003

Copyright Shaker Verlag 2004
Alle Rechte, auch das des auszugsweisen Nachdruckes, der auszugsweisen
oder vollständigen Wiedergabe, der Speicherung in Datenverarbeitungsanlagen und der Übersetzung, vorbehalten.

Printed in Germany.

ISBN 3-8322-2217-0
ISSN 0945-0971

Shaker Verlag GmbH • Postfach 101818 • 52018 Aachen
Telefon: 02407 / 95 96 - 0 • Telefax: 02407 / 95 96 - 9
Internet: www.shaker.de • eMail: info@shaker.de

Inhaltsverzeichnis

	Seite
Vorwort	1
1. Einleitung: Das Herz als psychologisch besonderes Organ	7
2. Stand der Forschung	12
2.1 Angeborene Herzfehler	12
2.1.1 Das gesunde Herz vor und nach der Geburt	12
2.1.2 Prävalenz, Einteilung und Behandlungsmöglichkeiten	13
2.1.3 Die acht häufigsten angeborenen Herzfehler	18
2.1.3.1 Ventrikelseptumdefekt (VSD)	18
2.1.3.2 Persistierender Ductus arteriosus Botalli (PDA)	19
2.1.3.3 Atriumseptumdefekt (ASD)	20
2.1.3.4 Aortenisthmusstenose (Coarctation, Coa)	22
2.1.3.5 Aortenstenose (AoSt)	23
2.1.3.6 Pulmonalstenose (PSt)	24
2.1.3.7 Fallot'sche Tetralogie (Tetralogy of Fallot, ToF)	25
2.1.3.8 Transposition der großen Arterien (TGA)	27
2.1.3.9 Besonderheiten bei seltenen komplexen Herzfehlern und Zusammenfassung	30
2.1.4 Klassifizierung nach postoperativen Restbefunden	33
2.1.5 Fortschritte in der Behandlung	34
2.2 Die psychosoziale Situation chronisch kranker Kinder und Jugendlicher allgemein	38
2.2.1 Modell zur psychosozialen Adaptation nach Steinhausen	38
2.2.2 Konzept der gesundheitsgezogenen Lebensqualität nach Bullinger und Ravens-Sieberer	42
2.2.3 Zusammenfassende krankheitsübergreifende Darstellungen	46
2.2.3.1 Prävalenz chronischer Erkrankungen und psychischer Auffälligkeiten	48
2.2.3.2 Bedeutung des familiären Umfeldes	51
2.2.3.3 Methodenkritische Betrachtung	54
2.2.3.4 Fazit	55
2.3 Die psychosoziale Situation herzkranker Kinder und Jugendlicher	57
2.3.1 Zusammenfassende krankheitsspezifische Darstellungen	57
2.3.1.1 Entwicklungspsychologische Implikationen der Auseinandersetzung mit einem angeborenen Herzfehler	59
2.3.1.2 Psychische Auffälligkeiten und Lebensqualität	62
2.3.1.3 Bedeutung des Schweregrades des Herzfehlers	67
2.3.1.4 Bedeutung des familiären Umfeldes	68
2.3.1.5 Methodenkritische Betrachtung	72
2.3.1.6 Fazit	72

		Seite
2.3.2	Studien zur gesundheitsbezogenen Lebensqualität	74
2.3.2.1	*Ausgewählte vor 1980 publizierte Studien*	74
2.3.2.2	*Vorgehen bei der Literaturanalyse ab 1980 und tabellarischer Überblick*	78
2.3.2.3	*Körperliche Komponente*	85
2.3.2.4	*Mentale Komponente*	88
2.3.2.5	*Emotionale Komponente*	96
2.3.2.6	*Soziale Komponente*	101
2.3.2.7	*Sozio-emotionale Komponente: Verhaltensauffälligkeiten allgemein*	103
2.3.2.8	*Zusatzaspekt: Familiäres Umfeld*	105
2.3.2.9	*Fazit zu den Lebensqualitätsstudien mit herzkranken Kindern und Jugendlichen einschließlich quantitativer Analyse der Befunde*	110
2.3.2.10	*Exkurs: Psychologische Interventionen*	120
2.3.3	Integration der ausgewählten krankheitsübergreifenden theoretischen Ansätze und Spezifikation für angeborene Herzfehler	123
2.4	**Psychologische Bedeutung motorischer Förderung für herzkranke Kinder und Jugendliche**	126
2.4.1	Sportmotorische Grundlagen	126
2.4.2	Die These von der motorischen Verarmung der Kinder von heute	127
2.4.3	Krankheit und Bewegungsmangel	131
2.4.4	Empfehlungen für Sport bei herzkranken Kindern	133
2.4.5	Prinzipien motorischer Förderung von herzkranken Kindern	140
2.4.6	Kinderherzsportgruppen als praktische Umsetzung der wissenschaftlichen Erkenntnisse	142
2.4.6.1	*Gruppen im Ausland*	142
2.4.6.2	*Gruppen in Deutschland*	149
3.	**Ableitung der Fragestellung und Hypothesen**	154
4.	**Methodik**	158
4.1	**Ziele und Inhalte des motorischen Förderprogramms**	158
4.2	**Untersuchungsverfahren**	160
4.2.1	Kardiologischer Bereich (Phase I und II)	160
4.2.1.1	*Anamnese und klinische Untersuchung*	160
4.2.1.2	*Ruhe-Elektrokardiogramm (Ruhe-EKG)*	160
4.2.1.3	*Fahrrad-Ergometrie*	161
4.2.1.4	*Stressechokardiographie*	161
4.2.1.5	*Langzeit-Elektrokardiogramm (Langzeit-EKG)*	161
4.2.1.6	*Gesamteinschätzung*	161

		Seite
4.2.2	Psychologische Verfahren: Phase I (1994 – 1996: 7- bis 14-Jährige)	161
4.2.2.1	*Partiell standardisiertes Interview*	163
4.2.2.2	*Körperkoordinationstest (KTK)*	164
4.2.2.3	*Testbatterie zur Erfassung des motorischen Leistungsstandes (TML)*	167
4.2.2.4	*Zahlen-Verbindungs-Test (ZVT)*	169
4.2.2.5	*Mann-Zeichen-Test (MZT)*	172
4.2.2.6	*Aussagenliste zum Selbstwertgefühl für Kinder und Jugendliche (ALS)*	177
4.2.2.7	*Sportangst-Deutungsverfahren (SAD)*	180
4.2.2.8	*Marburger Verhaltensliste (MVL)*	185
4.2.3	Psychologische Verfahren: Phase II (1997 – 1999: 4- bis 8-Jährige)	189
4.2.3.1	*Parteill standardisiertes Interview*	189
4.2.3.2	*Motoriktest für vier- bis sechsjährige Kinder (MOT 4-6)*	190
4.2.3.3	*Psychomotorischer Screening-Test (PST)*	195
4.2.3.4	*Untertests Zahlennachsprechen und Zahlensymbole des Hamburg-Wechsler Intelligenztests für Kinder (HAWIK-R)*	197
4.2.3.5	*Mann-Zeichen-Test (MZT)*	202
4.2.3.6	*Hamster-Test (HT)*	202
4.2.3.7	*Verhaltensbeurteilungsbogen für Vorschulkinder (VBV 3-6)*	207
4.2.3.8	*Netzwerkskulpturverfahren (NSV)*	211
4.3	**Untersuchungsverlauf**	215
4.4	**Stichprobe**	219
4.4.1	Phase I (1994 - 1996: 7- bis 14-Jährige)	219
4.4.2	Phase II (1997 - 1999: 4- bis 8-Jährige)	221
4.4.3	Vergleich zwischen beiden Phasen	223
4.5	**Verfahren der Datenanalyse**	225
5.	**Ergebnisse**	229
5.1	**Phase I (1994 - 1996): Altersgruppe der 7- bis 14-Jährigen**	229
5.1.1	Körperlicher Bereich (Phase I)	229
5.1.1.1	*Herz-Kreislauf-Situation (I)*	229
5.1.1.2	*Gesamtkörperkoordination und Körperbeherrschung (KTK, I)*	229
5.1.1.3	*Motorischer Leistungsstand insgesamt (TML, I)*	233
5.1.1.4	*Fazit zum körperlichen Bereich (I)*	235
5.1.2	*Mentaler Bereich (I)*	235
5.1.2.1	*Kognitive Leistungsgeschwindigkeit (ZVT, I)*	235
5.1.2.2	*Differenziertheit des Körperbildes (MZT, I)*	239
5.1.2.3	*Fazit zum mentalen Bereich (I)*	241
5.1.3	Emotionaler Bereich (I)	242
5.1.3.1	*Selbstwertgefühl (ALS, I)*	242
5.1.3.2	*Sportbezogene Ängstlichkeit (SAD, I)*	249
5.1.3.3	*Fazit zum emotionalen Bereich*	259
5.1.4	Sozialer Bereich (I)	259
5.1.4.1	*Verhaltensbesonderheiten (MVL, I)*	259
5.1.4.2	*Befragung der Kinder und Eltern (I)*	264
5.1.4.3	*Fazit zum sozialen Bereich (I)*	265
5.1.5	Gesamtüberblick zur Lebensqualität (I)	265

		Seite
5.1.6	Bedeutung von Moderatorvariablen für das Ausgangsniveau und Veränderungen (I)	270
5.1.6.1	Entwicklung von Risikoindizes (I)	270
5.1.6.2	Interkorrelationen der Risikoindizes und der Einzelrisiken (I)	273
5.1.6.3	Zusammenhänge zwischen Risiken und Lebensqualität (I)	275
5.1.6.4	Interaktion von Risiken bzgl. der abhängigen Variablen (AID-Analysen, I)	281
5.1.7	Fazit zu den Hypothesen 1 bis 4 (Phase I)	288
5.2	**Phase II (1997 - 1999): Altersgruppe der 4- bis 8-Jährigen**	**290**
5.2.1	Körperlicher Bereich (II)	290
5.2.1.1	Herz-Kreislauf-Situation (II)	290
5.2.1.2	Allgemeine motorische Grundfähigkeiten (MOT 4-6, II)	290
5.2.1.3	Fein- und Grobmotorik (PST, II)	292
5.2.1.4	Fazit zum körperlichen Bereich (II)	294
5.2.2	Mentaler Bereich (II)	294
5.2.2.1	Merkfähigkeit für Zahlen und Konzentrationsvermögen bei Routineaufgaben (HAWIK-ZS, ZN, II)	294
5.2.2.2	Differenziertheit des Körperbildes (MZT, II)	298
5.2.2.3	Fazit zum mentalen Bereich (II)	301
5.2.3	Emotionaler Bereich (II)	301
5.2.3.1	Emotionale Labilität (HT, II)	301
5.2.3.2	Fazit zum emotionalen Bereich (II)	303
5.2.4	Sozialer Bereich (II)	303
5.2.4.1	Verhaltensbesonderheiten (VBV, II)	303
5.2.4.2	Soziales Netzwerk (NSV, II)	307
5.2.4.3	Befragung der Eltern (II)	311
5.2.4.4	Fazit zum sozialen Bereich (II)	313
5.2.5	Gesamtüberblick zur Lebensqualität (II)	314
5.2.6	Bedeutung von Moderatorvariablen für Ausgangsniveau und Veränderungen (II)	318
5.2.6.1	Entwicklung von Risikoindizes (II)	318
5.2.6.2	Interkorrelationen der Risikoindizes und der Einzelrisiken (II)	322
5.2.6.3	Zusammenhänge zwischen Risiken und Lebensqualität (II)	325
5.2.6.4	Interaktion von Risiken bzgl. der abhängigen Variablen (AID-Analysen, II)	331
5.2.7	Fazit zu den Hypothesen 5 bis 8 (Phase II)	338

Seite

6.	**Diskussion der Ergebnisse**	341
6.1	Reflexion der Methodik	341
6.2	**Befunde zur Lebensqualität**	343
6.2.1	Körperliche Komponente	343
6.2.1.1	*Herz-Kreislauf-Situation und körperliche Belastbarkeit*	343
6.2.1.2	*Motorische Entwicklung*	344
6.2.2	Mentale Komponente	349
6.2.2.1	*Kognitive Leistungsgeschwindigkeit und Merkfähigkeit*	349
6.2.2.2	*Differenziertheit des Körperbildes*	352
6.2.3	Emotionale Komponente	354
6.2.3.1	*Selbstwertgefühl (Phase I)*	354
6.2.3.2	*Unrealistisches Selbstkonzept (Phase I)*	362
6.2.3.3	*Instabiles Leistungsverhalten (Phase I)*	362
6.2.3.4	*Emotionale Labilität (Phase I und II)*	363
6.2.3.5	*Sportangst (Phase I)*	364
6.2.4	Soziale Komponente	365
6.2.4.1	*Verhaltensauffälligkeiten*	365
6.2.4.2	*Soziales Netzwerk (nur Phase II)*	371
6.2.5	Einschätzung von Veränderungen durch die Eltern	373
6.2.6	Zusammenhänge mit medizinischen und psychosozialen Risiken	374
6.2.7	Zusammenfassender Vergleich beider Phasen	378
6.2.7.1	*Günstige Veränderungen insgesamt*	387
6.2.7.2	*Differenziertheit des Körperbildes und Auffassungstempo*	379
6.2.7.3	*Verhaltensauffälligkeiten: Fragebögen im Vergleich zu spontanen Angaben*	380
6.2.7.4	*Struktur bedeutsamer Risiken bezüglicher psychosozialer Adaptation*	380
6.3	**Fazit zu den Möglichkeiten der Entwicklungsoptimierung bei herzkranken Kindern und Jugendlichen im Rahmen eines motorischen Förderprogramms**	381
6.3.1	Theoretische Folgerungen zum zugrunde liegenden Modell der psychosozialen Adaptation	381
6.3.2	Praktische Konsequenzen zur Prävention und Rehabilitation im psychosozialen Bereich	382
7.	**Grenzen der Arbeit und Ausblick**	385
8.	**Zusammenfassung**	388
9.	**Literaturverzeichnis**	395
10.	**Abbildungsverzeichnis**	431
11.	**Tabellenverzeichnis**	434
12.	**Abkürzungsverzeichnis**	439
13.	**Anhang**	440

Vorwort

Das vorliegende Buch stellt den vollständigen Abdruck meiner Habilitationsschrift dar. Diese Schrift wurde am 6.12.2002 an der Philosophischen Fakultät der Universität zu Köln eingereicht und am 4.6.2003 dort angenommen. Der Titel lautete „Entwicklungsoptimierung bei Kindern und Jugendlichen mit angeborenem Herzfehler. Ergebnisse einer interdisziplinären Follow-up Studie zur psychologischen Bedeutung eines achtmonatigen motorischen Förderprogramms".

Den Nährboden meiner Beschäftigung mit den psychosozialen Folgen von angeborenen Herzfehlern stellt die eigene Erfahrung dar. Im Jahre 1984 wurde unser erstes Kind Martin mit einem – glücklicherweise nicht lebensbedrohlichen - Herzfehler geboren (Ventrikelseptumdefekt und offenes Foramen ovale), der ein Abwarten in der Hoffnung auf Spontanverschluss möglich machte. Aufgrund einer Trinkschwäche gab es starke Gedeihprobleme, die im ganzen ersten Lebensjahr eine Sondenernährung erforderten. Zwei Geschwister wurden in den Jahren 1987 und 1989 geboren (Simon und Regina). Martins Korrekturoperation erfolgte 1991 und verlief erfolgreich, so dass nur noch minimale Restbefunde übrig blieben und die Sache für uns eigentlich hätte weitgehend „abgehakt" sein können. Allerdings hatte ich mich in der Zwischenzeit in verschiedenen Gremien engagiert:

- seit 1988 in der Elterninitiative herzkranker Kinder, Köln e.V.;
- seit 1991 in der European Working Group on Psychosocial Problems of Congenital Heart Disease; in diesem Rahmen berichtete ich 1995 in Gent, 2000 in Lund und 2002 in Bilthoven über den jeweils aktuellen Stand des Kölner Modellprojekts „Sport mit herzkranken Kindern", das Thema meines Habilitationsvorhabens ist;
- seit 1996 als Leiterin des Arbeitskreises Kinderherzsportgruppen im Bundesverband Herzkranke Kinder (BVHK) Aachen, in dessen Rahmen der Aufbau eines flächendeckenden Netzes von Kinderherzsportgruppen angezielt ist;
- seit 1999 im wissenschaftlichen Beirat des BVHK;
- seit 2000 als Leiterin des Projekts „Etablierung psychosozialer Versorgung für herzkranke Kinder und deren Familien" des BVHK (vgl. Kanth, Helms, Sticker & Kusch, 2002).

Auf diese Weise verselbständigte sich das Interesse an der Thematik. Im Jahre 1994 entstand auf Initiative von Professor Dr. med. Richard Rost, dem langjährigen Leiter des Instituts für Kreislaufforschung und Sportmedizin der Deutschen Sporthochschule sowie Frau Dr. Sabine Schickendantz, Klinik und Poliklinik für Kinderkardiologie an der Universität zu Köln, das Modellprojekt „Sport mit herzkranken Kindern". Diesem Projekt schloss ich mich in der Vorbereitungsphase an, um den psychologischen Bereich abzudecken, und es wurde seitdem zu meinem dauerhaften Arbeitsschwerpunkt. Die damals entstandene Arbeitsgruppe ist durch eine hohe Kontinuität gekennzeichnet, denn sie besteht von Beginn an (1994) bis heute aus denselben Personen:

- Der Kinderkardiologin Dr. Sabine Schickendantz von der Klinik und Poliklinik für Kinderkardiologie der Universität zu Köln;
- Drei Sportwissenschaftlerinnen von der Deutschen Sporthochschule (PD Dr. Birna Bjarnason-Wehrens, Cand. Sportwiss. Sabine Leurs, beide Institut für Kreislaufforschung und Sportmedizin, Dr. Sigrid Dordel, Institut für Rehabilitation und Behindertensport);
- meiner Person (seit 1997: Lehrstuhl Entwicklungs- und Erziehungspsychologie, Psychologisches Institut der Universität zu Köln).

In zahlreichen umfangreichen Teambesprechungen wurden und werden die Ergebnisse ausgetauscht und diskutiert, sowie weitere Schritte zur Förderung des Sports mit herzkranken Kindern geplant. Hierzu gehört unter anderem die Verbreitung der Ergebnisse auf nationalen und internationalen Kongressen, in wissenschaftlichen Publikationen sowie Broschüren für Eltern und Lehrer. Seit dem Jahre 2000 laufen die Gruppen ohne wissenschaftliche Begleitung weiter (eine Hallensportgruppe für Kinder bis ca. 8 Jahre, eine Inline-Skating-Gruppe für Kinder ab ca. 9 Jahre und Jugendliche). Mittlerweile stehen die Gruppen auch Kindern mit anderen chronischen Erkrankungen offen.

Meilensteine des Modellprojekts waren u.a.:
- Die Eröffnung der ersten Kölner Gruppe im April 1994 (mit Fernsehbericht);
- Der Workshop „Das herzkranke Kind" am 1. September 1995 an der Deutschen Sporthochschule in *Köln*, bei dem sich alle sieben damals existierenden Kinderherzsportgruppen vorstellten (Dortmund, Erlangen, Köln, Langenhagen bei Hannover, Leipzig, Rostock, Sankt Augustin). Die Vorträge und die Diskussion sind in dem von Traenckner, Berg, Jüngst, Halhuber und Rost (1997) herausgegebenen Buch veröffentlicht;
- Der Workshop „Kindliche Herzerkrankungen und Sport" auf der 30. Jahrestagung der Deutschen Gesellschaft für Pädiatrische Kardiologie vom 10.-13.10.1998 in *München,* bei dem unser Team die Hauptvorträge bestritt und fünf Poster zeigte;
- Das Richard-Rost-Gedenk-Symposium an der Deutschen Sporthochschule in *Köln* am 5.5.2000 (Professor Rost verstarb am 26.12.1998); in Anlehnung an diese Veranstaltung wurde von unserer Arbeitsgruppe das Buch „Motorische Förderung von Kindern mit angeborenen Herzfehlern herausgegeben (Bjarnason-Wehrens & Dordel, 2002), gedacht unter anderem als Anleitung für den Aufbau weiterer Kinderherzsportgruppen;
- Der 6. Jahreskongress des European College of Sport Science im Juli 2001 an der Deutschen Sporthochschule in *Köln*, bei dem unser Team mit einem Vortrag und vier Postern vertreten war;
- Der Weltkongress für Sportmedizin vom 5.-9.6.2002 in *Budapest*;
- Die Jahrestagung des American College of Sports Medicine in *St. Louis*, Missouri, vom 5.-9.6 2002;
- Der Workshop „Sport macht stark" am 4.5.2002 in der Universität zu *Köln*;

- Der Tag des herzkranken Kindes am 5.5.2002 in Köln unter dem Motto „Sport macht stark": Gerald Asamoah (FC Schalke 04) trainierte mit herzkranken Kindern in der Deutschen Sporthochschule und besuchte anschließend die kinderkardiologische Station; es erschien ein Fernsehbericht.
- Der mit 800 Euro dotierte und am 22.9.2002 überreichte AOK-Gesundheitspreis für die Kölner Sportgruppen für chronisch kranke Kinder, Schwerpunkt angeborene Herzfehler.

Im Verlaufe des Projektes sind bisher 26 Diplomarbeiten entstanden, darunter elf mit sportmedizinischem, acht mit sportmotorischem und sieben mit psychologischem Schwerpunkt; weitere zwei Diplomarbeiten mit psychologischem sowie eine Promotion mit sportmedizinischem Schwerpunkt stehen noch aus.

Die folgende Darstellung hat also einen anwendungsorientierten Schwerpunkt, indem darauf hin gezielt wird, entwicklungspsychologische Erkenntnisse nutzbringend in die Praxis zu transferieren. Ziel ist die kritische Auseinandersetzung mit dem bisherigen Forschungsstand und den Ergebnissen der eigenen Studie, um daraus praktische Schlüsse für die Entwicklungsoptimierung von Kindern und Jugendlichen mit angeborenem Herzfehler zu ziehen.

Da es nicht viel Literatur über die psychosoziale Situation herzkranker Kinder und Jugendlicher gibt, greife ich häufiger auf sogenannte „graue" Literatur zurück (Vortragsmitschriften, Tagungsberichte). Eine wahre Fundgrube stellen beispielsweise die Berichte über die Meetings der Working Group on Psychosocial Problems of Congenital Heart Disease (genannt LINK) dar. Auf meine Initiative hin ist diese LINK-Serie inzwischen in der Kölner Zentralbibliothek der Medizin (Signatur Zs A 1992) allgemein zugänglich.

Schließlich noch einige Anmerkungen bzgl. angewandter *Sprachregelungen*:
(1) Die Kinder und Jugendlichen mit angeborenem Herzfehler werden auch kurz als *„herzkranke Kinder"*, *„Herzkinder"* oder *„Heranwachsende"* bezeichnet.
(2) Aus Gründen der sprachlichen Abwechslung werden die 4- bis 8-jährigen in der zweiten Phase untersuchten Kinder auch kurz *Vorschulkinder* genannt, da sie überwiegend noch keine Schule besuchten. Die 7- bis 14-jährigen Kinder und Jugendlichen aus der ersten Phase werden auch kurz *Schulkinder* genannt.
(3) Bezüglich männlicher bzw. weiblicher Sprachformen wird aus Gründen besserer Lesbarkeit die *sprachlich konservative Lösung*, also die männliche Form für beide Geschlechter gewählt. Falls die Formulierungen sich nicht auf beide Geschlechter beziehen, ist dies ausdrücklich vermerkt. Da ich selbst weiblichen Geschlechts bin und mich durch eine solche Regelung, wenn sie explizit gemacht ist, in keiner Weise diskriminiert fühle, halte ich dieses Vorgehen für vertretbar.

Danksagung

Danken möchte ich vielen Menschen, die mir bei der Fertigstellung der Schrift durch wichtige Hinweise, durch Eingehen auf meine Fragen und durch Ermutigung geholfen haben, vor allem

- Herrn Professor Dr. Ulrich Schmidt-Denter, der mich nicht zuletzt aufgrund seines Interesses an dieser Fragestellung 1997 für die Mitarbeit an seinem Lehrstuhl gewonnen hat;
- meine Kolleginnen und Kollegen vom Lehrstuhl für Entwicklungs- und Erziehungspsychologie der Universität zu Köln, die immer ein offenes Ohr für meine Fragen hatten;
- Frau Ingrid Ramirer von der Universitätsbibliothek Wien, die mir eine wichtige, sonst nicht zugängliche psychoanalytische Quelle unbürokratisch zukommen ließ und mich auch bei den Literaturrecherchen unterstützte;
- Meinem ehemaligen Kollegen von der Abteilung Methodenlehre des Psychologischen Instituts der Universität Bonn, Herrn E.Jo. Zimmermann, der mich bei der Auswahl der Auswertungsmethoden beriet und mir bei den zusammenfassenden AID-Analysen (Automatic Interaction Detector) behilflich war;
- Meiner Familie, die mir vor allem in der arbeitsintensiven letzten Phase großes Verständnis entgegenbrachte;
- Speziell meinem mittlerweile erwachsenen Sohn Martin, der Teile der Arbeit kritisch durchging und mir konstruktive Verbesserungshinweise gab;
- Meinen Freundinnen Rita Weber und Dipl.-Psych. Gisela Wörsdörfer, die mir beim Korrekturlesen halfen;
- Dem o.g. bereits namentlich genannten Kölner Projekt-Team, von dem ich in unseren zahlreichen intensiven Diskussionen wichtige Anregungen aus dem Blickpunkt der anderen beteiligten Disziplinen bekam;
- Last not least den teilnehmenden Kindern, Jugendlichen und deren Familien, ohne deren Offenheit dem neuen Projekt gegenüber und ohne deren konsequentes Mitmachen diese Studie nicht einen solch großen Umfang (76 Kinder in sechs Gruppen) angenommen hätte.

Die Studie wäre ohne die finanzielle Hilfe folgender *Sponsoren* nicht zustande gekommen (alphabetisch):
- *Bildungswerk des Deutschen Roten Kreuzes*, das bis heute als Träger der Gruppen fungiert und die Abrechnungen mit den Krankenkassen erledigt; hier sei vor allem Frau Gabi Kürschner für die gute Zusammenarbeit gedankt.
- *Elterninitiative herzkranker Kinder*, Köln, e.V., die Finanzierungslücken bei der Abrechnung deckte (nicht alle Krankenkassen unterstützen solche Gruppen) und sich bei der Anschaffung des nötigen Stressechokardiographiegerätes beteiligte;
- *Kinderherzstiftung in der Deutschen Herzstiftung*, die die Materialien für die psychologischen Tests finanzierte;

- *Kroschke-Stiftung für Kinder*, die das für die Studie nötige neue Ultraschallgerät zur Hälfte finanzierte;
- Firma *Lego*, die vier Sets von Familienfiguren für das Netzwerkskulpturverfahren spendete;
- *Techniker-Krankenkasse*, die die Finanzierung des Kölner Workshops „Das herzkranke Kind" vom 1.9.1995 übernahm;
- *Verein der Freunde und Förderer des Herzzentrums an der Universität zu Köln*, der den Workshop „Sport macht stark" am 4.5.2002 in Köln finanzierte.

Auch allen diesen Sponsoren gilt mein herzlichster Dank!

Abschließen möchte ich das Vorwort mit der Eintragung einer unbekannten Autorin in das Elterngästebuch des Ronald-McDonald-Hauses in München-Großhadern. Dort können Eltern von stationär aufgenommenen Kindern übernachten, um ständig in der Nähe ihrer kranken Kinder sein zu können. Der Text verdeutlicht in wunderbar metaphorischer Sprache, wie die Geburt eines schwer kranken Kindes durch Umstrukturierung der Erwartungen doch zu einem reichen und zufriedenstellenden Leben führen kann – auch wenn man nicht wie erwartet in einem traumhaften Ferienparadies Italiens, sondern „nur" im rauen und bodenständigen Holland gelandet ist.

Willkommen in Holland

Als Mutter eines behinderten Kindes werde ich oft gefragt, wie ich mit meiner Situation fertig werde. Ich versuche dann, meine Empfindungen und Gefühle mit folgenden Worten zu beschreiben:

Wenn du ein Baby erwartest, ist es, als wenn du eine sagenhafte Reise nach Italien planst. Du kaufst dir Reiseführer und machst wundervolle Pläne. Das Kollosseum – Michelangelo – die Gondeln in Venedig ... Du lernst einige italienische Redewendungen. Alles ist sehr aufregend.

Nach monatelangem ungeduldigem Warten ist der Tag endlich da. Du packst deine Koffer, und los geht's. Stunden später landet das Flugzeug. Die Stewardess kommt und sagt: „Willkommen in Holland!" „Holland?" sagst du. „Was meinen sie mit Holland? Ich habe für Italien gebucht! Mein ganzes Leben träumte ich von einer Reise nach Italien." Der Flugplan wurde geändert, du bist in Holland und da musst du bleiben.

Das Wichtigste ist doch, dass sie dich nicht an einen abscheulichen, ekelhaften, dreckigen Ort mit Pest und Hungersnot gebracht haben. Es ist nur ein ganz anderer Ort.

Jetzt musst du dich neu orientieren – neue Reiseführer kaufen. Du musst eine ganz neue Sprache lernen. Du musst viele Menschen kennenlernen, die du sonst nicht getroffen hättest.

Es ist eben ein ganz anderer Ort. Hier ist das Leben langsamer und weniger glitzernd als in Italien. Nach einiger Zeit aber, nachdem du dich ein wenig erholt hast und dich umschaust, bemerkst du, Holland hat Windmühlen ... Holland hat Tulpen ... Holland hat ebenfalls Rembrandts.

Jeder, den du kennst, fährt nach Italien. Sie prahlen alle von der wunderbaren Zeit, die sie dort verlebt haben. Du wirst bis an dein Lebensende sagen: „Ja, dahin wollte ich auch gehen, das hatte ich auch geplant!" Und dieser Schmerz wird niemals, niemals, niemals vergehen – denn der Verlust dieses Traumes ist ein sehr sehr bitterer Verlust.

Wenn du aber nun dein ganzes Leben trauerst, weil du nicht nach Italien gekommen bist, wirst du die liebenswerten Besonderheiten von Holland nicht sehen!

Niedergeschrieben von einer unbekannten Mutter im Elterngästebuch des Ronald-McDonald-Hauses in München-Großhadern (abgedruckt in transplantation aktuell, 2/2001, S. 13)

1. Einleitung:
Das Herz als psychologisch besonderes Organ

Das Herz ist psychologisch betrachtet im Vergleich mit anderen Körperorganen durch einige Besonderheiten gekennzeichnet, die möglicherweise auch einen besonderen Umgang mit angeborenen oder erworbenen Herzerkrankungen bedingen:

(1) Kinder kennen die Funktion des *Herzens als „lebenswichtigen Motor"* schon im Vorschulalter und damit deutlich vor der Funktion anderer Organe, z.B. Magen, Nieren, Leber (Gellert, 1962; Lohaus, 1990; Kunick, 1994). So bezeichneten 4- bis 5-jährige herzkranke Kinder signifikant häufiger als gesunde Gleichaltrige das Herz als wichtigstes Organ (Busch, 2002). Bei 6- bis 7-jährigen türkischen Kindern trat die erlebte Wichtigkeit des Herzens noch deutlicher als bei deutschen Kindern zutage, da sie über die Funktionsweise anderer Organe vergleichsweise schlechter Bescheid wussten (Gutezeit, Harbeck & Zobel, 1993). Diese entwicklungspsychologischen Besonderheiten im Erwerb von Funktionswissen können insbesondere bei jüngeren, aber auch bei älteren Kindern zu großen Ängsten führen. Resch, Salzer-Muhar, Mutschlechner und Wimmer (1996, S. 247) sprechen in diesem Sinne bezogen auf alle Altersgruppen von „erhöhter Existenzangst".

(2) Der *Zeitpunkt der Herzoperation* liegt außer bei Notfalleingriffen zumeist so, dass es den Kindern *relativ gut geht*. Auf diese Weise ist es sehr schwierig, den Eltern und ihren relativ beschwerdefreien Kindern die Notwendigkeit der Operation verständlich zu machen (Petermann, Noeker & Bode, 1987). Glaser, Harrison und Lynn (1964) zufolge fanden Mütter die Entscheidung zur Operation umso schwieriger, je gesünder das Kind zu dem Zeitpunkt erschien. Besonders schwer zu verkraften ist der Tod eines Kindes, wenn dies aus einem relativ stabilen Zustand heraus nach einer geplanten Herzoperation geschieht (Emery, 1989). In diesem Fall ist der Todeszeitpunkt mit durch die Einwilligung zur Operation bedingt, was bei den Eltern extreme Schuldgefühle verursachen kann.

(3) Schneider (1954, S. 213) weist im Rahmen einer Sichtweise von psychosynergistischer Dynamik darauf hin, dass das Herz, anders als alle anderen inneren Organe, deren Funktionen weitgehend autonom und vom Bewusstsein getrennt sind, durch *Klang, Rhythmus und Volumen* ein individuell hoch variables Bild seiner selbst produziert. Schon Vorschulkinder können *den eigenen Herzschlag spüren*, wenn sie sich zum Beispiel nach einer körperlichen Anstrengung ausruhen. Diese vergleichsweise *niedrige Erlebensschwelle* trägt ebenfalls zur Wahrnehmung des Herzens als eines besonderen Körperorgans bei, was bei Störungen zu einem erhöhten Bedrohtheitsgefühl führen kann. Die besondere Bedeutung des Herzens als spürbarer „Rhythmusgeber" des Körpers wird auch von Fisher und Cleveland (1958, zit. nach Gantt, 1992) hervorgehoben.

(4) Das Herz verkörpert nicht nur das Leben schlechthin (Aldén, 2000), sondern gilt „in unserer Kultur auch als *Sitz oder Wohnstatt der Seele* und *Ort der Entstehung von Gefühlen*" (Seithümmer, 1991, S. 10, Hervorhebung im Original; Kunick, 1994, S. 103, Petermann et al. 1987, S.124). Der *ganze Mensch* findet sich quasi *komprimiert im Herzen* wieder. Unzählige bildhafte Ausdrücke belegen diese symbolische Funktion (z.B. jemanden in sein Herz schließen, ein Herz aus Stein haben, etwas auf dem Herzen haben).

Die weite Verbreitung dieser Herzsymbolik zeigt sich in folgenden Beispielen:

- Der *Duden* (1996) enthält 34 Einzelbegriffe (äquivalente Nomen und Adjektive nur einmal gezählt), in denen das Herz eine bildhafte Rolle spielt.
- Der Ausspruch *„Man sieht nur mit dem Herzen gut"*, den der Fuchs Saint-Exupéry's kleinem Prinzen beim Abschied als Geheimnis anvertraut, ist mittlerweile auch Titel eines ganzen Buches dieses Autors mit Texten über „Freundschaft zwischen Menschen und darüber, wie das Eigentliche gelebt werden kann" (1984, Beschreibung aus Conlibro-Katalog für Buch und Kunst, Januar/Februar 2002, S. 29).
- Im Jahre 1997 stand der vom Bistum Essen herausgegebene *Adventsbegleiter* unter dem Motto *„Von Herzen"*. In diesem Rahmen wurden für den 2. Dezember zum Thema „Wörtlich – herzlich – bildlich" insgesamt 23 symbolhafte Redewendungen zum Herzen anhand von Farbskizzen bildlich dargestellt (z.B. ihm rutscht das Herz in die Hose, sein Herz ausschütten, etwas nicht übers Herz bringen).
- In der *Bibel* wird das Herz über 700-mal erwähnt (Schierse, 1985), und zwar nahezu ausschließlich in sinnbildlicher Bedeutung. In der Berufungsgeschichte des Daniel heißt es beispielsweise: „Der Mensch sieht, was vor den Augen ist, der Herr aber sieht das Herz" (2. Buch Samuel, 16, 7b).
- Van Waning (1984) zeigt am Beispiel eines 10-jährigen herzkranken Jungen, dessen beide ersten *Psychoanalysejahre* sie schildert, dass symbolische Aspekte eine wesentliche Rolle für die Entstehung einer *Angststörung* haben können (S. 88).
- Auch *Elternvereine*, die sich um die Belange herzkranker Kinder und deren Familien kümmern, bedienen sich bei der Namensgebung der Symbolik des Herzens, z.B. „Herzklopfen e.V." in Freiburg.
Die von ihnen herausgegebenen Zeitschriften knüpfen ebenfalls teils an die Symbolik des Herzens an, z.B.
- Herzblatt (Kinderherzstiftung in der Deutschen Herzstiftung)
- Herzblick (Herzkind e.V.)
- Der Vorsitzende des Bundesverbandes der Organtransplantierten (BDO) wirbt mit folgendem Slogan für eine größere Organspendebereitschaft: „Wer ein gutes Herz hat, nimmt es nicht mit in den Himmel." (Kölner Stadt-Anzeiger, 4.3.2002). Diese Formulierung ist bewusst mehrdeutig gewählt, indem sie nicht nur die körperliche Funktion, sondern gleichermaßen die Symbolik des Herzens einschließt und von daher auch an die soziale Verantwortung den Mitmenschen gegenüber appelliert.

- In Köln existiert ein mobiler sozialer Dienst mit dem symbolträchtigen Namen „*von herzen*", der Hilfe im Haushalt und bei der Kinderbetreuung anbietet, z.B. falls die Mutter erkrankt. Im Kölner Norden gibt es einen eingetragenen Verein namens „*Kölsch Hätz*", der auf die Förderung dauerhafter nachbarschaftlicher Kontakte und den Austausch von Hilfe zielt.

- Bei der Verleihung des Verdienstkreuzes am Bande der Bundesrepublik Deutschland wurde dem Leiter der Köln-Arena Ralf Bern Assenmacher in der Laudatio von Regierungspräsident Jürgen Roters attestiert, dass er mit „*kölschem Hätz*" stets im Einsatz sei und sich so um das Wohl der Bürger der Stadt Köln verdient gemacht habe (Kölner Stadt-Anzeiger, 22.2.2002).

Die Beispiele ließen sich beliebig fortsetzen. Gerade wegen dieser zusätzlichen Symbolik des Herzens können im Falle von angeborenen Herzfehlern irrationale Ängste erwachsen. Eltern betroffener Kinder könnten zum Beispiel Zweifel entwickeln, ob eine normale emotionale Entwicklung möglich ist, wenn das Herz als Sitz der Gefühlswelt nicht regelrecht entwickelt ist. Heilizer (1998, S. 3) fasst diesen Punkt treffend zusammen: „„Especially in CHD, the metaphoric significance of the sick heart, which is the symbolic seat of love and life and strength, cannot be overemphasized. The child is invisibly wounded in its essential core." (CHD: congenital heart disease).

(5) Über die erlebte Sonderposition des Herzens im menschlichen Körper äußert sich auch Plügge (1962) in Kapitel IV („Über Herzschmerz") seiner Beiträge zu einer medizinischen Anthropologie. Das Krankheitsgefühl hängt davon ab, „wie der Kranke zu diesem oder jenem Körperteil steht, welche Bedeutung er ihm beimißt" […] Mein Herz ist mir in einer ganz anderen Weise erlebnismäßig gegeben als mein Arm." (S. 54). „Mit dem Ort der Erkrankung ändert sich die Qualität des Erlebens des kranken Körperteils" (S. 57). Während man die Extremitäten durch die motorischen Vorgänge ständig bemerkt (Zeigen, Greifen, Sitzen, Gehen etc.), gilt dies für die vegetativen inneren Organe, also auch das Herz, nur bei einer Störung (S. 57). Die damit verbundenen Missempfindungen sind durch eine gewisse Unbestimmtheit gekennzeichnet, d.h. lassen sich nicht eindeutig dem verursachenden Organ zuordnen. Beispielsweise können Schmerzen, die vom Herzen ausgehen, auch als rheumatischer Schulterschmerz fehlgedeutet werden. Aus dieser Unbestimmtheit ergibt sich ein Spannungsfeld zwischen der Person und seinem eigenen Herz mit dem Gefühl der Zugehörigkeit bis hin zur Intimität auf der einen Seite und dem Gefühl des Ausgeliefertseins an das Herz mit seinem autonomen Eigenleben auf der anderen Seite. (S. 57). „Dieser Intimität der Beziehung zum eigenen kranken Herzen kann sich niemand entziehen" (S. 59).

In Kapitel X (Befinden und Verhalten herzkranker Kinder und Erwachsener) kommt Plügge auf seine an der Universitätsklinik Tübingen von 1944 an gemachten Beobachtungen zu sprechen. Bei Kindern vor dem 10. bis 12. Lebensjahr, die eine durch

Diphtherie verursachten Herzmuskelentzündung (Myokarditis) hatten, waren häufig kaum Krankheitsanzeichen zu erkennen – sie wirkten „motorisch intakt, unbefangen, gesund'"(S. 136), während die älteren Kinder ähnlich den Erwachsenen meist apathisch in ihren Betten lagen. Dieses altersspezifische Erleben trifft nach Plügge nicht für Kinder mit anderen chronischen Erkrankungen zu (S. 141). Nur Herzkranken ist ein bestimmtes Missempfinden in Lokomotion, Wahrnehmung, Verhalten zu sich selbst und Verhältnis zur Welt zu eigen (S. 144). Hieraus wird in Kapitel XI (Über das Leiden herzkranker Kinder) der Schluss gezogen, dass „das ‚Auftauchen' des Herzens an ein lebensgeschichtlich bestimmtes Reifungsdatum gebunden ist, an den Beginn der Pubertät." (S. 157). Eine Bestätigung dafür sehen Plügge und Mappes (1962, S. 4) in Beobachtungen von 23 Heranwachsenden aus der Klinik Heidelberg: Alle 20 Betroffenen unter 13 Jahren bemerkten offensichtlich nichts von ihrer Herzkrankheit. Auch wenn von den jüngeren Kindern selbst kaum registriert, so erscheinen sie doch in ihrem Allgemeinbefinden gestört. Sie leiden häufig unter Untergewicht, Schlafstörungen, Kälteempfindlichkeit und Erschöpfbarkeit (Plügge, 1962, S. 157).

Je jünger ein Kind ist, desto eher ist der Bauch das fast ausschließliche Ausdrucksorgan für körperliche Missempfindungen. Dies erscheint hier umso wichtiger, da „Herz und Bauch besonders innige Beziehungen, besonders eindrucksvolle Überschneidungen im Bereich leiblicher Selbsterfahrung" haben (Plügge, 1962, S. 162). Diese enge Verknüpfung kommt beispielsweise in der französischen Ausdrucksweise „J'ai mal au cœur" zum Ausdruck, denn sie bedeutet: „mir ist schlecht." (Plügge, 1962, S. 164).

Plügges These, dass das Herz im Erleben lebensgeschichtlich erst in der Pubertät auftaucht und vorher kein Krankheitsgefühl möglich ist, ist auf dem Hintergrund der Tatsache zu relativieren, dass zu seiner Zeit kaum Kinder mit schwerem Herzfehler beobachtet werden konnten, da sie meist nicht lange überlebten. Auch heute noch volle Gültigkeit hat hingegen seine Aussage, dass das Herz verglichen mit anderen Körperorganen nicht nur bei Erwachsenen, sondern auch bei Kindern und Jugendlichen eine besondere Position einnimmt.

Durch diese vielen psychologischen Besonderheiten des Herzens ist die Bewältigung eines Herzfehlers mit zusätzlichen Erschwernissen verbunden. Es kommt im Unterschied zu anderen chronischen Erkrankungen zu einer „Mobilisierung besonders tiefer Ängste, weil das Herz wie kein anderes Organ emotional besetzt ist. Auch mit dem Erleben von Angst selbst ist das Herz besonders eng verbunden" (Sohni, Geiger & Schmidt-Redemann, 1987, S. 81). Solche Ängste können die psychosoziale Adaptation weiter erschweren und das Gleichgewicht des ganzen Familiensystems beeinträchtigen. Auf diesem Hintergrund erscheint es auch nachvollziehbar, dass die Krankheitsbewältigung in der gesamten Familie weniger von der *objektiven* als von der *subjektiv erlebten Bedrohlichkeit* der kardialen Situation abhängt, und zwar insbesondere, was die Einschätzung der Hauptbezugsperson, also meist der Mutter, angeht (Aldén, Gilljam

& Gillberg, 1998; De Maso et al., 1991; Eiser, 1980; Kitchen, 1978; Kunick, 1994; Landtmann, Valanne, Pentti & Aukee, 1960; Resch, 1995; Utens & Erdmann, 1992). Die große Bedeutung der subjektiven Wahrnehmung wird auch unterstrichen in einer Untersuchung von Bergmann et al. (1967). Sie stellten einen ähnlich hohen Anteil von Überbehütung durch Mütter von Kindern, die fälschlich (40%) oder korrekt (44%) als herzkrank diagnostiziert wurden, fest. Hierzu passt auch die Erfahrung von Minde (1999, S. 74), basierend auf Beobachtungen bei Eltern Frühgeborener: „Kinder, die irgendwann eine schwere Krankheit gehabt haben, bleiben im Bewusstsein ihrer Eltern immer besonders verletzlich – auch wenn medizinische Fakten dies nicht stützen. Auch hier müssen wir den Eltern Zutrauen geben, denn die Erwartung der Krankheit macht das Kind krank."

2. Stand der Forschung
2.1 Angeborene Herzfehler
2.1.1 Das gesunde Herz vor und nach der Geburt

Der Aufbau des gesunden Herzens ergibt sich aus Abbildung 2-1. Es verfügt über die folgenden vier Klappen:

(1) Tricuspidalklappe zwischen rechtem Vorhof und rechter Hauptkammer (Abb. 2-1, Nr. 4)
(2) Pulmonalklappe zwischen rechter Hauptkammer und Lungenschlagader (Abb. 2-1, Nr.7)
(3) Mitralklappe zwischen linkem Vorhof und linker Hauptkammer (Abb. 2-1, Nr. 12)
(4) Aortenklappe zwischen rechter Hauptkammer und Aorta (Abb. 2-1, Nr. 14).

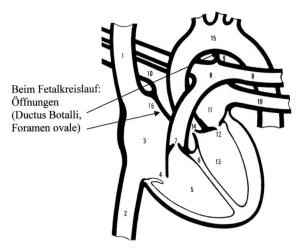

1 Obere Hohlvene
2 Untere Hohlvene
3 Rechter Vorhof
4 Trikuspidalklappe
5 Rechte Kammer
6 Kammerscheidewand
7 Pulmonalklappe
8 Lungenschlagader
9 Ligatumentum Botalli
10 Lungenvenen
11 Linker Vorhof
12 Mitralklappe
13 Linke Kammer
14 Aortenklappe
15 Körperhauptschlagader (Aorta)
16 Vorhofscheidewand

Abb. 2-1: Das normale Herz (Boehringer, 1986; Abdruck mit freundlicher Genehmigung der Firma Hoffmann-LaRoche, Grenzach-Wyhlen)

Vor der Geburt sind der Lungen- und der Körperkreislauf „parallel geschaltet", und zwar über das Foramen ovale, das ist eine Öffnung zwischen den beiden Vorhöfen (Abb. 2-1, unterer Pfeil), und den Ductus arteriosus, das ist eine Verbindung zwischen dem Aortenbogen und der Teilungsstelle am Stamm der Lungenarterie (Abb. 2-1, Nr. 9 und oberer Pfeil). Durch diese beiden Verbindungen fließt das Blut vor der Geburt in Rechts-Links-Richtung: „Dadurch ist gewährleistet, dass das sauerstoffreiche Mischblut des Feten (aus der Nabelschnur) über untere Hohlvene und rechte Herzhälfte auch in die Aorta gelangt" (Lewin, 2000, S. 941) und somit alle Körperbereiche versorgt werden können.

Normalerweise verschließen sich diese beiden Verbindungen nach der Geburt von selbst, so dass es zu einer „Reihenschaltung" zwischen Lungen- und Körperkreislauf kommt. Auf diese Weise kann sauerstoffreiches Blut im großen Körperkreislauf (Systemkreislauf) den Organen und der Peripherie zugeführt und anschließend als sauerstoffarmes Blut im kleinen Lungenkreislauf (Rezirkulationskreislauf) wieder mit Sauerstoff angereichert werden. Im großen Kreislauf herrscht normalerweise aufgrund eines höheren Widerstands ein höherer Druck als im kleinen Kreislauf (in den Hauptkammern ca. 100 vs. 20 mmHg, Lewin, 2001, S. 1018). Dieser Druckunterschied wirkt sich je nach Vitium unterschiedlich auf die Hämodynamik, also die Blutströmungsverhältnisse, aus.

2.1.2 Prävalenz, Einteilung und Behandlungsmöglichkeiten

Auch wenn Herzfehler nicht grundsätzlich erblich bedingt und somit nicht von vornherein angelegt sind, entstehen sie schon sehr früh im Verlaufe der Organogenese, nämlich am *20. bis 24. Tag* (Langman, 1989), denn: „Das Herz-Kreislaufsystem ist das erste funktionierende Organsystem des Menschen" (Bruhns, 1998, S. 17). Bereits drei Wochen nach der Befruchtung, d.h. von „der 5. Schwangerschaftswoche post menstruationem (SSW) lassen sich Herzaktionen nachweisen [...]; am Ende der Embryonalperiode (10. SSW) ist der definitive Zustand erreicht" (Bruhns, 1998, S. 17).

Neuere Schätzungen, basierend auf der bayerischen Fehlbildungsstudie von 1984 bis 1991, ergeben eine *Prävalenz* von 7.1 auf 1000 Neugeborene mit angeborenem Herzfehler (Schoetzau, Sauer & van Santen, 1999), das sind pro Jahr basierend auf 800.000 Geburten in Deutschland ca. 5.700 Kinder (Prof. A.A. Schmaltz, Präsident der Deutschen Gesellschaft für Pädiatrische Kardiologie, Schreiben vom 18.12.2000 an den Bundesverband Herzkranke Kinder, Aachen, e.V., BVHK).

Zu unterscheiden ist zwischen *zyanotischen und azyanotischen Herzfehlern* (Abb. 2-2). Bei zyanotischen Vitien, die ca. 20 bis 30% aller angeborenen Herzfehler ausmachen, gelangt sauerstoffarmes Blut über einen Rechts-Links-Shunt (Übertritt venösen Blutes von der rechten in die linke Herzhälfte) in den Körperkreislauf; dies gibt den betroffenen Kindern je nach Ausprägung ein mehr oder weniger bläuliches Aussehen (Zyanose). Die Mehrzahl der Herzfehler (70-80%) ist allerdings azyanotisch, d.h. hier tritt keine Zyanose auf (Mennicken, Franz & Hirsch, 1992). Azyanotische Herzfehler können ohne Shunt (20-30%) oder mit Links-Rechts-Shunt (ca. 50%; Übertritt arteriellen Blutes von der linken in die rechte Herzhälfte) bestehen. Insgesamt haben 70-80% der Herzfehler einen Shunt, davon ca. ein Drittel in Rechts-Links-Richtung (Abb. 2-2).

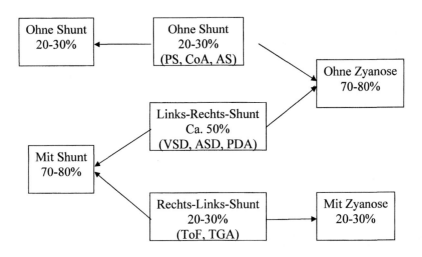

Abbildung. 2-2: Hauptarten angeborener Herzfehler (nach Mennicken et al., 1992, S. 99); Bedeutung der Abkürzungen siehe Tabelle 1

Keiner operativen Behandlung bedürfen 10 bis 15 % der Betroffenen. *Eine oder mehrere Operation* sind bei 75 bis 80 % nötig, *nicht operabel* waren bisher 5-10% (BVHK, 2000), den neuesten Erkenntnissen zufolge nur noch 3% (BVHK, 2002).

Bei *intrakardial gelegenen operationsbedürftigen Vitien* ist ein Eingriff am offenen Herzen nötig. Dieser geschieht heutzutage unter Hypothermie, also künstliche Unterkühlung auf ca. 25-28 Grad (Urban, 2001) und mit Hilfe einer Herz-Lungen-Maschine (HLM), die den Kreislauf extrakorporal aufrechterhält. Seit den 80iger Jahren werden Herzoperationen auch unter tiefer Hypothermie (bis auf ca. 14 Grad) durchgeführt, wobei die Blutzirkulation bis zu einer Stunde und ggf. länger vollständig unterbrochen werden kann (Neill, Clark & Clark, 1997). Diese Methode ermöglicht aufgrund der Blutleere des Herzens ein noch präziseres Arbeiten. Zu den Auswirkungen auf die kindliche Entwicklung gibt es eine Reihe von Studien, die in Kapitel 2.3.3 behandelt werden.

Bei Operationen an herznahen Gefäßen (z.B. persistierender Ductus Arteriosus, PDA, oder Aortenisthmusstenose, COA) kann auf den Einsatz der HLM verzichtet werden, da das Herz selbst nicht geöffnet werden muss. Einige Eingriffe können mittlerweile im Rahmen eines interventionellen Herzkatheters erfolgen, z.B. Verschluss von PDA und bestimmten Formen von Vorhofseptumdefekt (ASD) mit Hilfe von Fremdmaterial (z.B. durch so genannte Occluder, d.h. "Schirmchen"); es gibt aber noch wenig Beobachtungen zu den Langzeitergebnissen (z.B. Ablösung des Fremdmaterials), so dass einige Zentren wegen dieser Unklarheit die klassische Operation dem Kathetereingriff noch vorziehen. (bzgl. PDA siehe Lewin, 1998; bzgl. PDA und ASD siehe Schmaltz, 1998a und b).

Mittlerweile ist das Operationsrisiko bei Eingriffen nach dem ersten Lebensjahr aufgrund der Fortschritte in der Kinderherzchirurgie gleichbleibend niedrig. Bei *allen* Eingriffen am offenen Herzen besteht aber das Risiko von Spätkomplikationen. Nach Korrekturen an missgebildeten Klappen kann z.B. durch nachlassende Funktion ein Klappenaustausch erforderlich werden. Ebenso drohen aufgrund von Veränderungen der Narbe im Herzmuskel Störungen des Reizleitungssystems und damit Herzrhythmusstörungen; bei Tachykardien (Herzrasen) gelingt meist die Einstellung auf ein Antiarrhythmikum, während bei Bradykardien (zu langsamer Herzschlag) die Implantation eines Schrittmachers nötig ist.

Die körperliche Belastbarkeit hängt weniger vom ursprünglichen Herzfehler als vom postoperativen Restbefund ab. So kann beispielsweise eine erfolgreich operierte Fallot'sche Tetralogie (ToF) einen günstigeren Restbefund haben als ein VSD mit intra- oder postoperativen Komplikationen, die vielleicht eine Schrittmacherimplantation und/oder Behandlung mit Gerinnungshemmern (Marcumarisierung) erforderten. Da die Diagnose an sich also wenig über die körperliche Belastbarkeit aussagt, kann hier darauf verzichtet werden, auf alle Herzfehler im Einzelnen einzugehen. Es sollen deshalb nur einige wichtig erscheinende Besonderheiten angeführt werden, damit sich ein einigermaßen prägnantes Bild von den einzelnen Herzfehlern ergibt (falls nicht anders vermerkt nach Mennicken et al., 1992; Begriffserklärungen nach KHS=Kinderherzstiftung, 1998). Tabelle 2-1 enthält wichtige Merkmale der acht häufigsten Herzfehler, die insgesamt ca. drei Viertel aller Herzfehler ausmachen (Mennicken et al., 1992).

Tabelle 2-1: Merkmale ausgewählter angeborener Herzfehler

Herzfehler	Abk.	Anteil in % M	Anteil in % N	Anteil in % A	Beschreibung	Behandlung	Op-Letalität
azyanotisch							
Ventrikelseptumdefekt	VSD	20-30	32.4	28.3 / 29.3 (7-42)	Loch in der Kammerscheidewand zwischen linker und rechter Hauptkammer → Links-Rechts-Shunt	Abwarten, ob Spontanverschluss erfolgt, ansonsten bei hämodynamischer Bedeutsamkeit bis zur Einschulung operativer Verschluss (Naht oder Flicken)	< 5%
Persistierender Ductus arteriosus Botalli	PDA	10-15	2.2	9.8 / 7.5 (5-17)	Ausbleibender Verschluss der Verbindung zwischen Aortenbogen und Lungenarterie; Mädchenwendigkeit → Links-Rechts-Shunt	In jedem Fall Verschluss, per Herzkatheter oder operativ	< 1%
Atriumseptumdefekt	ASD	5-10	8.6	10.3 / 7.7 (2-10)	Loch in der Kammerscheidewand zwischen linkem und rechtem Vorhof → Links-Rechts-Shunt	Bei hämodynamischer Bedeutsamkeit im Vorschulalter Verschluss (Naht oder Flicken), per Herzkatheter oder operativ	< 2%
Aortenisthmusstenose	Coa	6-9	4.8	5.1 / 5.4 (2-13)	Verengung am Aortenbogen der Körperschlagader im Mündungsbereich des Ductus arteriosus (Isthmus genannt)	Entfernung der Verengung, Verbindung der beiden Endungen, ggf. Einsatz körpereigenen oder fremden Materials zum Offenhalten	< 1%
Aortenstenose	AS	6-8		7.1 / 5.3 (2-8)	Verengung der Aortenklappe zwischen linker Kammer und Aorta	Erweiterung bzw. Sprengung der Klappe, selten per Herzkatheter	2-5%
Pulmonalstenose	PS	6-7		9.9 / 6.0 (3-10)	Verengung der Pulmonalklappe zwischen rechter Hauptkammer und Lungenarterie	Sprengung der Klappe, ggf. per Herzkatheter	1-2%[1]

Tab. 2-1   – fortgesetzt –

Herzfehler	Abk.	Anteil in %			Beschreibung	Behandlung	Op-Letalität
		M	N	A			
zyanotisch							
Fallot'sche Tetralogie	ToF	6-10	8.1	9.7 / 4.8 (3-11)	Vierfach-Vitium mit Rechts-Links-Shunt: großer VSD, PSt, infolge davon verlagerte (den VSD „überreitende") Aorta und verdickte Muskulatur in rechter Herzkammer; häufiger Ohnmachten	Operative Korrektur der einzelnen Vitien, teils in zwei Stufen (dann zunächst aortopulmonaler Shunt zur besseren Lungendurchblutung)	2
Transposition der großen Arterien	TGA	4-6	6.2	4.9 / 6.8 (3-35)	Fälschliches Entspringen der Pulmonalarterie aus linker, der Aorta aus rechter Hauptkammer	Offenhalten bestehender (z.B. PDA) bzw. Schaffen lebenswichtiger Verbindung zwischen Körper- und Lungenkreislauf; Switch-Operation mit Umpflanzung der Koronararterien	10-15%[3]
Summe		ca. 80	62.3	85.1 / 72.8			

Quellen für Anteil an allen Herzfehlern in Prozent:
M = Mennicken, Franz und Hirsch, 1992, S.100
N = Neill, Clark und Clark (1997, S.106), basierend auf der Baltimore-Washington-Infant Study
A = Apitz (1998a, S.7) basierend auf 13 Erhebungen an insgesamt 28.044 Probanden mit angeborenem Herzfehler (erster Wert: Anteil Betroffener bei mit Abstand größter Erhebung von Keith (1978); N = 15.104, 1950 bis 1973; zweiter Wert: Anteil Betroffener, ermittelt durch Rückrechnung des jeweiligen n aus den Prozentsätzen der übrigen 12 Erhebungen; in Klammern darunter Variationsbreite, d.h. niedrigster und höchster Anteil bei den 13 Erhebungen

[1] Bei Notfalloperationen im ersten Trimenon: 10-15%
[2] Op-Letalität umso höher, je jünger das Kind ist
[3] sehr stark abhängig von der Erfahrung des kinderherzchirurgischen Teams, schwankt je nach Zentrum zwischen 3.6 und 29% für die heute gängige Switch-Operation (Urban, 2001)

Die dort angeführte prozentuale Verteilung der Diagnosen, basierend auf drei verschiedenen Quellen, stimmt bis auf eine Ausnahme – PDA seltener vorkommend nach Neill et al. (1997) – einigermaßen überein.

2.1.3 Die acht häufigsten angeborenen Herzfehler

2.1.3.1 Ventrikelseptumdefekt (VSD)

Ein VSD ist eine Leckage – ein Loch – in der Herzkammerscheidewand, also zwischen beiden Hauptkammern. Dies ist mit knapp einem Drittel Anteil der weitaus häufigste angeborene Herzfehler (vgl. Tab. 2-1, Abb. 2-3). In 50% finden sich Begleitfehlbildungen (Deutsche Gesellschaft für Prävention und Rehabilitation von Herz-Kreislauferkrankungen e.V., DGPK, 1998); d.h. hier ist der Defekt Teil eines schwereren Herzfehlers z.B. bei ToF oder häufig bei TGA (Apitz, 1998b, S. 266f.). Entscheidend für das weitere Vorgehen sind Größe und Lage des Defekts.

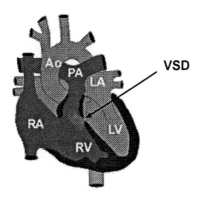

RA: Rechtes Atrium (Vorhof)   LA: Linkes Atrium (Vorhof)
RV: Rechter Ventrikel (Hauptkammer)   LV: Linker Ventrikel (Hauptkammer)
PA: Pulmonalarterie (Lungenschlagader)   Ao: Aorta (Körperschlagader)

Abbildung 2-3: Ventikelseptumdefekt (VSD)
Quelle: Homepage Klinikum München-Großhadern

Die Angaben zum *Spontanverschluss* variieren sehr stark zwischen 20% (Neill et al., 1997) und 70%, unter Einbeziehung von Spontanverkleinerungen, die einen Eingriff überflüssig machen, sogar 90% (Mennicken et al., 1992). Falls unumgänglich erfolgt die operative Korrektur am offenen Herzen meist bis zum Ende des zweiten Lebensjahres, ansonsten vor der Einschulung. Kleinere Defekte können vernäht werden, bei größeren wird ein Kunststoffflicken eingesetzt.

Bei *kleineren* Defekten bleibt der höhere Druck im linken und der niedrigere im rechten Ventrikel und somit die für die Hämodynamik wichtige Druckdifferenz erhalten.

Bei *mittelgroßen* Defekten fließen über 30% des Lungendurchflusses durch den Links-Rechts-Shunt zurück in den Lungenkreislauf, wodurch sich der Druck im Lungenkreislauf erhöht. Dies führt im 2.-4. Lebensmonat häufig zu einer Herzinsuffizienz, gekennzeichnet durch schnelle Ermüdbarkeit und starkes Schwitzen bei der Nahrungsaufnahme. Aufgrund der hohen Spontanverschlussrate wird zunächst versucht, mit herzstärkenden Medikamenten (Digitalis) und ggf. auch Entwässerungsmitteln zur Entlastung des Kreislaufs (Diuretica) eine Rekompensation zu erreichen. Gelingt dies nicht, muss operiert werden (Neill et al., 1997, S. 113). Dies gilt auch für große Defekte.

Bei *großen* Defekten (etwa ab ¾ des Aortendurchmessers nach DGPK, 1998) findet ein Druckangleich zwischen kleinem und großem Kreislauf statt. Dann besteht jenseits des zweiten Lebensjahres aufgrund des Umbaus der Lungengefäße (abnehmende Elastizität und dadurch steigender Widerstand) die Gefahr einer Shunt-Umkehr von dem Links-Rechts- zu einem Rechts-Links-Shunt (Eisenmenger-Reaktion). Hierdurch tritt eine Zyanose ein, und der Herzfehler ist aufgrund des irreversiblen Lungenhochdrucks nicht mehr operabel. Diese schwere Komplikation kommt aber heutzutage aufgrund der engmaschigen Überwachung und der Möglichkeit einer frühzeitigen Operation kaum noch vor.

Bzgl. der *Lage* des Defektes ist entscheidend, ob er an einer operativ relativ gefahrlos zugänglichen Stelle oder in der Nähe des Reizleitungssystems mit der Gefahr der Induzierung von Herzrhythmusstörungen bzw. der angrenzenden Herzklappen mit der Gefahr von Klappenschädigungen liegt (Neill et al., 1997, S. 114).

2.1.3.2 Persistierender Ductus arteriosus Botalli (PDA)

Der Ductus arteriosus Botalli stellt im fetalen Kreislauf neben dem Formanen ovale eine Kurzschlussverbindung mit Rechts-Links-Shunt dar (Abb. 2-1, Nr. 9). Er verschließt sich normalerweise spontan und vollständig bis spätestens zum Ende des dritten Lebensmonats nach der Geburt (Neill et al., 1997). Bleibt der Ductus postpartal offen, so kehren sich die fetalen Shuntverhältnisse aufgrund des abnehmenden Lungengefäßwiderstands in einen Links-Rechts-Shunt um. Wie beim VSD und ASD handelt es sich also um einen nicht zyanotischen Herzfehler mit vermehrter Lungendurchblutung.

Bei diesem Vitium zeigt sich eine deutliche Mädchenwendigkeit von 2 zu 1 (Schmaltz, 1998a). Als häufige Ursache gilt die Rötelnerkrankung der Mutter während der Schwangerschaft; da diese mittlerweile aufgrund der hohen Durchimpfungsrate seltener geworden ist, werden heute auch weniger Kinder mit einem PDA geboren (Neill et al., 1997).

Ein PDA findet sich häufig bei Frühgeborenen, insbesondere wenn ein Atemnotsyndrom besteht, und zwar „bei einem Gestationsalter von 28 bis 30 Wochen in ca. 75%" (Mennicken et al., 1992, S. 116), bzw. bei einem Geburtsgewicht unter 1.200 g in 80% (Schmaltz, 1998a). Meist kommt es aber bei Frühgeborenen im Säuglingsalter und bei Reifgeborenen in den ersten vier Lebensjahren zum Spontanverschluss.

Der Ductus lässt sich einerseits bei Frühgeborenen nach der Geburt mit Hilfe von Medikamentengabe (Indometacin) verschließen, was für sehr unreif geborene Kinder wichtig ist (Neill et al., 1997); andererseits lässt er sich durch Prostaglandingaben offen halten, was bei manchen zyanotischen Herzfehlern lebenswichtig sein kann (siehe bei TGA).

Die Größe des Links-Rechts-Shunts ist von Länge und Durchmesser des Ductus an seiner engsten Stelle abhängig (DGPK, 1998). Langzeitkomplikationen sind z.B. Herzinsuffizienz und – bei diesem Vitium besonders häufig – die gefürchtete Endokarditis, eine Entzündung der Herzinnenhaut mit hoher Rate von Folgeschäden (50% nach Kramer, 1998a, S. 485). Das Endokarditis-Risiko ist bei diesem Herzfehler sogar höher als das Operationsrisiko (Lewin, 1998). Daher soll der Ductus auch bei Beschwerdefreiheit operativ verschlossen werden. Dies kann ohne HLM erfolgen, indem von der linken Brustseite aus die Verbindung mit Fäden abgebunden oder durchtrennt wird (Neill et al., 1997). Mehr und mehr setzt sich auch ein Verschluss mit Doppelschirmsystem oder Metallspiralen im Rahmen eines interventionellen Herzkatheters durch (Neill et al., 1997).

2.1.3.3 Atriumseptumdefekt (ASD)

Ein ASD ist eine Leckage zwischen linkem und rechtem Vorhof (Abb. 2-4). Man unterscheidet den zentralen ASD (Ostium-secundum-Defekt = ASD II[1]; auch hier Mädchenwendigkeit; Lewin, et al., 1998), den nahe der Einmündung der oberen Hohlvene gelegenen Sinus-venosus-Defekt (Schmaltz, 1998b) sowie das persistierende Foramen ovale (Schirmer, 2000). Bei einem ASD kann bis zum Erwachsenenalter Beschwerdefreiheit vorliegen; eine Diagnose in früherem Alter erfolgt meist zufällig anhand eines Herzgeräuschs, z.B. wenn solche Kinder wegen der für sie typischen gehäuften Infekte beim Arzt vorgestellt werden.

---

[1] Der Ostium-primum-Defekt (*ASD I*) gehört aufgrund seiner tieferen Lage (Lewin, 1998) zu den wegen ihres seltenen Auftretens hier nicht behandelten Endocardkissendefekten (Endocardkissen = Verbindung zwischen Vorhof- und Kammerseptum sowie atrioventrikulären Klappen, also „Herzmitte").

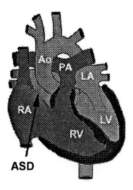

Abb. 2-4: Atriumseptumdefekt vom Secundum-Typ (ASD II);
Bedeutung der Abkürzungen siehe Abb. 2-3
Quelle: Homepage des Klinikums München-Großhadern

Eine Operationsindikation ergibt sich nach Mennicken et al. (1992) bei einem Links-Rechts-Shunt von mehr als 30% des Lungenkreislaufvolumens – dieser Wert entspricht übrigens dem Abgrenzungskriterium für mittelgroße gegenüber kleinen VSD (siehe bei 1.). „Als günstigster Operationstermin wird das Vorschulalter angesehen" (Mennicken et al., 1992, S. 110). Neill et al. (1997, S. 235) zufolge wird ein ASD-Verschluss „immer notwendig sein, allein schon um Spätkomplikationen wie Herzrhythmusstörungen, eine Herzinsuffizienz und selten auch einen Lungenhochdruck zu vermeiden". Der Verschluss erfolgt bei kleinen Defekten durch eine einfache Naht, bei größeren mit einem Flicken. ASD II und das offene Foramen ovale können mittlerweile mit Doppelschirmchen-Systemen verschlossen werden, wobei aber Komplikationen „bis heute leider noch nicht die Ausnahme bilden" (Neill et al., 1997, S. 235).

Gerade bei dem ASD ist es für die Eltern oft schwierig, die Notwendigkeit einer Operation einzusehen. Sie erleben ihr Kind als völlig gesund und hoffen auf einen – hier im Unterschied zum VSD sehr selten auftretenden – Spontanverschluss.

Bei den drei bisher beschriebenen Herzfehlern (VSD, PDA, ASD) ergibt sich durch den Links-Rechts-Shunt eine vermehrte Lungendurchblutung, indem ein Teil des Blutes quasi „nutzlos" immer wieder durch den Lungenkreislauf fließt. Aufgrund der damit verbundenen erschwerten und beschleunigten Atmung sowie der erhöhten Belastung des Herzens wird mehr Energie als normalerweise für den Kreislauf benötigt. Dadurch gedeihen die betroffenen Säuglinge häufig schlecht, wobei insbesondere das Körpergewicht, weniger die Länge vermindert ist (Neill et. al., 1997). Außerdem besteht oft eine starke Infektanfälligkeit und die Gefahr einer Endokarditis (Lewin, 1998). Bei größeren Defekten finden sich als Zeichen einer Herzinsuffizienz eine erhöhte Atemfrequenz und Schwitzen, teils schon in Ruhe (Neill et. al., 1997).

2.1.3.4 Aortenisthmusstenose (Coarctation, CoA)

Die Aortenisthmusstenose, auch Coarctation der Aorta (CoA) genannt, ist eine Verengung am Isthmus, d.h. am Übergang des Aortenbogens zur thorakalen Aorta, wo auch typischerweise der Ductus arteriosus einmündet (Abb. 2-5). Als medizinischer Laie kann man sich eine solche Verengung als mehr oder wenig starke Einschnürung an einem länglichen Luftballon vorstellen. Die CoA stellt eine Auswurfbehinderung des linken Ventrikels und somit eine Linksherzbelastung dar. Der Blutdruck ist in der oberen Körperhälfte erhöht und in der unteren erniedrigt. Diagnostisch beweisend, d.h. „pathognomonisch sind abgeschwächte oder fehlende Pulse an der unteren Körperhälfte" (Mennicken et al., 1992, S. 108).

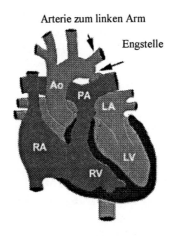

Abbildung 2-5: Aortenisthmusstenose (Coarctation, CoA);
Bedeutung der Abkürzungen siehe Abb. 2-3
Quelle: Homepage des Klinikums Großhadern

Bei diesem Herzfehler gibt es eine Vermutung zu den Entstehungsmechanismen: Während der Fetalentwicklung wandern für die Ductuswand typische Zellen, die nach der Geburt den Ductusverschluss bewirken, in die benachbarte Aortenwand und bilden dort „eine meist kurzstreckige Verengung in Form einer Einziehung der Aorta" (Neill et al., 1997, S. 125).

Bei der am häufigsten vorkommenden isolierten CoA-Form findet sich eine Knabenwendigkeit (2:1). Baden (1998a, S. 186) nennt sieben andere Herzvitien (z.B. VSD, ASD) und sechs Syndrome (z.B. Trisomie 21, Marfan-Syndrom), bei denen häufig eine CoA auftritt.

Nach Mennicken et al. (1992) werden 10-20%, nach Baden (1998a) 20 bis 30% der Patienten bereits im ersten Lebenshalbjahr auffällig und zeigen häufig nach dem Ductusverschluss eine akute Dekompensation. Ansonsten ist diese Gefäßmissbildung häufig ein Zufallsbefund. Eine

Indikation zur Operation besteht bei erhöhten systolischen Blutdruckwerten und erhöhten systolischen Druckgradienten (Blutdruckunterschied von über 20mmHg vor und hinter der Stenose). Hierbei wird der verengte Bezirk entfernt (Resektion) und eine Verbindung der beiden Endungen hergestellt (Anastomose). Je nach anatomischen Verhältnissen kann die Verengung auch durch eine Ballondilatation im Rahmen eines interventionellen Herzkatheters erweitert werden (Haas, 2002); bei älteren Kindern wird je nach anatomischen Verhältnissen ggf. eine maschendrahtartige Gefäßstütze (stent) eingesetzt. (Haas, 2002).

Es besteht ein hohes Risiko, dass sich nach einigen Jahren erneut eine behandlungsbedürftige Stenose an dieser Stelle bildet (nach Baden, 1998a: 76% bei operierten Säuglingen; nach Haas, 2002: 10-30% selbst in den besten Zentren). Bei solchen Restenosen ist die Ballondilatation, falls nötig mit Implantation eines „stents", die Methode der Wahl (Haas, 2002).

Ruttenberg (1999) verweist darauf, dass auch nach sehr erfolgreicher Korrektur Langzeitprobleme entstehen können, vor allem wenn es zu einem länger dauernden unerkannten systemischen Hochdruck kommt. Prognostisch günstig ist ihm zufolge eine frühzeitige Korrekturoperation, d.h. innerhalb des ersten Lebensjahres.

2.1.3.5 Aortenstenose (AoSt)

Die Aortenstenose ist eine Auswurfbehinderung des linken Ventrikels und stellt ebenso wie die Coa eine Linksherzbelastung dar (Abb. 2-6). Die Verengung betrifft überwiegend (zu 80%) die Aortenklappe selbst (valvuläre AoSt), ansonsten die Aorta direkt ober- oder unterhalb der Klappe (KHS, 1998).

Valvuläre Aortenstenosen finden sich drei- bis fünfmal häufiger bei Jungen als bei Mädchen und sind in 20% verbunden mit anderen kardialen Fehlbildungen (Baden 1998b).

Über 70% der Patienten sind im Kindesalter beschwerdefrei, aber bei ca. 10% kann es zu einer konservativ kaum beherrschbaren Linksherzinsuffizienz kommen. AoSt werden nach ihrem systolischen Druckgradienten eingeteilt in *unbedeutend bis leicht* (<50mmHg), *mittelgradig* (50-80mmHg) und *hochgradig* (>80mmHg). Wenn keine notfallmäßige Operation aufgrund von akuter Linksherzdekompensation indiziert ist, sollte die operative Korrektur möglichst spät erfolgen, um die Phase der häufig eintretenden Spätkomplikationen (Restenose, Klappeninsuffizienz, dadurch häufig Klappenersatz nötig) zeitlich weitmöglichst herauszuschieben. Denn eine künstliche Klappe wächst nicht mit und muss sonst wieder ausgetauscht werden. Die Erfolgsaussichten einer Erweiterung auf interventionellem Wege (also im Rahmen einer Herzkatheteruntersuchung) sind insbesondere bei hochgradigen Stenosen begrenzt. Die Behebung der Verengung geschieht daher meist operativ, und zwar von der Aorta aus.

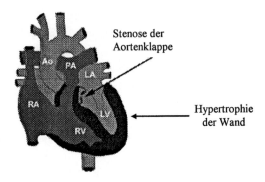

Abb. 2-6: Valvuläre Aortenstenose (AS)
Bedeutung der Abkürzungen siehe Abb. 2-3
Quelle: Homepage des Klinikums Großhadern

„Die meisten Kinder mit diesem Herzfehler sind merkwürdigerweise besonders sportbegeistert und möchten sich mindestens ebenso belasten wie Gesunde" (Neill et al., 1997, S. 124). Die AS ist aber leider einer der ganz wenigen Herzfehler, bei dem „schwere körperliche Belastungen und sportliche Betätigungen wegen der Gefahr synkopaler Anfälle zu vermeiden" sind (Mennicken et al., 1992, S. 106), und zwar ab einem Druckunterschied von ≥ 40mmHg. Hier besteht ein relativ hohes Risikos eines plötzlichen Herztods (2-7%), das unter Belastung noch deutlich erhöht ist und somit eine Kontraindikation für Sport darstellt. Da sich heutzutage mittels Doppler-Sonographie der Druckgradient als Schweregradparameter hinreichend genau bestimmen lässt, halten Baden (1998b) sowie Neill et al. (1997) es für vertretbar, das Sportverbot auf Patienten mit mittel- und hochgradiger AS und auffälliger Belastungsuntersuchung in der Fahrradergometrie und bei der Stressechokardiographie zu beschränken (kurze Beschreibung dieser beiden Methoden in Punkt 4.2.1.3 und 4).

2.1.3.6 Pulmonalstenose (PS)

Hier handelt es sich um eine Auswurfbehinderung des rechten Ventrikels und somit eine Rechtsherzbelastung, die *nicht* mit einem Shunt einhergeht (Abb. 2-7). Wie bei der AS kann die Verengung an der Klappe selbst (valvuläre PS), unmittelbar davor oder dahinter, hier aber auch peripher in den Ästen der Lungenschlagader liegen (KHS, 1998). Je nach Druckgradient werden wieder verschiedene Schweregrade unterschieden (siehe bei AS). Eine hochgradige PS wirkt hämodynamisch wie ein Verschluss der Pulmonalklappe, also eine Pulmonalatresie; hier kommt es bald nach der Geburt zu einem extrem verminderten oder fehlenden Fluss in das Pulmonalarteriensystem und zu einem Rechts-Links-Shunt auf Vorhofebene (über das noch offene Foramen ovale) oder auf Ventrikelebene (über den noch offenen Ductus arteriosus) mit generalisierter Zyanose. Erforderlich ist hier das Offenhalten des Ductus arteriosus (DGPR, 1998), um eine Perfusion der Lunge zu gewährleisten.

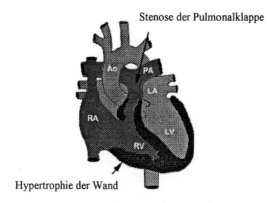

Abb. 2-7: Pulmonalstenose (PS)
Bedeutung der Abkürzungen siehe Abb. 2-3
Quelle: Homepage des Klinikums Großhadern

Bei asymptomatischen Patienten mit geringgradiger PS ist kein Eingriff notwendig. Liegt der Druckgradient über 50 mmHg und befindet sich die PS direkt an der Klappe, wird zunächst mittels Ballonkatheter versucht, die Verengung zu erweitern (Valvuloplastie). Falls dies nicht gelingt, muss operativ vorgegangen werden. Dies geschieht je nach anatomischen Gegebenheiten mit oder ohne HLM (Lewin, 1998). Anders als bei der AS ist die Restenosierungsgefahr und damit die Häufigkeit von Re-Operationen hier nicht so groß.

Die PS findet sich häufiger in Verbindung mit anderen Herzfehlern, z.B. stellt sie eine der vier konstituierenden Fehlbildungen bei der Fallot'schen Tetralogie dar (siehe 7.).

2.1.3.7 Fallot'sche Tetralogie (Tetralogy of Fallot, ToF)

Die Fallot'sche Tetralogie (Tetralogy of Fallot, ToF) ist gekennzeichnet durch Kombination von vier einzelnen Vitien, nämlich (1) einen großen VSD, (2) eine PS, infolge davon (3) verdickte Muskulatur in der rechten Herzkammer sowie (4) eine nach rechts verlagerte (den VSD „überreitende") Aorta, so dass sie nicht nur vom linken, sondern auch vom rechten Ventrikel, also mit sauerstoffarmem Blut, gespeist wird (Abb. 2-8). Hier handelt es sich um einen zyanotischen Herzfehler mit Rechts-Links-Shunt, dessen Schweregrad vor allem vom Ausmaß der PS abhängt. Je stärker diese Obstruktion ist, umso mehr venöses Blut fließt durch den Rechts-Links-Shunt der Kammer wieder in den Körperkreislauf zurück. Bei Extremvarianten ist die Pulmonalklappe undurchlässig (Atresie) bzw. kann aufgrund von praktisch nicht angelegten Taschen ihre Ventilfunktion nicht erfüllen (Neill et al., 1997). Bei ca. einem Drittel (32%) bestehen zusätzliche Anomalien des Herz-Kreislaufsystems (Apitz, 1998c).

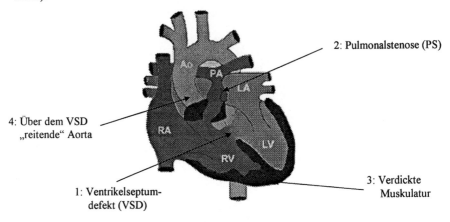

Abb. 2-8: Fallot'sche Tetralogie (ToF);
Bedeutung der Abkürzungen siehe Abb. 2-3
Quelle: Homepage des Klinikums München-Großhadern

Der chronische Sauerstoffmangel führt durch die damit verbundenen Wachstumsbesonderheiten zu den für dieses Vitium typischen Trommelschlegelfingern und Uhrglasnägeln (DGPR, 1998). Kinder mit einer noch nicht operierten ToF gehen unter Belastung oft intuitiv in die Hockstellung, wodurch mehr Blut durch die Lungen fließt und dem Körper dadurch wieder mehr arterielles Blut zugeführt wird. (Lewin, 1998). Typisch sind auch hypoxische, d.h. durch mangelhafte Sauerstoffversorgung des Gehirns verursachte Anfälle. Ausgelöst werden sie durch vorübergehende extreme Zunahme der Pulmonalstenose, vor allem wenn diese infundibulär, d.h. an der Ausflussbahn zur Lungenschlagader liegt. Hier drohen hypoxämische Hirnschädigungen (Apitz, 1998c).

Bei ToF ist übrigens die sonst übliche Behandlung mit herzstärkenden und gefäßerweiternden Mitteln kontraindiziert, da dadurch die Einengung an der Ausflussbahn der rechten Herzkammer verstärkt und durch die Senkung des peripheren Widerstands der Rechts-Links-Shunt und somit das Hypoxierisiko verstärkt wird (Apitz, 1998c).

Der Operationszeitpunkt sollte sich insgesamt nach dem klinischen Schweregrad richten, wobei Apitz (1998c) in der Fachwelt eine fehlende Übereinstimmung bzgl. des optimalen Alters konstatiert. Die Empfehlungen schwanken zwischen dem Neugeborenenalter (Canasteda, Jonas, Mayer & Hanley, 1994, zit. nach Apitz, 1998c) und dem späten Vorschulalter (Mennicken et al., 1992); allerdings stellen häufige hypoxische Anfälle grundsätzlich die

Indikation für einen früheren operativen Eingriff dar. Nach Lewin (1998) und Neill et al. (1997) ist man mittlerweile grundsätzlich dazu übergegangen, die Korrekturoperation möglichst frühzeitig vorzunehmen, wobei den Leitlinien zufolge die operativen Ergebnisse allerdings erst im zweiten Lebensjahr optimal sind (DGPR, 1998). Bei ungünstigen Voraussetzungen für eine frühe Operation wird zunächst eine vorläufige Palliativoperation zur besseren Lungendurchblutung durchgeführt (Blalock-Taussig-Anastomose, d.h. Verbindung zwischen Aorta und Lungenschlagader als Ersatz der Ductusfunktion).

Die Operation erfolgt natürlich mit HLM und umfasst den Verschluss des VSD, zumeist mit einem Kunststoffflicken, die Abtragung des verdickten Muskelgewebes in der rechten Herzkammer und die Beseitigung der PSt. Letzteres ist bei schlecht entwickelten Lungengefäßen sehr aufwändig und gelingt teils nur mit Klappen- oder Gefäßersatz (Lewin, 1998). „Eine Reihe von Patienten entwickelt auch noch Jahre nach der Korrektur behandlungsbedürftige Herzrhythmusstörungen" (Lewin, 1998, S. 18). Das Risiko der Notwendigkeit einer Re-Operation liegt bei ca. 10% (Apitz, 1998c).

Früher bezeichnete man Kinder mit ToF als „blue babies" (Boehringer, 1986). Unbehandelt starben bis zum Ende des 1. Lebensjahres ca. 30%, bis zum Ende des 10. ca. 70% der Kinder (Apitz, 1998c). Heute erreichen nicht nur die meisten Fallot-Kinder das Erwachsenenalter, sondern haben auch überwiegend eine gute Lebensqualität (70%; Apitz, 1998c). Nach Boehringer (1986) können ca. 90% ein normales Leben führen. Allerdings sollten körperlich stark belastende Berufe aufgrund des Risikos von Spätkomplikationen gemieden werden (Lewin, 1998).

In einem Sammelreferat über 87 ToF-Studien mit Belastungsuntersuchungen, darunter vier mit anschließendem Training (siehe auch Tab. 2-15 in Kap. 2.4.6.1), heben Wessel und Paul (1999) die Wichtigkeit einer standardisierten Belastungsuntersuchung gerade bei diesem Herzfehler hervor, um Verschlechterungen frühzeitig zu erkennen. Zugleich konstatieren sie, dass bisher ein standardisiertes Vorgehen dafür fehlt. Das Kölner Modellprojekt „Sport mit herzkranken Kindern" zielt u.a. auf die Beseitigung dieses Mankos.

2.1.3.8 Transposition der großen Arterien (TGA)

Die TGA hat aufgrund der Schwere des Krankheitsbildes und der sofort nach der Geburt notwendigen Behandlungsschritte eine Sonderstellung unter den angeborenen Herzfehlern (Ram, 2001; Abbildung 2-9). Jungen sind zwei bis dreimal häufiger von einer TGA betroffen als Mädchen.

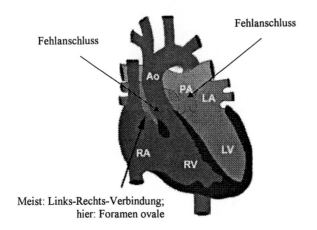

Abbildung 2-9: Transposition der großen Arterien (TGA);
Bedeutung der Abkürzungen siehe Abb. 2-3
Quelle: Homepage der Klinik München-Großhadern

Hier entspringt die Aorta der rechten Herzkammer und die Pulmonalarterie der linken. Durch diese Vertauschung der Anschlüsse kommt es zu einer Parallelschaltung von Körper- und Lungenkreislauf. Dies verhindert den Austausch zwischen beiden Kreisläufen und ist mit dem Leben unvereinbar, wenn sich der PDA und das Foramen ovale nach der Geburt schließen (vgl. Abb. 2-1) und keine weiteren Verbindungen zwischen Körper- und Lungenkreislauf bestehen. Die Kinder werden bald nach der Geburt zyanotisch und durch die vermehrte Lungendurchblutung kommt es zu einer Herzinsuffizienz. Eine Zufuhr von Sauerstoff hilft nicht, da das arterielle Blut nicht in den Körper gelangen kann (Neill et al., 1997). Um das Überleben zu ermöglichen, wird der Ductus arteriosus durch Medikamente offen gehalten und ggf. das Rashkind-Manöver, d.h. Erweiterung des Foramen ovale mittels eines Ballon-Katheters (Ballonatrioseptostomie), durchgeführt.

Knapp ein Drittel der Neugeborenen mit TGA weist zusätzliche Herzfehlbildungen wie z.B. einen VSD auf (Neill et al., 1997). Bei Vorliegen zusätzlicher Fehlbildungen wird von „komplexer" TGA, ansonsten von „einfacher" TGA gesprochen. Die einfache TGA stellt – anders als der Begriff „einfach" vermuten lässt – aufgrund ihrer Unvereinbarkeit mit dem Leben bei Geburt die zunächst bedrohlichere Variante dar, ist aber „einfacher" zu korrigieren, nachdem das Überleben durch Erhalten oder Schaffen einer Verbindung zwischen beiden Kreisläufen erst einmal gesichert ist.

Die Operationstechniken haben sich gerade bei diesem Herzfehler enorm weiterentwickelt, so dass der Fortschritt in der Kinderherzchirurgie hier in besonderer Weise sichtbar wird (Lewin,

1998; siehe auch Zeittafel in Kapitel 2.1.3 „Fortschritte in der Behandlung"). Früher wurde eine funktionelle Korrektur vorgenommen, indem die falsche Anordnung der Arterien so belassen wurde und über die Vorhöfe mit Kunststoff-Flicken (nach Mustard) oder ohne Fremdmaterial (nach Senning) ein Umleitungssystem geschaffen wurde (Vorhofumkehroperation, atrialer Switch, KHS, 1998). Auf diese Weise wurde der rechte Ventrikel zum Systemventrikel und der linke versorgte den Lungenkreislauf. Diese Operationstechnik „ist eine der wenigen Situationen in der Medizin bzw. Natur, in der zwei falsche Dinge kombiniert zu einem richtigen Ergebnis führen" (Neill et al., 1997., S. 192f.). Die Vorhofumkehroperation hat aber den Nachteil, dass das Herzgewebe entgegen seiner naturgegebenen Bestimmung, für die es aufgrund von geometrischer Form und morphologischer Struktur ausgerichtet ist, arbeiten muss (Kramer, 1998b). Bei 30% kommt es unmittelbar postoperativ oder mit zeitlicher Verzögerung zu Herzrhythmusstörungen (Mennicken et al., 1992), und bei einem Drittel dieser Patienten wird die Implantation eines Schrittmachers erforderlich (Kramer, 1998b).

Wenn keine hindernden Begleitanomalien bestehen, wird heutzutage bereits innerhalb der ersten zwei Lebenswochen eine anatomische Korrektur durchgeführt. Diese beinhaltet nicht nur die Vertauschung der Anschlüsse, sondern auch die – früher technisch nicht mögliche – Umpflanzung der Koronararterien (arterielle Switch-Operation). Der Eingriff muss so früh erfolgen, da die anfangs vorhandene Anpassung des linken Ventrikels an einen erhöhten Arbeitsdruck in der weiteren Entwicklung durch den verminderten Widerstand des nachgeschalteten Pulmonalkreislaufs verloren geht.

Durch die Winzigkeit der zu korrigierenden Herzstrukturen – das Herz eines Neugeborenen hat die Größe einer Walnuss – stellt dieser technisch aufwändige und schwierige operative Eingriff höchste Anforderungen an das behandelnde Team (Urban, 2001). Die postoperative Mortalität an einem Zentrum ist umso geringer, je häufiger der Eingriff dort durchgeführt wird (3.6% an sehr erfahrenen vs. 29% an weniger erfahrenen Zentren; Urban, 2001).

Bis vor ca. 30 Jahren starb die Hälfte der Kinder unbehandelt in den ersten 6 bis 8 Lebenswochen; nur 5% erreichten ihren ersten Geburtstag (Neill et al., 1997). Bei erfolgreichem arteriellen Switch und unkompliziertem Heilungsverlauf ist die Prognose demgegenüber heute günstig. Studien zum Langzeitverlauf stehen in Deutschland noch weitgehend aus, da diese 1975 in den USA eingeführte Technik erst seit etwa Mitte der 80er Jahre hier praktiziert wird. Eine umfangreiche Untersuchung zur psychosozialen Entwicklung bis zum Alter von 10 Jahren wurde in Aachen durchgeführt (z.B. Hövels-Gürich et al., 2001a; siehe auch Kapitel 2.3.3). Als Langzeitkomplikation jetzt schon bekannt ist allerdings, dass vor allem im Bereich des Pulmonalarterienstamms an der Verbindungsstelle der beiden Gefäßstümpfe Stenosen entstehen, die häufiger Katheterinterventionen oder auch Reoperationen nötig machen (Neill et al., 1997).

2.1.3.9 Besonderheiten bei seltenen komplexen Herzfehlern und Zusammenfassung

Neben den beiden näher beschriebenen häufigsten zyanotischen Herzfehlern (ToF, TGA) kommt es seltener zu verschiedenartigen *komplexen Fehlbildungen des Herzens* bis hin zum vollständigen Fehlen von Vorkammern oder Hauptkammern bzw. Fehlanschlüssen der zuführenden oder abgehenden Gefäße. Bei solchen Fällen kann oftmals nur mit Hilfe der *Fontan-Operation* eine Kreislauftrennung versucht werden. In diesem schwerwiegenden und risikoreichen Eingriff wird das „venöse Blut aus der oberen und unteren Hohlvene durch eine künstlich geschaffene Verbindung direkt zur Lungenschlagader geleitet" (Lewin, 1998, S 24), d.h. das Blut muss ohne Pumpkammer in die Lunge fließen, denn die Herzkammer wird dabei bzgl. des Lungenkreislaufs umgangen, da sie als Pumpe für den Körperkreislauf benötigt wird.

Einige Herzchirurgen belassen oder erzeugen absichtlich einen Durchgang zwischen linker und rechter Herzkammer („Fenestrierung"), damit bei phasenweise hohem Lungenwiderstand von der linken Herzhälfte aus wieder Volumen aufgebaut werden kann, um den Fontan-Kreislauf aufrecht zu erhalten.

Bei der Fontan-Operation handelt es sich nicht um eine Korrekturoperation, sondern um einen palliativen, also lindernden Eingriff (Rein, 1998). Dieses operationstechnisch sehr aufwändige, vom Prinzip her aber verblüffend einfache Verfahren verläuft in 90 bis 95% der Fälle erfolgreich. Es kommt zu einer fast normalen Sauerstoffversorgung im großen Kreislauf ohne Zyanose. Diese Operationsmethode ermöglicht den Patienten postoperativ eine deutliche bessere Lebensqualität mit nahezu normaler Alltagsbelastbarkeit (Rein, 1998). Auch hier stehen Langzeitergebnisse noch aus. Allerdings finden sich erste Anzeichen, dass es nach 10 Jahren und mehr zu einer Ermüdung des Herzmuskels kommen kann, da das Herz ständig unter erhöhtem Füllungsdruck steht und dadurch häufiger pumpen muss (Rein, 1998). Kinder mit einer Fontan-Operation sollten ständig einen Notfallausweis mit sich tragen, der darauf hinweist, dass eine Erhöhung der Widerstandsverhältnisse im kleinen Kreislauf, z.B. auch bei künstlicher Beatmung, zu einer Dekompensation des Fontan-Kreislaufs führen kann.

Ein sehr schwerer Herzfehler ist das *hypoplastische Linksherzsyndrom (HLHS)*, eine Unterentwicklung der kompletten linken Herzseite, die die meisten Säuglinge unoperiert nicht lange überleben. Erst in den letzten Jahren wurde eine operative Möglichkeit entwickelt, die zwei- bis dreistufige Norwood-Operation, die aber mit einem sehr hohen Risiko behaftet ist. Dieser sehr seltene Herzfehler ist hier erwähnt, weil eine der unter Kapitel 2.3.3 behandelten Studien auf HLHS-Kindern basiert (Blyth 2002).

Auf die Beschreibung der Herztransplantation als letzter Behandlungsmöglichkeit wird hier nicht eingegangen, da es sich dabei um ein sehr spezielles Gebiet mit vielen Implikationen handelt und bisher nur sehr wenige transplantierte Kinder an Kinderherzsportgruppen teilnehmen.

Im Folgenden findet sich ein zusammenfassender Überblick zu wichtigen Merkmalen von angeborenen Herzfehlern:

(1) Einteilung

Angeborene Herzfehler lassen sich aufteilen in solche mit und ohne Zyanose (20-30% vs. 70-80%) Bei zyanotischen Herzfehlern besteht immer ein Rechts-Links-Shunt (z.B. ToF, TGA). Azyanotische Herzfehler haben überwiegend einen Links-Rechts-Shunt (z.B. VSD, ASD, PDA), können aber auch ohne Shunt vorliegen (z.B. Coa, PSt, Aost; vgl. Abbildung 2-2, S. 14).

(2) Anatomie

Bei angeborenen Herzfehlern wird unterschieden zwischen
- Leckagen, also Löchern (VSD, PDA, ASD);
- Obstruktionen (Stenosen), also Verengungen (Coa, AoSt, PSt);
- Fehlkonnektionen (bei TGA);
- Kombinationen dieser Arten (ToF: Leckage *und* Obstruktion).

(3) Schweregrad

Der Schweregrad des Herzfehlers hängt von der jeweiligen Größe der Leckage (VSD, PDA, ASD, TGA) bzw. dem Druckgradienten der Verengung (Coa, AoSt, PSt, ToF) ab. Bei Verengungen muss der Herzmuskel gegen einen erhöhten Widerstand arbeiten, was konsekutiv zu einer vermehrten Bildung von Muskelmasse (Hypertrophie) auf der jeweils betroffenen Seite führt (rechts bei PSt, besonders deutlich bei ToF; links bei Coa und AoSt; Lewin, 1998) und die Situation zusätzlich erschwert.

(4) Körperliche Belastbarkeit

Die körperliche Belastbarkeit vor der Korrektur variiert je nach Diagnose und Schweregrad des jeweiligen Herzfehlers und lässt sich im Allgemeinen folgendermaßen einteilen:
- Normal: bei kleinem VSD, PDA, VSD, bei milder AoSt, Coa, PSt;
- Mäßig eingeschränkt: bei größerem VSD, PDA, ASD, bei hochgradiger AoSt, Coa, PSt;
- Stärker eingeschränkt: bei ToF und TGA.

Da heutzutage eine möglichst frühe Korrekturoperation angestrebt wird, sind die Einschränkungen meist nur von kurzer Dauer. Die meisten erfolgreich operierten Kinder sind körperlich normal belastbar. Eine verminderte körperliche Belastbarkeit resultiert vor allem bei bedeutsamen postoperativen Restbefunden, die zwar bei schwereren Herzfehlern häufiger vorkommen, sich aber auch gelegentlich bei leichteren Herzfehlern finden (vgl. Kap. 2.1.2). Erwähnenswert erscheint noch die Beobachtung von Mocellin, Rutenfranz und Bühlmeyer (1970, S.266), der zufolge sich „vor allem bei [...] Kindern mit Links-Rechts-Shunt [...] in der Pubertätszeit der Beginn einer Leistungsminderung abzeichnete". Durch gezielte sportliche Betätigung – am besten schon vor dem Beginn der Pubertät – lässt sich dieser Entwicklung möglicherweise zuvorkommen.

Die Arztberichte enthalten fast immer die Zusatzbemerkung: „Kein Leistungs- und Wettkampfsport", um die Patienten vor körperlicher Überlastung zu schützen. Bei schweren postoperativen Restbefunden heißt es zusätzlich: „spielerischer Schulsport ohne Leistungsdruck und Gelegenheit zu Pausen nach subjektivem Empfinden". Seltener müssen bestimmte Konstellationen vermieden werden (z.B. Kontaktsport bei Schrittmacherträgern, Stürze bei marcumarisierten Patienten, Pressatmung bei Rechtsherzbelastung). Nur ganz selten ist ein generelles Sportverbot nötig, um Patienten mit bestimmten Diagnosen (z.b. AoST $\geq$40mmHg, schwere isolierte Herzrhythmusstörungen), die sich selbst häufig sehr leistungsfähig fühlen, vor den gefährlichen Folgen von Überlastung zu schützen.

Eine kritische Sichtung der Empfehlungen für Sport bei herzkranken Kindern findet sich in Kapitel 2.4.4.

(5) Weitere Besonderheiten bei bestimmten Herzfehlern:
- Häufige kardiale Begleitfehlbildungen:
  VSD (50%), Coa, AoSt (20%), ToF (32%);
- Schlechtes Gedeihen, hohe Infektanfälligkeit, hohes Endokarditisrisiko:
  VSD, PDA, ASD;
- Geschlechtsunterschiede:
  Knabenwendigkeit bei isolierter Coa, valvulärer AoSt, TGA;
  Mädchenwendigkeit bei PDA, ASD II (Ostium-secundum-Defekt);
- Chirurgischer Eingriff ohne HLM möglich (Operation am geschlossenen Herzen):
  PDA, CoA, AoSt, teils bei PSt;
- Interventioneller Eingriff (d.h. im Rahmen von Herzkatheter) möglich:
  ASD, PDA, PSt, teils bei Coa (wenig aussichtsreich bei AoSt);
- Erhöhtes Risiko der Notwendigkeit von Re-Operationen:
  AoSt, ToF, TGA;
- Eingeschränkte körperlicher Belastbarkeit:
  je nach postoperativem Restbefund, aber insgesamt am häufigsten bei ToF und TGA.

Schlusswort zu diesem Kapitel:
Die Darstellung der hämodynamischen Verhältnisse bei Herzfehlern weckt beim medizinischen Laien Assoziationen mit dem Installateurgewerbe, in dem es auch um die Optimierung von Flüssigkeitskreisläufen geht. Die Beschreibungen des operativen Vorgehens erinnert zuweilen an Nähanleitungen aus einer Schneiderwerkstatt, wenn beispielsweise eine optimale Passform und Elastizität filigraner Werkstücke angestrebt wird. Insofern vereinigt sich in der Kinderherzchirurgie medizinische Fachkompetenz mit handwerklichen Fähigkeiten verschiedener Bereiche. Eine solche Kombination dürfte in der Medizin wohl einzigartig sein, was die Besonderheit von angeborenen Herzfehlern zusätzlich unterstreicht.

2.1.4 Klassifizierung nach postoperativen Restbefunden

Die Deutsche Gesellschaft für kardiologische Prävention und Rehabilitation von Herz-Kreislauferkrankungen (DGPR, 2000, 2001, S. 170-172) klassifiziert im Rahmen ihrer Empfehlungen zur Leitung von Kinderherzgruppen die Zielgruppe folgendermaßen:

I: Patienten nach herzchirurgischen Eingriffen
- (1) Ohne Restbefunde (vollständige Korrektur)
- (2) Mit geringen Restbefunden
- (3) Mit bedeutungsvollen Restbefunden
- (4) Mit komplexen Herzfehlern nach Palliativeingriffen
   - a) mit Trennung der Kreisläufe (z.B. Fontan-, Switch-Operation);
   - b) ohne Trennung der Kreisläufe (z.B. aorto-pulmonaler Shunt, d.h. Gefäßverbindung zwischen Aorta und Lungenschlagader zur Sicherung der Lungendurchblutung)

II: Patienten mit nicht operationsbedürftigen Herzfehlern
- (1) Shuntvitien mit unbedeutendem Links-Rechts-Shunt
- (2) Unbedeutende Klappenfehler/-anomalien;

III: Inoperable Herzfehler

IV: Patienten mit chronischen Myokarderkrankungen (z.B. chronische Myokarditis, d.h. Herzmuskelentzündung)

V: Patienten mit problematischer Dauertherapie
- (1) Mit Herzschrittmacher
- (2) Mit Antikoagulanzien-Therapie (d.h. Behandlung mit Gerinnungshemmern wie Marcumar) zur Verhinderung von Thrombosebildung, z.B. an künstlichen Herzklappen

VI: Patienten nach Herztransplantation.

Das Klassifikationsschema ist in gewisser Weise zweigeteilt: Alle Patienten lassen sich einer der Gruppen I bis IV zuordnen. Gruppe V und VI beziehen sich auf besonders gravierende *zusätzliche* Folgeerscheinungen des Herzfehlers, hier sind also in jedem Fall mindestens bedeutungsvolle Restbefunde gegeben (Gruppe I.3, I.4 oder III).

Zu Gruppe I: Dieser Kategorie gehört die Mehrzahl der Teilnehmer von Kinderherzsportgruppen an. Ein besonderes Augenmerk muss hier auf die Kinder mit komplexen Herzfehlern nach Palliativoperation (Untergruppe 4) gerichtet werden, insbesondere wenn eine Kreislauftrennung nicht möglich war und noch eine Zyanose vorliegt (4b).

Zu Gruppe II: Die Indikation zur Teilnahme an einer Kinderherzsportgruppe bei diesen Patienten ist vor allem aus *psycho-sozialen Gründen* gegeben, wenn nämlich die subjektive Bedrohlichkeit durch den Herzfehler im Vergleich zum objektiven Befund als höher erlebt wird und daraus überbehütendes Verhalten seitens der Bezugspersonen entsteht.

Zu Gruppe III: Bei diesen schwerst betroffenen Patienten wird sich die Teilnahme an einer Kinderherzsportgruppe „nur im Einzelfall bei vertretbarer Belastbarkeit ergeben" (DGPR, 2001, S. 171).

Zu Gruppe V: Diese Gruppe macht zahlenmäßig nur einen kleinen Teil aus. Bei Schrittmacherträgern (V.1) muss die Gefahr von Kabelbrüchen oder -unterbrechungen berücksichtigt werden. Kinder, die nach einem Herzklappenersatz mit Gerinnungshemmern behandelt werden müssen (V.2), sind besonders blutungsgefährdet. Beiden Besonderheiten muss durch entsprechende Vorkehrungen während des Sportunterrichts Rechnung getragen werden (z.b. Vermeiden von Kontaktsport, Abpolsterung durch Matten).

2.1.5 Fortschritte in der Behandlung

Die Kinderkardiologie wurde in den USA schon wesentlich früher als in den alten und insbesondere in den neuen Bundesländern als eigenes Spezialgebiet anerkannt (1961 vs. 1972-77 bzw. 1980; Apitz, 1998d). Hieraus ergibt sich die Tatsache, dass viele Neuentwicklungen aus den USA kamen und erst einige Jahre später in Europa übernommen wurden.

Die wichtigsten *Meilensteine* bei Erwachsenen waren:

1929: Herzkatheter in Deutschland durch Selbstversuch von Forßmann in Berlin, 1956 für diese Entdeckung mit dem Nobelpreis geehrt (Forßmann, 1972)
1950: Einführung der routinemäßig angewandten Herzkathetertechnik (Horke, 2001)
1961: Herzschrittmacher in Deutschland, und zwar in Düsseldorf (Winter, 2000)
1967: Herztransplantation durch Prof. Barnard in Kapstadt (Urban, 1999)
1969: Herztransplantation in Deutschland (Hölzl, 2000)

Bis 1943 gab es noch keinerlei Möglichkeit einer Operation am offenen Herzen bei Kindern (Brode, 1994). Bis 1974 wurden Kinder unter 10 kg. Körpergewicht und unter 2 Jahren nicht operiert (Urban, 1999). *Meilensteine* der Kinderkardiologie und Kinderherzchirurgie waren (Kurzüberblick in Webb & Connelly, 1997, sowie Lewin, 1998; Einzelheiten zu den entsprechenden Herzfehlern siehe in Kapitel 2.1.1):

1925 Eröffnung einer Mitralklappenstenose mit dem Finger durch Souttar (Varnauskas et al., 1986)
1938: Ligatur des Ductus arteriosus Botalli durch Gross in Boston (Apitz, 1998d; Freedom, Lock & Bricker, 2000); nach Varnauskas et al. (1986): 1937; nach Webb & Connelly, (1997): 1939
1945: Palliativ-Operation bei Fallot'scher Tetralogie (Mennicken, 1993)
1945: Resektion einer Aortenisthmusstenose durch Crafoord und Nylin in Stockholm (Freedom et al., 2000)
1945: Rechtsherzkatheter bei Kindern durch Cournard und Ranges (Apitz, 1998d)
1945: Blalock-Taussig-Anastomose bei TGA (Freedom et al., 2000; Webb & Connelly, 1997)
1948: Brock'sche Sprengung einer Pulmonalklappenstenose (Lewin, 1998)
1950: Anwendung der Hypothermie, also Operation bei unterkühltem Organismus (Lewin, 1998)

1950: Atriumseptektomie bei TGA durch Blalock und Hanlon (Freedom et al., 2000; Webb & Connelly, 1997)

1952: Banding-OP der Pulmonalisarterie (Webb & Connelly, 1997) nach Muller-Damman (Apitz, 1998d)

1952: Korrektur einer Aortenisthmusstenose (Webb & Connelly, 1997)

1952: Einführung der routinemäßigen Anwendung der Herz-Lungen-Maschine (Lewin, 1998)

1953: Verschluss eines Vorhofseptumdefekts (Webb & Connelly, 1997) bei tiefer Hypothermie mit kurzzeitigem totalem Kreislaufstillstand durch Lewis und Taufic (de Vivie & Kuhn-Regnier, 1998)

1953: Beschreibung von Behandlungsmöglichkeit von Pulmonalstenose durch interventionellen Herzkatheter durch Rubio-Alvarez, Limon-Larson und Soni, (Freedom et al., 2000)

1954: Korrektur einer Fallot'schen Tetralogie mit blutgruppengleichem Elternteil als externer Herz-Lungen-Maschine (Urban, 1999; Webb & Connelly, 1997)

1954: Korrektur eines Ventrikelseptumdefekts (Webb & Connelly, 1997)

1954: Kardiopulmonaler Bypass, d.h. Herz-Lungen-Maschine (Webb & Connelly, 1997)

1959: Vorhofumkehr-Operation bei TGA nach Senning (Freedom et al., 2000, Webb & Connelly, 1997)

1961: Arterieller Switch bei TGA nach Baffes (Messmer, 1994)

1964: Vorhofumkehr-Operation bei TGA nach Mustard (Webb & Connelly, 1997)

1966: Ballon-Katheter zur Sprengung des Foramen ovale (Atriumseptostomie) bei TGA nach Rashkind und Miller, auch Rashkind-Manöver genannt (Apitz, 1998d; Freedom et al., 2000, Schneider, 1994, Urban, 1999)

1967: Herztransplantation (Webb & Connelly, 1997) durch Kantrowitz in New York bei einem Neugeborenen mit hypoplastischem Linksherzsyndrom; das Baby starb allerdings innerhalb weniger Stunden nach der Operation (Loma Linda 2002)

1967: OP in tiefer Hypothermie und Kreislaufstillstand (Lewin, 1998d)

1968: Ballon-Katheter zur Öffnung des Ductus arteriosus Botalli bei TGA nach Porstmann (Schneider, 1994)

1968: Rastelli-Prozedur bei TGA (Webb & Connelly, 1997): Kreuzung der Blutströme auf Ventrikelebene, wodurch der linke Ventrikel zum Systemventrikel wird (Mennicken et al., 1992, S. 126)

1969: Verschluss eines PDA im Rahmen eines interventionellen Herzkatheters durch Porstmann an der Berliner Charité (Lewin, 2000)

1970: OP in tiefer Hypothermie mit Herz-Lungen-Maschine (Freedom et al., 2000; Lewin, 1998)

1971: Fontan-Operation zur Kreislauftrennung bei komplexen Herzfehlern nach F. Fontan in Bordeaux (Lewin, 1998; Webb & Connelly, 1997); nach DeVivie und Kuhn-Regnier (1998): Durchführung 1968, Publikation 1971

1975: Arterielle Switch-Operation (Webb & Connelly, 1997) nach Jatene bei älterem Kind mit TGA (Urban, 1999)

1977 Transvaskulärer Verschluss eines ASD, d.h. im Rahmen einer Katheterintervention durch Rashkind und Cuaso (Schmaltz, 1998b)

1979 Verschluss eines PDA mit Doppelschirm-Occluder durch Rashkind und Cuaso im Rahmen einer Katheterintervention (Schmaltz, 1998a)

1980: Norwood-Prozedur bei hypoplastischem Linksherzsyndrom (Webb & Connelly, 1997)

1983: Arterielle Switch-Operation bei Neugeborenen mit TGA in Boston (de Vivie & Kuhn-Regnier, 1998; Urban, 1999)

1984: Herztransplantation durch Pavianherz bei „Baby Fee" in Loma Linda, USA; das Baby starb allerdings 20 Tage später (Loma Linda, 2002)

1988: Erfolgreiche Herztransplantation bei Säugling durch Netz in Gießen (Netz, pers. Mitt. 25.1.2002).

Die Kinderkardiologie und -herzchirurgie entwickelte sich zum Teil aus der Erwachsenenmedizin, z.B. was Schrittmacherimplantationen, Korrektur von Klappendefekten und Transplantationen angeht. Da das Herz und das Gefäßsystem bei Kindern wesentlich kleiner ist als bei Erwachsenen, konnten vergleichbare kinderherzchirurgische Techniken allerdings häufig erst Jahre später entwickelt und angewandt werden. Wenn man darüber hinaus bedenkt, dass das Herz eines Neugeborenen nur die Größe einer Walnuss hat, ist auch verständlich, dass entsprechende Eingriffe bei Neugeborenen und Säuglingen erst nach weiteren Jahren technischer Verfeinerung durchgeführt werden konnten. So liegt ein Zeitraum von 17 Jahren zwischen der ersten nicht unmittelbar letal endenden Herztransplantation bei einem Erwachsenen und einem Säugling (1967 vs. 1984). Wegen der anatomischen Besonderheiten angeborener Herzfehler mussten für Kinder zusätzlich ganz neue Operationstechniken entwickelt werden. Bei der Transposition der großen Arterien (TGA) gab es eine besonders umfangreiche medizinische Entwicklung, erkennbar daran, dass dieser Herzfehler in der vorangehenden Auflistung mit Abstand am häufigsten (10-mal) vorkommt. Eine Grafik zur operativen Behandlung der TGA in Toronto belegt, wie die dort bis 1977 ausschließlich praktizierte Mustard-Technik nach und nach durch die arterielle Switch-Operation abgelöst wurde (1986: beide Techniken etwa gleich häufig) und 1992 schließlich fast nicht mehr zur Anwendung kam (Webb & Connelly, 1997, 23.10).

Kinderkardiologie und Kinderherzchirurgie befinden sich seit vielen Jahren in einem enormen Fortschrittsprozess (beispielsweise von Benson schon 1989 für die letzten 20 Jahre festgestellt):

(1) Es wurden und werden ständig *verbesserte und neue Operationstechniken* entwickelt, z.B. für Herzfehler, die bisher als inoperabel galten. Die operative Behandlung erfolgt außerdem in einem *früheren Alter*, so dass die negativen Auswirkungen einer Unterversorgung mit Sauerstoff bei zyanotischen Herzfehlern minimiert werden. Benson

(1989) zufolge stieg der Anteil von früh operierten Kindern bis zum Ende der 80er Jahre deutlich an (50% im ersten Lebensjahr, 25% im ersten Lebensmonat). Diese Entwicklung lässt sich am *mittleren Operationsalter bei Fallot'scher Tetralogie* konkretisieren (SpoGru: Ausländische Kinderherzsportgruppe, vgl. Punkt 2.4.6.1): –

– *50er Jahre*: 12.5 Jahre (Baer, Freedman & Garson, 1984) bzw. 8 Jahre (Mehrizi & Drash, 1962),

– *60er Jahre*: 13.9 Jahre (Wennevold, Rygg, Laridsen, Efsen & Jacobsen (1982). bzw. 6.5 Jahre (Baer et al., 1984)

– *70er Jahre*: 5.3 Jahre (Goldberg et al., 1981, SpoGru) bzw. 4.4 Jahre (Bradley, Galioto, Vaccaro, Hansen & Vaccaro (1985, SpoGru) bzw. 3.6 Jahre (Mocellin, Bastanier, Hofacker & Bühlmeyer, 1976)

– *80er Jahre*: 2.8 Jahre (Calzolari et al. 1990, SpoGru)

– *90er Jahre*: 1.9 Jahre (Oates, Simpson, Cartmill & Turnbull, 1995a).

In unserer Stichprobe sind die Fallot-Kinder in Phase I (n=7; mittlerer Jahrgang 1985) mit durchschnittlich 3.1 Jahren und in Phase II (n=5; mittlerer Jahrgang 1991) schon mit 1.7 Jahre operiert worden, was gut mit den obigen Zahlen übereinstimmt. Heutzutage kann dieser Herzfehler sogar meist schon im Säuglingsalter operiert werden (Neill et al., 1997, S. 134).

Ein niedrigeres Operationsalter geht mit einer kürzeren Zyanosedauer einher, so dass dadurch die Gefahr von medizinischen Langzeitkomplikationen (z.B. hypoxischen Hirnschädigungen), aber auch von Folgeschäden für die Entwicklung, vor allem im motorischen aber auch im psychosozialen Bereich vermindert werden kann.

(2) Es werden weniger lediglich lindernde (palliative) und mehr korrigierende Eingriffe gemacht, wodurch die mit der Palliation zusammenhängenden Spätfolgen vermieden werden.

(3) Postoperative Komplikationen können besser beherrscht werden.

(4) Es gibt bessere nicht invasive Techniken der Verlaufskontrolle (z.B. Doppler-Echokardiographie), mit denen Verschlechterungen rechtzeitig entdeckt werden können.

(5) Es gibt wirksamere Medikamente und mehr Erfahrungen mit deren Dosierung bei Kindern.

Aus all diesen Gründen ist es in den letzten 20 Jahren zu einem sehr deutlichen Anstieg der Überlebensrate von Kindern mit angeborenem Herzfehler gekommen. Während vor dem ersten Weltkrieg nur 20% und im Jahre 1960 nur ca. 40 % der Kinder das Erwachsenenalter erreichten, gilt dies heute für 85% (Kallfelz, 2000). Auf diese Weise wächst die Anzahl von Betroffenen zunehmend an. Es existieren allerdings lediglich Schätzungen. Im Jahr 2001 lebten in Deutschland ca. 70-80.000 Kinder und Jugendliche sowie 100 –120.000 Erwachsene mit angeborenem Herzfehler (BVHK, 2001, S. 4); ein Jahr später wurde die Gesamtzahl auf über 200.000 geschätzt (BVHK, 2002, S. 4).

2.2 Die psychosoziale Situation chronisch kranker Kinder und Jugendlicher allgemein

2.2.1 Modell zur psychosozialen Adaptation nach Steinhausen

Kinder mit chronischen Erkrankungen wachsen in *einer schwierigen Situation* auf. Über die normalen Entwicklungsaufgaben hinaus müssen sie sich noch mit ihrer Erkrankung und deren Folgen für sich selbst und für ihre Familie auseinandersetzen. Hier geht es beispielsweise um Alltagsbewältigung, Klinikaufenthalte, Therapieanforderungen, Entwicklung von Selbstbild und sozialer Kompetenz, Zukunftsperspektiven und existentielle Konfrontation mit Krankheit und Sterben (Noeker & Petermann, 1995). Zur Meisterung all dieser Herausforderungen ist ein hohes Maß von Bewältigungskompetenz bei den betroffenen Kindern und deren Familien erforderlich (Lison, 1992).

Steinhausen (1985, S. 327) hat die sechs wichtigsten Determinanten *der psychosozialen Adaptation bei chronisch kranken Kindern* in ein Modell mit ein- und beidseitigen Wirkungen gefasst. Der Adaptationsbegriff wird von ihm ganz allgemein verstanden als Lebensbewältigung. Er ist bewusst so gewählt, dass er in positiver und negativer Richtung offen ist. Zur Begriffspräzisierung finden sich folgende Informationen:

(1) „Die Aufgabe des heranwachsenden Kindes und Jugendlichen läßt sich [...] als eine Entwicklung zu flexibler kognitiver Verarbeitung der eigenen Situation in den Bereichen von Denken, Wahrnehmung, Urteil und Realitätskontrolle, zu angemessenem Umgang mit Ausdruck und Kontrolle von Emotionen und zu aktiver sozialer Integration formulieren" (Steinhausen, 1985, S. 326).

(2) „Ziel der psychosozialen Entwicklung ist [...] die Abwendung einer in der Krankenrolle potentiell enthaltenen negativen Identität als eines nicht nur körperlich, sondern psychisch beeinträchtigten und sozial stigmatisierten Kranken" (Steinhausen, 1985, S. 326).

(3) Ziel von habilitativen und rehabilitativen Maßnahmen ist die „Entwicklung einer konfliktfreien, reifen und autonomen Persönlichkeit" (Steinhausen, 1985, S. 326).

(4) Misslungene Adaptation zeigt sich vor allem in drei Bereichen:
- Emotionale oder neurotische Fehlentwicklung: Furchtsamkeit, soziale Isolation, Inaktivität und Abhängigkeit;
- Verhaltensstörungen im Sinne des englischen Begriffs „conduct disorders": mangelnde Kontrolle mit aggressiven, z.T. auch dissozialen Komponenten;
- Sozialer Rückzug und gleichzeitig feindselige Ressentiments gegen die soziale Umwelt (wird seltener beobachtet).

Das Modell enthält folgende erkrankungsspezifische *Determinanten*:

(1) Allgemeine Krankheitserfahrungen wie Hospitalisierung, Operation, Schmerz, Medikation (auch auf 3 wirkend);
Für Kinder mit angeborenem Herzfehler erscheinen all diese Merkmale relevant.

(2) Spezifische Krankheitsaspekte wie Manifestationszeitpunkt, Stigmatisierung, Schweregrad, Verlauf, (auch auf 1 und 3 wirkend): Für herzkranke Kinder liegt der Manifestationszeitpunkt meist schon im frühesten Säuglingsalter. Eine Stigmatisierung findet aufgrund der zumeist fehlenden Sichtbarkeit der Erkrankung kaum statt. Dennoch kommt es häufig zur Ausgrenzung im sozialen Umfeld, z.B. durch überforderte oder verständnislose Lehrkräfte im Sportunterricht. Diese Mechanismen können sich im Sinne einer Stigmatisierung auswirken. Der Schweregrad des Herzfehlers lässt sich grob anhand des Fehlens oder Vorliegens einer Zyanose und innerhalb zyanotischer Herzfehler anhand der Komplexität des Vitiums fassen. Er basiert nicht nur auf der objektiven Diagnose, sondern auch auf der subjektiv erlebten Bedrohlichkeit, die wiederum durch die psychologischen Besonderheiten des Herzens (vgl. Einleitung: frühe Kenntnis der lebenswichtigen Funktion, Erleben der Herztätigkeit, Symbolhaftigkeit) verstärkt werden kann. Der Verlauf hängt zwar mit dem Schweregrad des Herzfehlers zusammen, muss aber auch anhand des postoperativen Restbefundes eingeschätzt werden (vgl. Kap. 2.1.3).

Das Modell umfasst weiterhin vier Merkmalsgruppen, die nicht nur *Ursachen* sondern auch *Folgen der Adaptation* darstellen, also mit dieser abhängigen Variable – und untereinander – in Wechselwirkung stehen (gleiche Ziffern bezeichnen Wechselwirkungen untereinander):

(3) Einschränkungen gewöhnlicher Lebenserfahrungen bezogen auf Kommunikation, motorische Expansion, Sozialkontakte (beeinflusst von 1 und 2).
Bei herzkranken Kindern erscheinen weniger kommunikative Aspekte als motorische Expansion und Sozialkontakte beeinträchtigt. Grund dafür ist gerechtfertigte oder auch ungerechtfertigte, aber auf verständlicher Ängstlichkeit basierende Überbehütung seitens der Bezugspersonen (Eltern, Erzieher, Lehrer). Hieraus können sich weitreichende Probleme im sozialen Bereich sowie in schulischer und beruflicher Ausbildung ergeben.

(4) Persönlichkeitsentwicklung (z.B. kognitiv, 5).
Hierbei handelt es sich um eine wichtige entwicklungspsychologische Determinante der psychosozialen Anpassung. Das vom Entwicklungsstand abhängige „Verstehensniveau" der eigenen Herzerkrankung und die Art der kognitiven Verarbeitung tragen maßgeblich zum Ausmaß der Kooperation im Rahmen der Behandlung und damit zum Behandlungserfolg bei. Die „normalen entwicklungsabhängigen Probleme der Unabhängigkeit von den Eltern, der sozialen Beziehungen, der Bildungsziele und Berufsfindung" erscheinen durch die Krankenrolle besonders schwer lösbar (Steinhausen, 1985, S. 328).

(5) Familiäre Reaktionen in den verschiedenen Stadien der Auseinandersetzung (initial, intermediär, stabilisiert, 4, 6).
Der dreistufig ablaufende Prozess der Krankheitsverarbeitung seitens der Eltern ähnelt in gewisser Weise den von Kübler-Ross (1973) beschriebenen Trauerreaktionen von Sterbenden. Auf die anfängliche Verwirrung durch den Diagnoseschock folgen depressive Verstimmung, Angst und Schuldgefühle, die zu Überbehütung führen, teils

auch Ablehnung, Verdrängung und Intellektualisierung (Steinhausen, 1985, S. 328). Schließlich kommt es zur Krisenlösung oder zur Chronifizierung der Krise mit familiärer Desintegration, wobei der Ausgang von der „Stärke positiver Adaptationsfähigkeiten [...] wie auch der Effizienz stützender Maßnahmen" abhängt. (Steinhausen, 1985, S. 329). Ähnliche Stadien-Einteilungen finden sich in Utens & Erdmann (1992) sowie Heilizer (1998).

(6) Reaktionen der sozialen Umwelt (Integration vs. Isolation, 5).

Diese Determinante unterliegt am deutlichsten kulturellen und historischen Wandlungen. Die Reaktionen bewegen sich zwischen den Polen der Ausgrenzung/Stigmatisierung und aufgeklärt-toleranter, zugewandter Einstellungen und entscheiden wesentlich darüber, ob es zu Integration oder Isolation des betroffenen Kindes kommt.

Eine *vereinfachte Version* dieses Modells (Steinhausen, 1996) und die entsprechende Erklärung zu diesem „mehrdimensionalen Bedingungsgefüge" (Steinhausen, 2000, S. 178) enthält im Vergleich zu den gerade beschriebenen Punkten (S. 37f.) folgende *Veränderungen*:

(1) Zusammenfassung der allgemeinen und spezifischen Krankheitsaspekte (Punkt 1 und 2) zu „Krankheitsbedingungen", unter denen nun auch die mit der Krankenrolle verbundenen Abhängigkeiten gefasst sind, die vorher unter Determinante 3 enthalten waren;

(2) Umakzentuierung von Punkt 3 als „lebensgeschichtliche Ereignisse/Belastungen" im Sinne kritischer Lebensereignisse (z.B. „Verlust einer wichtigen Bezugsperson", Steinhausen, 2000, S. 179);

(3) Vereinheitlichung der Punkte 4 und 5 mit Punkt 6 durch Hinzufügung von bipolar angelegten Wirkmechanismen zu

(4) Persönlichkeit: Risikofaktoren vs. Schutzfaktoren

(5) Familie: Belastung vs. Schutz

(6) Soziale Umwelt: Integration vs. Isolation.

(4) Wegfall der Wechselwirkungen zwischen den Determinanten und der einseitigen Beziehungen zwischen den Krankheitsaspekten (ehemals Punkt 1 und 2) und Punkt 3;

(5) Beschreibung der Wirkmechanismen bzgl. der psychosozialen Anpassung für die Punkte 1 und 2 (jetzt zusammengefasst) sowie 3 als „eher einseitig" und für die Punkte 3 bis 6 als „eher wechselseitig angelegt" (Steinhausen, 2000, S. 179).

Für unsere Zwecke erscheinen die Konkretisierungen (aktueller Punkt 3) und die Vereinfachung der Wechselwirkungen (Punkt 4 und 5) sinnvoll, während die inhaltliche Verallgemeinerung des Modells (Punkt 1 und 2) zu unspezifisch erscheint. Daher wird als Basis für weitere Überlegungen eine *Kombination der Steinhausen-Versionen* von 1985 und 1996 und der Erklärungen von 2000 zugrunde gelegt (vgl. Abb. 2-10).

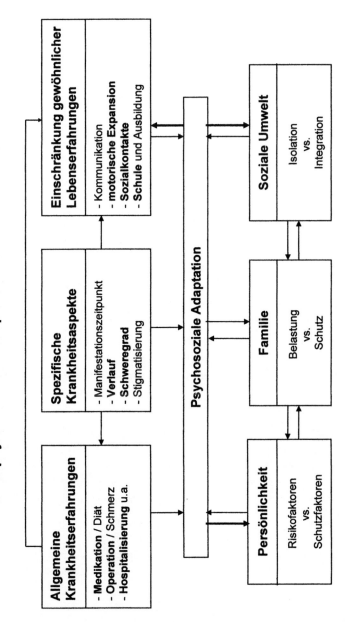

Abbildung 2-10: Modell der psychosozialen Adaptation bei chronisch kranken Kindern und Jugendlichen nach Steinhausen (1985, 1996, 2000); **fett**: in unser Modell übernommene Merkmale

Die obere Hälfte der Abbildung entspricht der älteren, die untere der neueren Version. Mit Steinhausen (2000, S. 179) wird vom Vorliegen *eher* einseitiger (einfache Pfeile) bzw. *eher* wechselseitiger (zweifache Pfeile) Zusammenhänge ausgegangen. Aufgrund dieser Beziehungen zwischen den einzelnen Elementen impliziert das Modell folgende allgemeine *Annahmen*:

(1) Je ungünstiger die einzelnen Determinanten ausgeprägt sind, desto mehr erschweren sie die Adaptation.
(2) Einzelne Veränderungen können zu Veränderungen des gesamten Systems führen.
(3) Bei Verminderung der erlebten Einschränkung gewöhnlicher Lebenserfahrungen, insbesondere hinsichtlich der motorischen Expansion durch ein motorisches Förderprogramm lassen sich Verbesserungen der psychosozialen Adaptation erwarten. Diese wirken sich auf Persönlichkeit, Familie und soziale Umwelt aus, was wiederum die Adaptation verändern kann.

2.2.2 Konzept der gesundheitsbezogenen Lebensqualität nach Bullinger und Ravens-Sieberer

Zur Präzisierung des Begriffs der psychischen bzw. psychosozialen Adaptation nach Steinhausen (1985 bzw. 1996, 2000), auch gefordert in der kritischen Bewertung von Höpner-Stamos (1999), erscheint das Konzept der Lebensqualität geeignet (Bullinger & Ravens-Sieberer, 1995a,b). Hier wird davon ausgegangen, dass ein effektiver Umgang mit der Erkrankung zu einer besseren Anpassung im Sinne einer höheren Lebensqualität (LQ) führt.

„Lebensqualität in der Medizin: Schlagwort oder Forschungsansatz" heißt der Titel eines kurzen Beitrags von Bullinger und Pöppel (1988). Beklagt wird die Vermarktung und die damit verbundene Degeneration des Begriffs Lebensqualität, bevor überhaupt Forschungskonzepte entwickelt werden konnten. Die Autoren versuchen, sich durch Präzisierung des Ansatzes von dem reinen Schlagwortcharakter des Lebensqualitätsbegriffs abzusetzen.

Die Einführung des Begriffs Lebensqualität ist nach Bullinger und Ravens-Sieberer (1995b) als Folge eines beginnenden *Paradigmenwechsels* zu sehen, indem die Aufmerksamkeit von den *quantitativen Aspekten* (Lebenserwartung) zu den *qualitativen Aspekten* (Befindlichkeit und Verhaltensmöglichkeiten) verlagert wird. Den Hintergrund dafür stellt der Wechsel vom medizinischen zum *bio-psycho-sozialen Krankheitsmodell* dar (Kusch & Petermann, 1995).

Bullinger und Ravens-Sieberer (1995b) stellen unter Bezugnahme auf Katz (1987) fest, dass eine „nominale Definition des Begriffs Lebensqualität nicht in Aussicht" ist (S. 392), es aber Versuche einer operationalen Definition gibt. Zu Beginn unseres Projektes im Jahre 1994 wurde eine allerdings auf Erwachsene bezogene Aufstellung von vier LQ-Komponenten als vorläufige Basis herangezogen (Bullinger, 1991, S. 144):

(1) *Körperlicher Bereich*: Körperliche Beschwerden, Mobilität, funktionale Ausdauer und Energie;
(2) *Psychisches Befinden*: Ausgeglichenheit, Abwesenheit von Depression, Ängstlichkeit, Reizbarkeit;
(3) *Funktionale Kompetenz*: Fähigkeit, im Alltag anfallenden Rollenanforderungen gerecht zu werden (z.B. Konzentration, Leistungsfähigkeit);
(4) *Soziale Beziehungen*: Art und Anzahl sozialer Kontakte zu Familie, Freunden und Bekannten inklusive gemeinsame Aktivitäten.

Zusätzliche Grundlage für unser Projekt stellte eine neuere *operationale Begriffserklärung* dar (Bullinger und Ravens-Sieberer, 1995a, S. 106): „Gesundheitsbezogene Lebensqualität ist ein multidimensionales Konstrukt, das körperliche, emotionale, mentale, soziale und verhaltensbezogene Komponenten des Wohlbefindens und der Funktionsfähigkeit aus Sicht der Patienten und/oder von Beobachtern beinhaltet". Hinsichtlich der LQ-Komponenten, die in Anlehnung an Utens und Erdmann (1992) unter dem Oberbegriff *psychosozial* subsumiert werden können und daher zu Steinhausens Konstrukt der *psychosozialen Adaptation* passen, besteht „weitgehende Übereinstimmung"; sie können „möglicherweise kulturübergreifend als Universalien des Erlebens und Verhaltens von Personen gelten" (Bullinger & Ravens-Sieberer, 1995a, S. 106). Im Folgenden ist, falls nicht ausdrücklich vermerkt, mit LQ immer die *gesundheitsbezogene* LQ gemeint.

Es wird darauf hingewiesen, dass diese „vier minimalen Komponenten" (sozial und verhaltensbezogen gemeinsam gerechnet) „auch für die Beurteilung der Lebensqualität von Kindern von Bedeutung sind", wobei aber „die einzelnen Inhalte dieser Bereiche für Kinder in Abhängigkeit von ihrem Lebensalter unterschiedlich gestaltet sind", (Bullinger & Ravens-Sieberer, 1995a, S. 106). Trotz gewisser Altersvariationen muss doch insgesamt die „Lebensqualität von Kindern als besonders wichtiges Zielkriterium bei der Evaluation von medizinischen Maßnahmen gelten" (Bullinger & Ravens-Sieberer, 1995a, S. 106). Dies gilt nicht nur für unmittelbar *kurative*, sondern auch für *präventive* und *rehabilitative* Maßnahmen.

Die operationale Begriffserklärung beinhaltet *drei Aspekte*:
– Entwicklungsbereiche (körperlich, emotional, mental, sozial)
– Akzentuierung bzgl. Fühlen *und* Handeln (Befinden – Funktionsfähigkeit)
– Unterschiedliche Betrachtungsperspektiven (von innen: Patient – von außen: Beobachter).

Jede der vier LQ-Komponenten lässt sich also im Sinne einer Matrix kennzeichnen anhand des Befindens und der Funktionsfähigkeit, und zwar jeweils durch Innen- und Außensicht. Eine vollständige Erfassung aller 16 Kombinationsmöglichkeiten (4 x 2 x 2) wird allerdings nicht gefordert; Bullinger betont, dass es sich um eine „eher grobe heuristische Einteilung" handelt, bei der je nach Fragestellung unterschiedliche Akzentuierungen erfolgen können (Bullinger, pers. Mitt. 19.6.2001). In unserem Projekt wurden die entsprechenden Kombinationen auf der Basis des Forschungsstandes ausgewählt.

Zusätzlich zu den traditionellen Gütekriterien wird von Bullinger und Ravens-Sieberer (1995a) unter Bezugnahme auf Guyatt, Walter und Norman (1987) als Kriterium für die Nützlichkeit eines Messinstruments in der Veränderungsforschung die *Sensitivität*, d.h. die Empfindlichkeit für therapieinduzierte minimale aber klinisch bedeutsame Veränderungen, für wichtig gehalten. Um Verwechslungen mit dem medizinischen Begriffsverständnis von Sensitivität zu vermeiden (als Anteil richtig entdeckter Störungen), sprechen Guyatt et al. (1987) stattdessen von „*responsiveness*", also Empfänglichkeit. Effekte einer Intervention lassen sich nur messen, wenn das Messinstrument entsprechend empfindlich dafür ist. Bei zunehmender interindividueller Variabilität der Ausgangswerte sind stärkere Behandlungseffekte nötig, um Wirksamkeit zu zeigen. Die Responsivität liegt demzufolge umso höher, je weniger sich die intraindividuellen Veränderungen voneinander unterscheiden und nicht je größer die Veränderungen innerhalb der Person sind, was einer niedrigen Reliabilität und damit einem hohen Messfehler entspräche. Das Kriterium „responsiveness" verhält sich also umgekehrt proportional zur interindividuellen Variabilität der intraindividuellen Veränderungen über die Zeit und nicht zur Standardabweichung innerhalb der Person; letzteres wird beim Kriterium der Reliabilität als *Messfehler* angenommen, das isoliert betrachtet für die Beurteilung von therapieinduzierten Veränderungen irreführend sind kann (Guyatt et al., 1987, S. 174).

Die Autorinnen geben einen Überblick über die Erfassung der LQ bei Kindern (Bullinger & Ravens-Sieberer, 1995a). Diese erfolgt zum einen durch Bestimmung der *Befindlichkeit* und der *Funktionsfähigkeit* anhand gängiger Testverfahren, zum andern durch eigens konstruierte *krankheitsübergreifende oder krankheitsspezifische LQ-Fragebögen*. Von den aufgeführten drei deutschsprachigen LQ-Fragebögen wurde der einzige, der auf die Zielgruppe der eigenen Untersuchung - zumindest in Phase I - gepasst hätte (ab 8 Jahre), erst 1994 kurz nach Beginn des Projekts publiziert (KINDL, Bullinger, von Mackensen & Kirchberger, 1994).

Lebensqualitätsforschung lässt sich nach Bullinger und Ravens-Sieberer (1995b) für drei Fragestellungen einsetzen (beim Kölner Modellprojekt v.a. 1 und 3 relevant):

(1) *Indikation*. d.h. spezifische Beeinträchtigungen bei bestimmten Erkrankungen, daraus resultierende Interventionen,
(2) *Evaluation*, d.h. Bewertung von Behandlungsalternativen zur Auswahl der sinnvollsten Strategie,
(3) *Qualitätssicherung*, d.h. konzeptuelle Gestaltung einer hochqualifizierten medizinischen Versorgung.

Bullinger und Ravens-Sieberer (1995a) erfassten in einer systematischen Analyse ab 1966 insgesamt 320 Publikationen zur gesundheitsbezogenen Lebensqualität von Kindern, was im Vergleich zu den exponentiell ansteigenden Arbeiten über Erwachsene (über 20.000 Veröffentlichungen) als extrem wenig betrachtet wird. Die meisten Studien bezogen sich auf Krebserkrankungen (53%) und Transplantationen (25%, insbesondere Knochenmark). Mit größerem Abstand folgen die Krankheitsbilder Asthma (9%), Epilepsie (7%), Diabetes (4%) und Rheuma (1%). Angeborene *Herzfehler* werden *nicht gesondert erwähnt*, sind also noch seltener Untersuchungsgegenstand gewesen.

Ein anwachsendes Forschungsaufkommen bzgl. Kindern wurde erst 1993/94 festgestellt (insgesamt 53 Arbeiten). Allerdings entsprachen nur fünf dieser Publikationen den methodischen Kriterien der Autorinnen: „multidimensionale Lebensqualitätserfassung, randomisierte kontrollierte Studie, Stichprobengröße über n=100" (S. 108). Das Kriterium der Stichprobengröße > 100 erscheint allerdings ziemlich streng gewählt und berücksichtigt nicht den Hinweis der zitierten Arbeit von Guyatt et al. (1987), dass bei hoher Responsiveness der Testinstrumente relativ kleine Stichproben ausreichend sein können (vgl. Gyatt et al., Tab. 1, S. 175). Nur in drei von diesen fünf Studien wurden *Kinder mit Gesundheitsstörungen* erfasst (Frühgeborene, Kinder mit zystischer Fibrose, Spina Bifida, Epilepsie, Asthma). Bei all diesen Gruppen war die *Lebensqualität eingeschränkt*, und zwar weniger auf den körperlichen Bereich als auf die psychischen Komponenten bezogen.

Die zunehmende Bedeutung von LQ-Studien an chronisch kranken Kindern ist in Zusammenhang zu sehen „mit deutlich verbesserten Behandlungsmöglichkeiten schwerwiegender Erkrankungen, die sich [...] von tödlich endenden Krankheiten zu chronischen, oft sehr belastenden Erkrankungen gewandelt haben." (Bullinger & Ravens-Sieberer, 1995a, S. 108). Diese Beschreibung trifft nicht nur auf die als Beispiel angeführten Krebserkrankungen, sondern auch auf *lebensbedrohliche angeborene Herzfehler* zu.

Der Terminus LQ hat nicht nur *Zustimmung*, sondern auch *Skepsis* ausgelöst und wird daher *kontrovers diskutiert*. Bullinger & Ravens-Sieberer (1995b, S. 391) konkretisieren dies folgendermaßen:
> Lebensqualität ist eher programmatisch als realistisch, eher normativ als deskriptiv und insgesamt mehr populär denn wissenschaftlich. In der öffentlichen Diskussion wird der Begriff Lebensqualität als Bezeichnung für Wohlleben gebraucht, in den Sozialwissenschaften ist er schon längst Beschreibungskriterium für Sozietäten, in der Politik als Verheißung besserer Zustände verwandt, nur in der Medizin ist der Begriff bis vor 15 Jahren eigentlich nicht benutzt worden.

Den Autorinnen zufolge „ist der Forschungsbedarf in der pädiatrischen Rehabilitation hinsichtlich der Lebensqualität sicher hoch. [...] Voraussetzung für die Fruchtbarkeit dieser Arbeit ist die Bereitschaft zur interdisziplinären Kooperation zwischen Medizin und Verhaltenswissenschaften" (Bullinger & Ravens-Sieberer, 1995a, S.119). Bzgl. des nachweislich unterrepräsentierten Bereichs angeborener Herzfehler bestand und besteht in unserem Projekt eine intensive interdisziplinäre Zusammenarbeit, so dass das Ziel, eine *Forschungslücke zu schließen*, Erfolg versprechend in Angriff genommen werden konnte.

2.2.3 Zusammenfassende krankheitsübergreifende Darstellungen

Theoretischer Hintergrund dieses Kapitels ist der nonkategoriale Ansatz von Stein und Jessop (1982), demzufolge die Diagnose nichts über die Folgen einer chronischen Erkrankung aussagt; die Folgen sind also nicht krankheitsspezifisch, sondern eher universal, so dass chronisch kranke Kinder und Jugendliche als eine homogene Gruppen betrachtet werden können (Seiffge-Krenke et al., 1996, S. 18). Dies lässt sich auch auf dem Hintergrund der Tatsache sehen, dass die Auswirkungen der Erkrankungen zumindest im Erleben der Patienten und der Eltern stärker im Mittelpunkt stehen als der Organbefund selbst (Petermann, 1990).

Auf der nonkategorialen Sichtweise von Erkrankungen basiert beispielsweise der Fragebogen von Hymovich (1983; The Chronicity Impact and Coping Instrument: Parent Questionnaire, CICI:PQ). Er erfasst zum einen die elterliche Wahrnehmung der kindlichen Erkrankung, zum andern die daraus resultierenden Coping-Strategien. Dabei wird nicht nur die eigene Sichtweise, sondern auch die des Partners erfragt, so dass es sinnvoll ist, wenn beide Elternteile den Fragebogen unabhängig voneinander ausfüllen. Entwickelt wurde der Fragebogen anhand von Gesprächen mit 63 Eltern von Kindern mit verschiedenen chronischen Erkrankungen wie Cystischer Fibrose, Spina Bifida, angeborenen Stoffwechselstörungen, hämatologischen Erkrankungen und juveniler Diabetes. Erfasst werden Stressoren und Coping-Mechanismen in sechs Bereichen: Das Kind und seine Erkrankung, Krankenhausaufenthalte, den ausfüllenden Elternteil, dessen Partner, andere Kinder, Sonstiges (u.a. soziodemographische Merkmale). Nach drei Revisionen konnte eine Interrater-Reliabilität von .94 für die Stressoren und .93 für Coping-Strategien erreicht werden. Der Fragebogen lässt sich in 20 Minuten bearbeiten. Er eignet sich auch für Eltern herzkranker Kinder, war uns aber zu Beginn unseres Projektes noch nicht bekannt.

Ebenfalls auf der Basis des nonkategorialen Ansatzes erarbeiteten Stein, Bauman, Westbrook, Coupey und Ireys (1993) ein Screening-Instrument, anhand dessen Kinder mit chronischen Erkrankungen anhand von mindestens ein Jahr andauernden Krankheitsfolgen in verschiedenen Dimensionen identifiziert werden können. Das Screening wurde in Vorversuchen an mehr als 800 Kindern ausprobiert und dauert im Durchschnitt nur acht Minuten.

Hinsichtlich des auf das Kindesalter bezogenen Forschungsstandes stellt Petermann (2002, S. 202) fest: „Es liegen immer noch sehr wenige Befunde zu den langfristigen psychosozialen Auswirkungen chronischer Krankheiten vor, wobei in diesem Zusammenhang am besten die Krebs- und Tumorerkrankungen untersucht sind".

Die folgende Analyse der psychosozialen Implikationen chronischer Erkrankungen basiert schwerpunktmäßig auf *14 zusammenfassenden deutschsprachigen krankheitsübergreifenden Darstellungen, erschienen seit den 90er Jahren* (Tab. 2-2: 5 Lehrbuchartikel, 4 Bücher, 3 andere Buchbeiträge, 2 Zeitschriftenartikel).

Tabelle 2-2: Zusammenfassende Darstellungen zu psychischen Auffälligkeiten von Heranwachsenden mit chronischen Erkrankungen (alphabetisch nach Erstautor)

Autoren	Jahr	Art	Seitenumfang gesamt	Seitenumfang Lit	Akzentuierung
1. Blanz	1994b	HG	18	3	Psychische Folgen chronischer Krankheiten, erkrankungs- und umfeldbezogene Risikoindikatoren; Interventionen zur Verbesserung der Krankheitsbewältigung
2. Bullinger & Ravens-Sieberer	1995b	ZA	15	1 ½	Metaanalyse von 320 Publikationen: eingeschränkte gesundheitsbezogene Lebensqualität insbesondere im psychischen Bereich
3. von Hagen & Noeker	1999	LB	36	2*	Modellvorstellungen, Risiko- und Schutzfaktoren, Trennung der Befunde nach 4 Altersbereichen
4. Haverkamp & Noeker	1999	ZA	4	½	Auswirkungen einer chronischen Erkrankung im Kindesalter auf Patient, Eltern und Geschwister im medizinischen psychosozialen und ökonomischen Bereich
5. Hoepner-Stamos	1999	EB	168	14 ½	Psychosoziale Folgen schwerer und leichter Beeinträchtigungen im Jugendalter; Basis Jugendgesundheitssurvey 1992/3: 2330 12- bis 16-Jährigen
6. Noeker	2001	HG	24	3 ½	Risiko- und Schutzfaktoren der familiären Adaptation an chronische Erkrankungen des Kindes
7. Noeker & Haverkamp	2000	HG	13	2 ¼	Methodische Dilemmata und Perspektiven epidemiologischer, bewältigungs- und lebensqualitätsbezogener Forschung zu chronischer Erkrankung
8. Petermann, Noeker & Bode	1987	EB	200	16	Anpassung an psychosoziale Belastungen bei chronischen Erkrankungen, Schwerpunkt Krebs, weitere Kapitel: Diabetes mellitus, angeborene Herzfehler
9. Sarimski	2001	LB	14	1	Prävalenz psychischer Auffälligkeiten, fünf einzelne Krankheitsbilder (ohne angeborene Herzfehler), Interventionen
10. Seiffge-Krenke	1999	LB	20	n.f.	Dilemma zwischen altersgemäßer Entwicklung und Krankheitsanpassung im Jugendalter; Schwerpunkt Diabetes, 4 Kasuistiken mit Lösungsversuchen
11. Sesterhenn	1991	EB	245	43	Psychologische Einflussvariablen chronischer innerer Krankheiten und Bedeutung für die Familiendynamik: Leukämie, Diabetes Mellitus, Hämophilie, terminale Niereninsuffizienz bei 3- bis 12-Jährigen
12. Steinhausen	2000	LB	21	1 ½	Modell zur psychosozialen Adaptation, spezifische Aspekte bei 10 verschiedenen Krankheitsbildern (auch angeborene Herzfehler)
13. Warschburger	2000	EB	153	45	Analyse von 20 krankheitsübergreifenden Studien, dann Fokus auf Asthma, atopische Dermatitis, Adipositas
14. Warschburger & Petermann	2000	LB	32	5 ½	Belastungen, Lebensqualität, Compliance; Schwerpunkte Asthma und Krebs

* Literatur zusätzlich zum Text (pers. Mitt.)
n.f.: Quellenumfang nicht feststellbar, da in Gesamtverzeichnis integriert

Art des Textes:
EB = Eigenes Buch (4x)
LB = Kapitel in Lehrbuch (5x)
HG = Kapitel in Herausgeberwerk, außer in Lehrbuch (3x)
ZA = Zeitschriftenartikel (2x)

Für die Literaturzusammenstellung in diesem Kapitel ist folgendes zu beachten:
(1) Wenn *mehrere Beiträge* derselben Autoren zur gleichen Thematik vorlagen (Blanz: 4x, Seiffge-Krenke: 4x, Steinhausen: 10x, Petermann: 4x), wurde in die Tabelle nur der umfangreichste –meist der aktuellste – einbezogen; im Text werden falls inhaltlich erforderlich auch andere Publikationen dieser Autoren zitiert.
(2) Bei der allgemeinen Prävalenz psychischer Auffälligkeiten und bei der Geschwistersituation wird auf *Texte weiterer Autoren* zurückgegriffen, die aufgrund ihrer Focussierung nicht in die Tabelle aufgenommen wurden, aber hier wichtig erscheinen.
(3) Gelegentlich wird auf Studien zu bestimmten chronischen Erkrankungen zurückgegriffen (z.b. Seiffge-Krenke, 1999: Diabetes), teils unter der expliziten Annahme, dass diese *repräsentativ für alle anderen Krankheitsbilder* sind (z.b. iuvenile Arthritis; Timko, Stovel & Moos, 1992, zit. nach Noeker und Petermann, 1995).
(4) Um eine Zuordnung zu den Texten von Tabelle 2-2 zu ermöglichen, werden andere wichtige Quellen hier *bewusst sekundär zitiert.*

Zusammenfassende Darstellungen sind häufig Einleitungskapitel zu Studien über die Bewältigung bestimmter chronischer Erkrankungen wie Krebs, Asthma, Adipositas, Diabetes. Teils sind die Titel so allgemein gehalten, dass fälschlich der Eindruck entsteht, es handelte sich um krankheitsübergreifende Darstellungen. Angeborene Herzfehler werden nur sehr selten als Erkrankungsbeispiel genannt (Bullinger & Ravens-Sieberer 1995b: < 1%).

2.2.3.1 Prävalenz chronischer Erkrankungen und psychischer Auffälligkeiten

Die *Definition* chronischer Erkrankungen erfolgt am häufigsten durch gleichzeitiges Vorliegen folgender *Kriterien* (Stein et al., 1993, zit. nach Noeker & Haverkamp, 2000, S.293):
- Biologische oder psychologische Störungsursache;
- Dauer von mindestens einem Jahr;
- Auswirkungen bzgl. funktioneller Einschränkungen (auch hinsichtlich sozialer Rollen im körperlichen, kognitiven, emotionalen und sozialen Entwicklungsverlauf), Angewiesensein auf Hilfe (z.B. Medikation, Diät), Bedarf von Unterstützung im medizinisch-pflegerischen oder psychologisch pädagogischen Bereich.

Aufgrund der zunehmenden Behandlungsfortschritte in der Pädiatrie gelingt es heute mehr und mehr, Kinder mit schweren Erkrankungen am Leben zu erhalten, wenn auch um den Preis einer chronischen Erkrankung (Blanz, 1994b). Dadurch steigt die Anzahl solcher Patienten zunehmend an (Bode, 1990); so hat sich der Anteil von aktivitätseinschränkenden chronischen Erkrankungen im Kindes- und Jugendalter z.B. von 1960 bis 1980 etwa verdoppelt (von 1,8 auf 3,8%; Blanz, 1994a).

Die heutige Prävalenz chronischer Erkrankungen bei Kindern und Jugendlichen in Industrieländern wird *relativ einheitlich mit etwa 10%* angegeben (Blanz, 1994b; 1996; von Hagen &

Noeker, 1999; Hoepner-Stamos, 1999; Sarimski, 2001; Seiffge-Krenke, 1999; Steinhausen, 2000; Warschburger & Petermann, 2000).

Der Anteil von *unausgelesenen Kindern und Jugendlichen* mit psychischen Auffälligkeiten bewegt sich bezogen auf das Kriterium der eindeutigen Behandlungsbedürftigkeit um die 15 % (Döpfner, Berner, Fleischmann & Schmidt, 1993: 10-15%; Esser & Schmidt, 1997 und Esser, Schmidt & Wörner, 1990: 16%; Ihle & Esser, 2002: 18%; Lehmkuhl et al., 1998: 13%; Remschmidt & Walter, 1990: 10-20%:). Basierend auf 17 epidemiologischen Studien, die wichtige methodische Ansprüche erfüllten (z.B. große und repräsentative Stichprobe), bewegten sich „ca. ¾ der berichteten Prävalenzraten zwischen 15 und 22%" (Ihle & Esser, 2002, S. 163), wobei die Gesamtvariationsbreite 6.8 bis 37.4% betrug.

Bei chronisch kranken Kindern und Jugendlichen liegt ein etwa *zwei- bis dreifach erhöhtes Risiko psychischer Auffälligkeiten* allgemein vor (Blanz, 1994b; Noeker & Haverkamp, 2000; Sarimski, 2001; Warschburger & Petermann, 2000), das sich bei zusätzlicher Funktionseinschränkung bzw. ZNS-Beteiligung noch weiter erhöht (Blanz, 1995; von Hagen & Noeker, 1999; Steinhausen, 2000; Warschburger & Petermann 2000). „Empirisch relativ gut abgesichert" ist nach Blanz (1996, S. 35) das gesteigerte *psychiatrische* Auffälligkeitsrisiko.

Der Literaturanalyse von Warschburger und Petermann (2000) zufolge fanden sich keine massiven Selbstkonzept-Unterschiede zu Gesunden, aber dennoch scheinen *emotionale Störungen* gegenüber Störungen des *Sozialverhaltens* zu überwiegen (Hoepner-Stamos, 1999; Steinhausen, 1984, 1990; 1996; Sarimski, 2001). Verglichen mit Gesunden ergaben sich relativ konsistent folgende *Probleme im emotionalen Bereich*:
- Bei klinischen Gruppen häufiger neurotische Störungen im Sinne emotionaler Labilität (Steinhausen, 1987);
- Mehr internalisierende Probleme wie Ängste oder depressive Reaktionen; gehäuftes Auftreten emotionaler Betroffenheit und eines negativen Körperselbstbildes (Warschburger, 2000);
- Erhöhte Depressionswerte bei Asthma, rezidivierenden Bauchschmerzen, Sichelzellanämie, nicht erhöht bei Krebs, Diabetes, Cystischer Fibrose, entzündlichen Darmerkrankungen (Bennett, 1994, zit. nach Hoepner-Stamos, 1999);
- Häufiger emotionale Befindlichkeitsstörungen (Überforderung/Stress, aggressive Gefühle, anomische/depressive Gefühle nicht nur bei gesundheitlich schwer, sondern auch bei leicht beeinträchtigten Jugendlichen (Hoepner-Stamos, 1999);
- Negativeres Selbstkonzept bei *höher* belasteten Kindern und Jugendlichen mit *leichter* chronischer Krankheit (Bedell et al., 1977, zit. nach von Hagen & Noeker, 1999).

So erscheint es folgerichtig, wenn Schmitt und Kammerer (1996) ihre Empfehlungen zur Unterstützung chronisch kranker Heranwachsender schwerpunktmäßig auf den *emotionalen Bereich* abstellen, und zwar im Sinne der Förderung von emotionaler Ausdrucksfähigkeit, positivem Selbstwerterleben, sowie der Erleichterung eines altersgemäßen Ablöseprozesses.

Auch hinsichtlich der *sozialen Lebensqualitäts-Komponente* werden bei chronisch kranken Kindern und Jugendlichen verglichen mit Gesunden weitgehend einheitlich Beeinträchtigungen berichtet:

- Einschränkungen im *Kontakt zu Gleichaltrigen*: soziale Isolation, soziale Zurückweisung, verminderte soziale Kompetenz (Warschburger, 2000), Kontaktstörungen (Blanz, 1994b; von Hagen & Noeker, 1999), sozialer Rückzug (Blanz, 1995), Beziehungsschwierigkeiten, insbesondere bei Erkrankung mit Behinderungscharakter (Steinhausen, 1990);
- Disziplinschwierigkeiten (von Hagen & Noeker, 1999);
- Tendenz zu Aggressionshemmung außerhalb der Familie (Blanz, 1995);
- Ambivalentes Erleben der Unabhängigkeit vom Elternhaus (Hoepner-Stamos, 1999).

Bzgl. der Bedeutung *erkrankungsbezogener Risikoindikatoren* für die psychosoziale Anpassung sind die Ergebnisse hingegen uneinheitlich:

- *Schweregrad:*
  – *Positiver* Zusammenhang (von Hagen & Noeker, 1999; Steinhausen, 1984, 1988a);
  – *Geringer* Zusammenhang (Warschburger & Petermann, 2000).
  – *Negativer* oder *kurvilinearer* Zusammenhang, d.h. erschwerte Anpassung auch oder gerade bei leichteren Beeinträchtigungen (Blanz, 1994b; Hoepner-Stamos, 1999; Petermann et al., 1987; Sesterhenn, 1991; Steinhausen, 1988c; Warschburger, 2000). Begründen lässt sich dies damit, dass „gerade für relativ leicht erkrankte Patienten die persönliche und soziale Identitätsbestimmung besonders schwierig werden kann, zumal sie sich im Sinne der Marginalität weder eindeutig der Welt der Kranken noch der Welt der Gesunden zuordnen können" (Steinhausen, 1988c, S. 501f.);
- *Sichtbarkeit:*
  - Eher negative Folgen durch Stigmatisierung (von Hagen & Noeker, 1999; Steinhausen, 1988a, 2000);
  - Eher positive Folgen durch schonendere Erwartungshaltung der sozialen Umgebung (Blanz, 1994b; Warschburger, 2000);
- *Verlaufstyp:*
  - kein Zusammenhang (Blanz, 1994a);
  - höheres Risiko bei episodischem, d.h. wenig vorhersehbarem Verlauf (Blanz, 1994b).

In letzter Zeit hat sich die Sichtweise von einer reinen *Defizit-* zu einer *Ressourcenorientierung* verschoben. Zunehmend werden nicht nur *Risiko- bzw. Vulnerabilitätsfaktoren*, sondern auch *Schutz- bzw. Protektionsfaktoren* und somit *Chancen bei der Bewältigung von chronischen Erkrankungen* angesprochen. So zeigen kranke Heranwachsende beispielsweise ein stärkeres Gefühl der für die Compliance besonders wichtigen *internalen Kontrolle* (von Hagen & Noeker, 1999), eine fortgeschrittenere *Entwicklung bei der Berufsfindung* (Seiffge-Krenke, 1999), eine teilweise größere *Selbstständigkeit* (von Hagen & Noeker, 1999), weniger individuelle *Risikoverhaltensweisen* und bessere *Schulleistungen* (Warschburger, 2000).

2.2.3.2 Bedeutung des familiären Umfeldes

Bzgl. der *Bedeutung des familiären Umfeldes* existieren wesentlich weniger gesicherte empirische Befunde als zu den betroffenen Kindern und Jugendlichen selbst. In großangelegten krankheitsübergreifenden Studien wurden insgesamt nur geringe Unterschiede zwischen Eltern chronisch kranker und gesunder Kinder festgestellt (Cadman, Rosenbaum, Boyle & Offord, 1991, zit. nach Warschburger, & Petermann, 2000). Dennoch sind Eltern durch die mit der Pflege und Betreuung verbundenen übermäßigen Belastungen häufig selbst auf Unterstützung angewiesen. Bezogen auf chronisch kranke Kinder *mit funktionellen Einschränkungen* fand sich sogar ein fast doppelt so hohes elterliches Risiko psychischer Probleme wie bezogen auf gesunde Kinder (43-51% vs. 22-30%; Silver, Westbrook & Stein, 1998, zit. nach Warschburger & Petermann, 2000). Warschburger (2000) sowie Petermann et al. (1987) betonen zusätzlich, dass das Leben mit einem chronisch kranken Kind auch *positive Folgen für die Eltern* haben kann (z.B. stärkerer Familienzusammenhalt, gestärktes Kompetenzerleben, Erleben persönlichen Wachstums). In diesem Zusammenhang wird auch die protektive Funktion eines weltanschaulichen oder religiösen Halts genannt (Noeker, 2001; Sesterhenn, 1991).

Vor allem in neueren Studien lässt sich keine erhöhte *Scheidungsrate* bei Eltern chronisch kranker Kinder und Jugendlicher feststellen. Allerdings muss berücksichtigt werden, dass viele betroffene Paare eine Scheidung aufgrund der großen Folgeprobleme für die Versorgung eines kranken Kindes als „tabu" betrachten (Petermann et al., 1987).

Den elterlichen Verhaltens- und Reaktionsweisen kommt eine besondere Bedeutung für die psychosoziale Adaptation der chronisch kranken Heranwachsenden zu (Steinhausen, 1988b). Als günstig für die Anpassung der Patienten erwiesen sich von Seiten der Eltern folgende Merkmale (in Klammern Quelle: 1 = Haverkamp & Noeker, 1999; 2 = Noeker & Petermann, 1995; 3 = Seiffge-Krenke, 1999; 4 = Seiffge-Krenke et al, 1996; 5 = Seiffge-Krenke & Brath, 1990):

I. Sozioökonomischer Hintergrund
- Hoher Bildungsgrad, hohes Einkommen[*2] (1, 2 bzw. 1), und dadurch bessere Ausschöpfung der medizinischen Möglichkeiten (4);

II. Familienklima
- Hohes Maß an Kohäsion in der Familie (4,5);
- Geringes Maß von Konflikten in der Familie* (4 bzw. 4);
- Offener Ausdruck von Gefühlen (4);
- Eröffnen von Möglichkeiten zu persönlichem Wachstum (3);
- Aktive Freizeitgestaltung (3);

---

[2] mit * gekennzeichnete Punkte ergaben sich in umgekehrter Ausprägung als ungünstig wirkend, entsprechende Quelle mit „bzw." angeschlossen

III. Umgang mit dem kranken Kind
- Wahrnehmung des kindlichen Temperaments als besonders aktiv und sozial responsiv (2);
- Tendenz, das Kind möglichst „normal" zu behandeln, d.h. adäquate Erziehung unter Berücksichtigung der Entwicklungsphasen (2);

IV. Umgang mit der Erkrankung allgemein (im weitesten Sinne)
- Hohes mütterliches Selbstwertgefühl* (2 bzw. 5);
- Erleben der Krankheit als Herausforderung (1);
- Anzielen von Akzeptanz als wesentliche Bewältigungsaufgabe (5);
- Klare Rollendefinitionen bei hoher Rollenflexibilität und demzufolge flexible Organisationsstruktur im Alltag* (3-5 bzw. 4);

V. Umgang mit besonders schwierigen krankheitsbedingten Situationen
- Stabiles und konsistentes Verhalten der Eltern während der Belastungsperioden (1);
- Stark gegenwartsorientierte Grundhaltung mit Konzentration auf die Bewältigung der aktuell dringlichsten Belastungen (2);
- Bei Patienten mit besonders großer körperlicher Beeinträchtigung von Mutter und Kind gemeinsam angewandte Verleugnungsstrategien (5).

Beeinträchtigungen der psychosozialen Anpassung chronisch kranker Kinder und Jugendlicher ergaben sich zusätzlich als Umkehrung der obigen mit * gekennzeichneten Punkte durch folgende elterliche Merkmale (in Klammern Quellen wie oben):
(1) Schuldgefühle (5);
(2) Unzufriedenheit in der Partnerschaft (1);
(3) Mangelnde kommunikative Kompetenz (1);
(4) Mangelnde Problemlösekompetenz, bzw. Tendenz zum passiven Problemlösen (1,4);
(5) Häufige Entmutigung kindlicher Bewältigungsversuche durch die Mutter (5).

Eine Ursache für das letztgenannte Verhalten stellt *elterliche Überbehütung* dar (Noeker, 2001; Petermann et al., 1987; Sesterhenn, 1991; Steinhausen, 1988a, 2000), zumal diese Haltung bei Kindern, die von Geburt an krank sind, schon sehr früh auftritt (Petermann, 1995). Überbehütung hängt mit einer ungünstigeren Entwicklung der Kinder zusammen, und zwar vor allem in Richtung sozial unsicheren Verhaltens (Noeker, 2001; Noeker & Petermann, 1995; Petermann et al., 1987; Sesterhenn, 1991; Steinhausen, 1985, 1988a,b, 2000). Allerdings kann es bei bestimmten Erkrankungen sehr wichtig sein, das Kind vor Verletzung zu schützen (z.B. bei marcumarisierten Herzkindern oder Schrittmacherträgern), so dass eine solche Haltung der Bezugspersonen durchaus verständlich ist. Man sollte daher besser neutral von *„Mehrbehütung"* sprechen, um den Eindruck zu vermeiden, dass jedes intensive Umsorgen eines kranken Kindes als „übertrieben" etikettiert wird.

Weiterhin scheint „der Grad der Informiertheit von Familien [...] von entscheidender Bedeutung für die Bewältigung des Krankheitsgeschehens" zu sein (Petermann & Kroll, 1995,

S. 216). Bemerkenswerterweise sind in obigem Zitat auch die *Geschwister* eingeschlossen, die häufig unter einem besonders starken Informationsdefizit leiden (Mc.Keever, 1983).

Die Erforschung zum psychischen Befinden und dessen Determinanten bei *Vätern* chronisch kranker Kinder steckt dem Sammelreferat von Ribi, Landolt und Vollrath (2002, S. 369) zufolge „noch in den Kinderschuhen". Eine Literaturrecherche ab 1991 erbrachte nur 28 Studien zu diesem Bereich. Die insgesamt sehr heterogene Befundlage spricht eher dafür, dass sich die Väter weniger belastet als die Mütter fühlen und weniger psychische Symptome zeigen. Bzgl. der Väter mangelt es auch an Erkenntnissen zur Bedeutung von krankheitsspezifischen und personspezifischen Merkmalen sowie zu subjektiven Bewertungsprozessen (Ribi et al., 2002, S. 367). Auch wurden in den Untersuchungen häufiger bei Männern auftretende psychische Symptome wie Aggressivität zugunsten von eher frauenspezifischen wie Angst und Depression vernachlässigt.

Die schwierige Situation der *Geschwister* findet zunehmend Beachtung (Sesterhenn, 1991; Warschburger, 2000; Warschburger & Petermann, 2000). Balint (1957, zit. nach Sesterhenn, 1991) bezeichnet die Geschwister von chronisch kranken Kindern als *Schattenkinder*, was in zweifacher Hinsicht zu sehen ist: Zum einen fällt auf sie der *Schatten der Krankheit*, indem sie unter dem oft durch Verzweiflung und Stress gekennzeichneten Familienklima zu leiden haben; außerdem stehen diese Kinder häufig im wahrsten Sinne des Wortes im *Schatten ihrer kranken Geschwister*. Sie fühlen sich – als Verlierer im Rennen um elterliche Aufmerksamkeit und Zuneigung – vernachlässigt und behalten ihre Fragen, Gedanken und Gefühle häufig für sich, um ihre Eltern nicht noch mehr zu belasten (McKeever, 1983; Petermann & Kroll, 1995).

Tröster (1999) fand in seiner auf 88 Publikationen basierenden Analyse *keine Anhaltspunkte für eine allgemeine Gefährdung von Geschwistern* behinderter oder chronisch kranker im Vergleich zu gesunden Kindern. Von 36 Risikostudien sprachen je nach Bereich nur 10 bis 39% für ein höheres Geschwisterrisiko:
– Globale Fehlanpassungsindikatoren: 4 von 11 Studien (36%)
– Internale Verhaltensauffälligkeiten: 7 von 18 Studien (39%)
– Externale Verhaltensauffälligkeiten: 6 von 16 (38%)
– Geringes Selbstkonzept: 4 von 14 (29%)
– Soziale Kompetenz: 1 von 10 (10%); hier auch einmal *geringeres* Risiko (10%)
– Schulische Leistungen: 3 von 9 (33%).

Eine signifikant höhere Prävalenz klinisch auffälligen Verhaltens von Geschwistern kranker Kinder verglichen mit Geschwistern gesunder Kinder ergab sich nur in 3 von 15 Studien (20%), auf bestimmte Teilgruppen begrenzte erhöhte Prävalenzen fanden sich auch nur in weiteren 3 Studie (20%). Offensichtlich tragen aber *ältere Schwestern* chronisch kranker Kinder aufgrund ihrer mit dieser Position als besonders belastend erlebten Verantwortung ein erhöhtes Auffälligkeitsrisiko (Sesterhenn, 1991; Tröster, 1999; Williams, 1997).

Tröster (1999, S.169) betont, dass „aufgrund einer über dem Grenzwert liegenden Symptombelastung nicht auf eine psychische Störung im Sinne einer klinisch-psychiatrischen Diagnose geschlossen werden kann". Hingegen betrachtet er Verhaltensauffälligkeiten bei Geschwistern chronisch kranker oder behinderter Kinder als „Ausdruck einer erschwerten Bewältigung altersgemäßer Entwicklungsaufgaben" (Tröster, 1999, S.169).

In einzelnen Texten ist von objektiven Entwicklungsgewinnen bzw. persönlichem Wachstum, insbesondere bei wenig risikobelasteten Teilgruppen von Geschwistern die Rede (Noeker, 2001; Sesterhenn, 1991; Warschburger & Petermann, 2000; Williams, Lorenzo, Borja, 1993). Die psychologischen Effekte einer chronischen Erkrankung auf die Geschwister hängen nach Williams et al. (1993, S.113) insgesamt davon ab, wann, wie lang und wie stark sie von ihren Wünschen depriviert werden, wie sich das kranke Kind verhält, welche Kräfte in der Familie wirksam sind, und welche Einstellungen die Eltern gegenüber dem kranken Kind haben.

2.2.3.3 Methodenkritische Betrachtung

Die teilweise sehr heterogene Befundlage bezogen auf Betroffene, Eltern und Geschwister wird u.a. auf Unterschiede bzw. Schwächen in der *Forschungsmethodik* zurückgeführt (1.-5. nach von Hagen und Noeker, 1999; 3.-6. nach Seiffge-Krenke et al., 1996; 7. nach Noeker & Haverkamp, 2000):

(1) Unterschiedliche Erhebungsinstrumente;
(2) Fehlende Berücksichtigung von Stichprobencharakteristika bei der Auswahl gängiger standardisierter Fragebögen (möglicherweise anderes Verständnis bestimmter Fragen);
(3) Unterschiedliche Klassifikationsperspektive (überwiegend Eltern – meist Mütter – seltener Experten oder Betroffene selbst), was meist zu einer Konfundierung mit dem Erleben Außenstehender führt;
(4) Zusammenfassung sehr heterogener Altersbereiche;
(5) Fehlende Berücksichtigung jugendspezifischer Barrieren in der Auskunftsbereitschaft;
(6) Wenig theorieorientiertes Forschungsvorgehen;
(7) Fehlende Berücksichtigung der situativen Varianz des Bewältigungsverhaltens.

Zusätzlich muss in Betracht gezogen werden, dass die Befundlage tatsächlich heterogen sein kann, es also vielleicht auch unter Berücksichtigung aller Methodenkritik nicht zu einheitlichen Ergebnissen kommt. Möglicherweise sind die entscheidenden unabhängigen und moderierenden Merkmale sowie die Bewältigungsformen so vielfältig, dass sie in Forschungsdesigns nur schwer adäquat abgebildet werden können. Man müsste sich dann also auch unter methodisch optimalen Bedingungen mit Trendaussagen bzgl. Auffälligkeitsrisiken zufrieden geben.

2.2.3.4 Fazit

Die *konkreten Auswirkungen einer chronischen Erkrankung im Kindesalter* für Patienten, Eltern und Geschwister auf medizinischer, psychosozialer und ökonomischer Ebene sind basierend auf Haverkamp und Noeker (1999, S. 326) in Tabelle 2-3 zusammengefasst. Demzufolge ist Situation aller Familienmitglieder durch Konfrontation mit Schuldgefühlen, Trauer, Ängsten, Schmerzen, Tod und Sinnkrise gekennzeichnet ist. Weiterhin müssen die kranken Kinder und deren Geschwister eine Minderung ihrer Ansprüche auf ein „normales" Leben in Kauf nehmen, was sich nicht nur auf „Luxusgüter" wie modische Kleidung, sondern auch auf existenziellere Bereiche wie schulische und berufliche Ausbildung bezieht.

Auch wenn die Darstellung von Lison (1992) wegen der Fokussierung auf die Eltern in den 14 genauer analysierten Publikationen nicht berücksichtigt ist, so eignet sich deren Beschreibung der Situation chronisch kranker Heranwachsender doch als Fazit: „... wenn chronische Krankheiten mit Schmerzen, körperlichen Behinderungen sowie der Notwendigkeit ständiger Kontrollen von körperlichen Vorgängen verbunden sind", finden sich häufig „zusätzliche Beeinträchtigungen der Motorik, der Affekte und der intellektuellen Entwicklung" (S.115).

Weiterhin lässt sich folgendes Fazit ziehen:

(1) Das Risiko für psychische Auffälligkeiten bei chronisch kranken im Vergleich zu gesunden Kindern und Jugendlichen ist als ca. 2- bis 3fach erhöht zu betrachten. Bei zusätzlichen funktionellen Einschränkungen und ZNS-Beteiligung liegt es noch höher.

(2) Bzgl. erkrankungsbezogener Risikoindikatoren für die psychosoziale Anpassung sind die Befunde zum Schweregrad, Sichtbarkeit sowie Verlaufstyp uneinheitlich. Für die Vorhersage des Belastungsausmaßes erscheinen nach Warschburger und Petermann (2000) solche Variablen weniger gut geeignet als Personmerkmale (z.B. Intelligenz, Bewältigungsstil) oder Familienmerkmale (z.B. Belastungen der Eltern). Bezüglich des Alters lässt sich feststellen, dass jüngere Kinder eher in schulischen und Leistungsangelegenheiten, ältere Kinder eher in der sozialen Anpassung betroffen sind (Eiser, 1990[3]). Wenn auch eine möglichst frühe Operation angeborener Herzfehler aus medizinischer Sicht sinnvoll ist, so liegt doch aus psychosozialer Sicht das optimale Operationsalter zwischen 8 und 11 Jahren; hier wurden – verglichen mit jüngeren und älteren Kindern – die wenigsten negativen emotionalen Reaktionen beobachtet (Varnauskas et al., 1986).

(3) Auch bei Eltern und Geschwistern Betroffener scheint das Risiko psychischer Auffälligkeiten etwas erhöht zu sein. In akuten Krankheitsphasen können sich starke Belastungen ergeben, mit denen die meisten aber zurechtkommen. Die Zusammenhänge zwischen dem Belastungserleben der Eltern und der betroffenen Kinder sind geringer als erwartet (Warschburger, 2000). Die Befundlage ist insbesondere bzgl. der Geschwister weniger eindeutig als bei den Patienten selbst.

---

[3] Diese altersspezifischen Besonderheiten werden in den ausgewählten Basistexten nicht erwähnt, so dass hier ein Verweis auf die englischen Sammelreferate aus Exeter und Venezuela sinnvoll erscheint.

Tabelle 2-3: Folgen chronischer Erkrankungen im Kindesalter für Patient, Geschwister und Eltern (nach Haverkamp & Noeker, 1999, S.325)

Ebene	Patient	Geschwister	Eltern
Medizinisch	**Erhöhte Compliance** Therapiemitarbeit Diätregeln **Psychische Beeinträchtigungen** Schmerzen, Nebenwirkungen eingeschränkte Leistungsfähigkeit	**Anpassung an therapieorientierten Alltag** veränderter Tagesablauf Ernährungsumstellung Übernahme elterlicher Aufgaben (z.B. Begleitung zu Arztbesuchen)	**Aufrechterhaltung der Compliance** erhöhte Aufsicht, kontinuierliche Motivierung **Integration der Therapie in den Alltag:** Terminkoordination, Therapiedurchführung Pflege, Diät
Psychosozial	**Existenzielle Situation:** Konfrontation mit Schuldgefühlen, Trauer, Ängsten, Schmerzen, Tod, Sinnkrise		
	Entwicklungsgefährdung beeinträchtigtes Körpererleben erschwerte Ablösung eingeschränkte Freizeitaktivitäten **Negative Zukunftsperspektiven** Berufschancen Partnerschaft lebenslanges Kranksein	**Entwicklungsgefährdung** weniger Beaufsichtigung / Förderung verfrühte Selbstständigkeit Isolierungstendenz **Beziehung zum kranken Geschwister** konfliktbehaftete Vergleichsprozesse weniger Möglichkeiten für gemeinsame Aktivitäten	**Alltägliche Aktivitäten** weniger Zeit für sich selbst, Partner, Geschwisterkinder, außerhäusliche Aktivitäten **Erziehung** erschwerte Gleichbehandlung überbetontes Schützen und Behüten **Partnerschaft** Dominanz der Elternrolle erhebliche Stress-Belastungen
Ökonomisch	**Minderung der Ansprüche** Eingeschränkte Ausübung von Hobbies Verzicht auf modische Kleidung, neues Spielzeug, „Luxusgüter" Risiko verkürzter schulischer/beruflicher Ausbildung		**Einschränkung der beruflichen Leistungsfähigkeit** Reduzierung / Aufgabe der Berufstätigkeit verminderte Karrierechancen / Entlohnung **Erhöhte finanzielle Belastung** wachsende Eigenbeteiligung an Behandlungskosten, ggf. Verschuldung eingeschränkte Wahl der Krankenkasse

(4) Teils ergeben sich für Betroffene, Eltern oder Geschwister Hinweise auf positive Konsequenzen, z.B. hinsichtlich sozialer Kompetenz und familiären Zusammenhalts.

(5) Insgesamt wird die große Vielfalt der Bewältigungsformen seitens der Betroffenen hervorgehoben. Zusammenhänge zwischen chronischer Krankheit und Outcome sind rein statistischer Natur und lassen keine Schlussfolgerungen für den Einzelfall zu (von Hagen & Noeker, 1999). Dies gilt für Betroffene, Eltern und Geschwister.

2.3 Die psychosoziale Situation herzkranker Kinder und Jugendlicher

2.3.1 Zusammenfassende krankheitsspezifische Darstellungen

Basis dieses Kapitels sind analog zu den krankheitsübergreifenden Darstellungen (Kap. 2.2.3) zusammenfassende Texte, die sich speziell mit der *psychosozialen Situation* bei *angeborenen Herzfehlern* beschäftigen (Tabelle 2-4). Da hierzu nur wenig Material vorliegt, wird auch auf ältere und auf englischsprachige Arbeiten zurückgegriffen. Analysiert werden insgesamt *16 Texte,* von denen sechs in deutscher Sprache erschienen sind (Nr. 1, 5, 6, 8, 11, 12). Die englischsprachigen Artikel stammen weit überwiegend aus den USA, ansonsten aus England (3), den Niederlanden (14) und Belgien (15). Im Vergleich zu den krankheitsübergreifenden Darstellungen handelt es sich hier überwiegend um Zeitschriftenartikel (9 vs. 2) und um deutlich kürzere Arbeiten (maximal 13 vs. 245 Seiten) mit einer wesentlich geringeren Quellenanzahl (maximal 2 ½ vs. 45 Seiten). Ein zusätzlicher Artikel von Hilgenberg (o.J.) zielt speziell auf die Begleitung betroffener Eltern von der Diagnoseeröffnung bis in die postoperative ggf. durch Chronifizierung gekennzeichnete Phase (in der Tabelle nicht enthalten).

Der Lehrbuchartikel von Garson (1997) entspricht weitgehend der älteren Auflage von Garson und Baer (1990). Walter, Mohan und Dahan-Mizrahl (1992) stellen im Rahmen eines Berichts über ein internationales Symposium zur Lebensqualität nach offenen Herzoperationen in Antwerpen auch psychosoziale Implikationen bei *angeborenem* Herzfehler dar (S. 80f.).

Die Arbeit von Petermann et al. (1987), die auch schon bei den krankheitsübergreifenden Texten einbezogen wurde, enthält neben Kapiteln über Krebs und Diabetes Mellitus auch einen Abschnitt über angeborene Herzfehler einschließlich einer kurzen Darstellung medizinischer Grundlagen. Basis sind allerdings überwiegend ältere, vor 1980 publizierte Studien (9) und nur wenige neue Publikationen (4) zur allgemeinen psychosozialen Situation von herzkranken Kindern und Jugendlichen (im Vergleich dazu siehe Anhang 1: 17 Studien zwischen 1980 und 1986, d.h. bis vor Drucklegung des 1987 erschienenen Buches).

Tabelle 2-4: Zusammenfassende Darstellungen zur gesundheitsbezogenen Lebensqualität von Heranwachsenden mit angeborenem Herzfehler (alphabetisch nach Erstautor)

Nr.	Autoren	Jahr	Art	Seitenumfang gesamt	Lit[1]	Akzentuierung
1.	Aeschbach	1997	ZA	4	½ (19)[2]	Leben mit einem „repariertem" Herzen (Erfahrungen einer kinderkardiologischen Krankenschwester)
2.	Bowen	1985	ZA	10	½ (18)	Bedeutung des Herzfehlers in verschiedenen Entwicklungsphasen, Einfluss auf die Familie (Erfahrungen einer kinderkardiologischen Krankenschwester)
3.	Emery	1989	ZA	5	0 (0)	Familien mit herzkranken Kindern, Schwerpunkt: Verlust des Kindes
4.	Garson	1997	LB	9	¼ (18)	Psychologische Aspekte von Herzerkrankungen vom Säuglings- bis zum jungen Erwachsenenalter
5.	Hassberg & Döttling-Ulrich	1998	LB	5	1 (30)	Psychosoziale Aspekte von Patienten mit angeborenen Herzfehlern und ihren Familien
6.	Heilizer	1997	KO	8	2 ½ (39)	Bedeutung angeborener Herzfehler für die emotionale Entwicklung von Kindern und Jugendlichen
7.	Hilgenberg	1996	HG	13	½ (10)	Psychosoziale Aspekte angeborener Herzfehler, auch für die Familie
8.	Kunick	1994	LB	10	1 ½ (57)[2]	Die psychosoziale Situation herzoperierter Kinder und Jugendlicher
9.	Linde	1982	ZA	7	1 (19)	Psychiatrische Aspekte angeborener Herzfehler
10.	Loeffel	1985	ZA	4	1/6 (8)	Bedeutung von Kliniksaufenthalten bei angeborenem Herzfehler für die Entwicklung von Säuglingen und Kindern
11.	Petermann, Noeker & Bode	1987	KEB	12	(17)	Psychosoziale Belastungen von Kind, Eltern und Geschwistern bei angeborenem Herzfehler
12.	Resch	1995	ZA	6	½ (19)	Probleme der psychosozialen Entwicklung bei Kindern mit angeborenem Herzfehler (speziell für Eltern)
13.	Rosenthal & Castaneda	1975	ZA	11	1 ½ (58)	Wachstum und Entwicklung nach Herzoperation im Säuglings- und Kindesalter
14.	Tong et al.	1998	ZA	7	0 (0)	Dilemmata Jugendlicher beim Aufwachsen mit einem angeborenen Herzfehler
15.	Utens & Erdmann	1992	HG	11	1 (25)	Psychosoziale Aspekte von angeborenen Herzfehlern bei Jugendlichen und Erwachsenen
16.	Walter, Mohan & Dahan-Mizrahl	1992	ZA	7	0 (0)	Lebensqualität nach Operationen am offenen Herzen

[1] Seitenzahl (Anzahl von Quellen)
[2] Literatur *zusätzlich* zum Text

Art des Textes:
HG = Kapitel in Herausgeberwerk (außer Lehrbuch) (1x)
KEB = Kapitel in eigenem Buch (1x)
KO = Kongressvortrag (1x)
LB = Kapitel in Lehrbuch (3x)
ZA = Zeitschriftenartikel (9x)

Die Gliederung unterscheidet sich aufgrund der etwas anderen Schwerpunkte in den zugrunde liegenden Texten etwas von der in Kapitel 2.2.3; beispielsweise wird den Möglichkeiten der Auseinandersetzung mit einem angeborenen Herzfehler in verschiedenen Entwicklungsstadien ein eigener Punkt gewidmet. Das gesamte Kapitel bezieht sich nur auf die *Essenz* aus den zusammenfassenden Darstellungen; Einzelheiten zu empirischen Studien ergeben sich aus Kapitel 2.3.3. Da es sich um eine *Zusammenfassung von Übersichtstexten* handelt, erfolgt die Darstellung im Präsens.

2.3.1.1 Entwicklungspsychologische Implikationen der Auseinandersetzung mit einem angeborenen Herzfehler

Die wirksame Auseinandersetzung mit einem angeborenen Herzfehler erfordert eine besondere kognitive Differenziertheit bei den betroffenen Kindern, da der Herzfehler im Unterschied zu vielen anderen Erkrankungen meist nicht sichtbar und spürbar ist (Linde, 1982). Auch wenn das kognitive Niveau herzkranker Kinder bedingt durch verminderte Erfahrungsmöglichkeiten meist etwas niedriger als bei Gesunden liegt, so haben sie dennoch kein schlechteres Verständnis was *Konzepte zur Krankheitsverursachung* angeht (Linde, 1982, unter Bezugnahme auf Myers-Vando, Steward, Folkins & Hines, 1979). Dies wird auf intensive Erklärungsbemühungen seitens der Ärzte und Eltern zurückgeführt (Linde, 1982).

Eingehendere Darstellungen bezogen auf die Verarbeitung des Herzfehlers in bestimmten Entwicklungsphasen finden sich bei Bowen (1985), Garson (1997), Kunick (1994) sowie speziell für die Verarbeitung von Krankenhausaufenthalten bei Loeffel (1985, S.214ff.). Insgesamt erscheint es für die Auseinandersetzung mit einem angeborenen Herzfehler seitens der Familienmitglieder wichtig, die eigenen *Erwartungen zu verändern* (Bowen, 1985), d.h. sie gegebenenfalls durch „Herunterschrauben" an das verminderte Potential des Kindes anzupassen.

Im *Säuglingsalter* bedeutet der Herzfehler aufgrund von häufigeren Krankenhausaufenthalten oft eine Trennung von Mutter und Kind, was die Entwicklung von Urvertrauen und Bindungsverhalten gefährdet (Bowen, 1985). Dies gilt insbesondere, wenn abrupt abgestillt werden muss (Bowen, 1985) und wenn das Kind auf normalem Wege nicht genügend Nahrung zu sich nehmen kann. Da für manche Herzoperationen ein bestimmtes Mindestgewicht erforderlich ist, wird die Förderung der kindlichen Entwicklung häufig auf den Aspekt der Gewichtszunahme reduziert. Dies geht an den kindlichen Bedürfnissen vorbei und bedeutet für die Eltern großen Stress, so dass leicht ein Teufelskreis gegenseitiger Frustrationen entsteht (Loeffel, 1985). Schuldgefühle können sich nicht nur bei den Eltern, sondern auch bei den Geschwistern einstellen; wenn diese noch dem egozentrischen Denken im Sinne von Piaget verhaftet sind, können sie nämlich die Überzeugung entwickeln, dass ihre eigenen negativen Gedanken (Eifersucht usw.) die Krankheit des Geschwisters verursacht haben (Bowen, 1985).

Das *Kleinkindalter* ist Loeffel (1985) zufolge gekennzeichnet durch eine erhöhte Angst wegen der verlängerten Trennungserfahrungen. Gerade hier besteht die Gefahr von Verwöhnung, weil die Eltern sich häufig scheuen, dem hospitalisierten Kind Grenzen zu setzen.

Ein besonderes Risiko für psychische Auffälligkeiten wird von Kunick (1994, S.100) basierend auf mehreren Untersuchungen für „Kinder zwischen dem 6. Lebensmonat und dem 4. Lebensjahr" festgestellt. Eine Trennung wirkte sich demzufolge besonders ungünstig aus, wenn der Mutter-Kind-Dialog von vornherein gestört war; bei herzkranken Kindern im Alter von 12 bis 18 Monaten fanden sich derartige Störungen deutlich häufiger (Kunick, 1994).

In der *Vorschulzeit* ist die Fähigkeit zum Verständnis der Herzerkrankung und insbesondere zur Notwendigkeit einer Herzoperation aufgrund der meist fehlenden Sichtbarkeit und Spürbarkeit der Erkrankung noch sehr begrenzt, und es besteht die Gefahr von Missverständnissen (Bowen, 1985). Die Erkrankung (Walters et al., 1992) bzw. die dadurch notwendigen Krankenhausaufenthalte werden als Bestrafung für schlechte Gedanken oder Handlungen betrachtet (Bowen, 1985). Die mit der Erkrankung verbundene Unterbrechung von Ritualen und Routinen wird als Stress erlebt. Eine Bewältigung durch vorübergehende Regression auf ein früheres Entwicklungsstadium (z.B. durch Einnässen) ist normal (Bowen, 1995; Loeffel, 1985). Aufgrund von solchen zusätzlichen Problemen kann es auch Schwierigkeiten bei der Eingewöhnung in den Kindergarten und bei der Kontaktaufnahme mit Peers geben (Bowen, 1985).

Im *Grundschulalter* werden bei einem Krankenhausaufenthalt vor allem der Verlust der Kontrolle über die Situation sowie die Trennung von Geschwistern und Peers als problematisch erlebt (Bowen, 1985). Weiterhin dominiert die Konzentration auf sichtbare Symptome und die Krankheit kann als Bestrafung aufgefasst werden (Utens & Erdmann, 1992). Hier tritt aber auch erstmals Angst vor dem Tod zutage (Loeffel, 1985). Während gesunde Kinder Krankheiten eher als zufällig eintretend attribuieren, fühlen sich die herzkranken Kinder jetzt verantwortlich für ihre Krankheit (Bowen, 1985).

Im normalen Alltag ergeben sich Einschränkungen bei der Entwicklung des Kontakts zu Gleichaltrigen (Bowen, 1985). So können Fehlzeiten in der Schule und Einschränkungen beim Sport zu einer Sonderrolle und Isolation führen, was durch elterliche Überbehütung weiter verstärkt wird (Utens & Erdmann, 1992). Auf die verheerenden Folgen von Ablehnung durch Peers gerade in diesem Entwicklungsstadium verweist Bowen (1985).

Eine von außen gesetzte Einschränkung der körperlichen Aktivität wird von den Kindern nicht gewünscht; meist sind sie selbst in der Lage, ihre körperlichen Aktivitäten entsprechend der Leistungsfähigkeit zu regulieren (Loeffel, 1985). Die Palette von Coping-Mechanismen umfasst nun auch Intellektualisierung, körperlichen Widerstand und Rückzug in den Schlaf (Bowen, 1985).

Vor allem in der *Adoleszenz* verkompliziert ein angeborener Herzfehler die ohnehin schwierige Entwicklung (Garson, 1997). Herzkranke Jugendliche leiden unter dem Widerspruch zwischen dem Bedürfnis nach Abnabelung von der Familie und nach familiärer Unterstützung, z.B. bei Krankenhausaufenthalten. Sie sind gekennzeichnet durch besonders starke Stimmungswechsel, Regression, Depression und antisoziales Verhalten (Bowen, 1985). Insbesondere in dieser Entwicklungsphase können Einschränkungen der sportlichen Aktivitäten fatale Auswirkungen haben. Hier kommt als Coping-Mechanismus noch die Verleugnung hinzu, die sich auch in fehlender Compliance äußern kann. Bei einem Aufenthalt auf der Intensivstation akkumulieren sich alle diese Probleme. Bowen (1985) gibt konkrete Hinweise, wie das Pflegepersonal in dieser schwierigen Situation auf die Gefühle der Jugendlichen (Einsamkeit, Frustration, Hilflosigkeit, Depersonalisation, Machtlosigkeit, Hoffnungslosigkeit, Ärger, Selbstwerteinbuße, Trennungsangst, fehlendes Akzeptieren der Situation) angemessen eingehen kann. Eine wichtige Rolle spielen dabei die adäquate Informierung über die Behandlungsmaßnahmen, die Vermittlung eines gewissen Entscheidungsspielraums zur Wiedererlangung der Kontrolle, die Unterstützung vorhandener Ressourcen und effektiver Coping-Mechanismen sowie die Erhaltung sozialer Kontakte, möglich auch zu den Peers.

Tong et al. (1998) arbeiteten basierend auf explorativen Intensivinterviews mit neun Patienten im Alter von 13 bis 25 Jahren folgende Dilemmata heraus, zu deren Lösung speziell diese Altersgruppe beim Aufwachsen mit einem angeborenem Herzfehler herausgefordert ist:

(1) Das Anderssein im Spannungsfeld der erwünschten Normalität;
(2) Die immer wieder nötige Entscheidung, inwieweit die Krankheit vor der Umwelt verheimlicht werden soll;
(3) Das Gewinnen einer Selbstkontrolle im Spannungsfeld von Behandlungsmaßnahmen und etwaigen körperlichen Einschränkungen;
(4) Soziale Integration versus Isolation;
(5) Abhängigkeit versus Unabhängigkeit;
(6) Das Umgehen mit der Ungewissheit bezüglich des Verlaufs der Erkrankung;
(7) Die Entwicklung effektiver Coping-Strategien unter Akzeptierung etwaiger körperlicher Grenzen.

Kunick (1994) unterscheidet hinsichtlich des Operationserfolges drei Gruppen von *Jugendlichen*, die jeweils auch durch eine unterschiedliche psychosoziale Anpassung gekennzeichnet sind. Die beste Anpassung fand sich bei völliger Wiederherstellung durch die Herzoperation; allerdings gab es auch in dieser Gruppe teils psychische Probleme, die durch ein gesteigertes Bewusstsein von zukünftiger Verletzbarkeit entstanden. Eine weniger gute soziale Anpassung bestand bei Vorliegen von erheblichen Restdefekten. Hier klagten die Jugendlichen alle über eine eingeschränkte Leistungsfähigkeit, zu zwei Drittel über Müdigkeit und Schwitzen. Bei den nur palliativ operierten Jugendlichen lag zwar äußerlich eine gute Anpassung und geduldige Einstellung vor, aber sie waren „im Grunde in einem chronischen körperlichen und psychischen Krankheitszustand und bedurften intensiver psychotherapeutischer Hilfe (Kunick, 1994, S.103).

Aus *entwicklungspsychologischer Sicht* ist eine Herzoperation im Schulalter aufgrund der zahlreicheren zur Verfügung stehenden effektiven Verarbeitungsmöglichkeiten besser zu verkraften als vorher (Kunick, 1994). Allerdings muss die Operation *aus medizinischen Gründen* oft vor dem Schulalter erfolgen, vor allem, wenn ein zyanotischer Herzfehler besteht (z.B. TGA). Solche Kinder holen häufig postoperativ in ihrer gesamten Entwicklung auf (Kunick, 1994), und zwar auch bzgl. des Körperwachstums (Rosenthal & Castaneda, 1975). Außerdem lassen sich bei einer frühen Operation negative Folgeerscheinungen der Herzerkrankung auf die psychosoziale Entwicklung zeitlich abkürzen (Heilizer, 1998).

2.3.1.2 Psychische Auffälligkeiten und Lebensqualität

(1) Körperliche Aspekte

Bei Kindern mit angeborenem Herzfehler ist die *körperliche Belastbarkeit häufig reduziert*, und zwar bedingt durch inadäquate Entwicklung, unzureichendes Training des Herz-Kreislauf-Systems oder psychologische Faktoren wie dauerhafte elterliche Überbehütung (Utens & Erdmann, 1992). Insbesondere bei hämodynamisch wirksamen Herzfehlern ermüden die Kinder rasch, sind schnell erschöpft und nur eingeschränkt leistungsfähig (Hilgenberg, 1996). Dies bedeutet einen „Entzug an sensomotorischen Aktivitäten und Erfahrungen und damit eine Behinderung in der Reifung von Wahrnehmung und Motorik" (Kunick, 1994, S.99).

Bei angeborenen Herzfehlern findet sich weiterhin sehr häufig eine *Wachstumsretardierung* (Heilizer, 1998; Linde, 1982; Petermann et al., 1987; Rosenthal & Castaneda, 1975; Utens & Erdmann, 1992); dies gilt vor allem bei zyanotischem Herzfehler und für Jungen, hier insbesondere im zweiten Lebensjahrzehnt (Rosenthal & Castaneda, 1975). Einer detaillierten Darstellung der Wachstumsdynamik bei neun ausgewählten Herzfehlern in Rosenthal und Castaneda (1975) zufolge ist der Anteil wachstumsretardierter Kindern je nach Diagnose unterschiedlich (z.B. niedrig bei Pulmonal- und Aortenstenose, mittelmäßig bei persistierendem Ductus arteriosus, Atriumseptumdefekt und Transposition der großen Gefäße, hoch bei Fallot'scher Tetralogie); bei Ventrikelseptumdefekten steigt er mit zunehmender Größe der Leckage an.

Rosenthal und Castaneda (1975) führen 11 ursächliche Faktoren für Wachstumsretardierungen bei herzkranken Kindern an (in Klammern entsprechende Nummer aus deren Tabelle 1, S.29):

Unmittelbare Folgen des Herzfehlers: Herzinsuffizienz aufgrund schwerer hämodynamischer Abnormalitäten (1), gehäufte Atemwegsinfekte (2), Hypoxämie, d.h. mangelhafte Sauerstoffversorgung des Gehirns (3);

Probleme bei der Nahrungsaufnahme und Verwertung: Hypermetabolismus, d.h. verstärkter Stoffwechsel aufgrund der zusätzlichen Energie, die das kranke Herz benötigt (5), reduzierte körperlicher Leistungsfähigkeit (7), dadurch Trinkschwäche und verminderte Nahrungsaufnahme (8), schlechte Nahrungsverwertung, z.B. durch Eiweißverlust (9);

Weitere pränatale Ursachen: Intrauterine Wachstumsretardierung (4), assoziierte extrakardiale Anomalien (10), Vorliegen eines Syndroms (11);

Emotionale Störung (6, nicht näher ausgeführt, aber verständlich auf dem Hintergrund des von Loeffel, 1985, im vorigen Punkt angesprochenen Teufelskreises von Frustrationen in der Fütterungssituation).

Die Retardierung des Körperwachstums kann sich negativ auf die motorische und die gesamte intellektuelle Entwicklung auswirken (Rosenthal & Castaneda, 1975). Aufgrund ihres zierlichen Aussehens werden die Betroffenen von ihrer Umwelt häufig als jünger angesehen und behandelt, was auch psychologische Folgen haben kann, nämlich ein Gefühl von sozialer Isolation und Zurückweisung und daraus resultierend starke Passivität oder Aggressivität (Rosenthal & Castaneda, 1975).

Infolge der Wachstumsretardierung verzögert sich häufig der *Eintritt der Pubertät* (Heilizer, 1998; Utens & Erdmann, 1992), und zwar bis zum Erreichen der für 12- bis 13- Jährige normalen Körperhöhe (Rosenthal & Castaneda, 1975). Dies wiederum führt zu Gefühlen von Scham und Selbstbezichtigung.

Nach einer erfolgreichen Herzoperation kommt es häufig zu einem verstärktem Gewichts- und später auch Höhenwachstum, wobei Mädchen ihre Wachstumsretardierung meist schneller aufholen als Jungen (Rosenthal & Castaneda, 1975). Für ein *fehlendes Aufholen* nach der Herzoperation können neben den bereits oben erwähnten pränatalen Ursachen Operationskomplikationen, hämodynamische Restbefunde sowie ein hohes Operationsalter verantwortlich sein (Rosenthal & Castaneda, 1975).

Als weitere körperliche Folge von angeborenen Herzfehlern wird die relativ hohe Rate von minimalen cerebralen Dysfunktionen bei Patienten mit Transposition der großen Arterien angeführt (40-50%), was allerdings bei früher Entdeckung und Behandlung den späteren Outcome nicht beeinträchtigt (Walter et al., 1992).

Petermann et al. (1987, S.120) verweisen bzgl. der motorischen Entwicklung bei Kindern mit angeborenen Herzfehlern auf verspätetes Laufenlernen und häufige Koordinationsstörungen. Die motorische Entwicklung hat bei Entwicklungstest für die ersten Lebensjahre ein großes Gewicht, so dass sich Retardierungen im motorischen Bereich hier auch auf den Gesamtentwicklungsquotienten auswirken.

Ältere Jugendliche, die wegen ihres Herzfehlers in ihrer körperlichen Leistungsfähigkeit eingeschränkt sind, tendieren oft dazu, „diese Schwäche durch besondere Leistungen in anderen Bereichen ausgleichen" zu wollen (Petermann et al., 1987, S.118).

(2) Mentale Aspekte

Für *die ersten drei Lebensjahre* ergibt sich bei herzkranken Kindern häufig eine Entwicklungsverzögerung (Petermann et al., 1987, S.120), erkennbar an zumindest vorübergehend niedrigeren Entwicklungs- oder Intelligenzquotienten. Dies geht aber wie erwähnt überwiegend auf die starken motorischen Anteile der Tests zurück, während z.b. die Sprachentwicklung meist normal verläuft (Linde, 1982, Utens & Erdmann, 1992).

Im *Vorschulalter* haben körperlich eingeschränkte oder zyanotische Herzkinder niedrigere IQ als Gesunde, wobei die Werte aber noch im Normbereich liegen (Kunick, 1994). Postoperativ findet sich bei zyanotischen Vorschulkindern häufig ein Anstieg des IQ, der überwiegend auf die verbesserte Motorik zurückgeht; es werden aber auch regelrechte Entwicklungssprünge beobachtet (Kunick, 1994).

Kinder mit angeborenem Herzfehler werden verglichen mit Gesunden häufiger vom Schulbesuch zurückgestellt und müssen öfter Klassen wiederholen (Kunick, 1994; Resch, 1995). Es besteht also eine gewisse Retardierung in der Schullaufbahn, wodurch Schulabschlüsse erst in einem höheren Alter erreicht werden. Auch von häufigerer Sonderbeschulung wird berichtet (Walter et al., 1992).

Schulkinder mit angeborenem Herzfehler erreichen im Allgemeinen niedrigere Intelligenzquotienten als Gesunde, wobei auch hier die Werte überwiegend im Normbereich liegen (Linde, 1982). Für diesen leichten Nachteil können Kliniksaufenthalte und Schulfehlzeiten eingeschränkte Umwelterfahrungen, z.B. was die Sozialkontakte angeht, sowie gelegentlich subklinische ZNS-Verletzungen verantwortlich sein (Linde, 1982). Auch bei Schulkindern finden sich postoperativ ein Anstieg des Intelligenzquotienten und eine „Verbesserung der Schulleistungen bei einer allerdings im Vergleich zu Gleichaltrigen unter dem Durchschnitt liegenden schulischen Leistungsfähigkeit" (Kunick, 1994, S.101). Als beeinträchtigt ergeben sich
- nach Kunick (1994) Allgemeinwissen und Wortschatz,
- nach Walter et al. (1992) die Konzentrationsfähigkeit,
- nach Aeschbach (1997) – nur bezogen auf zyanotische Kinder – Lernfähigkeit, Konzentration und Fähigkeit zum logischen Denken.

Kunick (1994) betont später allerdings, dass schwächere schulische Leistungen durch ein positives Gesamtverhalten in Grenzen ausgeglichen werden, so dass die Schulnoten herzkranker Kinder nicht deutlich schlechter sind als die Gesunder. Dies deckt sich mit der Feststellung von Walter et al. (1992), es bestehe kein signifikanter Unterschied zwischen den Schulleistungen herzkranker Kinder und denen der gesunden Bevölkerung. In diesem

Zusammenhang sei auf die Untersuchung von Ratzmann, Schneider und Richter (1991) verwiesen, denen zufolge Lehrer dazu tendieren, die Leistungen herzkranker Kinder „zu milde" zu benoten (vgl. auch Kapitel 2.3.2).

Falls keine Sonderbeschulung erfolgt, ist die Schulsituation bei Betroffenen im *Jugendalter* besser als bei gesunden Gleichaltrigen, offensichtlich, da Eltern und Ärzte mehr auf intellektuelle Bildung drängen (Kunick, 1994). So kommt Kunick (1994, S.104) zu folgendem Schluss: „Herzkranke Kinder und Jugendliche sind gut motivierte und erfolgreiche Schüler bzw. Auszubildende und erbringen dabei zum Teil bessere Leistungen als der Bevölkerungsdurchschnitt".

Resch (1995, S.1) stellt in neueren Studien einen niedrigeren Anteil von Entwicklungsdefiziten als in älteren fest, worin sich ihm zufolge „die Verbesserung der Behandlungstechnik" widerspiegelt. Schulischer Misserfolg sei demnach selten durch intellektuelle Beeinträchtigung, sondern „psychische Probleme, Unkenntnis auf Seiten der Lehrer oder organisatorische Schwierigkeiten bedingt" (Resch, 1995, S.2).

(3) Emotionale Aspekte

Eine Gefahr für die sozioemotionale Entwicklung sieht Resch (1995, S.3) durch mit der Herzerkrankung verbundenen Erschwernisse wie „vermehrte Krankenhausaufenthalte, Beeinträchtigung der körperlichen Unversehrtheit [...], entstellende Narben nach Operationen, vermehrte Trennungserlebnisse [...], Probleme der Wechselbeziehung zwischen den belasteten Eltern und den Kindern [...], existentielle Konfrontation mit dem Tod".

Bei Kindern im Alter von zwei bis sechs Jahren finden sich noch einige Monate nach der Herzoperation psychische Auffälligkeiten wie Ängstlichkeit, Phobien, Alpträume und abhängiges Verhalten (Kunick, 1994).

Bei Schulkindern ist „nur" eine leicht erhöhte allgemeine Ängstlichkeit festzustellen (Kunick, 1994); sie können also den operativen Eingriff in emotionaler Hinsicht offensichtlich besser verarbeiten. Allerdings treten bei ihnen aufgrund des verbesserten Verständnisses der Wichtigkeit des Herzens häufiger konkrete „Ängste vor Verletzungen am Herzen, vor dem Verbluten und Tod" auf (Kunick, 1994, S.101).

In ihren Peer-Kontakten machen die Kinder häufig die Erfahrung von Versagen und Ausgrenzung, was sich ins Jugendalter verschärfen und in selbstzerstörerisches Verhalten, Traurigkeit, Depression und Einsamkeitsgefühle münden kann. Durch ihre erweiterte Perspektive können Jugendliche jetzt die Restriktionen auf ihr soziales Leben ermessen und entwickeln häufig Zukunftsängste und aufgrund eines schlechten Körperbildes Minderwertigkeitsgefühl. Coping-Stratgien sind Rückzug von Kontakten, kindisches Verhalten, Leugnen, Intellektualisierung, Überkompensierung und ausagierendes

Verhalten, das sich auch in Noncompliance gegenüber medizinischen Maßnahmen ausdrücken kann (Utens & Erdmann, 1992).

Aufgrund des anderen Aussehens bei schwerer Betroffenen (kleine Körpergröße, Zyanose, teils Uhrglasnägel) können Unterlegenheitsgefühle gegenüber Gleichaltrigen entstehen, deren Kompensation teils durch Entwicklung einer narzisstischen Einstellung versucht wird (Walter et al. 1992).

Bei vielen Jugendlichen ist das Anpassungspotential durch die negativen Kindheitserfahrungen gestört; Folgen davon sind nach Heilizer (1998):
- Verstärkte Trennungsangst;
- Fehlendes Urvertrauen;
- Gefühl geringer Kompetenz und Bewältigungsfähigkeit;
- Selbstmordwünsche bei fast der Hälfte der betroffenen Jugendlichen;
- Größere Angst beim Angehen der jugendspezifischen Entwicklungsaufgaben.

Im Jugendalter finden sich auch häufiger depressive Reaktionen und Einsamkeitsgefühle, insbesondere wenn der Herzfehler nicht korrigiert werden kann (Hilgenberg, 1996; Kunick, 1994). Aeschbach (1997) zufolge haben herzkranke Jugendliche eine eher pessimistische Lebenseinstellung, vor allem, wenn gesundheitliche Probleme vorliegen.

Folgende Befunde zu emotionalen Aspekten enthalten keine Angaben zu bestimmten Altersbereichen: Nach Garson (1997) kann die Unterdrückung der normalen Peer-Interaktionen durch die Eltern zu einer schweren Störung des Selbstwertes führen. Solche Störungen sowie eine erhöhte Existenzangst beobachtete Resch (1995), und zwar insbesondere bei Kindern mit aktuellen kardialen Symptomen. Walter et al. (1992, S.81) berichten über Depressionen aufgrund vielfältiger Ursachen wie bedeutsame Restbefunde, häufige Herzoperationen, zusätzlichen Missbildungen (oft bei Syndromen vorkommend), Angst vor plötzlichem Herztod und vor Versagen des Schrittmachers. Petermann et al. (1987) schließen aus den Ergebnissen einiger Studien auf eine verstärkte Aggression bei Kindern mit angeborenem Herzfehler.

(4) Soziale Aspekte

Zu den sozialen Aspekten wird in den zusammenfassenden Publikationen vergleichsweise wenig gesagt, was vielleicht damit zusammenhängt, dass dieser Bereich häufiger eher am Rande als Folge elterlichen Fehlverhaltens oder als Vorläufer für emotionale Störungen, also als stark in die gesamte Entwicklung eingebunden, erwähnt wird.

Petermann et al. (1987) stellen basierend auf den von ihnen analysierten überwiegend älteren Untersuchungen eine verstärkte Kontaktangst bei Kindern und Jugendlichen mit angeborenem Herzfehler fest.

Eingeschränkte Peer-Interaktionen vermindern bei vielen Jugendlichen die Gelegenheit zum Erweitern sozialer Kompetenzen sowie zum Austesten von Unabhängigkeit und Selbstvertrauen (Heilizer, 1998). Auf diesem Hintergrund betrachtet ist die Feststellung von Aeschbach (1997) nachvollziehbar, dass junge Leute mit angeborenem Herzfehler im Allgemeinen ein eher ruhiges Leben führen, wobei der bevorzugte Freizeitpartner oft das Elternhaus ist. Zwar ziehen sich Jugendlich häufig sozial zurück, andererseits haben sie aber auch ein starkes Bedürfnis nach Normalität und lassen sich deshalb ihre Erkrankung vor den Peers häufig nicht anmerken (Hilgenberg, 1996; Kunick, 1994).

2.3.1.3 Bedeutung des Schweregrades des Herzfehlers

Es besteht weitgehend Konsens darin, dass ein *schwerer* Herzfehler *nicht zwangsläufig mit einer hohen psychischen Belastung einhergeht und umgekehrt* (Aeschbach, 1997; Kunick, 1994; Linde, 1982; Petermann et al., 1987; Resch, 1995). So zeigen nach Garson (1997) beispielsweise Fallot-Kinder mit den präoperativ geringsten körperlichen Symptomen postoperativ die meisten psychischen Probleme (z.B. Abhängigkeit, geringe Selbstdisziplin, Verwöhnung, fehlende Motivation), wofür als mögliche Erklärung eine trotz gesundheitlicher Normalisierung weiter bestehende elterliche Überbehütung angeführt wird. Petermann et al. (1987, S. 119) zufolge sind gerade für die am wenigsten betroffenen Herzkinder oft „große Ängste und ein erheblich vermindertes Selbstwertgefühl kennzeichnend [...], wobei das Ausmaß dieser Probleme im Gegensatz zu der tatsächlichen Schwere der körperlichen Behinderung steht". Manning (1983), dessen vor allem Erwachsene betreffende Publikation nicht in Tabelle 2-4 enthalten, stellt einen umgekehrten Zusammenhang zwischen Schweregrad und psychosozialen Problemen wie niedriges Selbstwertgefühl, Ängstlichkeit und Neurosen fest. Für das Wohlbefinden und das Sich-zurecht-Finden der betroffenen Kinder und Jugendlichen scheint anderen Autoren zufolge eher das *soziale Umfeld und der familiäre Rückhalt* als die Schwere des Herzfehlers ausschlaggebend zu sein (Aeschbach, 1997; Hilgenberg, 1996).

Die „verstörende Wirkung der Herzerkrankung auf die Familie" (Kunick, 1994, S.105) ist weniger abhängig vom Schweregrad des Herzfehlers als von
- der subjektiven elterlichen Wahrnehmung und dem Umgang damit (Kunick, 1994), z.B. auch bzgl. Herzschrittmacher (Kunick, 1994), was besonders deutlich wird in Form von mütterlicher Ängstlichkeit (Kunick, 1994; Linde, 1982; Utens und Erdmann, 1992) und Verwöhnungstendenzen (Utens & Erdmann, 1992);
- der Führung durch den betreuenden Arzt, speziell bezogen auf Schulkinder mit einem Herzschrittmacher, denen aufgrund der stressvoll erlebten Abhängigkeit von diesem Gerät, die ihnen mit zunehmendem Alter bewusster wird, häufiger Angststörungen drohen (Kunick, 1994);

- der Unsicherheit über den Verlauf der Krankheit (im Sinne einer antizipierten höheren Verletzbarkeit) und der Auseinandersetzung damit (Kunick, 1994).

Garson (1997) zufolge variiert die Bewältigung insgesamt hingegen mit dem Stadium bzw. dem Schweregrad der Erkrankung (unterschiedliche elterliche Reaktionen in fünf Gruppen siehe im folgenden Punkt). Resch (1995) betont einen Zusammenhang zwischen Schweregrad und Geschwisterproblemen. Auch einige empirische Befunde sprechen *für* einen Zusammenhang zwischen psychosozialer Anpassung und Schweregrad:

- Jugendliche mit einem Herzfehler von mindestens mittlerem Schweregrad zeigen häufiger Schulversagen und schlechte Peerbeziehungen sowie Depressivität, Einsamkeitsgefühle und selbstzerstörerische Tendenzen (Garson, 1997).
- Besondere Probleme ergeben sich Hassberg und Döttling-Ulrich (1998) zufolge bei Patienten mit zyanotischem Herzfehler, palliativer Operation und schlechtem Operationsergebnis. Kunick (1994, S.99) kommt sogar zu folgender Aussage: „Bei Patienten mit nur palliativ operierten Herzvitien sind therapiepflichtige psychosoziale Störungen zu erwarten".

Teils finden sich widersprüchliche Aussagen zur Bedeutung des Schweregrades. Während Utens und Erdmann (1992) einerseits die Bedeutung mütterlicher Ängstlichkeit und Verwöhnung für die psychosoziale Anpassung hervorheben, heißt es andererseits dort (S.192): Die Anpassung hängt nicht mit dem Bildungsstand oder dem sozioökonomischen Status sondern mit der jeweiligen *medizinischen Situation des Kindes* zusammen. Die Diskrepanzen gehen vielleicht zum Teil auf ein unterschiedliches Verständnis des Begriffs „Schweregrad" zurück, der eine objektive und eine subjektive Komponente hat und sich auf aktuelle körperliche Einschränkungen oder auf die künftige Prognose (z.B. Antizipation von Herzklappenersatz bei zurzeit guter Konstitution) beziehen kann. Möglicherweise spielt der Schweregrad nur bei bestimmten Konstellationen eine große Rolle für die psychosoziale Anpassung (z.B. bei extremen körperlichen Einschränkungen *und* elterlicher Hoffnungslosigkeit).

2.3.1.4 Bedeutung des familiären Umfeldes

Bis auf eine Ausnahme (Rosenthal & Castaneda, 1975) wird *in allen Arbeiten das familiäre Umfeld* angesprochen. Dies geschieht zum einen bzgl. der *Bedeutung der Erkrankung für das gesamte Familiensystem* (nach Tab. 2-4, S. 58: Nr. 2, 3, 5-12, 14-16; auch im Weiteren geltend) und ist teils schon aus dem Titel ersichtlich (Nr. 2, 3, 6), bzw. durch eigene Kapitel gekennzeichnet(Nr. 5, 8, 9, 12). Zum andern wird die *wichtige Rolle der Familie für das Kind bzw. den Jugendlichen mit angeborenem Herzfehler* hervorgehoben (Nr. 1, 2-5, 8-10, 14-16), davon bei fünf Arbeiten in Extra-Kapitel (1, 2, 4, 5, 8). In acht Publikationen wird auf *beide Aspekte* des familiären Umfeldes eingegangen (Nr. 2, 3, 5, 8-10, 14-16).

Die Diagnose bedeutet für die Eltern den Verlust des erwarteten normalen Kindes (Garson, 1997; Heilizer, 1998; Loeffel, 1985). Durch die Geburt eines herzkranken Kindes wird der

Traum nach einem perfekten Kind zerstört, wodurch diese tiefe Sehnsucht unerfüllt bleibt (Heilizer, 1998). Die damit verbundene narzisstische Kränkung tritt genau in dem Moment auf, der der Mutter als schönster in ihrem Leben versprochen wurde (Heilizer, 1998).

Die familiären Reaktionen entsprechen weitgehend den von Kübler-Ross (1973) beschriebenen Stadien von Trauerreaktionen bei Sterbenden. Am Anfang steht der *Diagnoseschock* mit einem starken Gefühl von Vernichtung und Kontrollverlust (Heilizer, 1998; Utens & Erdmann, 1992). In diesem Stadium sind die Eltern meist nicht imstande, selbst einfache Erklärungen zu verstehen und mit der Pflege des Kindes zurechtzukommen (Utens & Erdmann, 1992). Anschließend wird *mit dem Schicksal gehadert* und es entstehen insbesondere bei der Mutter Gefühle von Ärger, Zorn, Selbstbeschuldigung und Versagen (Heilizer, 1998; Linde, 1982; Utens & Erdmann, 1992); dies gilt vor allem, wenn – bei Herzkindern besonders häufig – Fütterungsprobleme das Gedeihen des Kindes beeinträchtigen (Garson, 1997; Loeffel, 1985). Die weiteren Stadien der Trauerarbeit führen über das *Feilschen mit dem Schicksal* sowie *Depression, Verzweiflung und Angst, das Kind zu verlieren* schließlich zu einer *Neuorientierung* mit beginnender Anpassung an die Situation (Heilizer, 1997).

Dhont (1996, S. 71) fasst die emotionalen Reaktionen auf die Diagnose einer chronischen Erkrankung beim Kind unter dem Akronym „FAGS" für „Fear, Anger, Guilt and Sorrow" zusammen. Das kann zu einer so genannten „psychic deafness" führen, so dass Eltern in diesen Stadien häufig das Verständnis für eingehendere medizinische Informationen fehlt.

Die *Väter* schützen sich vor dem Diagnoseschock durch Vermeidung, Rationalisierung und Ausagieren anhand von Forderung an die Mediziner (Heilizer, 1998). Für sie stellt die Herzerkrankung des Kindes ebenfalls eine narzisstische Kränkung dar, die mit einem Verlust von Selbstwertgefühl einhergeht. Dies gilt vor allem bei einem zynaotischen Herzfehler oder bei drohender bzw. bestehender Entwicklungsretardierung (Linde, 1982). Die Väter ziehen sich häufig auf ihre Funktion als Hauptverdiener zurück und können so die Mutter nicht emotional unterstützen. Dadurch kommt es zu einem „troubled familiy climate", das in engem Zusammenhang mit einer schlechteren psychosozialen Anpassung der herzkranken Kinder und Jugendlichen steht (Heilizer, 1998). Auf diesem Hintergrund ist die Tatsache zu sehen, dass in den USA bei mehr als der Hälfte der betroffenen Familien das Gleichgewicht einschließlich der materiellen und arbeitsmäßigen Situation des Vaters gestört war (Kunick (1994).

Die Eltern sind oft auch im weiteren Verlauf über den Herzfehler schlecht informiert und daher außerstande, ihrem Kind angemessene Erklärungen zu geben. Dadurch kann es zu verzerrten Vorstellungen und Missverständnissen bei den Betroffenen kommen, was die Auseinandersetzung erschwert (Garson, 1997). Trotz teils niedrigem Informationsstand achten Eltern mehr auf die Krankheit als auf die zunehmend individuellen Bedürfnisse des älter werdenden Kindes und unterschätzen dessen selbstregulatorische Kapazitäten (Heilizer, 1998).

Viele Eltern herzkranker Kinder klagen darüber, dass ihnen Zeit für sich selbst und für das Alleinsein fehlt (Bowen, 1985, S.72). Ihre Informationsverarbeitungskapazität ist vermindert, ebenso die Fähigkeit zum klaren Denken, zum Treffen von Entscheidungen und zum effektiven Handeln (Bowen, 1985, S.72), obwohl sie gerade diese Fähigkeiten in der wichtigen Phase der Entscheidung zur Operation dringend benötigen.

Vielen Eltern fällt es schwer, die Krankheit zu akzeptieren, da keine äußeren Krankheitsanzeichen bestehen (Emery, 1989). So findet sich als Coping-Mechanismus am häufigsten die Verleugnung (Kunick, 1994; Linde, 1982). Es wird z.B. häufiger beobachtet, dass Mütter die anstehende Herzoperation des Kindes zunächst nicht in ihre Planung einbeziehen und zu diesem Zeitpunkt ein weiteres Kind erwarten (Garson, 1997).

Häufig haben die Eltern Probleme, ihrem kranken Kind Grenzen zu setzen, insbesondere, wenn es sich in stationärer Behandlung befindet (Bowen, 1985). Es fällt ihnen schwer, einen Mittelweg zwischen Verwöhnung und Strenge zu finden (Heilizer, 1998). Sie sind in ständigem Konflikt zwischen der Notwendigkeit, dem Kind alle mögliche Aufmerksamkeit zukommen zu lassen und der Gefahr von Überbehütung/Verwöhnung (Utens & Erdmann, 1992). Auf die Kindheit zurückblickend erleben sich Jugendliche verglichen mit ihren Geschwistern als stärker überbehütet und isoliert von Peers (Garson, 1997). Eltern enthalten Jugendlichen aus falschem Schutzbedürfnis oft wichtige eigens für sie zusammengestellte Informationen über angeborene Herzfehler vor (Aeschbach, 1997). Überbehütendes elterliches Verhalten erschwert die gesunde Entwicklung insofern, als es – insbesondere bei Jugendlichen – u.a. eine von zwei gegensätzlichen Extremreaktionen, nämlich *Rebellion* oder *Resignation*, hervorrufen kann (z.B. Bowen, 1985; Kunick, 1994; Aeschbach, 1997).

Es werden verschiedene Ursachen für überbehütendes Verhalten angeführt:
- Kompensation von Zurückweisung und Ärger (Garson, 1997);
- Leugnung von Angst (Linde, 1982);
- Versuch zur Verdrängung der negativen Gefühle des Trauerprozesses (Kunick, 1994); dies führt zu einem Teufelskreis von Schuld, Angst, Überprotektion, elterlichen Frustrationen, verstecktem Ärger und gesteigerter Besorgnis dem Kind gegenüber.

Einer älteren Studie zufolge (Maxwell & Gane, 1962; zit. nach Utens und Erdmann, 1992) haben 59% der Eltern teils vielfältige Probleme bei der Erziehung eines herzkranken Kindes. Diese betreffen die Bereiche Disziplin (50%), Verwöhnung (34%) und Nahrungsaufnahme (20%). Knapp zwei Drittel (64%) kontrollieren nachts, ob das Kind gut atmet, 10% sogar über mehrere Jahre hinweg. Bei 18% verschlechtert sich die Partnerbeziehung. Verhaltensprobleme, Feindseligkeit, Eifersucht finden sich bei 38% der Geschwister.

Auf die Gefahr der Vernachlässigung der Geschwister herzkranker Kinder wird häufiger verwiesen (z.B. Hilgenberg, 1996; Kunick, 1994); Auch wenn die Geschwister tendenziell weniger umsorgt werden (Garson, 1997; Linde, 1982; Resch, 1995), unterscheiden sie sich – anders als in der vorher zitierten älteren Studie – neueren Befunden zufolge in ihrer psychosozialen Anpassung aber offensichtlich nicht von Geschwistern gesunder Kinder (Garson, 1997).

Bei emotional nicht gesunden Eltern entwickelt sich aufgrund von dysfunktionalem Verhalten häufig ein Teufelskreis von gegenseitigem Rückzug, der zu Bindungsproblemen führt (Heilizer, 1998). Demgegenüber sind emotional gesunde Eltern in der Lage, nach einer Phase von Reintegration Freude an ihrem kranken Kind zu entwickeln und einen angemessenen Mittelweg zwischen den erzieherischen Extremen zu finden: Konsequenz und Flexibilität, Offenheit und Kontrolle, Schutz und Freiheit sowie Grenzsetzungen auf dem Hintergrund ihrer Liebe (Heilizer, 1998).

Garson (1997, S.2930f.) beschreibt typische elterliche Verhaltensweisen differenziert nach fünf Gruppen von Kindern:

(1) *Vor der Operation symptomatische Kinder:* Die Eltern dieser Gruppe verstehen die Notwendigkeit der Operation am besten und leben von der Hoffnung auf deren Erfolg. Den kindlichen Symptomen und der notwendigen Vorbereitung auf die Operation (z.B. bzgl. Gewichtszunahme) begegnen sie häufig mit Ärger. Die Kinder werden als krank behandelt.

(2) *Vor der Operation asymptomatische Kinder:* Diese Eltern haben oft eine negative Einstellung gegenüber der Operation und leben in der Hoffnung auf ein „Auswachsen" des Herzfehlers. Sie befürchten, dass durch die Operation aus ihrem gesund erscheinenden Kind ein krankes Kind wird. Im Vorfeld der Operation stellt sich häufig eine weitere Schwangerschaft ein.

(3) *Kinder mit inoperablem Herzfehler:* Diese Eltern ähneln am stärksten denen von Kindern mit anderen chronischen Erkrankungen. Es dominieren Gefühle von Ärger und Hoffnungslosigkeit bzgl. des behinderten Kindes. Der hier häufiger beobachtete komplette Rückzug vom Kind stellt eine vorgezogene Trauerreaktion dar.

(4) *Kinder mit nicht operationsbedürftigem Herzfehler:* Die Eltern haben Probleme, die harmlose Natur des Herzfehlers zu verstehen, auch wenn sie dazu angehalten werden, ihr Kind „ganz normal" zu behandeln. Gerade in dieser Gruppe findet sich häufig überbehütendes Verhalten, wodurch die Kinder das Gefühl bekommen, krank zu sein.

(5) *Kinder nach erfolgreicher Herzoperation.* Ein Teil der Eltern verändert ihr Verhalten nicht und behandelt das Kind weiterhin als krank. Andere Eltern ändern ihre Einstellung und ihr Verhalten in Richtung „Normalität", insbesondere, wenn sich beim Kind eine deutliche gesundheitliche Verbesserung ergibt. Diese Eltern durchlaufen postoperativ meist eine depressive Phase zum Betrauern des Verlustes ihres herzkranken Kindes, dessen Platz jetzt das operierte nahezu gesunde Kind einnimmt. Auch wenn es sich immer noch um dasselbe Kind handelt, haben sich doch die Rahmenbedingungen so geändert, dass derartige Trauerreaktionen auftreten.

Die Bewältigung der Situation wird insgesamt erschwert durch die Bedeutung des Herzens als Sitz von Liebe, Leben und Kraft (Heilizer, 1998) und durch den Symbolgehalt des Herzens allgemein, der nicht nur Eltern, sondern auch älteren Kindern gegenwärtig ist (Petermann et al., 1987). In diesem Zusammenhang erwähnenswert erscheint noch, dass der Verlust eines herzkranken Kindes besondere Reaktionen hervorruft, da das Herz als krankes Organ in besonderer Weise gesehen wird (Aeschbach, 1997). Dies erklärt auch die Beobachtung, dass sich solche Eltern in Trauergruppen „nicht mit Eltern von Kindern, die an anderen Krankheiten verstorben sind, mischen lassen" (Aeschbach, 1997, S.505).

Die *Geschwister* werden in den zusammenfassenden Darstellungen eher selten angesprochen, nicht zuletzt, da hierzu „praktisch keine Studien" vorliegen (Petermann et al., 1987). Seitens der gesunden Geschwister scheint es zu einem etwas höheren Anteil (ein Drittel) Neid und Ablehnung gegenüber dem stärker umsorgten herzkranken Kind zu geben, allerdings ohne dass Einbußen in der psychischen und kognitiven Entwicklung entstehen (Petermann et al., 1987).

2.3.1.5 Methodenkritische Betrachtung

Rosenthal und Castaneda (1992) kritisieren bzgl. Studien zum Körperwachstum uneinheitliche Definitionen für eine Wachstumsretardierung, zu kurze Follow-up Zeiträume, fehlende Berücksichtigung von Knochenalter und Elternmaßen. Utens und Erdmann (1992) merken kritisch an, dass selbst neuere Follow-up Studien meist methodische Schwächen haben, z.B. kleine und heterogene Samples sowie schlecht standardisierte Testinstrumente.

Ergebnisse von Entwicklungs- und Intelligenztests in den ersten Lebensjahren müssen mit besonderer Vorsicht interpretiert werden, da diese sehr stark durch die gerade bei herzkranken Kindern häufig eingeschränkten motorischen Fähigkeiten bestimmt sind (Kunick, 1994; Utens & Erdmann, 1992).

2.3.1.6 Fazit

Es gibt keine generellen negativen Effekte eines angeborenen Herzfehlers auf die intellektuelle Entwicklung (Utens & Erdmann, 1992). Aeschbach (1997) zufolge ist jedoch die allgemeine psychologische Situation herzkranker Kinder deutlich negativ beeinflusst. So erleben herzkranke Kinder in jedem Stadium eine Vielzahl von Problemen (Bowen, 1985; Heilizer, 1998). Zusätzliche Aufgaben sind die Auseinandersetzung mit Informationen über die Herzerkrankung sowie mit Behandlungsmaßnahmen und der Langzeitprognose einschließlich beruflicher und privater Perspektiven. Hinzukommt insbesondere für nicht erfolgreich operierte Heranwachsende die Verarbeitung der Trauer, da Abschied genommen werden muss von der angestrebten gesunden Person, die man aus unerklärlichen Gründen und ungerechterweise niemals werden wird (Heilizer, 1998). Daher ist die Bewältigung der jeweiligen Entwicklungsanforderungen schwieriger als für gesunde Kinder (Garson (1998). Auch für die Familie bringt das Leben mit einem herzkranken Kind vermehrte Belastungen mit sich (Resch, 1995). Eltern, Betroffene und Geschwister benötigen gezielte Unterstützung beim Meistern der zusätzlichen Herausforderungen (Aeschbach, 1997; Bowen, 1985).

Erfolgloses Coping der mit der Herzerkrankung verbundenen Krankenhauserfahrungen kann zu Regression, Depression, Feindseligkeit, Furcht und Rückzug führen (Bowen, 1985). Da es aber ein natürliches Meisterungsmotiv gibt, kann die erschwerte Situation auch die Entwicklung stimulieren (Bowen, 1985). So reifen einige Betroffene aufgrund ihrer Krankenhauserfahrungen seelisch-geistig früher als ihre gesunden Altersgenossen (Walter et al., 1992). Trotz aller Entwicklungserschwernisse meistern viele herzkranke Jugendliche, auch solche mit deutlichen körperlichen Einschränkungen, die Adoleszenz gut und integrieren diese Erschwernisse in nahezu normale Entwicklungsmuster (Heilizer, 1998). Protektiv wirkt weniger ein geringer Schweregrad oder gute ärztliche Behandlung, sondern eher emotionale Gesundheit der umgebenden Familie einschließlich der Geschwister (Heilizer, 1998). Die Mehrzahl der erfolgreich operierten Patienten, auch solche mit schwerem Herzfehler, ergab sich als sozial gut angepasst und erfolgreich (Kunick, 1994). Überwiegend fühlen sie sich körperlich gut, führen ein fast normales Leben, genießen es und sind zufrieden damit (Walter et al., 1992).

Hassberg und Döttling-Ulrich (1998) fassen die Auswirkungen eines Herzfehlers auf das gesamte Familiensystem folgendermaßen zusammen:

(1) Bei den *Betroffenen selbst* kann es bedingt durch Ablehnung oder Überbehütung seitens der Eltern zu einer gestörten psychomotorische Entwicklung, Gefühl von Ausgrenzung und Minderwertigkeit (z.B. bei Zyanose) und Angst vor Herztod kommen.
(2) Probleme der *Eltern* beziehen sich auf Schuldgefühle/Selbstvorwürfe, ständige Angst vor dem Verlust des Kindes sowie vor finanziellen und beruflichen Nachteilen durch viele Fehlzeiten.
(3) Bei den *Geschwistern* kann das ständige Gefühl der Zurücksetzung in Rückzug, Aggression, regressives Verhalten, Krankheiten oder Schulleistungsprobleme münden.

Die äußerst wichtige Rolle des familiären Umfeldes für die erfolgreiche Auseinandersetzung mit dem Herzfehler wird in fast allen Darstellungen hervorgehoben. Resch (1995, S.5) misst nicht nur dem familiären, sondern auch dem außerfamiliären sozialen Umfeld große Bedeutung bei: „Es ist also nicht allein der Herzfehler als solcher, der die psychische Entwicklung des Kindes beeinflusst, sondern die Art, wie die Familie, die Betreuer, die Lehrer, die Gleichaltrigen und die behandelnden Ärzte damit umgehen". Kunick (1994) zufolge sind Auffälligkeiten nicht so sehr mit kardialen Beschwerden als mit bleibender körperlicher Beeinträchtigung und vor allem ungünstigen Umweltbedingungen assoziiert.

Die Entwicklung herzkranker Kinder und Jugendlicher ist aufgrund der mit der Erkrankung verbundenen Probleme insgesamt erschwert. Dennoch weist die Mehrzahl der Betroffenen eine gute psychosoziale Adaptation und eine hohe gesundheitsbezogene Lebensqualität auf. Auch für die übrigen Familienmitglieder bedeutet die Herzerkrankung eine große Herausforderung, die jedoch überwiegend gemeistert wird, so dass sich die betroffenen Heranwachsenden in ihren Familien häufig besonders wohl fühlen.

2.3.2 Studien zur gesundheitsbezogenen Lebensqualität

2.3.2.1 Ausgewählte vor 1980 publizierte Studien

In Kapitel 2.1.5 wurde deutlich gemacht, dass gerade die Kinderkardiologie und Kinderherzchirurgie sehr große Fortschritte in den Behandlungsmöglichkeiten gemacht haben, so dass heutzutage 85% das Erwachsenenalter erreichen, während es 1960 nur ca. 40% waren (Kallfelz, 2000). Um also Konfundierungen der Ergebnisse mit älteren Behandlungstechniken zu vermeiden, erscheint es sinnvoll, die Literaturanalyse auf neuere Studien zu beschränken, Als Grenzwert wurde das Publikationsjahr 1980 festgelegt. In dem Jahrzehnt davor gab es drei wichtige Meilensteine: Operation in tiefer Hypothermie mit Kreislaufstillstand (1970), Fontan-Operation (1971), Switch-Operation bei TGA (1974); diese Methoden gehören auch heute noch zur Standardbehandlung, so dass die längerfristigen Erfolge dieser Techniken etwa ab den 80er Jahren zu beobachten sind.

Von den ca. 40 älteren Studien mit herzkranken Kindern seien hier nur jene kurz beschrieben, die sehr häufig zitiert werden (Nr. 5, 6, 9) bzw. in historischer Hinsicht oder für die eigene Thematik besonders wichtig erscheinen.

(1) Die älteste entdeckte Nachkriegsstudie stammt von *Campbell und Reynolds* (1949) aus dem *Londoner Guy's Hospital*. Sie umfasst eine schon für damalige Verhältnisse beeindruckend große Zahl von 200 Patienten mit angeborenem Herzfehler bis zu 35 Jahren (177 unter 15 Jahren), darunter überwiegend solche mit zyanotischen Herzfehlern. Es ergaben sich deutliche Wachstumsverzögerungen vor allem hinsichtlich des Gewichts, die bei den zyanotischen Patienten ausgeprägt waren. Die Kinder begannen vor allem bei zyanotischem Herzfehler leicht verspätet zu laufen, während der Beginn des Sprechens nahezu regelrecht erfolgte. Zu berücksichtigen ist, dass die Einschätzungen bzgl. Laufen und Sprechen durch die Eltern vorgenommen wurden, also möglicherweise durch Verzerrungen, z.B. in Richtung sozialer Erwünschtheit, gekennzeichnet sind.

(2) *Neuhaus* (1958) untersuchte im Rahmen seiner Dissertation aus New York insgesamt 185 Kinder auf ihre Persönlichkeitseigenschaften hin. Es handelte sich um
 – 34 Kinder mit angeborenem Herzfehler, der in irgendeiner Weise ihre normale Aktivität einschränkte (IQ M=111),
 – 34 Kinder mit Asthma (IQ M=112),
 – 24 Geschwister von herzkranken (ab hier: fehlende Angaben zum mittleren IQ),
 – 25 Geschwister von Asthma-Kindern,
 – 34 Kontrollkinder zu den Herzkranken, matched nach Alter, IQ, Sozialstatus, Religionszugehörigkeit, Geschwisteranzahl,
 – 34 Kontrollkinder zu Asthmakranken, matched wie oben.

Es wurden u.a. ein Neurotizismus-Fragebogen sowie eine Fabelmethode zur Erfassung von Abhängigkeit angewendet. Es fanden sich weder signifikante Unterschiede zwischen den beiden Gruppen kranker Kinder noch zwischen den kranken Kindern und ihren Geschwistern. Der Vergleich mit den Kontrollkindern ergab allerdings für beide Krankheitsgruppen höhere Neurotizismus- und Abhängigkeitswerte. Interessanterweise zeigten auch die Geschwisterkinder verglichen mit den Kontrollen Nachteile, und zwar bzgl. Neurotizismus und verstärkter Unsicherheit. Das Fehlen von Unterschieden zu den Geschwistern ist also hier durch das ebenfalls erhöhte Auffälligkeitsniveau bei den Geschwistern zu erklären und lässt *Zweifel an der Eignung von Geschwistern als Kontrollgruppe* aufkommen.

(3) Landman et al. (1960) untersuchten in *Finnland* anhand eines mehrfach-Follow-up (vor, 3 Monate und ein Jahr nach der Herzoperation) 84 Patienten mit angeborenem Herzfehler (3 bis 17 Jahre), darunter etwas mehr Mädchen ($n=57$), was mit der Mädchenwendigkeit bei der überwiegenden Diagnose (Ductus arteriosus, $n=63$) zusammenhängt (vgl. auch Kap. 2.1.3.2). Postoperativ verminderten sich sowohl mütterliche Überbehütungstendenzen (von 30 auf 17%) als auch kindliche Verhaltensauffälligkeiten (von 55 auf 11%); eine Kreuztabellierung zwischen diesen beiden Merkmalen findet sich leider nicht. Aus Sicht der Lehrer ergaben sich Verbesserungen bezüglich Konzentration (69%), Lerntempo (73%) und sozialer Integration (51%).

(4) *Green und Levitt* (1962) untersuchten in *Indianapolis/Indiana* das Körperbild anhand von Zeichnungen der eigenen und einer gleichaltrigen Person bei herzkranken Kindern ($N=25$, 8-16 Jahre, 12 Jungen, 13 Mädchen) verglichen mit verschiedenen gleich großen Kontrollgruppen, matched nach Alter und Geschlecht (Unausgelesene, geistig Retardierte, emotional Gestörte). Die herzkranken Kinder zeichneten sich selbst signifikant kleiner als die unausgelesenen Kontrollen (10.3 cm vs. 14.5 cm); ihre Peer-Zeichnungen waren *nicht* kleiner als die Selbstbilder, was jedoch bei den unausgelesenen Kontrollen der Fall war. Die Tatsache, dass die Herzkinder tatsächlich kleiner sind, spielte keine Rolle, denn einer anderen angeführten Untersuchung zufolge fanden sich keine Zusammehänge zwischen tatsächlicher und gezeichneter Größe. Die Autoren schließen auf ein eingeschränktes Körperbild der herzkranken Kinder, indem diese sich unscheinbar, hilflos, abhängig und unterstützungsbedürftig sehen. Interessanterweise lieferten die 18 körperlich beeinträchtigen Herzkinder signifikant größere Zeichnungen als die unbeeinträchtigten. Zur Erklärung wird lediglich auf das höhere Alter der Beeinträchtigten verwiesen (11.6 vs. 9.4 Jahre); denkbar ist aber auch, dass gerade diese Kinder ihr körperliches Handicap in der Zeichnung zu kompensieren versuchten.

(5) *Schlange* (1962) berichtet in einem Beiheft des Archivs für Kinderheilkunde über eine umfangreiche Untersuchung aus *Göttingen* an 85 herzkranken Kindern und Jugendlichen von 1 bis 16 Jahren. Neben Wachstumsretardierungen, die vor allem die Körperhöhe betrafen, fanden sich häufiger neurologische Auffälligkeiten (51%), Sprachentwicklungsstörungen (45%), niedrige Mann-Zeichen-Quotienten und niedrige

Entwicklungs- bzw. Intelligenzquotienten (34%). Diese Probleme traten durchgängig häufiger bei Patienten mit zyanotischen Herzfehlern auf. Im kognitiven Bereich beeinträchtigt waren bei den jüngeren Kindern vor allem Lernen und geistige Produktion, bei den älteren rechnerisches Denken und Figurenlegen beeinträchtigt. Im Welt-Test wiesen 55% der über 6-Jährigen „sogenannte Symptome der ungeordneten Welt auf, wie sie sonst vorwiegend bei Kleinkindern zu beobachten sind" (Schlange, 1962, S. 57). Diese Untersuchung wird auch in neueren Arbeiten und nicht nur von deutschen Autoren noch häufig zitiert und kann daher als klassisch gelten.

(6) Die Forschergruppe um *Linde, Rasof und Dunn* führte in den sechziger Jahren in *Los Angeles* eine stark beachtete Längsschnittstudie durch (bis 3 Jahre: halbjährliche, danach jährliche Follow-ups). Sie umfasste eine große Gruppe von 198 Kindern mit angeborenem Herzfehler bis zum Alter von vier Jahren, davon 98 mit Zyanose, sowie 121 Kontrollen, darunter 81 gesunde Geschwister. In mehreren Publikationen wird auf die Entwicklung von Verhalten, Emotionen und geistigen Funktionen sowie auf die Einstellung der Mütter eingegangen (Linde, Rasof, Dunn & Rabb, 1966; Linde, Rasof & Dunn, 1967; Rasof, Linde & Dunn, 1967; Linde, Rasof & Dunn, 1970; Kurzüberblick in Linde, Adams & Rozansky, 1971). Zyanotische Kinder hatten vor der operativen Korrektur einen niedrigeren IQ als azyanotische (96 vs. 104), was vor allem auf die Grobkoordination zurückging (Linde et al., 1967; Rasof et al., 1967). Postoperativ zeigten sich bei den zyanotischen Kindern ein deutlicher IQ-Anstieg sowie Verbesserungen bzgl. Aufmerksamkeit, allgemeiner emotionaler Anpassung, Bereitwilligkeit, Vertrauen zu sich selbst und anderen (Linde et al., 1970). Die Mütter wurden im Verlaufe der Jahre weniger ängstlich und überbehütend, auch wenn ihr Kind nicht operiert war (Linde et al., 1970). Eine schlechtere sozio-emotionale Anpassung des Kindes hing eher mit mütterlicher Ängstlichkeit und Überbehütung als mit der Schwere des Herzfehlers oder körperlichen Einschränkungen zusammen (Linde et al., 1966).

(7) *Offord, Cross, Andrews und Aponte* (1972) beschäftigten sich in *Texas* mit dem Vergleich des wahrgenommenen und tatsächlichen Schweregrads eines Herzfehlers und dessen Einfluss auf die Familie. Sie interviewten 20 herzkranke Kinder im Alter von 9 bis 17 Jahren. Eine Überschätzung des Schweregrades fand sich bei acht Kindern und sieben Müttern, davon viermal aus beiderlei Perspektive. Mütterliche Überschätzung hing zusammen mit niedrigem sozioökonomischen Status, spätem Diagnosezeitpunkt und Überbehütung. Ein größerer Einfluss des Herzfehlers auf die Familie wurde bei beiden Personengruppen häufiger festgestellt, wenn eine Herzoperation erfolgt war und die Mutter den Schweregrad überschätzte (aus Sicht der Mütter zusätzlich: wenn das Kind stärkere kardiale Symptome hatte). Offensichtlich besteht eine Wechselbeziehung zwischen dem familiären Stress und mütterlicher Überschätzung, so dass auch die betroffenen Kinder unabhängig von ihrer eigenen Schweregradeinschätzung ein erhöhtes Stressniveau wahrnehmen.

(8) *Caylor, Lynn und Stein* (1973) beschäftigten sich in *Sacramento* mit der Bedeutung fälschlicher kardialer Diagnosen für die Intelligenzentwicklung. Die Ergebnisse basieren auf 31 Kindern im Alter von 7 bis 11 Jahren, bei denen zu Unrecht ein Herzfehler diagnostiziert worden war („cardiac nondisease"), von denen 9 Kinder, darunter 7 Jungen ärztlicherseits sogar Sporteinschränkungen bekommen hatten sowie 31 gesunden Kontrollen. Interessanterweise ergaben sich für die Kinder mit *und* ohne verordnete Aktivitätsminderung signifikant niedrigere Intelligenzquotienten als für die Kontrollgruppe (M=97 und 111 vs. 114). Zu berücksichtigen ist, dass sich gerade bei Jungen das Selbstwertgefühl stark aus der sportlichen Kompetenz speist (Hilgenberg, 1996; Heilizer, 1998; Salzer-Muhar et al., 2002), was vielleicht auch die Testleistungen der unter den sportlich eingeschränkten Kindern dominierenden Jungen beeinträchtigt haben könnte. Die Ergebnisse deuten insgesamt darauf hin, dass etwaige Intelligenzminderungen weniger mit dem Vorliegen eines Herzfehlers, sondern eher mit der Etikettierung als „herzkrank" zusammenhängen, und zwar auch *ohne verordnete* Sporteinschränkungen. In einer neueren Untersuchung mit einer Vergleichsgruppe, die einen so genannten „innocent murmur", d.h. ein harmloses Herzgeräusch hatte, konnte dieser Befund zwar nicht für die allgemeine Intelligenz, wohl aber (bei genauer eigener Re-Analyse, vgl. Kap. 6.2.4.1) für Verhaltensauffälligkeiten repliziert werden (Kramer, Awiszus, Sterzel, van Halteren, & Claßen, 1989; vgl. Anhang 1, Studie Nr. 24). Andererseits unterstützt die Studie von Casey, Sykes, Craig, Power und Mullholland (1996, Anhang 1, Studie Nr. 40) das Ergebnis von Caylor et al. (1973) bzgl. Verhaltensauffälligkeiten *nicht*. Aufgrund der eher unklaren Befundlage müssen Studien mit Kontrollgruppen, die aus Kindern mit „innocent murmur" bestehen, besonders kritisch betrachtet werden.

(9) *Haka-Ikse, Blackwood und Steward* (1978) verglichen in *Toronto* die Entwicklung von 17 herzkranken Kindern bis zwei Jahre, die mit der damals neuen Technik der tiefen Hypothermie (15°) mit Kreislaufstillstand in Toronto operiert worden waren, mit der von 7 gesunden Geschwistern. Sie fanden bei 53% der Herzkranken eine Entwicklungsverzögerung in der Grobkoordination, signifikant niedrigere Entwicklungsquotienten (M=103 vs. 93), vor allem bei zyanotischen Herzfehlern, aber auch bei niedrigerem sozio-ökonomischem Status. Da die Ergebnisse zur mentalen Entwicklung insgesamt noch im unteren Normbereich lagen und nicht mit der Dauer des Kreislaufstillstandes zusammenhingen, schließen die Autoren, dass bei Anwendung dieser neuen Methode „keine Retardierung der psychomotorischen Entwicklung zu befürchten ist" (Haka-Ikse et al., 1978, S. 69). Einschränkend muss allerdings die kurze Follow-up-Dauer berücksichtigt werden.

(10) Die Studie von *Myers-Vando, Steward, Folkins und Hines (1979)* aus *Sacramento* basiert zwar nur auf 12 Kindern mit angeborenen Herzfehlern und 12 Kontrollen (matched nach Alter, Geschlecht und sozioökonomischem Status) im Alter von 8 bis 16 Jahren, jedoch ist sie aufgrund der Einbeziehung von Krankheitskonzepten

erwähnenswert. Erfasst wurden nämlich nicht nur das kognitive Niveau (anhand von Konservierungsaufgaben mit Knet und Wasser nach Piaget), sondern auch Vorstellungen von Krankheitsverursachung und -anfälligkeit. Die Herzkinder erreichten signifikant häufiger nicht das altersgemäße Konservierungsniveau (67% vs. 17%). Dennoch ergaben sich bzgl. des Verständnisses von Krankheits*verursachung keine Unterschiede* zu den Kontrollen, was mit einer vergleichsweise fortgeschritteneren Entwicklung durch größere affektive Salienz in diesem Bereich erklärt wird. Demgegenüber betrachteten sich Herzkinder als *ähnlich krankheitsanfällig* wie andere Kinder, worin vielleicht ein Bedürfnis nach Gesundheit zum Ausdruck kommt, während die *Kontrollen* sich selbst für *unverwundbarer* hielten. Diese relativ gesehen *höhere Verwundbarkeit* der Herzkinder fand sich vor allem bei weniger schweren Diagnosen mit eher unklarer Prognose, z.B. hinsichtlich Spontanheilung. Hieraus schließen die Autoren, dass die *Unsicherheit bzgl. des Verlaufs* für den Aspekt der *Krankheitsanfälligkeit entscheidender* als der *Schweregrad* selbst ist.

2.3.2.2 Vorgehen bei der Literaturanalyse ab 1980 und tabellarischer Überblick

Kamphuis, Verloove-Vanhorick, Vliegen und Ottenkamp (2002) setzten sich kritisch mit Studien zur gesundheitsbezogenen Lebensqualität (LQ) bei angeborenem Herzfehler auseinander. Basis stellten insgesamt 76 Publikationen von 1966 bis 2001 dar, von denen 53 den LQ-Begriff bereits im Titel oder in der Zusammenfassung trugen. Bei 27 Texten fand sich keine Definition hierzu. Wenn LQ definiert wurde, so umfasste sie sehr unterschiedliche Konstrukte, häufig allerdings auf medizinische Aspekte beschränkt. Eher selten konzentrierte sich die Forschung auf den Aspekt der *Beschreibung* aus Sicht der Betroffenen (20 Studien), häufiger erfolgte eine Vermischung mit *Bewertungen*. Die Autoren empfehlen daher, Studien, die den Eindruck erwecken, die gesundheitsbezogene Lebensqualität zu untersuchen, mit besonderer Vorsicht zu betrachten.

Bei der folgenden Analyse herausgelassen wurden Arbeiten über

- Erwachsene mit angeborenem Herzfehler; aufgrund der Fortschritte der Kinderherzchirurgie und Kinderkardiologie handelt es sich um eine neue und immer größer werdende Patientengruppe (1999: ca. 100.000, 2000 ca. 120.000; BVHK, 2001), deren Prognose sich laufend verbessert. Diese Gruppe fällt aus der Altersspanne unseres Projektes heraus.
- Syndrome, weil dann aufgrund zusätzlicher Schädigungen häufig gravierende Entwicklungsprobleme bestehen (z.B. geistige Behinderung bei Down-Syndrom).

Basis der folgenden systematischen Analyse sind *112 Publikationen ab 1980 über 78 Studien* zur gesundheitsbezogenen Lebensqualität (LQ) herzkranker Kinder, verstanden im Sinne von Bullinger und Ravens-Sieberer (1995a). Es sei daran erinnert, dass dort von LQ als einem multidimensionalen Konstrukt ausgegangen wird, „das körperliche, emotionale, mentale, soziale und verhaltensbezogene Komponenten des Wohlbefindens und der Funktionsfähigkeit aus Sicht der Patienten oder von Beobachtern beinhaltet" (S. 106). Da nur in fünf Studien explizit Bezug auf den LQ-Begriff genommen wird, sind auch Arbeiten einbezogen, die sich auf bestimmte Aspekte der Definition beschränken (z.B. Funktionsfähigkeit). Als Zusatzaspekt wurde noch der familiäre Bereich ausgewertet, da die Auseinandersetzung mit der Krankheit innerhalb der Familie wesentlich zur Lebensqualität des Kindes beiträgt.

Der Zugang geschah über
- zusammenfassende Darstellungen (vgl. Kap. 2.3.1)
- Auswertung von Literaturlisten einschlägiger Publikationen
- Kongressveranstaltungen (16 Studien sind ausschließlich aus den Meetings der „Working Group on Psychosocial Problems on Congenital Heart Disease" bekannt)[1]
- Internet-Literaturrecherchen (PubMed, Silverplatter; insgesamt „magerste" Ausbeute).

Im *ersten* Schritt wurden anhand einer Tabelle die methodischen Merkmale der Studien (Stichprobe, Untersuchungsmethoden) aufgelistet und alle wichtig erscheinenden Befunde für Herzkinder nach folgendem Raster klassifiziert (Anhang 1):

(1) ↓ Generelle Nachteile;
(2) Nachteile in Teilgruppe(n)

↓↓Tg   Nachteile gegenüber Norm oder Kontrollgruppe in Gesamtgruppe *und* Teilgruppe(n), d.h. *vor allem* in Teilgruppe(n);

↓Tg   Nachteile gegenüber Norm oder Kontrollgruppe *nicht* in Gesamtgruppe, sondern *nur* in Teilgruppe(n);

↓inTg Nachteile *innerhalb* der Stichprobe, unabhängig von Vergleich zu Norm oder Kontrollgruppe, über den bei dieser Konstellation nichts gesagt wird;

(3) = ↑   Keine generellen Nachteile bzw. sogar Vorteile.

Wichtig erscheinende Trends ohne Signifikanzprüfung oder -angabe (z.B. augenfällig hohe oder niedrige Störungsraten) wurden auch in die Tabelle aufgenommen und sind durch eckige Klammer gekennzeichnet. Anhang 1 enthält das Ergebnis dieser Analyse, chronologisch geordnet von 1980 an. Bei den Ergebnisarten 1 und 3 wurde jeweils vermerkt, wenn sie trotz oder nach differenzieller Analysen zur Bedeutung bestimmter Einflussmerkmale (z.B. Schweregrad des Herzfehlers, Alter, Geschlecht) zustande kamen (Kürzel tdiffA, ndiffA), da sie dann besonders aussagekräftig sind.

Hinsichtlich *geographischer Herkunft* verteilen sich die Studien folgendermaßen:
- 15-mal Deutschland (19%);
- 33-mal übriges Europa (43%; alphabetisch): Belgien (1), Bulgarien (1), England (5),
- Frankreich (1), Irland (1), Italien, (2), Niederlande (8), Norwegen (1), Österreich (6), Portugal (1), Schweiz (2), Schweden (4);

---

[1] Wenn Informationen aus eigenen Vortragsmitschriften angeführt werden, findet sich auch der Vortrag selbst im Literaturverzeichnis. Damit man die Aktualität der Ergebnisse besser einschätzen kann, gilt dies auch für Artikel zum Meeting in Goslar (1991) und Bern (1993), die alle erst 1996 publiziert wurden.

- 23-mal Nordamerika (30%; USA: 18, Kanada: 6);
- 6-mal Sonstige (8%; Brasilien, Australien, Neuseeland, Japan, China, Singapur).

Knapp zwei Drittel der Untersuchungen stammt aus Europa, wobei Deutschland, gefolgt von den Niederlanden, mit Abstand am häufigsten vertreten ist. Es gibt offensichtlich keine internationale Untersuchung.

Die jeweils *erste* Publikation der Studien erfolgte genau zur Hälfte *bis 1992* und *ab 1993*. Zahlenmäßige Schwerpunkte stellen im älteren Zeitraum die Jahre 1980 (5) und 1991 (8) dar; danach sind es die Jahre 1993 (7), 1994 (5), 1998 (6) und 2000 (7).

Die *Stichprobengröße* bzgl. der Herzkranken variiert stark. Die kleinste Studie basiert auf 12, die größte auf 445 Probanden. Der Mittelwert von 73 Kindern ($SD=79$) stellt hier aufgrund einer Schiefe in Richtung häufigerer kleinerer Stichproben kein geeignetes Maß für die zentrale Tendenz dar. Aussagekräftiger erscheint hier der Medianwert von 41. Unter Berücksichtigung des doppelten Standardfehlers (2 x 9.0) werden Samples unter 23 als klein (8 Studien) und über 59 als groß (27 Studien) betrachtet. Gut die Hälfte der Stichproben (43) liegt mit einer Größe von 23 bis 59 im mittleren Bereich.

Insgesamt basieren die 78 Studien auf *8371 Probanden, das sind 5725 Kinder und Jugendliche mit angeborenem Herzfehler sowie 2646 Kontrollprobanden*, darunter auch 368 Heranwachsende mit unerheblicher Herz-Kreislauf-Problematik.

Zur *Art der einbezogenen Herzfehler* werden bei knapp zwei Drittel der Studien (48, 62%) keine Angaben gemacht, was nicht unbedingt bedeutet, dass alle Diagnosen einbezogen wurden. Eine Eingrenzung auf einen bestimmten Schweregrad findet sich bei neun Studien (sechsmal schwerere, dreimal leichtere Herzfehler). Der mit Abstand am häufigsten im Zentrum stehende Herzfehler ist die TGA (16-mal), gefolgt von VSD (8-mal). In acht Studien wird die Lebensqualität bei verschiedenen Herzfehlern verglichen, wobei hier bis auf eine Ausnahme immer VSD eingeschlossen sind, zusätzlich TGA und / oder ToF, seltener auch Coa, ASD und PDA, also alles Herzfehler, die zu den acht häufigsten gehören (vgl. Kap. 2.1.3). Kinder mit Verengungen der Pulmonal- oder Aortenklappe (PSt, AoSt) wurden nicht gesondert untersucht, obwohl diese Diagnosen etwa genauso häufig vorkommen wie die beiden zyanotischen Herzfehler ToF und TGA.

Das *Alter* der einbezogenen Probanden variiert innerhalb und zwischen den Untersuchungen sehr stark. Die Vergleichbarkeit wird dadurch erschwert, dass in den meisten Fällen nur Minimum und Maximum oder Mittelwerte angegeben sind. Der breiteste untersuchte Altersbereich liegt bei 6 Monaten bis 21 Jahren (Shida et al., 1981, Japan), der engste bei wenigen Monaten ($M=3.4$, $SD=2.3$ Monate, Goldberg, Morris, Simmons, Fowler & Levison, 1990); die letztgenannte Studie betrifft zugleich die jüngsten Herzkranken; hier wurden allerdings nicht die Kinder selbst, sondern beide Eltern bzgl. ihres Stresserlebens untersucht.

Die einbezogenen *Altersbereiche* ergeben sich aus Tabelle 2-5. Den eindeutigen Schwerpunkt stellt mit insgesamt 33 Studien das Schulalter dar, wobei achtmal ausschließlich Jugendliche untersucht wurden. Bis auf die Untersuchungen an jüngeren Kindern decken alle zumindest teilweise die Altersgruppen unseres Modellprojekts ab (insgesamt: 4 bis 14 Jahre).

Tabelle 2-5: Verteilung der 78 analysierten Studien mit herzkranken Probanden auf die verschiedenen Altersbereiche (4-mal: keine Angabe)

Alter	in	Jahren			
0	1-2	4-6	7-11	12-17	ab 18
6					
6	6				
	1	1			
		7			
		13	13		
			6		
				8	
			19	19	
				7	
1	1	1	1	1	1

Angaben zur *Geschlechterverteilung* finden sich nur für knapp die Hälfte der Studien (38 von 78). Meist überwiegen die Jungen (25-mal, bis zu 83% Anteil), nur selten die Mädchen (4-mal, eine reine Mädchenstudie: Gantt, 1992). Nur bei neun Studien ist die Geschlechterverteilung ungefähr gleichmäßig (Jungenanteil 46-54%; alphabetisch aufgelistet)

(1) Birkeland und Rydberg (2000), Birkeland, Rydberg und Hägglöff (2000): 48%
(2) Dhont, De Wit, Verhaaren und Matthys (1991, 1996): 48%
(3) Favarato und Romano (1994): 48%
(4) Gardner, Freeman, Black und Angelini (1996): 50%
(5) Kellermann, Zeltzer, Ellenberg, Dash und Rigler (1980),
    Zeltzer, Kellermann, Ellenberg, Dash und Rigler (1980): 50%
(6) Milusheva, Todovora und Evtimova-Sotirova (2000): 50%
(7) Nießen (1999): 52%
(8) Stieh, Kramer, Krogmann, und Rammos (1993),
    Stieh, Kramer, Harding und Fischer (1999): 50%
(9) Youssef (1988): 52%

Eine *Kontrollgruppe* wurde in 34 Studien einbezogen (4-mal: mehrere), und zwar
- gesunde Kinder (11-mal);
- unausgelesene Kinder (5-mal); hier ist zu berücksichtigen, dass ein teils erheblicher Anteil ebenfalls unter Erkrankungen leidet (z.B. 30% bei Kellermann et al., 1980);
- Kinder mit unerheblicher Herz-Kreislauf-Symptomatik (10-mal, z.B. nicht operationsbedürftige Herzfehler, „innocent murmur", d.h. Artefakte beim Abhören);
- Geschwister (4-mal) hier sei an die Problematik dieser Kontrollgruppe erinnert, wie sie sich z.B. bei Neuhaus (1958) ergab;
- Kinder mit anderen körperlichen oder seelischen Erkrankungen (7-mal), z.B. Lippen-Kiefer-Gaumen-Spalte *oder* Hörstörung (*eine* Studie, Anhang 1, Nr. 14), Cystische Fibrose, Nierenerkrankung, Knochenmarkstransplantation, Asthma.

Der Begriff *Follow-up-Studie* wird teilweise für eine *einmalige* Untersuchung einige Jahre nach erfolgter Herzoperation verwendet (z.B. Meijboom et al., 1992). Elf Studien beinhalten ein *echtes Mehrfach-Follow-up* (Bellinger et al., 1995; Blackwood, Haka-Ikse & Steward, 1986; Gardner, 1996; Gardner et al., 1996; Goldberg, Simmons, Newman, Campbell & Fowler, 1991; Heller, Rafman, Zvagulis & Pless, 1985; Hövels-Gürich et al. 2001a; 2002a,b; Hövels-Gürich, 2001b[2]; Meyendorf et al., 1980; Settergren et al., 1982; Stucki, Stocker, Rüfenacht, Weber & Schüpbach, 1991, Stucki-Wüthrich, Stocker, Rüfenacht, Weber & Schüpbach, 1996; Utens et al., 2000, 2002; Wray & Sensky, 1998). *Engmaschige Längsschnittstudien* gibt es – anders als im Zeitraum vor 1980 (vgl. Nr. 6 in Punkt 2.3.2.1) – gar nicht.

Aufgrund ihrer Detailliertheit hervorzuheben ist die so genannte *Aachener Switch-Studie* von Hövels-Gürich und ihrem Team (8 Publikationen, 15 Befunde; Anhang 1, Nr. 57). Hier wurden 77 TGA-Kinder nach arterieller Switch-Operation mit drei, fünf und zehn Jahren sowie eine Kontrollgruppe Gesunder medizinisch und psychologisch umfassend untersucht und sehr differenzierte Datenanalysen durchgeführt. Wegen der Begrenzung auf eine Diagnose und auf die neueste Operationstechnik handelt es sich um ein relativ homogenes Sample.

Im *zweiten* Analyseschritt erfolgte eine Zuordnung der Befunde zu inhaltlichen Unterbereichen der LQ-Komponenten (Anhang 2). Für übergreifende Verhaltensmerkmale wurde die Zusatzkomponente „sozio-emotional" gebildet. Befunde zum familiären Bereich wurden einem Extrabereich zugeordnet. Um die Aussagekraft der Befunde besser beurteilen zu können, nahm ich auch die wichtigsten methodischen Parameter (n, Alter, Kontrollgruppe, Geschlechtsverteilung) in diese Tabelle auf. Aus der Länge der jeweiligen Ergebnisspalten ergibt sich ein grober Überblick zu vorhandenen bzw. fehlenden Nachteilen bei Herzkindern.

Der *dritte* Schritt bestand in einer Auszählung der verschiedenen Ergebnisarten zu den einzelnen Bereichen (Tabelle 2-6) als die Basis für die folgende Beschreibung.

---

[2] Obwohl hier in einem Fall keine Ko-Autoren vorhanden sind, wurden die beiden Publikationen durch a und b gekennzeichnet, weil sie sonst in Anhang 1 und 2 nicht unterscheidbar sind.

Tabelle 2-6: Quantitativer Ergebnisüberblick zu Studien mit herzkranken Kindern und Jugendlichen (Basis: Anhang 1 und 2)
Erste Spalte: signifikante Befunde (in Klammern: davon nach oder trotz differenzieller Analyse); zweite Spalte *(kursiv)*: nicht auf Signifikanz geprüfte Befunde

LQ-Komponente		Generell	Nachteile bei Herzkindern[1] Vor allem	Eher	Nur	Keine Nachteile	Summe	Gesamt
Körperlich	Neurologie	1 2	0 1	0 0	0 1	2 0	5 2	7
	Beschwerden	3(1) 0	0 0	2 0	0 0	0 0	5(1) 0	5
	Sport	0 3	0 1	0 0	0 0	0 2	0 6	6
	Grobkoordination	1(1) 2	6 0	1 0	0 2	1(1) 3	11(1) 5	16
	Feinkoordination	4(2) 0	1 0	1 0	0 1	3(1) 0	10(3) 0	10
Summe Körperlich		**9(4)** *7*	**8** *1*	**4** *0*	**0** *4*	**6(2)** *5*	**31(6)** *13*	**44**
Mental:	Gesamt-IQ	4(2) 0	3 0	4 2	8 1	14(7) 1	33(9) 4	37
	Handlungs-IQ	2(1) 0	0 0	1 0	2 0	0 0	5(1) 0	5
	Sprache	2(2) 1	4 0	2 0	3 0	1 1	12(2) 2	14
	Abstraktionsfähigkeit	1(1) 0	2 0	0 0	2 0	1(1) 0	6(2) 0	6
	Weitere Funktionen	5(3) 1	1 1	0 0	1 2	0 0	7 4	11
	Lernen i.w.S.	7(2) 0	2 0	1 0	0 1	4(1) 0	14(3) 1	15
	Schule	2 4	0 0	5 2	0 2	1 3	8 11	19
Summe Mental		**23(11)** *6*	**12** *1*	**13** *4*	**16** *6*	**21(9)** *5*	**85(20)** *22*	**107**
Emotional	Selbstwertgefühl	2(1) 2	3 0	0 0	4 0	6(6) 1	15 3	18
	Angst	1 1	0 0	1 0	3 0	4(3) 0	9 1	10
	Sonstiges	5(1) 2	2 0	4 1	4 0	7(2) 0	22(3) 3	25
Summe Emotional		**7(2)** *5*	**5** *0*	**5** *1*	**11** *0*	**17(11)** *1*	**46(13)** *7*	**53**
Sozial		3(2) 2	3 0	3 0	1 0	3(1) 2	13(3) 4	17
Sozio-emotional		6(3) 1	7 0	6 0	1 0	8(2) 2	27(5) 3	31
LQ insgesamt		0 1	0 0	0 0	0 1	2(1) 0	2(1) 2	4
Summe		**9(5)** *4*	**10** *0*	**9** *0*	**2** *1*	**13(4)** *4*	**42(9)** *9*	**52**
Zusatzaspekt Familie		**9(6)** *6*	**4** *1*	**2** *0*	**0** *2*	**10(1)** *0*	**25(7)** *9*	**34**
Gesamtsumme		**58(28)** *28*	**39** *3*	**33** *5*	**33** *9*	**67(27)** *15*	**229(55)** *60*	**290**

[1] „vor allem": Nachteile für Gesamt- **und** Teilstichprobe, verglichen mit Normen oder Kontrollgruppe (Klassifizierung in Anhang 1: ↓↓Tg)
„eher": Nachteile für Teilstichprobe **innerhalb** der Gesamtstichprobe, unabhängig von Normen oder Kontrollgruppe (Klassifizierung in Anhang 1: ↓inTg)
„nur": Nachteile **nur** für Teilstichprobe, verglichen mit Normen oder Kontrollgruppe (Klassifizierung in Anhang 1: ↓Tg)

Aus den 78 Studien wurden insgesamt 290 Befunde extrahiert, von denen knapp vier Fünftel (230: 79%) auf statistische Signifikanz geprüft sind, davon 55 (24%) anhand eingehender differenzieller Analysen. Die übrigen Befunde wurden aufgrund augenfälliger Besonderheiten (z.B. hohe oder niedrige Auffälligkeitsanteile ohne statistische Überprüfung) zusätzlich mit aufgenommen.

Abbildung 2-11 enthält einen Überblick zu den 230 signifikanten Befunden. Bzgl. der vier genuinen Lebensqualitätskomponenten nach Bullinger und Ravens-Sieberer (1995a), d.h. ohne den familiären Bereich, finden sich etwa doppelt so viele Befunde zum *mentalen Bereich* wie zu den übrigen Bereichen (80 vs. ca. 40); gerade hier ist also ein besonders starkes Forschungsaufkommen zu verzeichnen.

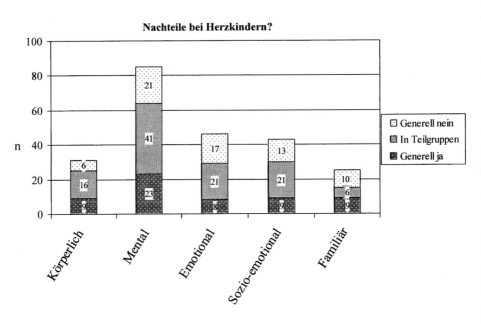

Abbildung 2-11: Signifikante Befunde (*N*=230) für herzkranke Heranwachsende in den Komponenten der gesundheitsbezogenen Lebensqualität und im familiären Bereich

Bei allen *vier Lebensqualitätskomponenten* kommen *auf Teilgruppen bezogene Nachteile* am häufigsten vor (körperlich: 52%, mental: 48%, emotional. 44%, sozio-emotional: 49%). Die generell für oder gegen Nachteile sprechenden Ergebnisse sind bis auf eine Ausnahme etwa gleichmäßig verteilt; im emotionalen Bereich überwiegen die positiven Befunde (17 vs. 8). Im *familiären Bereich* finden sich relativ wenige signifikante Befunde (25), die einigermaßen gleichmäßig verteilt sind.

2.3.2.3 Körperliche Komponente

Zu diesem Bereich liegen insgesamt 44 Befunde vor, darunter 13 ohne Signifikanzangabe. Sie verteilen sich einigermaßen gleichmäßig auf die drei Hauptantwortkategorien (16 / 17 / 11; Tabelle 2-6).

Neurologische Auffälligkeiten werden häufiger als Moderatorvariable für die motorische und mentale Entwicklung herangezogen und seltener als Einzelbefund erwähnt (nur 7-mal). In drei Studien fanden sich in dieser Hinsicht Nachteile bei Kindern mit angeborenem Herzfehler (DeMaso, Beardslee, Silbert, & Flyer 1990; Stucki et al., 1991; Veelken, Grävinghoff, Keck & Freitag 1992). Neurologisch unauffällig waren die Herzkinder in zwei anderen Untersuchungen (Meyendorf et al., 1980; Settergren et al., 1982). Bei den von Gonzales-Pardo, Miles, Taylor und Mattioli (1981) schwer herzkranken Kleinkindern traten neurologische Auffälligkeiten vor allem bei einer niedrigen Sauerstoffsättigung im Blut, d.h. einer schwereren Zyanose auf.

Während die bisherigen Ergebnisse auf älteren Studien basieren und bis auf eine Ausnahme (DeMaso et al., 1990) weder Kontrollgruppen noch größere Stichproben einbezogen, bezieht sich der folgende letzte Befund auf neuere Daten mit Kontrollgruppe und großer Stichprobe. Oates, Simpson, Cartmill und Turnbull (1995b) untersuchten als einen wichtigen Parameter der neurologischen Funktionsfähigkeit die Reaktionszeit auf visuelle und akustische Reize. Sie fanden deutlich verlängerte Zeiten in der mit Kreislaufstillstand operierten Gruppe. Zu berücksichtigen ist allerdings, dass diese Kinder schwerere Herzfehler (VSD, ToF, TGA) hatten als die ohne Kreislaufstillstand operierten Kinder (ASD), die Ergebnisse spiegeln also nicht allein die Folgen der Operationstechnik widerspiegeln.

Bzgl. *körperlicher Beschwerden* im weitesten Sinne spricht – in Abweichung von allen anderen Bereichen – *keines der fünf Ergebnisse gegen Nachteile* bei Herzkindern. In drei dieser Studien ergibt sich ein eindeutig höheres Beschwerdeausmaß bei herzkranken Heranwachsenden im Vergleich zu Kindern mit „innocent murmur" (Kramer, Awiszus, Sterzel, van Halteren & Claßen, 1992) oder Gesunden (Casey, Craig & Mullholland, 1994; Krol et al. 2002). Krol et al. (2002) zufolge nahmen die *Eltern* vermehrt Schmerzen und Symptome bei den Kindern wahr, während dies nicht für die *Betroffenen* selbst galt. Auch die Untersuchung von Hesz und Clark (1988) stützt sich auf Elternurteile bzgl. Schulkindern, und zwar im Rahmen der Child Behavior Checklist: Die Skala „Somatische Beschwerden" ergab höhere Werte *eher* bei einem schweren als bei einem leichten Herzfehler (TGA vs. VSD). Die Follow-up Studie von Goldberg et al. (1991) zur Bindungssicherheit im zweiten Lebensjahr erbrachte in diesem Zusammenhang den folgenden wichtigen Befund: Seit der Diagnosestellung direkt nach der Geburt hat sich die gesundheitliche Situation trotz Behandlung des Herzfehlers bei *unsicher gebundenen Kindern* signifikant seltener verbessert als bei sicher gebundenen Kindern (25% vs. 75%).

Bzgl. *Sport* liegen sechs Befunde vor, die allerdings alle aus Mangel an Vergleichsdaten nicht auf Signifikanz geprüft werden konnten. Bei einer Befragung in Rom attestierten 87% Eltern ihren herzkranken Kindern verglichen mit Geschwistern und Peers normale körperliche Aktivitäten (Biondi, De Ranieri, Calzolari, Turchetta & Marceletti, 1996). Dies wird von den Autoren allerdings als eine Form von Verleugnung interpretiert, indem die Eltern eine „neue Normalität" kreieren, um die schmerzliche Wahrheit zu verdrängen und einen Selbstschutz gegenüber den unvermeidlichen Ängsten aufzubauen. Für die vermutete Überschätzung könnte zusätzlich die Tatsache eine Rolle gespielt haben, dass die Stichprobe zu über zwei Dritteln aus Jungen bestand, für die Sportlichkeit als besonders wichtig angesehen wird. Die Autoren verweisen auf ihre Erfahrungen mit einem motorischen Förderprogramm, welches den Eltern die Möglichkeit gibt, durch Beobachtung ihrer Kinder zu einer realistischeren Einschätzung zu kommen (siehe auch Calzolari et al., 1990, vgl. hier Kap. 2.4.6.1).

Was die teilweise oder gänzliche *Befreiung vom Schulsport* angeht, so divergieren die Angaben – vielleicht nicht zuletzt aufgrund kultureller Unterschiede – sehr stark, und zwar zwischen 0% (Shida et al., 1981) in Japan und 48% (Kahlert, 1985) in Deutschland. Osthaus (1994) zufolge sahen knapp die Hälfte der befragten Schulkinder negative Auswirkungen ihres Herzfehlers auf sportliche Betätigung, während die Bereiche Schule und Freundeskreis als weniger beeinträchtigt erlebt wurden. In einer größeren Elternbefragung von Drago et al. (1991) betrieben zwar nur 22% der Kinder *Freizeitsport*, allerdings hielten 27% der Eltern das Ausmaß sportlicher Betätigung für „zu viel", was auf eine Fehleinschätzung bzgl. der Bedeutung von Bewegung gerade bei chronischen Erkrankungen hindeutet. Ein signifikant geringeres *Ausmaß körperlicher Aktivitäten* gaben ca. 400 operierte Herzpatienten verglichen mit einer Kontrollgruppe an (Hallberg, Rydberg & Sunnegardh, 2000). Dies bezog sich insgesamt auf Schwimmen und Abfahrtsschilauf, bei den Mädchen zusätzlich auf Radfahren und Skaten. Das Interesse gegenüber Sport allgemein, bei den Mädchen auch gegenüber dem Sportunterricht insbesondere, war deutlich vermindert. Dies lässt sich nicht auf geschlechtstypische Vorlieben zurückführen, da mit *gleichgeschlechtlichen* Kontrollen verglichen wurde.

Hinsichtlich der <u>*grobmotorischen Koordination*</u> (16 Befunde) dominieren bei Teilgruppen festgestellte Nachteile (9-mal, genauer siehe nächster Absatz), alle als signifikant ausgewiesen und überwiegend neueren Datums, vor fehlenden Nachteilen (4-mal: Hövels-Gürich et al., 1999; Meijer-van den Bergh, Hulstijn-Dirkmaat, Daniëls & Maassen, 2000; Shida et al., 1981; Veelken et al., 1992) und generellen Nachteilen (3-mal: Brattström & Ellborn-Ek, 2000; Dalery et al., 1986; Krol et al., 2002). Einschränkend ist festzustellen, dass ca. die Hälfte der „einseitigen" (d.h. generell für oder gegen Nachteile sprechenden) Befunde sich nicht auf statistische Signifikanz prüfen ließen, indem sie z.B. lediglich eine globale Elterneinschätzung darstellen, wie z.B. bei Meijer-van den Bergh et al. (2000). Die Problematik elterlicher Einschätzungen gerade bei Kindern mit Entwicklungsrisiken wurde schon bzgl. körperlicher Aktivität angesprochen. Es kommen zwar vor allem Überschätzungen (Willinger, 2002) aber auch Unterschätzungen von kindlichen Fähigkeiten vor. Hövels-Gürich et al.

(1999) stellten zwar keine signifikanten Unterschiede in der Motorik 3- bis 4-Jähriger zu der Kontrollgruppe fest (daher klassifiziert unter „keine Nachteile"), fanden aber doch eine signifikante negative Korrelation ($r=-.37$) zur Dauer des Kreislaufstillstands bei der Herzoperation; dies spricht dafür, dass die Motorik-Quotienten mit zunehmender Dauer des Kreislaufstillstands niedriger ausfallen, also diese Methode von gewissem Nachteil für die motorische Entwicklung sein kann.

Bei den auf Teilgruppen bezogenen Befunden zur grobmotorischen Entwicklung überwiegen neuere Studien (6-mal) bzw. „vor allem" Klassifikationen (6-mal), d.h. Nachteile insgesamt und *vor allem* in Teilgruppen. Die erwähnten Teilgruppen werden weit überwiegend anhand von medizinischen Merkmalen beschrieben. Demzufolge ist eine schlechtere grobmotorische Koordination in der Gesamtgruppe Herzkranker, *vor allem* bedingt durch Kinder mit

- einer Retardierung des *Körpergewichts,* die bekanntlich bei zyanotischen, also schwereren Herzfehlern gravierender ausfällt (Gonzales-Pardo et al., 1981),
- späterem *Operationszeitpunkt* (Newburger, Tucker, Silbert & Fyler, 1983, Newburger, Silbert, Buckley & Fyler, 1984),
- Operation mit *Kreislaufstillstand*, insbesondere von längerer Dauer, bei einjährigen Kindern mit TGA, wobei ein zusätzlicher VSD einen unabhängigen Risikofaktor für die Motorik darstellte (Bellinger et al., 1995),
- *schwererem Herzfehler* (ToF vs. VSD; Nuhn, 2000),
- *stärkeren körperlichen Einschränkungen* sowie – als psychosozialer Faktor – mit *gravierenderen sportlichen Restriktionen* (Unverdorben et al., 1997)
- präoperativ schwerer *Hypoxie* und postoperativer *Herz-Kreislauf-Insuffizienz* bei TGA (Hövels-Gürich et al., 2001a; Hövels-Gürich, 2001b).

Zwei anderen Studien zufolge ergaben sich verglichen mit Kontrollgruppen Nachteile in der Grobmotorik *nur* bei Kindern mit neurologischen Auffälligkeiten (Hövels-Gürich, Seghaye, Däbritz, Messmer & von Bernuth, 1997b) oder mit zyanotischem Herzfehler (Stieh et al., 1993, 1999). Letzteres galt nicht nur für die Teilgruppe der ausschließlich palliativ Operierten, sondern auch für die operativ korrigierten Kinder, die also nicht mehr zyanotisch waren. Weiterhin ergab sich Stieh et al. (1999) zufolge ein signifikant niedrigerer motorischer Quotient für später operierte Kinder (> 24 Monate: $M=76$; < 24 Monate: $M=89$), was mit dem obigen Ergebnis von Newburger et al. (1983, 1984) in Einklang steht.

Schließlich fanden Aisenberg, Rosenthal, Nadas und Wolff (1982) motorische Defizite *eher* bei Einjährigen mit zyanotischem Herzfehler und aktueller Herzinsuffizienz. Hierbei ist zu berücksichtigen, dass die Kinder alle (noch) nicht operiert waren.

Bzgl. der Grobkoordination lässt sich zusammenfassend ein erhöhtes Risiko für motorische Retardierungen speziell bei Kindern mit schwerem Herzfehler feststellen.

Zum Bereich der *Feinkoordination* liegen insgesamt nur 10 Befunde vor, die allerdings alle auf einer Signifikanzprüfung basieren. Sie verteilen sich relativ gleichmäßig über die drei

Hauptergebniskategorien (Nachteile generell: 4, in Teilgruppen: 3, keine Nachteile: 3) und basieren überwiegend auf neueren Studien (7 vs. 3). Drei Untersuchungen an Schulkindern, alle ohne Kontrollgruppen, fanden bzgl. der visuomotorischen Integration keine Nachteile (Steinhausen & Bruhn, 1980, Hulstijn-Dirkmaat, van der Rijken, Bos, Maassen & Daniëls, 2002) bzw. sogar Vorteile gegenüber der Norm (Nießen, 1999).

Nachteilige Befunde ergaben sich für folgende Fähigkeiten:
- Abzeichnen bei 5-6-Jährigen (Newburger et al., 1984)
- Visuelle Diskriminierung bei 5- bis 8-Jährigen (Yang, Liu & Townes, 1994)
- Vervollständigen von Linien bei 6- bis 15-Jährigen (Hulstijn-Dirkmaat et al., 2002)
- Visuomotorische Integration allgemein bei 7- bis 15-Jährigen (Stein et al., 2000).

Interessanterweise bestand die Kontrollgruppe bei Stein et al. (2000) aus Kindern mit nicht operationsbedürftigem, also leichtem Herzfehler, d.h. verglichen mit diesen weniger schwer kranken Kindern schnitten die schwerer kranken schlechter ab, was als Hinweis auf die Bedeutung des Schweregrades gelten kann.

Die auf Teilgruppen bezogenen Befunde betreffen in der älteren Studie von O'Dougherty, Wright, Garmezy, Loewenson und Torres (1983) perzeptuell-motorische Fähigkeiten, die sich bei höherem Operationsalter, medizinischen Risiken und bei familiärem Stress *eher* als schlecht erwiesen. In zwei neueren Studien war die Feinkoordination *vor allem* bei schwereren Herzfehlern (Nuhn, 2000) bzw. *nur* bei ausschließlich palliativ operierten immer noch zyanotischen Kindern schlechter (Stieh et al., 1993, 1999).

Bzgl. der Feinkoordination insgesamt bestehen also eher Nachteile bei schwereren Herzfehlern und medizinischen Risiken.

2.3.2.4 Mentale Komponente

Zu den *Gesamt-Entwicklungs- und Intelligenzquotienten* herzkranker Kinder und Jugendlicher liegen 37 Befunde vor, darunter nur vier, die nicht auf Signifikanz geprüft sind, sowie neun, die trotz bzw. nach differenzieller Analyse eindeutig für oder gegen Nachteile sprechen. Bei den jüngeren Kindern basieren diese Gesamt-Quotienten zu einem Teil auch auf motorischen Fähigkeiten, jedoch erscheint es aufgrund der engen Verquickung von Psyche und Motorik, erkennbar auch an dem Begriff „Psychomotorik" gerechtfertigt, solche Ergebnisse unter dem allgemeinen seelisch-geistigen und nicht unter dem speziellen motorischen Entwicklungsstand zu subsumieren. Diese Besonderheit trifft im Übrigen nur sechsmal zu, nämlich auf
- die Studie von Meijer-van den Bergh et al. (2000), die 2-Jährige anhand einer niederländischen Normierung der Bayley-Skalen – offensichtlich auch einen Gesamtwert enthaltend – untersuchte;
- zwei Erhebungen, in denen rückblickende Angaben zum Erreichen von Entwicklungsmeilensteinen erhoben wurden (Hesz & Clark, 1988; Jedlicka-Köhler & Wimmer, 1987);

- die Zwischenuntersuchung von Hövels-Gürich et al. (1999) an 3- bis 4-Jährigen anhand des Wiener-Entwicklungstests;
- zwei Erhebungen, bei denen u.a. auch Säuglinge und Kleinkinder eingeschlossen waren (Aram, Ekelman, Ben Shachar & Levinson, 1985; Dalery et al., 1986).

Zunächst werden die Ergebnisse zu den einzelnen Kategorien systematisch dargestellt (vgl. auch Tab. 2-6 und Anhang 2). Aufgrund der Heterogenität des Forschungsstandes gerade auf diesem Gebiet ergibt sich eine große, teils auch widersprüchlich erscheinende Vielfalt von Befunden. Am Ende dieses Abschnitts erfolgt eine kurze integrierende Diskussion.

Nur in *drei* Studien (4 Befunde) fanden sich bzgl. Gesamtentwicklung oder –intelligenz unter Herzkindern *generelle Nachteile*, und zwar
- bei 3- bis 4-Jährigen (Hövels-Gürich et al., 1999), bezogen auf den Gesamt- und den Mental-EQ in der Zwischenerhebung), und zwar trotz differenzieller Analyse für medizinische Risiken und sozioökonomischen Status,
- bei 5- bis 6-Jährigen (DeMaso et al., 1990),
- bei 6- bis 16-Jährigen (Stucki et al., 1991, 1996).

Die übrigen Befunde sprechen ungefähr gleichmäßig *für Nachteile in Teilgruppen* (18) oder ganz *gegen* Nachteile (15), wobei in beiden Kategorien die älteren Publikationen zahlenmäßig etwas dominieren (14 von 18 bzw. 9 von 15).

Eine niedrigere Intelligenz in der Gesamtgruppe, zurückgehend *vor allem* auf Teilgruppen (3 Studien), ergab sich bei
– sehr schwerem Herzfehler (Blyth et al., 2002),
– längerem Aufenthalt auf der Intensivstation nach der Herzoperation (Blyth et al., 2002),
– körperliche Einschränkungen nach der Operation (Kramer et al., 1992),
– längerem Kreislaufstillstand während der Herzoperation (Wells, Coghill, Caplan, Lincoln & Kirklin, 1983).

Nachteile, die sich *nur* auf Teilgruppen beziehen (9 Studien), fanden sich bei folgenden nicht auf den medizinischen Bereich beschränkten Kennzeichen (teils Mehrfachangaben):
– Hoher medizinischer Risikoscore (Meijer-van den Bergh et al., 2000);
– Prä- und postoperative Krampfanfälle (Gomelsky, Holden, Ellerbeck & Brenner, 1998);
– Höheres Operationsalter (Newburger et al., 1984, Shida et al., 1981);
– Längerer Kreislaufstillstand während der Herzoperation (Oates et al., 1995a);
– Körperliche Einschränkungen nach der Operation (Kramer et al., 1992);
– Kinder mit TGA gegenüber VSD (Hesz & Clark, 1988);
– Späteres freies Laufen (Newburger et al., 1983, 1984);
– Niedrigerer sozioökonomischer Status (Newburger et al., 1984);
– Vorschulkinder, bezogen auf schwere intellektuelle Behinderung (Debilität: 19% vs. 3-4 % in Gesamtbevölkerung; Meyendorf et al., 1980);
– Schulkinder, bezogen auf die Differenziertheit des Körperbildes, erfasst anhand des Mann-

Zeichen-Tests: (Jänsch & Tröndle, 1982; Meyendorf et al., 1980); hier zeigte sich auch eine Verschlechterung *nach* der Herzoperation (von $M = 92$ auf 87), was im Sinne eines gestörten Verhältnisses zum eigenen Körper interpretiert wird. Die Vorschulkinder erreichten zu beiden Zeitpunkten durchschnittliche Werte ($M=104$ und 108).

Bei diesen *nur* auf Teilgruppen beschränkten Nachteilen in der Gesamt-Intelligenz waren einige andere überprüfte Merkmale *nicht* bedeutsam:
- Zyanotische vs. azyanotische Herzfehler (Oates et al. 1995a);
- Operationsalter (Clarkson, McArthur, Barrat-Boyes, Whitlock & Neutze, 1980; Oates et al., 1995a);
- Dauer des Kreislaufstillstandes (Clarkson et al., 1980, Shida et al., 1981);
- Anzahl und Dauer von Krankenhausaufenthalten (Newburger et al., 1984).

Innerhalb des Samples von Herzkranken bezogen sich relative Nachteile in der Gesamt-Intelligenz auf folgendermaßen charakterisierte Teilgruppen (Klassifizierung „eher", da ohne Aussage zum allgemeinen Intelligenzniveau, 6 Studien):
- Niedriger sozio-ökonomischer Status (Blackwood et al., 1986, ohne Signifikanzangabe);
- Präoperativ neurologische Auffälligkeiten (Clarkson et al., 1980);
- Hohes gegenüber niedrigem Operationsalter (Dalery et al., 1986, ohne Signifikanzangabe; O'Dougherty et al., 1983);
- Zyanotische gegenüber azyanotischen Herzfehlern (Aram et al., 1985);
- Aktuelle Herzinsuffizienz (Aisenberg et al., 1982).

Im Rahmen dieser Analysen auf Unterschiede *innerhalb* der Herzkinder ergaben sich folgende Merkmale als unzusammenhängend mit der Intelligenz:
- Zyanose (Blackwood et al., 1986);
- Operationsalter (Clarkson et al., 1980);
- Operationstechnik, d.h. ohne oder mit Kreislaufstillstand (Blackwood et al., 1986);
- Dauer des Kreislaufstillstands (Clarkson et al., 1980);
- Körperliche Einschränkungen (Aram et al., 1985).

Die 15 Ergebnisse in der Kategorie „Keine Nachteile" lassen sich folgendermaßen aufteilen:
(1) Regelrechtes Erreichen von *Entwicklungsmeilensteinen* (Hesz & Clark, 1988; Jedlicka-Köhler & Wimmer, 1987), bei Hesz & Clark (1988) basierend auf dem Vergleich mit Geschwistern. Gerade bei so einem „unauffälligen" Ergebnis muss allerdings wieder auf die Problematik von häufig nicht unauffälligen Geschwistern als Kontrollgruppe hingewiesen werden (siehe Studie von Neuhaus, 1958, in Punkt 2.32.1).
(2) Kein niedrigerer Gesamt-IQ verglichen mit *Testnormen* ohne differenzielle Analyse zur Bedeutung von Moderatorvariablen (3 Studien: Mendoza, Wilkerson & Reese, 1991; Meyendorf et al., 1980; Utens et al., 1993);
(3) Kein niedrigerer Gesamt-IQ verglichen mit *Kontrollgruppe* ohne differenzielle Analyse (3 Studien: Clarkson et al., 1980; Ratzmann et al., 1991; Stein et al., 1998). Während sich die

Herzkinder in medizinischer Hinsicht bei Clarkson et al. (1980) stark von der Kontrollgruppe (Kinder, deren Neonatalzeit ideal verlaufen war) unterschieden, war dies in den beiden letztgenannten Studien nicht der Fall (dort als Kontrollen: Kinder mit funktioneller Herz-Kreislauf-Symptomatik bzw. nicht operationsbedürftigen Herzfehlern). Dass sich trotzdem *einheitlich keine Nachteile* ergaben, liegt vielleicht einerseits an dem niedrigeren Alter der Kinder in der Untersuchung von Clarkson et al. (1980, 2-6 Jahre vs. 9-16 bzw. 7-15 Jahre), so dass etwaige Entwicklungsdefizite, die bei Vergleich mit einer Kontrollgruppe „idealer Kinder" eher zu erwarten wären, hier noch nicht manifest geworden sind. Andererseits könnte die in den beiden übrigen Studien auch in der Kontrollgruppe bestehende Etikettierung als „herzkrank" zum Fehlen von Unterschieden geführt haben (vgl. Ausführungen zu Caylor et al., 1973, in Kapitel 2.3.2.1).

(4) Kein niedriger Gesamt-IQ *trotz* differenzieller Analyse für folgende Faktoren (7 Studien, teils Mehrfachangaben):
- Schweregrad des Herzfehlers (d.h. auch: zyanotisch oder nicht): VSD, TGA, komplexe Herzfehler (Youssef, 1988),
- Neurologische Auffälligkeiten (Hövels-Gürich et al., 1997b)
- Operationsalter (Aldén et al., 1998; Jedlicka-Köhler & Wimmer, 1987)
- Operationstechnik, d.h. ohne oder mit Kreislaufstillstand (Bellinger et al., 1995)
- Dauer des Kreislaufstillstands während der Herzoperation (Hövels-Gürich et al., 1997b, 2001a, 2002a; Hövels-Gürich, 2001b);
- Prä- und postoperativer Gesundheitszustand (Bellinger et al., 1991);
- *Nichtmedizinische Merkmale* wie sozioökonomischer Status (Bellinger et al., 1995), Verhaltensauffälligkeiten und Selbstwertgefühl (Aldén et al., 1998).

In der Follow-up Studie von Hövels-Gürich et al. (1997a, b, 1999, 2001a, 2002a,b,c) ergab sich eine *zunehmende „Normalisierung" der Gesamt-Intelligenz.* In der ersten Untersuchung an 3- bis 4-Jährigen lag sowohl der Gesamt- als auch der Mental-Entwicklungsquotient trotz differenzieller Analyse zur Bedeutung von sozioökonomischem Status und allen einbezogenen medizinischen Risiken (vor allem: Operationstechnik) verglichen mit den Kontrollen signifikant niedriger. Bei den folgenden Nachuntersuchungen mit 5 und 10 Jahren hingegen lag der mittlere Gesamt-IQ nicht niedriger als für die *aktuelle* deutsche Normstichprobe des Kaufmann-Tests (K-ABC). Während sich für 5-Jährige ein Zusammenhang zur Dauer des Kreislaufstillstandes ergab, galt dies nicht mehr für Zehnjährige.

Bei den Befunden zur Gesamt-Intelligenz fällt auf, dass in verschiedenen Studien teilweise dieselben Merkmale als unbedeutsam oder bedeutsam auftreten. So ergaben sich beispielsweise Merkmale wie Zyanose, Operationsalter und Dauer des Kreislaufstillstands bei der Herzoperation einerseits *für das Fehlen von Nachteilen als unbedeutend*, während sie andererseits genau die Teilgruppen kennzeichnen, die *eher* oder *nur* von Nachteilen betroffen waren. Es würde hier zu weit führen, solche Diskrepanzen im Einzelnen zu diskutieren; ein Teil davon ist sicher durch methodische Unterschiede zwischen den Studien zu erklären, z.B.

durch die Merkmale der Herzstichprobe und der Kontrollgruppe, wie oben unter Punkt 3 (kein niedrigerer Gesamt-IQ verglichen mit Kontrollgruppe) schon angedeutet.

Im Folgenden werden die Befunde zu weiteren Bereichen der *mentalen Lebensqualitäts-Komponente* dargestellt. Sie machen zahlenmäßig etwa eineinhalb mal so viel aus wie die zur allgemeinen Intelligenz (62 vs. 45), beziehen sich aber auf sechs verschiedene Gebiete, und zwar Handlungs-IQ, Sprache, Abstraktion, weitere mentale Funktionen, Lernen im weitesten Sinne und Schulleistungen.

Beim *Handlungs-IQ* (nur 5 Befunde) ist die Ergebniskategorie „Keine Nachteile" nicht besetzt. Zweimal finden sich Nachteile bei Herzkindern (Kramer et al., 1989, hier auch bestehen bleibend trotz Ausschluss von körperlich eingeschränkten Kindern; Stein et al., 1998). Nach Hesz und Clark (1988) betreffen die Nachteile nur Kinder mit einem schwereren Herzfehler (TGA gegenüber VSD), nach Oates et al. (1995a,b) nur Kinder mit längerem Kreislaufstillstand bei der Herzoperation. Bei O'Dougherty et al. (1983) zeigte sich ein niedrigerer Handlungs-IQ *eher*, wenn die familiäre Situation durch häufigen Stress gekennzeichnet war.

Für den *sprachlichen Bereich* verteilen sich 14 Ergebnisse einigermaßen gleichmäßig auf alle fünf Kategorien. *Nachteile* in dieser Hinsicht fanden Hövels-Gürich et al. (1999) bei den 3- bis 4-Jährigen, und zwar unabhängig von sozioökonomischem Status und medizinischen Risiken, Meyendorf et al. (1982, präoperativ bei 58%, postoperativ bei 84%, ohne Signifikanzangabe) sowie Yang, Liu und Townes (1994), und zwar trotz Berücksichtigung des IQ. Ein *altersgerechter Verbal-IQ* ergab sich in den Studien von Shida et al. (1981: prä- und postoperativ *M*=113 und 110, ohne Signifikanzangabe) sowie Stein et al. (1998).

Ein *nur auf Teilgruppen beschränkter* niedrigerer Verbal-IQ wird berichtet für
– Kinder mit schwereren Herzfehlern (TGA gegenüber VSD; Hesz & Clark, 1988),
– körperlich eingeschränkte Kinder (Kramer et al., 1989),
– Kinder mit längerem Kreislaufstillstand bei der Herzoperation (Oates et al., 1995).

Nachteile in der Gesamtgruppe, *vor allem* aber in Teilgruppen ergaben sich für
– die Sprechfunktion bei schwerer präoperativer Hypoxie und längerem Einsatz der Herz-Lungen-Maschine bei der Operation (Hövels-Gürich et al., 2002a),
– die rezeptive und expressive Sprache bei niedrigem sozioökonomischen Status (Hövels-Gürich et al., 2002a),
– die kommunikative Kompetenz von 2 ½-jährigen TGA-Kindern bei längerem Kreislaufstillstand während der Herzoperation und bei zusätzlich bestehendem VSD (Bellinger, Rapaport, Wypij, Wernovsky & Newburger, 1997),
– den Verbal-IQ bei sehr schwerem Herzfehler (Hypoplastisches Linksherzsyndrom, HLHS, vgl. Kap. 2.1.3.9; Blyth et al., 2002).

Befunde mit fehlendem Bezug zu Kontrollgruppen oder Normen sprechen für einen geringeren Wortschatz *eher* bei neurologischen Auffälligkeiten (Hövels-Gürich, 1997b) und für einen niedrigeren Verbal-IQ *eher* bei häufigeren medizinischen Risiken (O'Dougherty et al., 1983). Im Hinblick auf die *Abstraktionsfähigkeit* fanden sich sechs Ergebnisse. Yang et al. (1994) zufolge war diese Funktion bei herzkranken Kindern ab neun Jahren signifikant vermindert, und zwar auch nach Eliminierung des IQ-Einflusses. Demgegenüber ergab sich die Abstraktionsfähigkeit nach Nießen (1999) als nicht vermindert, sondern bei Kindern ab 10 Jahren sogar verglichen mit der – allerdings recht alten Norm (Leistungsprüfsystem LPS von 1962) – als signifikant erhöht, und zwar unabhängig vom Schweregrad des Herzfehlers und vom Geschlecht.

Für Teilgruppen geltende Befunde zur Abstraktionsfähigkeit beziehen sich auf
- die *verbale* Abstraktion, die *vor allem* bei höherem Operationsalter schlechter ausfiel, und zwar unabhängig vom sozioökonomischen Status (Newburger et al., 1984);
- die *sprachfreie Intelligenz* im Sinne von Reasoning (Standard Progressive Matrices SPM von Raven), die sich *vor allem* bei Kindern mit zyanotischem Herzfehler als niedriger erwies (Floquet et al., 1998, 1999),
- das abstrahierende Denken anhand von Zeichen und Zahlen, das *nur* bei Kindern mit körperlichen Einschränkungen schlechter war (Steinhausen & Bruhn, 1980),
- das *numerisch-abstrakte Denken*, das aus Sicht der Eltern und Lehrer *nur* bei schwererem Herzfehler (ToF vs. Coa) verschlechtert war (Ratzmann et al., 1991, Ratzmann, Schneider & Richter, 1996b).

Bzgl. *weiterer kognitiver Funktionen* liegen insgesamt 11 Befunde vor, wobei die Kategorie „Keine Nachteile" unbesetzt ist, und die Häufigkeiten in den beiden anderen groben Ergebnisrubriken etwa gleich verteilt sind.

Zu drei kognitiven Bereichen liegen jeweils zwei Befunde vor:
(1) Das *erworbene Wissen* der 3- bis 9-Jährigen ergab sich Hövels-Gürich et al. (1997b) zufolge verglichen mit Normen als schlechter. Im nächsten Follow-up mit 7 bis 14 Jahren fiel dieser Bereich weiterhin signifikant schlechter aus, betraf aber *vor allem* Kinder mit niedrigem sozioökonomischen Status (Hövels-Gürich et al., 2002a). Zu beiden Zeitpunkten war die Dauer des Kreislaufstillstands *nicht von Bedeutung* für das erworbene Wissen.
(2) Bzgl. des *mathematischen Denkens* fanden Stein et al. (1998) Nachteile bei Herzkindern generell, während Resch et al. (1993, ohne Signifikanzangabe) zufolge nur Kinder mit zyanotischem Herzfehler eine schlechtere Rechenfähigkeit aufwiesen.
(3) Für die *Fähigkeit zum räumlichen Denken* wurden Nachteile einheitlich nur bei schwerer Betroffenen gefunden, und zwar bei Kindern mit zyanotischem Herzfehler (Resch et al., 1993) bzw. mit körperlichen Einschränkungen (Steinhausen & Bruhn, 1980).

Abschließend seien noch fünf Einzelbefunde zu kognitiven Funktionen genannt. Sie betreffen bis auf den letzten Punkt („*vor allem* in Teilgruppen") generelle Nachteile, und zwar bzgl.

- *allgemeiner kognitiver Funktionsfähigkeit* nach Einschätzung der Eltern bei Schulkindern verglichen mit einer Kontrollgruppe, unabhängig vom Schweregrad des Herzfehlers (Krol et al., 2002);
- *Planungs- und Organisationsfähigkeit* (Smith, 1997),
- *Problemlösen*, unabhängig vom Intelligenzniveau (Yang et al., 1994),
- *Fehleinschätzungen* der gesundheitlichen Situation, und zwar Überschätzung des eigenen kardialen Status und Unterschätzung der Belastbarkeit (Ferenzc, Wiegmann & Dunning, 1980),
- *Informiertheit über den Herzfehler*, schlechter *vor allem* bei zyanotischem Herzfehler, jüngeren Betroffenen (Altersbereich insgesamt: 14 – 21 Jahre), und niedrigerer Schulbildung (Ferenzc et al., 1980).

Zum Bereich „*Lernen im weitesten Sinne*" konnten insgesamt 15 Befunde zusammengetragen werden. Sie sprechen überwiegend für generelle Nachteile (7-mal), während nur jeweils viermal fehlende Nachteile oder Nachteile in Teilgruppen festgestellt wurden. Es wird unterteilt nach Aufmerksamkeit, Lernen im engeren Sinne und Gedächtnis.

Was die *Aufmerksamkeit* angeht, so finden sich Befunde in allen 5 Ergebniskategorien, und zwar
- Keine generellen Nachteile nach Stein et al. (1998)
- Generelle Nachteile nach Ratzmann (1992), Smith et al. (1998) und Yang et al., (1994) bei Kindern bis zu 8 Jahren, und zwar unabhängig vom IQ
- Nachteile *vor allem* bei Herz-Kreislauf-Insuffizienz während und nach der Herzoperation (Hövels-Gürich et al., 2002) bzw. bei Kindern mit zyanotischem Herzfehler (Floquet et al., 1998)
- Nachteile *eher* bei zyanotischem Herzfehler (Kallfelz, 1993; ohne Signifikanzangabe)
- Nachteile *nur* Herzkindern ab 9 Jahre (Nießen, 1999).

Das *Gedächtnis bzw. die Merkfähigkeit* von Herzkindern ergab sich als schlechter nach Smith (1997) sowie Yang et al. (1994), und zwar bezogen auf Kinder bis zu 8 Jahren, unabhängig vom IQ. Keine Nachteile in dieser Hinsicht fanden Hövels-Gürich et al. (1999) sowie Nießen (1999), die verglichen mit – allerding älteren – HAWIK-Normen sogar Vorteile feststellte.

Das *Lernen im engeren Sinne* war nicht beeinträchtigt nach Hövels-Gürich et al. (1999), wohl aber nach Smith (1997) und Ratzmann et al. (1992). Letztere fanden bei herzkranken Schulkindern verglichen mit Kontrollen, die unter einer funktionellen Kreislaufsymptomatik litten, einen geringeren Lernzuwachs.

Für den *schulischen Bereich* gibt es 19 Befunde, wobei die auf Teilgruppen bezogenen Nachteile die Hälfte ausmachen. Aufgrund von häufig fehlenden Vergleichsdaten liegt der Anteil von Ergebnissen ohne Signifikanzangabe höher als sonst(11: 61%). Die *Schulleistungen selbst* waren bei hrzkranken Kindern und Jugendlichen generell schlechter nach Smith (1997) und *eher* schlechter bei höherem Operationsalter, zahlreicheren medizinischen Risiken sowie familiärem Stress nach O'Dougherty et al. (1983). Drei Untersuchungen zufolge ergaben sich *keine schlechteren Schulleistungen* (Biondi et al., 1996; Favarato et al, 1994; Shida et al., 1981); Kallfelz (1993) zufolge betraf dies nur die neurologisch auffälligen Kindern (ohne Signifikanzangabe), während alle anderen mindestens durchschnittlich abschnitten.

Probleme bei der *schulischen Anpassung* gab es *eher* bei familiärem Stress und körperlichen Einschränkungen (Casey et al., 1996), bei niedrigem IQ und niedrigem Selbstwertgefühl (Youssef, 1988) sowie bei Mädchen, hier vor allem – bedingt durch die Herzerkrankung – im Sportunterricht (Kurth, Petermann & Bode, 1987). Eine verglichen mit Kontrllen generell niedrigere Schulmotivation bei herzkranken Schulkindern ergab sich bei Ratzmann (1992)

Verzögerungen in der Schullaufbahn fanden sich unter den herzkranken Heranwachsenden
- bei 41 % verglichen mit 13% bei der Gesamtbevölkerung in einer belgischen Untersuchung (Dhont et al., 1991, 1996),
- in Form von Zurückstellungen vor der Einschulung bei 48% in einer Schweizer Studie von Stucki et al. (1991) und Stucki-Wüthrich et al. (1996),
- in Form von Klassenwiederholungen mit 27% eher bei TGA als bei leichterem Herzfehler (ToF: 22%, CoA: 7%, Kontrollkinder mit leichten Herzfehlern wie ASDII und PDA: 19%; Kallfelz, 1993),
- *eher* bei Kindern mit höherem Operationsalter (Jedlicka-Köhler & Wimmer, 1987).

Ein erhöhter Anteil von *Sonderschülern* zeigte sich basierend auf einer großen Stichprobe von 8- bis 16-Jährigen in Bern nur bei Kindern mit komplexem Herzfehler (50%; Immer, Haefeli-Bleuler, Seiler, Stocker & Weber, 1994, Immer et al., 1995; Immer, 1996), während in einer ebenfalls in Bern durchgeführten kleinen Untersuchung von Stucki et al. (1991) und Stucki-Wüthrich et al. (1996, *N*=23, ohne Signifikanzangabe) nur 9% der 13- bis 23-Jährigen Sonderschüler waren; bemerkenswert ist noch, dass kein einziges Kind ein Gymnasium besuchte.

Kahlert, Hilgenberg und Jochmus (1987b) traten bei 58% der von ihnen untersuchten Jugendlichen mit schwerem Herzfehler krankheitsbedingte *Fehlzeiten* auf (nicht auf Signifikanz prüfbar), was in Einklang mit Youssef (1988) steht, der Fehlzeiten eher bei einer Teilgruppe mit schwerem Herzfehler fand.

Soweit die zugegebenermaßen *sehr heterogenen Ergebnisse zur mentalen Komponente der Lebensqualität*. Eine kürzere Darstellung wäre der Komplexität des Sachverhaltes aber nicht gerecht geworden. Ein prägnanteres Bild ergibt sich aus der Analyse der Bedeutung verschiedener methodischer Merkmale für die einzelnen Lebensqualitätskomponenten in Kapitel 2.3.2.10.

2.3.2.5 Emotionale Komponente

Zum emotionalen Bereich liegen insgesamt 53 Ergebnisse vor (darunter 7 ohne Signifikanzangabe). Sie beziehen sich auf Selbstwertgefühl (18), Angst (10) und sonstiges (25) wie emotionale Anpassung allgemein (5), Abhängigkeitsgefühl (4), Neurotizismus (3) und Impulskontrolle (3).

Bzgl. des _Selbstwertgefühls_ sprechen 7 Befunde gegen und 7 für Nachteile in Teilgruppen. Erstaunlicherweise wurden nur in vier Studien Selbstwertprobleme bei herzkranken Kindern und Jugendlichen generell gefunden, und zwar von
- Gantt (1992) bei einer kleinen Stichprobe von 13- bis 18-jährigen intensiv explorierten Mädchen (_N_=13),
- Mutschlechner, Salzer-Muhar, Resch, Schuch & Wimmer (1991, 1996) bei 87% der untersuchten 6- bis 13-Jährigen, darunter über zwei Drittel Jungen.

Eine im Vergleich zur Kontrollgruppe Gesunder erhöhte Diskrepanz zwischen realem und idealem Selbst stellten Wray und Sensky (1998) bei 5- bis 15-jährigen Herzkindern ein Jahr nach der Operation fest: Die Eigenschaft „ärgerlich" wurde dem Idealselbst in stärkerem Maße zugeschrieben, als sie in der Realität zum Ausdruck kam, d.h. die Kinder hielten offenbar ihren Ärger zurück und würden ihn gerne stärker zeigen.

Weiterhin bzgl. des Selbstwertgefühls interessant – wenn auch nicht als signifikant ausgewiesen - ist die Beobachtung von Biondi et al. (1996), die 50 Schulkinder bis 15 Jahre, darunter wiederum über zwei Drittel Jungen, eine Person im Regen zeichnen ließen. Nur 45% der Kinder zeigten in diesem projektiven Verfahren einen adäquaten Selbstschutz vor dem Regen, über die Hälfte (53%) schützte sich schlecht, ein Kind zeichnete einen exzessiven Selbstschutz. Darüber hinaus fanden Biondi et al. (1996) basierend auf anderen projektiven Zeichentests _keine Nachteile_ in diesem Bereich: nur 6 % Kinder hatten demzufolge niedriges Selbstwertgefühl. Auch Nießen (1999) zufolge ergab sich in der Kölner Reihenuntersuchung an Kindern mit leichterem oder schwererem Herzfehler (VSD oder ToF) unabhängig von Alter und Geschlecht kein niedriges Selbstwertgefühl. Erfasst wurde dieses Konstrukt bei den 9- bis 15-Jährigen durch die Aussagenliste zum Selbstwertgefühl für Kinder und Jugendliche (ALS), die auch in unserer Studie angewandt wurde; während das schulische und freizeitbezogene Selbstwertgefühl sowie der Gesamtwert der Norm entsprachen, lag das familiäre Selbstwertgefühl sogar über der Norm. Die älteren Jugendlichen, befragt anhand der Frankfurter Selbstkonzeptskalen, erlebten verglichen mit der Norm eine signifikant größere Wertschätzung durch andere.

Bei den gegen Nachteile sprechenden Befunden ist nur einer älteren Datums (Kellermann et al., 1980). Er betrifft das Selbstwertgefühl allgemein und besteht trotz differenzieller Analysen für das Geschlecht. Es zeigte sich allerdings, dass Mädchen generell, also auch in der Kontrollgruppe, ein niedrigeres Selbstwertgefühl als Jungen aufwiesen. Es ist allerdings zu berücksichtigen, dass keine Angaben zum gerade beim Selbstwertgefühl wichtigen Alter der

Kinder gemacht werden und dass auch 30% der Kinder in der unausgelesenen Kontrollgruppe aktuell unter gesundheitlichen Beschwerden litten; aufgrund dieser wohl unbeabsichtigten erhöhten Ähnlichkeit mit den Herzkindern ist die Funktion der Kontrollgruppe in Frage gestellt. Möglicherweise droht dieser Verzerrungseffekt auch in anderen Studien, fällt aber nicht auf, weil meist keine Angaben zum Gesundheitszustand unausgelesener Kontrollen gemacht werden.

In die Ergebniskategorie „keine Nachteile" fallen noch zwei weitere interessante Untersuchungen, die sich mit dem realen und idealen Selbst beschäftigten. Milusheva et al. (2002) fanden bei herzkranken Jugendlichen und jungen Erwachsenen keine Diskrepanzen zwischen diesen beiden Selbst-Instanzen, und zwar unabhängig von Geschlecht und Alter. Hieraus wird auf eine gute Selbstakzeptanz geschlossen. Allerdings ging eine niedrigere Selbstakzeptanz mit einem höheren Ausmaß von Trait- und State-Angst einher. Wray und Sensky (1998) entwickelten eine eigene Skala zur Selbstwahrnehmung, bei der 8 Gegensatzpaare 5-stufig sortiert werden sollten. Hier unterschied sich das *ideale Selbst* bei 5- bis 15-Jährigen (vor und nach der Herzoperation), nicht von dem einer Kontrollgruppe Gesunder und zwar unabhängig vom Alter. Dies galt vor der Operation auch im Vergleich mit einer weiteren Kontrollgruppe, die vor einer Knochenmarkstransplantation stand. Wray und Sensky (1998) fanden weiterhin für jüngere und ältere Probanden gegensätzlich Selbstausprägungen vor und nach der Operation (Tabelle 2-7). Obwohl man insgesamt bei zyanotischen Herzfehlern eher Selbstwertprobleme erwarten würde als bei azyanotischen, galt dies *nur* für die jüngeren Kinder nach und für die älteren Kinder vor der Herzoperation (Feld 2 und 3).

Tabelle 2-7: Das reale Selbst von zyanotischen Kindern verglichen mit azyanotischen Kindern (nach Tab. 2 von Wray und Sensky, 1998, S. 63) (*kursiv*: erwartungskonform)

Zeitpunkt: ein Jahr ...	Jünger (bis ca. 9.5 Jahre)	Älter (ab ca. 9.5 Jahre)
vor der Operation	(1) Stärker*	(3) *Schwächer**
nach der Operation	(2) *Einsamer**	(4) Weniger ärgerlich,* Stärker sich selbst mögend*

* signifikanter Unterschied zu den azyanotischen Kinder

Zur Erklärung des eher unerwarteten Ergebnisses in Feld 1 führen die Autoren den Coping-Mechanismus der *Verleugnung* bei den zyanotischen Kindern an. Das erwartungswidrige Ergebnis in Feld 4 wird dadurch zu erklären versucht, dass hier die Notwendigkeit der Operation aufgrund des schwereren Herzfehlers besser einsichtig war, während bei den geringer betroffenen Jugendlichen die Auseinandersetzung mit dem Operationstrauma auch ein Jahr später noch nicht abgeschlossen war. Nach der Intervention verbesserte sich übrigens in beiden Krankheitsgruppen insgesamt betrachtet das Real- und Idealselbst signifikant.

Weitere *nur* auf Teilgruppen begrenzte Nachteile bzgl. der emotionalen Selbsteinschätzung fanden sich bezogen auf
- Minderwertigkeitsgefühle: *nur* bei körperlichen Einschränkungen (Kramer et al., 1989, 1992);
- das Selbstwertgefühl: *nur* bei Vorhandensein von Verhaltensauffälligkeiten (Aldén et al., 1998).

Vor allem auf Teilgruppen zurückgehende Nachteile betreffen folgende Merkmale:
- Niedrigeres Selbstkonzept, *vor allem* bei Jungen, insbesondere bei ärztlichem Verbot sportlicher Betätigung (Floquet et al., 1996; Salzer-Muhar et al., 2002), was die hohe Bewertung körperlicher Fitness bei Jungen unterstreicht. Die psychologischen Konsequenzen werden folgendermaßen beschrieben: „The more they [gemeint: the boys] are physically restricted, the less they become accepted and well integrated in the peer-group. Within the group of the girls, acceptance is not based on physical fitness, so that the feelings of ‚being different' do not influence their self-concepts that much" (Floquet et al. 1999, S. 27).
- Selbstwertstörungen, *vor allem* bei Jungen und bei Mädchen mit körperlichen Einschränkungen (Resch et al., 1993);
- Selbstbildabweichungen in negative aber auch positive Richtung, *vor allem* bei ungünstiger Krankheitssituation (Kahlert, 1985, Kahlert et al., 1987a, b).

Die Möglichkeit eines unrealistisch hohen Selbstwertgefühls wird lediglich bei Kahlert (1985) angesprochen, und zwar im Adler'schen Sinne einer Überkompensation bei Organminderwertigkeit.

Abschließend zu dem Bereich des *Selbstwertes* ist zu sagen, dass die häufig zu findende Aussage von generellen Selbstwertstörungen bei Kindern und Jugendlichen mit angeborenem Herzfehler aufgrund mangelhafter empirischer Belege eher als *Mythos* zu betrachten ist, denn es dominieren Studien, die keine Nachteile oder Nachteile *nur* bzw. *vor allem* bei körperlich beeinträchtigten Teilgruppen oder bei Jungen ergaben.

Zum Bereich der *Angst* gibt es 10 Befunde. Beim Vergleich von jeweils 16 herzkranken und körperlich gesunden Jugendlichen, allesamt Psychiatriepatienten, waren beispielsweise für die Herzkranken Todesängste charakteristisch, während ansonsten Identitätsprobleme im Vordergrund standen (Maia, Cepeda & Paixão, 1993). In ähnliche Richtung geht auch das Ergebnis von Resch et al. (1993), die eine signifikant höhere Existenzangst bei 88 Herzkindern von durchschnittlich neun Jahren verglichen mit 53 Kontrollen fanden. Demgegenüber ergaben sich Settergren et al. (1982) zufolge keine erhöhten Ängste bei herzkranken Kindern und Jugendlichen.

In drei weitere Publikationen wird sogar von niedrigeren Ängsten berichtet, und zwar bezogen auf
- Medizinische Ängste (verglichen mit asthmakranken Kindern), unabhängig vom Geschlecht (Gupta, Mitchell, Giuffre & Crawford, 2001),
- State-Angst bei älteren Jungen und Trait-Angst bei jüngeren Mädchen (Milusheva et al., 2002),
- Ängstlichkeit allgemein (Salzer-Muhar et al., 2002; in Anhang 1 bei Floquet et al., 1999, Nr. 61).

Schließlich ergaben sich noch vier auf Teilgruppen bezogene nachteilige Befunde, die alle auf älteren Untersuchungen basieren: In einer Erhebung in Sankt Augustin traten erhöhte Ängste *eher* bei herzkranken Jungen als bei Mädchen auf (Kurth et al., 1987), während Kramer et al. (1989, 1992) *nur* bei körperlich eingeschränkten Herzkindern und Kellermann et al. (1980) *nur* bei schlechter Prognose eine erhöhte Ängstlichkeit feststellten.

Von den 25 Befunden zu *sonstigen emotionalen Merkmalen* beziehen sich fünf auf die *emotionale Anpassung allgemein*. Favarato et al. (1994) zufolge ergab sich die Gefühlswelt in einer größeren Stichprobe von herzkranken Jugendlichen (n=134) als altersgerecht. Nach Nießen (1999) zeigte sich bei Jugendlichen und jungen Erwachsenen verglichen mit der Norm sogar eine positivere Gestimmtheit. Psychiatrische Probleme mit Schwerpunkt im emotionalen Bereich (Angst, Depression) ergaben sich nach Spurkland, Bjørnstad, Lindberg und Seem (1993) *vor allem* bei Jugendlichen mit schwererem Herzfehler, und hier vermehrt bei körperlichen Einschränkungen. Psychiatrische Diagnosen, vor allem internalisierender Art, hatten in der Untersuchung von Aldén (1998, keine Signifikanzangabe) 19% der 7- bis 21-Jährigen TGA-Patienten, und zwar umso häufiger, je schlechter die kardiale Situation war. Nach DeMaso et al. (1991) traten Probleme bei der emotionalen Anpassung *eher bei hohem Stressniveau der Mutter* als bei schwererem Herzfehler auf. Hier wird erneut deutlich, wie wichtig der mütterliche Umgang mit der Erkrankung ist.

Für den Bereich des *Abhängigkeitsgefühls* im weiteren Sinne (einschließlich Bindung) gibt es auch zu jeder der drei Hauptantwortkategorien mindestens einen Befund. *Kein* geringeres Bedürfnis nach Eigenständigkeit hatten 6- bis 15-jährige Schulkinder verglichen mit gesunden Kontrollen in der Studie von Kramer et al. (1992). Kramer et al. (1989) zufolge bezog sich ein vermindertes Unabhängigkeitsbedürfnis *nur* auf Kinder mit körperlichen Einschränkungen. Salzer-Muhar et al. (2002) fanden bei herzkranken Jugendlichen verglichen mit gesunden Kontrollen demgegenüber Nachteile im Sinne eines signifikant größeren Gefühls von Abhängigkeit gegenüber anderen. Dies stimmt überein mit Kallfelz (1993), demzufolge eine größere Stichprobe von 10- bis 22-Jährigen (N=173, TGA, ToF, Coa) durch ein deutlich geringeres Unabhängigkeitsgefühl als die Kontrollen mit leichtem Herzfehler (ASD II, PDA) gekennzeichnet waren.

Weiterhin aufschlussreich ist in diesem Zusammenhang das Ergebnis von Goldberg et al. (1991), denen zufolge herzkranke Kinder mit 12 bis 18 Monaten signifikant seltener als gesunde Kontrollen (matched nach Alter und Geschlecht), eine *sichere Bindung* zu ihrer Mutter aufwiesen ($N=42$; 61% vs. 80%); es gab überzufällig viele Herzkinder mit unsicher-vermeidendem Bindungsverhalten. Dies galt unabhängig vom Schweregrad des Herzfehlers, wobei allerdings bestimmte Diagnosen (VSD und ToF) gegenüber anderen (Coa und TGA) überrepräsentiert waren, ohne dass eine Systematik erkennbar wäre. Kein Zusammenhang ergab sich ebenfalls zum Ausmaß von mütterlichem Stress, kindlichem Temperament und Entwicklungsniveau nach den Bayley-Skalen, so dass hier offenbar das Vorliegen des Herzfehlers selbst als Ursache für die Bindungsprobleme in Betracht zu ziehen ist. Dass demgegenüber bei anderen Erkrankungen wie zum Beispiel Zystischer Fibrose nicht mehr Bindungsprobleme auftraten, erklären die Autoren mit der *besonderen Bedeutung des Herzens als Zeichen für das Leben* schlechthin.

Erhöhte *Neurotizismuswerte* fanden sich Steinhausen und Bruhn (1980) zufolge *nur* bei körperlich eingeschränkten herzkranken Kindern, während Stucki et al. (1991) und Stucki-Wüthrich et al. (1996) sowie Ratzmann et al. (1991) in dieser Hinsicht verglichen mit der Norm bzw. Kontrollen gar keine signifikanten Nachteile feststellen konnten.

Die *Selbstkontrolle* fiel sowohl bei herzkranken Jungen als auch bei Mädchen verglichen mit gesunden Kontrollkindern signifikant höher aus (Salzer-Muhar et al., 2002). Ob dieses Ergebnis allerdings als uneingeschränkt positiv zu bewerten ist, bleibt aufgrund fehlender genauerer Informationen offen, denn eine extrem starke Selbstkontrolle wäre wohl eher als entwicklungshemmend anzusehen. Eine erhöhte Impulsivität fand sich *nur* bei körperlich eingeschränkten Herzkindern (Kramer et al., 1989), während herzkranken Schulkindern verglichen mit Kontrollen, die unter einer funktionellen Kreislaufsymptomatik litten, von den Lehrkräften *generell* eine *niedrigere Frustrationstoleranz* attestiert wurde (Ratzmann et al. (1991, 1996b).

Schließlich gibt es noch zwei Studien, die eine Aussage zu *Schüchternheit und Unsicherheit* bei herzkranken Kindern machen: So fand sich Kurth et al. (1987) zufolge Schüchternheit eher bei Jungen, während Biondi et al. (1996) bei herzkranken Kindern generell eine größere Unsicherheit und Tendenz zu regressiver Entwicklung fanden.

Abschließend seien noch sieben Einzelbefunde zu *sonstigen emotionalen Merkmalen* dargestellt (nach Publikationsjahr geordnet):
- *Externale Kontrollüberzeugungen*, also das Gefühl, das eigene Leben kaum selbst steuern zu können, waren vor allem bei herzkranken Jugendlichen mit höheren Angstwerten und niedrigerem Selbstwertgefühl verglichen mit der Kontrollgruppe signifikant erhöht (Kellermann et al., 1980). Hier führte der bereits angemerkte hohe Anteil von gesundheitlichen Beschwerden in der Kontrollgruppe (30%) offenbar nicht vermehrt zu externalen Kontrollüberzeugungen.

- In derselben Studie ergaben sich signifikant *negativer erlebte Krankheitsfolgen* bzgl. Schule (verglichen mit der Kontrollgruppe) und Sexualität (verglichen mit anderen chronischen Erkrankungen wie zystischer Fibrose, onkologischen oder rheumatologischen Erkrankungen). Demgegenüber wurden die mit der Krankheit verbundenen *Behandlungsmaßnahmen* im Vergleich zu anderen Erkrankungen als signifikant weniger belastend erlebt (Zeltzer et al., 1980), so dass in dieser Hinsicht *kein Nachteil* festzustellen ist.
- *Psychosomatische Beschwerden* ebenso wie *emotional bedingte Schulleistungsstörungen* fanden sich in der Untersuchung von Kurth et al. (1987) eher bei Jungen als bei Mädchen im Alter von 9 bis 13 Jahren.
- Ein Drittel der herzkranken Schulkinder nahm in projektiven Familienzeichnungen eine *periphere*, gut ein Viertel (28%) eine *egozentrisch-zentrale* Rolle ein; insgesamt ergab sich die *eigene Position in der Familie bei 72% als inadäquat*, wobei hier allerdings wegen fehlender Vergleichswerte keine Signifikanzangaben vorliegen (Biondi et al., 1996).
- Ein instabileres Leistungsverhalten – aufgrund der primär emotional-motivationalen Komponente hier und nicht beim mentalen Bereich zugeordnet – schrieben die Eltern *nur* Kindern mit schwererem Herzfehler zu (ToF vs. VSD, Nießen; 1999).

Fazit: Auch bzgl. der *emotionalen Lebensqualitätskomponente* fallen die Ergebnisse sehr heterogen aus und sprechen weder eindeutig für noch gegen das Vorliegen von generellen Nachteilen bei Kindern und Jugendlichen mit angeborenem Herzfehler. Bei den auf Teilgruppen bezogenen Nachteilen werden hier neben den bekannten medizinischen Moderatorvariablen wie körperliche Einschränkungen auch eine Moderatorvariable aus dem psychosozialen Bereich wie mütterlicher Stress genannt. Weiterhin sind im emotionalen Bereich herzkranke Jungen offensichtlich häufiger von Nachteilen betroffen als Mädchen.

2.3.2.6 Soziale Komponente

In diesem Bereich liegen nur 17 Befunde vor, die sich relativ gleichmäßig auf die drei Hauptergebniskategorien verteilen. Fünf davon betreffen die *Qualität der sozialen Beziehungen*: Bei Nießen (1999) waren der mitmenschliche Umgang unabhängig von Geschlecht und Schweregrad des Herzfehlers durch eine *erhöhte Kontaktangst* gekennzeichnet. Mutschlechner et al. (1991, 1996) zufolge tendierte ein Drittel der 6- bis 13-jährigen Herzkinder zu einem *konfliktvermeidenden Umgangsstil*, und zwar umso mehr, je später die Herzoperation stattgefunden hatte und je schlechter die Mutter-Kinder-Beziehung war; außerdem traten bei 55% *starke Probleme mit Peers* auf, und zwar *vor allem* bei ärztlich verordneten Sporteinschränkungen und bei gestörter Mutter-Kind-Beziehung; es bestanden auch Zusammenhänge mit einer verminderten Konfliktvermeidungskompetenz. *Unauffällige soziale Beziehungen* ergaben sich in den Untersuchungen von Favarato et al. (1994) sowie Osthaus (1994; ohne Signifikanzangabe).

Auf *Verhaltensebene* sprechen drei Ergebnisse *gegen Nachteile* bei Herzkindern: Settergren et al. (1982) stellten bei Kindern vom Säuglings- bis zum Vorschulalter keine vermehrten Kontaktprobleme fest. Die Untersuchung von Dhont et al. (1991, 1996, ohne Signifikanzangabe) ergab bei 9- bis 12-jährigen Herzkindern ein altersgerechtes Verhalten bzgl. Unabhängigkeit und Aktivität. Schließlich ergaben sich Casey et al. (1996) zufolge in der CBCL nach Einschätzung der Eltern *keine erhöhten Tendenzen zu sozialem Rückzug*. Dies war allerdings erst nach einer differenzierten Analyse der Fall, indem die durch die Herzerkrankung unmittelbar beeinflussten Items (psychosomatische Beschwerden und Aktivität) ausgeschlossen wurden. Ein derartiges Vorgehen ist nicht gängige Praxis, so dass die im Folgenden dargestellten allgemeineren Nachteile in der CBCL (unter „sozio-emotional") auch auf diesem Hintergrund gesehen werden sollten. Den obigen drei günstigen Befunden steht ein ungünstiger gegenüber: Ratzmann (1992) zufolge erlebten 9- bis 16-jährige Herzkinder ihr Kontaktverhalten als erfolgloser; verglichen wurde nicht mit *gesunden* Kontrollen, sondern solchen, die unter einer *funktionellen Kreislaufsymptomatik* litten und sich daher auch als in gewisser Weise „herzkrank" etikettiert erlebten.

Auch zur *sozialen Anpassung* insgesamt (einschließlich sozialer Kompetenz) liegen vier Befunde vor, die sich alle auf Teilgruppen beziehen. Eine niedrigere soziale Kompetenz fand sich nach Hövels-Gürich et al. (2002b) sowie Hövels-Gürich, Wiesner, Herpertz-Dahlmann, Messmer und von Bernuth (2002c) *vor allem* bei schwerer Hypoxie vor und längerem Kreislaufstillstand während der Operation, nach Youssef (1988) *eher*, wenn zugleich ein niedrigeres Selbstwertgefühl und eine stärkere Depressivität vorlagen. Aus Singapur berichten Kong, Tay, Yip und & Chay (1986) über vermehrte Probleme bei der sozialen Anpassung, und zwar für die Bereiche *Schule und Freizeit vor allem*, wenn die Mutter Verwöhnungstendenzen zeigte und durch Schuldgefühle sowie Angst belastet war. Die soziale Anpassung im *familiären* Bereich war insgesamt betrachtet nicht vermindert, sondern *nur* beim Aufwachsen unter ungünstigen mütterlichen Einstellungen im obigen Sinne.

Verstärkt auf andere angewiesen und damit unselbstständiger ergaben sich 8- bis 18-Jährige Herzkranke in einer Elternbefragung von Krol et al. (2002). Eine größere Hilfsbedürftigkeit laut elterlicher Einschätzung stellten Brattström und Ellborn-Ek (2000) in Schweden für 16 Vorschulkinder mit komplexem Herzfehler fest.

Aggressivität fand sich Biondi et al. (1996) zufolge gehäuft bei herzkranken Kindern (47%), während dieses Verhalten laut Hesz und Clark (1988) eher bei schwereren als bei leichteren Herzfehlern (TGA vs. VSD) zu beobachten war.

2.3.2.7 Sozio-emotionale Komponente: Verhaltensauffälligkeiten allgemein

Diese Komponente bezieht sich auf Verhaltensauffälligkeiten, die sowohl die emotionale als auch die soziale Komponente betreffen; die Ergebnisse basieren weit überwiegend auf CBCL-Gesamtmaßen. Zu diesem Bereich liegen insgesamt 31 Ergebnisse vor, darunter vier ohne Signifikanzangabe. *Vermehrte Verhaltensauffälligkeiten* bei herzkranken Kindern und Jugendlichen ergaben sich in sieben Untersuchungen (Blyth et al., 2002; Casey et al., 1996; Janus & Goldberg, 1995; Meyendorf et al., 1980; Oates, Turnbull, Simpson & Cartmill, 1994; Utens et al., 1993; Yang et al., 1994). darunter drei Studien ohne Kontrollgruppe (Blyth et al., 2002; Janus & Goldberg, 1995; Meyendorf et al., 1980). Die Altersspanne der hier untersuchten Kinder reichte – sofern angegeben – von 3.5 bis 17 Jahre. Während die Daten überwiegend auf Elternangaben basieren, lagen bei Utens et al. (1993) Selbsteinschätzungen von Jugendlichen (n=179) anhand des Youth Self Report zugrunde. Das Ergebnis von Casey et al. (1996), basierend auf 4- bis 16-jährigen Herzkindern, kann als *besonders aussagekräftig* gelten, da es trotz differenzieller Analysen, d.h. nach Eliminierung der unmittelbar durch die Herzerkrankung beeinflussten Items (psychosomatische Beschwerden, Aktivität) zustande kam und auf dem Vergleich mit einer Kontrollgruppe basiert, die durch harmlose Herzgeräusche („innocent murmur") gekennzeichnet war. Die häufig geäußerte und teils auch empirisch festgestellte Besonderheit (z.B. Caylor et al., 1973, vgl. Nr. 8 in Kap. 2.3.2.1), dass schon bei leichteren Abweichungen von der normalen Herz-Kreislaufsituation aufgrund von inadäquatem elterlichen Verhalten Probleme entstehen können, erhält hier keine Bestätigung.

Casey et al. (1996) sowie Oates et al. (1994) zufolge traten vermehrte *Verhaltensauffälligkeiten* bei herzkranken Heranwachsenden *nur aus Sicht der Eltern* und *nicht der Lehrer* auf, wobei das Ergebnis von Casey et al. (1996) aufgrund der eingehenden Berücksichtigung intervenierender Variablen als besonders aussagekräftig gelten kann. Als eine mögliche Ursache für die stärkere Wahrnehmung problematischen Verhaltens durch die Eltern diskutieren Oates et al. (1994) zum einen minimale neurologische Schädigungen, deren verhaltensrelevante Folgen nur den Eltern auffallen. Zum anderen führen sie auch eine bleibende elterliche Angst an (die Herzoperation lag bereits 5 bis 8 Jahre zurück), die zur Überinterpretation des kindlichen Verhaltens in Richtung Auffälligkeiten führen könnte.

In sieben Studien ergaben sich basierend auf Verhaltensfragebögen (CBCL und MVL) *keine erhöhten Auffälligkeiten* verglichen mit Normen (Bellinger et al., 1997; Oates et al., 1994, hier: Lehrersicht) bzw. einer Kontrollgruppe (Casey et al., 1996, hier: Lehrersicht; Floquet et al., 1998; Stein et al., 1998; Kramer et al., 1989, 1992). Drei weitere Befunde sprechen basierend auf selbst erstellten Fragebögen gegen vermehrte Verhaltensauffälligkeiten bei herzkranken Kindern, und zwar bzgl. psychosozialer Adaptation (Kallfelz, 1993), sozio-emotionaler Anpassung (Stucki et al., 1991) und der Häufigkeit psychiatrischer Behandlungen (4%; Stucki et al., 1991).

Bei Kramer et al. (1989) kam die auch für unser Projekt ausgewählte Marburger Verhaltensliste zur Anwendung. Demzufolge verhielten sich die Herzkinder nicht nur genauso unauffällig wie Kontrollkinder mit harmlosen Herzgeräuschen („innocent murmur"), sondern es ergaben sich entgegen den Erwartungen *auch keine signifikanten Unterschiede zwischen Herzkindern mit und ohne körperliche Einschränkungen.* Vergleicht man jedoch über die Analysen von Kramer et al. (1989) hinausgehend die Ergebnisse für die Gesamtgruppe mit den Testnormen (wenn auch unter Vorbehalt, da nur Medianwerte angegeben sind), so zeigt sich bei den herzkranken Kindern ein erhöhtes Niveau von Verhaltensauffälligkeiten (Prozentrang von 72 bzw. 75 mit bzw. ohne körperliche Einschränkungen gegenüber PR 50 als Norm). Dadurch dass auch die Kontrollkinder einen leicht erhöhten Medianwert haben (*PR*=56), erreicht dieser Unterschied zwar nicht die Signifikanzgrenze, deutet aber auf eine Tendenz hin (*p*=.10 bei einseitiger Fragestellung).

Verhaltensauffälligkeiten fanden sich Utens et al. (1998) zufolge *nur* bei Kindern mit häufigeren Herzoperationen bzw. bei Operation mit Kreislaufstillstand, während Geburtsgewicht und Tragzeit sowie das Alter bei der Herzoperation unbedeutend waren.

In sieben Studien ließ sich ein erhöhtes Niveau von Verhaltensauffälligkeiten *vor allem* auf Teilgruppen zurückführen, und zwar bezogen auf folgende Merkmale (chronologisch):
- Ungünstige mütterliche Einstellung wie Verwöhnung, Schuldgefühle, Angst (Kong et al., 1986);
- Schlechter funktionaler Status, wenig Coping-Mechanismen, höheres Alter, männliches Geschlecht (Heller et al., 1985), und zwar bei zwei Erhebungen in jährlichem Abstand;
- Jüngere Altersgruppe, mangelnde Anteilnahme der Eltern bei einer Herzkatheteruntersuchung (Sohni et al., 1987); hier wurden zweiundzwanzig 5- bis 15-jährige Kinder und deren Eltern ein Jahr lang vor bis nach der Katheteruntersuchung begleitet.
- Niedriger IQ *oder* neurologische Schädigungen (DeMaso et al., 1990);
- niedriger IQ *und* niedriger sozioökonomischen Status (Utens et al., 1993);
- Mütter mit besonders hohem Angstniveau (Gupta et al., 2001); hier war bei den Kindern vor allem der Bereich internalisierender Auffälligkeiten, insbesondere Angst, betroffen.
- Herz-Kreislauf-Insuffizienz bei und nach der Herzoperation (Hövels-Gürich et al., 2002b)

Es fällt auf, dass die von Nachteilen betroffenen Teilgruppen am häufigsten (6-mal) durch psychosoziale Merkmale gekennzeichnet werden; diese beziehen sich zur Hälfte auf die Kinder selbst (Coping-Mechanismen, IQ), zur anderen Hälfte auf die Mütter (Einstellung, Anteilnahme, Angst). Am zweithäufigsten (4-mal) kommen soziodemographische Merkmale wie Alter, Geschlecht, sozioökonomischer Status vor. Medizinische Merkmale werden insgesamt nur dreimal aufgeführt.

Nachteile *eher* in Teilgruppen, d.h. ohne Vergleich mit Normwerten oder Kontrollgruppen fanden sich in sechs Befunden bei folgenden Merkmalen (wiederum chronologisch):
- Familiärer Stress und niedriger sozioökonomischer Status (O'Dougherty et al., 1983);

- Aus Elternsicht: Jüngere Mädchen, ältere Jungen (Youssef, 1988)
  Aus Lehrersicht: Schwerer Herzfehler und niedriger IQ (Youssef, 1988);
- Schlechte Mutter-Kind-Beziehung bzw. externale Kontrollüberzeugungen der Mutter (DeMaso et al., 1991);
- Chronische Familienschwierigkeiten (Spurkland et al., 1993);
- Sporteinschränkungen (Mutschlechner et al., 1991, 1996); hier fand sich allerdings insgesamt eine Tendenz zur Unterschätzung von Verhaltensauffälligkeiten seitens der Mütter.

Auch in dieser Ergebniskategorie werden medizinische Merkmale nur selten genannt (1-mal), während psychosoziale Kennzeichnungen dominieren (6-mal), die allerdings nur einmal das Kind selbst betreffen (IQ). Auffallend häufig wird ein Zusammenhang zwischen ungünstiger familiärer Situation und kindlichen Auffälligkeiten festgestellt (4-mal).

Abschließend zu diesem Punkt sollen noch die wenigen Ergebnisse zur _Lebensqualität allgemein_ dargestellt werden. Sie erscheinen an dieser Stelle passend, da der sozio-emotionale Bereich die Lebensqualität insgesamt am besten repräsentiert.

Birkeland und Rydberg (2000) befragten 97 Herzkinder mit einem selbst entwickelten Lebensqualitäts-Inventar. Behandlungsbezogene Probleme, die die Lebensqualität reduzierten, gaben fast drei Viertel der Befragten (73%) an, was – wenn auch ohne Signifikanzangabe – als Nachteil zu betrachten ist. Demgegenüber ergaben sich in der größten einbezogenen Untersuchung von Meijboom et al. (1992) hinsichtlich des subjektiven Gesundheitszustands trotz differenzieller Analysen für die Art des Herzfehlers und für postoperative Restbefunde _keine Nachteile_ verglichen mit einer in Alter und Geschlecht passenden Kontrollgruppe. Ebenso unterschieden sich die Antworten 8- bis 16-jähriger Herzkranker auf einen Lebensqualitätsfragebogen in der Studie von Kamphuis, Ottenkamp und Relleke (2000) nicht signifikant von den Normwerten. Immer et al. (1994) schließlich stellten eine verminderte Lebensqualität _nur_ bei Schulkindern mit sehr schweren Herzfehlern fest, die häufig ausschließlich palliativ zu operieren waren.

2.3.2.8 Zusatzaspekt: Familiäres Umfeld

Die Wichtigkeit des familiären Umfeldes für die Bewältigung einer chronischen Erkrankung wurde bereits in den Ausführungen zu krankheitsübergreifenden und -spezifischen Übersichtstexten deutlich (Kap. 2.2.3 und 2.3.1). Da dieser Bereich eng mit der Lebensqualität der Betroffenen verquickt ist, werden die entsprechenden empirischen Befunde hier als Zusatzaspekt zu den Lebensqualitäts-Komponenten dargestellt. Hierzu liegen insgesamt 34 Befunde (9 ohne Signifikanzangabe) vor, die überwiegend (26) neueren Datums sind.

Schon auf den ersten Blick fällt auf, dass die Liste der für Nachteile sprechenden Ergebnisse – anders als bei allen anderen Lebensqualitätskomponenten – besonders lang ist (15 Befunde). Neun bzw. 10 Befunde sind den beiden anderen Hauptergebniskategorien zugeordnet.

Zunächst werden die *nicht nachteiligen* Befunde beschrieben. Falls sich in denselben Studien für andere familiäre Bereiche *Nachteile* ergaben, so sind diese hier integriert. Danach werden die übrigen ungünstigen Befunde und abschließend die auf Teilgruppen bezogenen Nachteile dargestellt.

Zum Verständnis des *nicht-nachteiligen Ergebnisses* bei der letzten Erhebung in der Follow-up Studie von Utens et al. (2000, 2002) müssen zunächst einige anfängliche Nachteile aus der ersten Erhebung erwähnt werden. Untersucht wurden Eltern von 94 herzkranken Kindern bis zum Alter von 7 Jahren vor und nach einer medizinischen Intervention (75-mal Operation, ansonsten Herzkatheter) hinsichtlich gesundheitsbezogenem Stress und Coping. *Vor der Intervention* ergaben sich bei den *Müttern* ein erhöhtes Stressniveau (Angst, Schlaflosigkeit, Erleben sozialer Dysfunktion – letzteres auch für die Väter geltend) sowie weniger adäquate Coping-Stile (Unterdrückung von Ärger, weniger aktive Problemlösung). Dies galt unabhängig von der Schwere des Herzfehlers, vom Alter und von der Art des Eingriffs. *Nach der Intervention* verminderte sich der Stress deutlich und beide Elternteile zeigten sogar verglichen mit der Norm ein *besseres Coping*.

Heller et al. (1985) erfassten das *„Funktionieren"* der Familie anhand des Family Functioning Index aus Sicht der Eltern. Bei 78% der Familien mit herzkranken Kindern fand sich eine hohe Funktionsfähigkeit, was dem Normwert von 75% entspricht und sogar etwas, wenn auch nicht signifikant, günstiger ausfiel als bei anderen Erkrankungen (Lippen-Kiefer-Gaumen-Spalte: 61%, Hörstörungen: 69%). Dieses Ergebnis erstaunt ein wenig, da es auf einer Stichprobe basiert, in der die – häufiger von Problemen bedrohten – Jungen mit 56% dominieren. In ähnlich positive Richtung geht der Befund von Ratzmann et al. (1991, S. 109), demzufolge die herzkranken Kindern aufgrund der erlebten stärkeren Unterstützung „ein signifikant *besseres Familienklima* als gesunde Kinder" angaben (Hervorhebung der Autoren); mit den gesunden Kindern sind vermutlich die durch Herz-Kreislauf-Symptomatik gekennzeichneten Kontrollen gemeint. Nebenbei bemerkt fanden sich in den Partnerschaften keine Eheprobleme, was auf dem Hintergrund der hohen Scheidungsrate in Ostdeutschland – die Studie fand in Leipzig statt – als bemerkenswert hervorgehoben wird (Ratzmann, Schneider & Richter, 1996a).

Hinsichtlich des *Erziehungsstils* ergaben sich übereinstimmend in drei Studien *keine Nachteile* für Familien mit einem herzkranken Kind:
- Ratzmann et al. (1991) zufolge beschrieben sich die Mütter in dem Erziehungsstilfragebogen von Lukesch als *ähnlich streng* wie in der Normstichprobe; allerdings zeigten sie ein signifikant *geringeres Maß an Durchsetzung* (den nachteiligen Befunden zugeordnet), was auf eine gewisse Diskrepanz zwischen erzieherischen Absichten und Verhalten hinweist.
- In der Untersuchung von Nießen (1999) schätzten Jugendliche ab 16 Jahre anhand eines standardisierten Fragebogens (Erziehungsinventar ESI von Krohne und Pulsack, 1995)

das Erziehungsverhalten ihrer Mütter ein; auf eine Beurteilung bzgl. der Väter musste aus Zeitgründen verzichtet werden. Die Probanden erlebten ihre Mütter als *stärker unterstützend* (hier vor allem Jungen), *lobend und weniger tadelnd*. Allerdings wurde verglichen mit den Normen auch ein *höheres Maß an Einschränkungen und Strafe* angegeben, was als nachteilig zu sehen ist. Diese Befunde galten gleichermaßen bei leichterem und schwererem Herzfehler (VSD vs. ToF).

- Nach Carey (1999) ergaben sich bei Müttern von 2- bis 5-jährigen herzkranken Kindern keine signifikanten Unterschiede zu einer Kontrollgruppe Gesunder hinsichtlich Disziplinierung und Erziehungsverhalten allgemein.

Die Dissertation von Carey (1999) enthält noch folgende über den Bereich „Erziehungsstil" hinausgehende Ergebnisse: Ebenfalls *keine Nachteile* im Vergleich zur Kontrollgruppe fanden sich für die *Entwicklungserwartungen* der Mütter , das *Erleben des kindlichen Verhaltens* sowie die *Mutter-Kind-Interaktion*, erfasst durch Videoaufnahmen bei einer gelenkten Spielsituation. Zwar war auch das mütterliche Stressniveau insgesamt nicht erhöht, jedoch sprach die qualitative Auswertung der Interviewantworten für eine *stärkere mütterliche Wachsamkeit, Angst und Ungewissheit;* letzteres bezog sich vor allem auf künftige Krankenhausaufenthalte und Operationen in Zusammenhang mit dem kindlichen Herzfehler.

Von den übrigen acht nachteiligen Befunden betreffen die ersten vier das Familienklima im weitesten Sinne:

(1) Die Lebensqualität belastende *familiäre Probleme* wurden bei 70% von 97 befragten Herzkranken angegeben (Birkeland & Rydberg, 2000).

(2) In Familien von Heranwachsenden mit einer TGA herrschte häufiger ein *chaotisches Familienklima*, zusätzlich gekennzeichnet durch einen geringen Ausdruck von Gefühlen (Aldén, 1998). Der Unterschied zu dem Befund von Ratzmann et al. (1991, besseres Familienklima; siehe voriger Absatz) lässt sich vielleicht mit dem höheren Schweregrad der Herzfehler in der Untersuchung von Aldén erklären.

(3) Deutlich mehr *familiärer Stress* in verschiedenen Bereichen (finanziell, sozial, persönlich) ergab sich in 26 Familien mit schwer herzkranken Kindern, die nur palliativ operiert werden konnten (Casey et al., 1996).

(4) Ein *erhöhtes Stresserleben* bei 26 Eltern von Säuglingen mit angeborenem Herzfehler, verglichen mit Zystischer Fibrose (CF, $n = 15$) und gesunden Kindern ($n=30$) fanden Goldberg et al. (1990) anhand des Parenting Stress Indexes, und zwar unabhängig von Alter und Bildungsstand beider Elternteile. Hier ist allerdings zu berücksichtigen, dass die Kontrollgruppe Gesunder deutlich älter war als die herz- oder CF-kranken Kinder ($M=6$ Monate vs. 3 bzw. 4 Monate). Hierdurch könnte eine zusätzliche Benachteiligung der betroffenen Eltern entstanden sein, da sie noch nicht so viel Erfahrung im Umgang mit ihrem Kind sammeln konnten.

In einer weiteren Studie mit herzkranken Säuglingen und deren Müttern ergab sich nach Gardner (1995, 1996) und Gardner et al. (1996) bei Interaktionsbeobachtungen das *Wechselspiel* als deutlich eingeschränkt, und zwar *unabhängig von der Schwere des Herzfehlers*. Die Kinder zeigten weniger positive Affekte, und beide Interaktionspartner waren in der gemeinsamen Spielinteraktion 6 Monate vor und nach der Herzoperation weniger engagiert als Kontroll-Dyaden, bei denen das Kind unter einer anderen Erkrankung litt (u.a. Magen-Darm-Störungen). Die Mütter erlebten sich *vor allem dann* durch das herzkranke Kind als stärker gestresst, wenn sie sich in der Interaktion weniger engagierten (hier: „*vor allem*"-Befund integriert). Dieses Interaktionsmuster ähnelt stark dem von Müttern mit Frühgeborenen; auch hier gibt es bei der Interaktion Abstimmungsprobleme, indem die Mütter einerseits durch übermäßige Stimulation versuchen, einen Interaktionsabbruch durch das Kind zu verhindern, z.B. wenn es müde wird, (Sarimski, 2000) oder andererseits aufgrund von Verzweiflung auf Interaktionsangebote des Kindes nicht adäquat eingehen können.

Einen hohen Anteil *gestörter Mutter-Kind-Beziehungen* in Form von übermäßiger Enge, verbunden mit Überbehütung und Überängstlichkeit (48%) oder Ablehnung (23%) fanden Mutschlechner et al. (1991, 1996) basierend auf 31 herzkranken Schulkindern, und zwar unabhängig vom Schweregrad des Herzfehlers und vom postoperativen Restbefund.

Die schon häufiger erwähnte differenzierte Studie von Casey et al. (1994) an nur palliativ operierten Kindern und Jugendlichen von 4 bis 16 Jahren erbrachte für den familiären Bereich folgendes wichtiges Ergebnis: Während die meisten Eltern glaubten, dass ihr Kind nur weniger als 100 Yards (91 m) gehen (70%) oder rennen (84%) kann, hielten die Kinder im Belastungstest durchschnittlich 7.12 Minuten durch, was einer Strecke von 343 Metern (also ca. 3 ½ mal soviel wie angenommen) entspricht. Die Eltern *unterschätzten also die körperliche Leistungsfähigkeit* ihrer schwer herzkranken Kinder *bei weitem*.

Dhont et al. (1991) schließlich stellten als nachteiligen Befund fest, dass die Eltern aufgrund der Stress-Situationen nach der Diagnosestellung häufig falsch (18) oder nur halb richtig (24) über die medizinische Situation informiert waren. Erklärt wird dies mit einer „psychogenen Taubheit" (S. 71), ausgelöst durch heftige Trauerreaktionen, bestehend aus den so genannten FAGS-Emotionen (*F*ear, *A*nger, *G*uilt, *S*orrow).

Abschließend zu diesem Punkt sind die unter Vorbehalt festgestellten Nachteile beschrieben, und zwar zunächst *vor allem,* dann *nur* und schließlich *eher* für Teilgruppen geltend.
(1) Herzkranke Kinder ließen bei der Einschätzung ihrer Familie eine höhere Abwehr erkennen als gesunde Kinder (Hauser et al., 1996). Dies galt *vor allem*, wenn die Herzoperation noch ausstand. In den betroffenen Familien waren die Beziehungen signifikant schlechter als in Familien ohne krankes Kind Dies galt *vor allem* für die Teilgruppe nach erfolgreicher *Korrektur*operation und weist auf die *Notwendigkeit einer eingehenden psychosozialen Betreuung* von solchen eigentlich nicht schwerst betroffenen Familien hin. Die positivsten Familienbeziehungen fanden sich erstaunlicherweise nach *Palliativ*operationen. Die

Autoren erklären dies damit, dass gerade in diesen Familien mit schwer herzkranken Heranwachsenden Ressourcen mobilisiert werden können, wenn sich der Zustand nach einer Palliativoperation zwar nicht normalisiert, aber doch spürbar bessert.

(2) Einen *hohen Unterstützungsbedarf* bei betroffenen Eltern fanden Birkeland und Rydberg (2000) *vor allem*, wenn ein schwerer Herzfehler vorlag.

(3) *Elterliche Sorgen*, die unter anderem um das Verhalten des Kindes kreisten, traten der Untersuchung von Meijer-van den Bergh et al. (2000) zufolge *vor allem* auf, wenn die Kinder einen niedrigen Entwicklungsquotienten aufwiesen, also tatsächlich eine gewisse Veranlassung zur Sorge gaben.

(4) Eine *bleibend beeinträchtigte Lebensqualität* der Eltern von 16-jährigen Jugendlichen fand sich *nur* im Fall von komplexen Herzfehlern, betraf dann aber einen hohen Anteil (75%; Immer et al., 1994).

(5) Steinhausen und Bruhn (1980) zufolge erlebten *nur körperlich eingeschränkte* herzkranke Schulkinder eine etwas stärkere *mütterlichen Unterstützung*. Hierzu wird kritisch angemerkt, dies müsse „im Kontext einer ausgeprägten Krankheitsrepräsentanz gesehen werden und enthält möglicherweise sowohl fürsorgliches Verhalten wie aber auch die Gefahr einer übermäßigen Beschützung mit dem Risiko einer unnötigen Stigmatisierung, wie in der klinischen Praxis vielfach zu beobachten ist" (Steinhausen & Bruhn, 1980, S. 537).

(6) Eine stärkere Umsorgung, verbunden mit elterlichen Einschränkungen in den Verhaltensmöglichkeiten betrifft signifikant *eher* Jungen als Mädchen mit angeborenem Herzfehler (Kurth et al., 1987).

(7) Blyth et al. (2002) stellten eine größere Ängstlichkeit beider Eltern und eine höhere Depressivität der Väter fest, und zwar *eher* dann, wenn die Kinder einen *weniger schweren Herzfehler* hatten. Hierbei muss allerdings berücksichtigt werden, dass als schwerer Herzfehler hier mit dem Hypoplastischen Linksherzsyndrom (HLHS) ein extrem hoher Schweregrad vorlag (vgl. Kap. 2.1.3.9); vermutlich waren in der anderen Gruppe auch Kinder mit komplexem oder zumindest zyanotischem Herzfehler, was relativ zu HLHS zwar als leichter, aber absolut gesehen als schwer zu klassifizieren ist. Vielleicht können Eltern, die sich für die sehr risikoreiche mehrstufige Norwood-Korrektur des HLHS als einzige Überlebenschance entscheiden, ungeahnte Ressourcen mobilisieren, die die Angst in den Hintergrund treten lassen, indem sie zum Beispiel nur noch „für den Augenblick leben" und jeden zusätzlichen Tag als Geschenk betrachten.

Fazit: Offensichtlich ist das Risiko von Beeinträchtigungen im familiären Bereich besonders hoch. Dies zeigt die relativ große Anzahl von generell nachteiligen Ergebnissen. Unter den *Kennzeichen für betroffene Teilgruppen* kommt ein hoher Schweregrad des Herzfehlers gehäuft vor, während als psychosoziales Merkmal nur je einmal ein geringes mütterliches Engagement in der Interaktion und ein niedriges Intelligenzniveau des Kindes genannt werden.

2.3.2.9 Fazit zu den Lebensqualitätsstudien mit herzkranken Kindern und Jugendlichen einschließlich quantitativer Analyse der Befunde

Zunächst werden die Ergebnisse für zwei wichtig erscheinende Behandlungsparameter (Operationsalter, Dauer des Kreislaufstillstandes bei Operation) im Überblick für alle Lebensqualitätskomponenten dargestellt. Anschließend wird kurz die umfangreiche vom Konzept her am besten mit unserer Untersuchung vergleichbare Reihenuntersuchung aus Köln (Nießen, 1999; Nuhn, 2000) zusammengefasst. Den Hauptteil dieses Kapitels macht die anschließende Darstellung zur statistischen Analyse der Befunde aus.

Schon bei der Besprechung der zusammenfassenden krankheitsspezifischen Darstellungen (vgl. Kap. 2.3.1) wurde auf das Dilemma des *Timings der Herzoperation* hingewiesen: Hinsichtlich der psychischen Verarbeitung erscheint ein höheres Alter der Kinder bei diesem schweren Eingriff günstig, während die kardiale Situation häufig kein Zuwarten erlaubt. Hierzu liegen 13 konkrete Befunde vor, die für die verschiedenen Ergebniskategorien in der gewohnten Reihenfolge der LQ-Komponenten zusammengestellt werden.

Relativ selten fanden sich *keine Nachteile bei höherem Operationsalter*, und zwar bzgl. der Gesamtintelligenz (Alden, 1998; Jedlicka-Köhler & Wimmer, 1987) sowie der Abzeichenfähigkeit (Newburger et al., 1984). Nachteile, die sich – ohne Vergleich des Leistungsniveaus mit Normen oder Kontrollgruppe - eher bei höherem Operationsalter zeigten, betrafen *perzeptuell-motorische Fähigkeiten* (O'Dougherty et al., 1983) und die *Gesamt-Intelligenz* (Clarkson et al., 1980; Dalery et al., 1986; O'Dougherty et al., 1983). Der Untersuchung von Shida et al. (1981) an 107 VSD-Kindern zufolge korrelierte der für die Gesamtstichprobe normgerechte Intelligenzquotient sehr signifikant mit dem Operationsalter ($r=-.54$); demzufolge schneiden fast *nur* spät operierte Kinder in dieser Hinsicht nachteilig ab. Die verbale Abstraktionsfähigkeit ergab sich nach Newburger et al. (1984) *vor allem* bei höherem Operationsalter als beeinträchtigt. Schlechtere Schulleistungen fanden sich nach O'Dougherty et al. (1983) *eher* bei spät operierten Kindern. Jedlicka-Köhler und Wimmer (1987) stellten bei 45% der spät (erst mit 7-10 Jahren) operierten aber nur bei 8% der früh (bis 3 Jahre) operierten Kinder mit ToF eine *Schullaufbahnverzögerung* fest. Eine stärkere *Tendenz zur Konfliktvermeidung* im Umgang mit Gleichaltrigen fand sich nach Mutschlechner et al. (1991, 1996) bei Kindern mit höherem Operationsalter. Zusammenhänge zwischen *Verhaltensauffälligkeiten* und Operationsalter konnten in der Untersuchung von Utens et al. (1998) an 125 Schulkindern *nicht* nachgewiesen werden.

Jedlicka-Köhler und Wimmer (1987), die in ihrer Studie speziell auf die Bedeutung des Operationsalters fokussierten, stellen zusammenfassend zwar keinen negativen Einfluss einer späten Operation auf die intellektuelle, wohl aber auf die psychosoziale Situation fest, indem durch eine frühe Operation die Voraussetzungen für einen Kindergartenbesuch und einen regelrechten Schuleintritt geschaffen werden. Außerdem „bedeutet der frühe operative Eingriff nicht nur eine Verringerung der individuellen, sondern auch der familiären Belastung." (Jedlicka-Köhler & Wimmer, 1987, S. 88). Auch wenn Fallot-Kinder heute kaum noch so spät operiert werden – das Durchschnittsalter liegt mittlerweile unter zwei Jahren – so erscheinen doch die Schlussfolgerungen von Jedlicka-Köhler und Wimmer (1987) nicht zuletzt auf dem Hintergrund der referierten neueren Befunde als zutreffend. Demzufolge kommt dem Ziel der frühen Verbesserung der kardialen Situation in diesem Fall ein stärkeres Gewicht zu als dem Ziel der Vermeidung eines psychischen Operationstraumas.

Zur Bedeutung *des Kreislaufstillstandes während der Herzoperation* liegen 17 Befunde vor. Nur einmal ergaben sich *generelle Nachteile*, an denen dieses Merkmal *keinen* Anteil hatte, und zwar bezogen auf das erworbene Wissen von 3- bis 9-Jährigen (Hövels-Gürich et al., 1997b); die Dauer des Kreislaufstillstands korrelierte nicht mit dem *insgesamt altersgerechten* Intelligenzniveau in derselben Stichprobe (Hövels-Gürich et al., 1997b) bzw. beim Follow-up mit 7- bis 14-Jährigen (Hövels-Gürich, 2001a,b). Trotz einer insgesamt durchschnittlichen motorischen Entwicklung ging ein höherer Motorik-Quotient mit einem kürzeren Kreislaufstillstand einher ($r = -.37$; Hövels-Gürich et al., 1999). Einen niedrigeren motorischen Entwicklungsstand bei Einjährigen und eine schlechtere sprachliche Kompetenz bei 2 ½-Jährigen fanden Bellinger et al. (1995, 1997) *vor allem* bei Kindern mit längerem Kreislaufstillstand. Sie schließen daraus, dass der Kreislaufstillstand, ursprünglich verwendet zum Schutz der Organe während der Operation, ein Risiko für die motorische und sprachliche Entwicklung darstellt.

Kinder, die mit Kreislaufstillstand operiert worden waren, hatten längere Reaktionszeiten als die übrigen Kinder (Oates et al., 1995b). Weiterhin hingen in derselben Studie der *Gesamt-, Handlungs- und Verbal-IQ* signifikant mit der Dauer des Kreislaufstillstands zusammen, und zwar dergestalt, dass *10 Minuten einen Verlust von 3 bis 4 Intelligenzpunkten* ausmachten. Auch in der Untersuchung von Wells et al. (1983) war ein niedrigerer Gesamt-IQ vor allem durch die Kinder mit längerem Kreislaufstillstand bedingt; hier ergab sich eine IQ-Abnahme von 0.53 Punkten pro Minute. In drei anderen Studien *konnte kein bedeutsamer Einfluss der Dauer des Kreislaufstillstands* auf die Gesamt-Intelligenz festgestellt werden, hingegen spielten andere Merkmale, hierunter zweimal der sozioökonomische Status, eine wichtige Rolle (Blackwood et al., 1986; Clarkson et al., 1980; Shida et al., 1986).

Verhaltensauffälligkeiten traten nach Utens et al. (1998) *nur*, nach Bellinger et al. (1997) *eher* auf, wenn die Operation mit Kreislaufstillstand erfolgt war. Hövels-Gürich et al. (2992b,c) zufolge war ein längerer Kreislaufstillstand assoziiert mit ohnehin gehäuft vorkommenden Verhaltensauffälligkeiten, vor allem im Sinne *verminderter sozialer Kompetenzen*. Nach Operation *mit* Kreislaufstillstand ergaben sich Bellinger et al. (1997) zufolge zwar tendenziell mehr *Verhaltensauffälligkeiten*; allerdings war das Gesamtniveau verglichen mit den Normen für die Stichprobe als Ganze betrachtet deutlich niedriger.

Hövels-Gürich et al. (2001b, S. 6) kommen in ihrer groß angelegten Follow-up Studie an TGA-Kindern, operiert mit der neuesten Technik des arteriellen Switchs unter Kreislaufstillstand zu dem Fazit, dass trotz einiger ungünstiger Ergebnisse (Grobmotorik, Körperkoordination, kognitive und sprachliche Entwicklung, Fertigkeiten, soziale Kompetenz, Verhalten) „die Lebensqualität aus der Sicht der Kinder selbst hingegen nicht generell gegenüber Gesunden eingeschränkt war".

Die Befunde zur Bedeutung des Kreislaufstillstandes während der Herzoperation fallen also nicht ganz eindeutig aus, jedoch überwiegen nachteilige Ergebnisse, so dass die Risiken dieser Operationstechnik im Einzelfall sehr sorgfältig abgewogen werden sollten.

Die umfangreiche Untersuchung Reihenuntersuchung in der Kölner Klinik und Poliklinik für Kinderkardiologie ist wegen des dort ebenfalls zugrunde liegenden Lebensqualitätskonzepts von der theoretischen Fundierung her am besten vergleichbar mit dem eigenen Projekt. Sie hat allerdings nur einen Erhebungszeitpunkt (Nießen, 1999; Nuhn, 2000). Für die beiden relativ homogenen Teilgruppen (VSD, ToF), ergaben sich verglichen mit Testnormen nur wenige Nachteile (ab 9 Jahre: vermindertes Auffassungstempo; bis 15 Jahre: erhöhte Kontaktangst), die sich teils vor allem auf schwerere Herzfehler bezogen (z.B. verminderte Körperkoordination bei ToF). In allen LQ-Komponenten außer der sozialen schnitten Herzkinder bei Teilbereichen sogar besser ab als die Normstichprobe. Dies mag allerdings teilweise durch die Heranziehung nicht mehr aktueller Normen bedingt sein (z.B. HAWIK, LPS). Bezüglich des familiären Umfeldes fanden sich einige Unterschiede zu den Normwerten, die aber in ihrer Richtung nicht eindeutig zu interpretieren sind. Der Entwicklungsstand herzkranker Kinder und Jugendlicher fällt also nicht über alle Bereiche hinweg gleich aus, sondern stellt sich eher heterogen dar. Demzufolge sollten stets mehrere Komponenten der Lebensqualität einbezogen werden, um ein umfassenderes Bild zu erhalten.

Abschließend zu diesem Kapitel werden die Ergebnisse der *statistischen Analyse der Befunde* dargestellt und zwar bezogen auf relevante methodische Merkmale wie Erstpublikationsjahr, Stichprobengröße, Alter und Geschlecht, Vorhandensein einer Kontrollgruppe, Provenienz der Studie. Zu diesem Zweck wurde eine SPSS-Datei angelegt. Zwar ist ein solches Vorgehen eher unüblich, aber die methodischen Merkmale der vielfältigen Befunde hätten ohne ein derartiges Vorgehen nicht systematisch analysiert werden können.

Die Befunde wurden anhand folgender als ordinal zu betrachtender Skala klassifiziert:
1. Generelle Nachteile trotz / nach differenzieller Analyse
2. Generelle Nachteile, signifikant
3. Generelle Nachteile, nicht signifikant (kursiv)
4. Nachteile vor allem in Teilgruppen signifikant
5. Nachteile vor allem in Teilgruppen, nicht signifikant (kursiv)
6. Nachteile *eher* in Teilgruppen signifikant
7. Nachteile *eher* in Teilgruppen, nicht signifikant (kursiv)

8. Nachteile **nur** in Teilgruppen signifikant
9. Nachteile **nur** in Teilgruppen, nicht signifikant (kursiv)
10. Keine Nachteile, nicht signifikant (kursiv)
11. Keine Nachteile, signifikant
12. Keine Nachteile trotz / nach differenzieller Analyse

Basierend auf dieser Ordinalskala sind in Tabelle 2-8 die Medianwerte für die einzelnen Bereiche aufgeführt. Je *höher* sie ausfallen, in umso *günstigere Richtung* weisen die Ergebnisse für die herzkranken Kinder und Jugendlichen.

Bei Betrachtung der LQ-Komponenten insgesamt fällt auf, dass die Ergebnisse im *körperlichen Bereich* am *schlechtesten* (Median 5), im *emotionalen Bereich* am *besten* (Median 8) ausfallen. Demzufolge sprechen die Befunde hinsichtlich der Emotionen *zur Hälfte ganz gegen Nachteile* (Wert 10-12) oder für Nachteile *nur* in Teilgruppen (Wert 9, ohne Signifikanzangabe). Die andere Hälfte der Befunde verteilt sich auf das übrige Spektrum (Wert 1-8), das nicht nur generelle Nachteile, sondern auch *vor allem* oder *eher* auf Teilgruppen bezogene Nachteile umfasst. Für die übrigen LQ-Komponenten und die Gesamtsumme liegt der Median jeweils um die Mitte der 12-stufigen Ordinalskala herum (Wert 6 oder 7).

Im Einzelnen betrachtet finden sich die *ungünstigsten Ergebnisse* in den Bereichen *körperliche Beschwerden* und *Gedächtnis* (Median 2), *Einschränkungen beim Sport, mentale Funktionen* wie erworbenes Wissen, mathematisches bzw. räumliches Denken, Problemlösen, *Besonderheiten im sozialen Bereich* wie Angewiesensein auf andere und Aggressivität (Median jeweils 3). Einschränkend ist zu bemerken, dass hier eher wenige Befunde (<12) zugrunde liegen, was noch stärker für die Bereiche mit den höchsten Medianwerten gilt: *Schulleistungen* (Median 9), *Kontaktverhalten* (Median 10), *Lebensqualität insgesamt* (Median 11; jeweils < 7 Befunde). Andererseits basieren die ebenfalls recht hohen Medianwerte von 8 für *Gesamt-Intelligenz, Selbstwertgefühl und Angst* auf größeren Zahlen, so dass hier relativ zuverlässig auf vergleichsweise günstige Befunde geschlossen werden kann.

Auf der Basis der zwölfstufigen Ergebniskodierung wurde die Bedeutung folgender methodischer Merkmale insgesamt und getrennt nach LQ-Komponenten analysiert:
(1) Neuere gegenüber älteren Studien
 Es könnte sein, dass wegen der im Laufe der Zeit verbesserten Operations- und Behanlungstechniken *Kohorteneffekte* in Richtung günstigerer Ergebnisse bei jüngeren Kohorten auftreten. Allerdings überleben auch mehr Heranwachsende mit schwerem Herzfehler, wodurch eine Stagnation stattfinden könnte, ähnlich wie es sich bei Frühgeborenen in der konstant bleibenden Handicap-Rate zeigt (Brandt, Sticker & Höcky, 1997).
(2) Stichprobengröße
 Hier liegt keine bestimmte Vermutung zugrunde, die Auswertung ist rein explorativ.

Tabelle 2-8: Medianwerte der 12-stufigen ordinal skalierten Ergebniskodierung für die verschiedenen Lebensqualitätsbereiche
von 1 = „Nachteile trotz / nach differenzieller Analyse"
bis 12 = „Keine Nachteile trotz / nach differenzieller Analyse"

Lebensqualitätskomponente	Unterbereich	Median	N
Körperlich	Neurologie	4	7
	Beschwerden i.w.S.	2	5
	Sport	3	6
	Grobkoordination	4	16
	Feinkoordination	6	10
	Körperlich: gesamt	5	44
Mental	Gesamt-Intelligenz	8	37
	Handlungs-Intelligenz	6	5
	Sprache	4	14
	Abstraktion	4	6
	Weitere Funktionen	3	11
	Aufmerksamkeit	4	8
	Gedächtnis / Lernen	2	7
	Schulleistungen	9	6
	Schulische Anpassung	6	4
	Laufbahnverzögerung	7	9
	Mental: gesamt	6	107
Emotional	Selbstwertgefühl	8	18
	Angst	8	10
	Sonstiges	6	25
	Emotional: gesamt	8	53
Sozial	Soziale Beziehungen	6	5
	Kontaktverhalten	10	4
	Soziale Anpassung	4	4
	Sonstiges	3	4
	Sozial: gesamt	6	17
Sozio-emotional	Verhaltensauffälligkeiten	6	31
	Lebensqualität insgesamt	11	4
Familiär	Familiär: gesamt	4	34
Alle Komponenten	gesamt	6	290

(3) Anteil der Jungen in der Stichprobe
Da in vielen Studien die *Jungen überwiegen*, könnte dies für die Einschätzung der Ergebnisse zu *Verhaltensauffälligkeiten* wichtig sein, da Jungen in diesem Bereich häufiger von Problemen betroffen sind als Mädchen.

(4) Jüngere gegenüber älteren Kindern
Möglich wäre, dass Vorschulkinder günstiger als Schulkinder abschneiden. Dies würde darauf hinweisen, dass die *Dauer der negativen Krankheitsfolgen* von Bedeutung ist.

(5) Vorhandensein einer Kontrollgruppe
Es ist wahrscheinlich, dass die Ergebnisse in *Studien mit Kontrollgruppen schlechter* ausfallen, als wenn nur auf möglicherweise nicht mehr aktuelle Testnormen Bezug genommen wird.

(6) Provenienz der Untersuchung
Hier wird grob differenziert bzgl. geographisch/kultureller Distanz nach Deutschland, anderen europäischen Ländern, Nordamerika und anderen außereuropäischen Ländern. Möglicherweise fallen die Ergebnisse je nach Erhebungsgegend unterschiedlich aus.

Die Analysen erfolgten
- bei den drei intervallskalierten Merkmalen (Publikationsjahr, Stichprobengröße, Anteil von Jungen) korrelationsanalytisch anhand von *Kendalls' tau*;
- bei den beiden dichotomen Merkmalen (jüngere versus ältere Kinder, Kontrollgruppe vorhanden oder nicht) mittels *Mann-Whitney-U-Tests*;
- bei der vierstufig kodierten Provenienz der Studien durch *Kruskal-Wallis-Tests*.

Da es sich um eine explorative Analyse handelt, werden auch Ergebnisse mit einer Zufallswahrscheinlichkeit von $p \leq .10$ als *Tendenzen* in die Darstellung einbezogen.

Tabelle 2-9 enthält die Ergebnisse der auf allen 290 Befunden basierenden statistischen Analyse. Erwartungskonform ergab sich in der Gesamtauswertung, dass die Ergebnisse bei Heranziehung einer *Kontrollgruppe schlechter ausfallen* als bei Vergleichen mit Testnormen. Dies geht vor allem auf die körperliche LQ-Komponente zurück, da dort dieselbe Tendenz vorlag, $Z = -1.81$ ($n = 44$, p-Werte jeweils in Tab. 2-9), im mentalen Bereich wurde die Grenze zur Tendenz nur knapp verfehlt, $Z = -1.61$, $p = .11$ ($n = 107$). Keine Zusammenhänge ergaben sich für die übrigen Bereiche, bei denen die Erhebungsverfahren mit Ausnahme bestimmter Verhaltensfragebögen (z.B. CBCL, MVL) insgesamt weniger gut methodisch abgesichert erscheinen.

Stärkere Nachteile bei herzkranken Heranwachsenden zeigten sich weiterhin bei Untersuchungen mit folgenden methodischen Merkmalen :
(1) in der *emotionalen* LQ-Komponente bei *älteren* Studien, $tau = .21$ ($n = 53$);
(2) in der *sozialen* LQ-Komponente bei *jüngeren* Studien, $tau = -.43$ ($n = 17$);
(3) im *sozio-emotionalen* Bereich (Verhaltensauffälligkeiten allgemein) bei *geringerem* Anteil von Jungen in der Stichprobe, $tau = .34$ ($n = 18$);

(4) im *familiären* Bereich bei Studien aus *anderen europäischen Ländern* verglichen mit Deutschland und Nordamerika, Kruskal-Wallis-$\chi^2(2) = 5.33$ ($n = 34$).

Tabelle 2-9: Bedeutung wichtiger methodischer Merkmale in 78 Studien zur Lebensqualität von herzkranken Heranwachsenden, basierend auf allen 290 Befunden, 12-stufig ordinal skaliert von 1 = „Nachteile trotz / nach differenzieller Analyse"
bis 12 = „Keine Nachteile trotz / nach differenzieller Analyse");
p-Wert: *schlechteres* Ergebnis für die jeweilige Teilgruppe

LQ-Komponenten	Insgesamt	Körperlich	Mental	Emotional	Sozial	Sozio-emot.	Familiär
1. Ältere Studien				$p=.043$			
Neuere Studien					$p=.059$		
2. Größere Samples							
3. Weniger Jungen						$p=.067$	
4. Jüngere Kinder							
5. Mit Kontrollgruppe	$p=.081$	$p=.070$					
6. Übriges Europa vs. Deutschland, USA							$p=.069$

Interessanterweise stellt sich die Befundlage für den *emotionalen* Bereich bei *älteren* und den *sozialen* Bereich bei *neueren* Studien *ungünstiger* dar. Bei herzkranken Heranwachsenden dominieren offensichtlich je nach *Geburtskohorte* Probleme im emotionalen bzw. sozialen (ältere bzw. jüngere Kohorte), ein *differenzielles Ergebnis*, das ohne statistische Analyse nicht aufgefallen wäre.

Die Tendenz zu nachteiligeren Ergebnissn bzgl. Verhaltensauffälligkeiten allgemein (sozio-emotionaler Bereich) speziell bei Studien mit *niedrigerem* Jungenanteil erstaunt eher, da Jungen gerade in diesem Bereich oft größere Probleme haben. Zu berücksichtigen sind allerdings folgende relativierende Punkte:

(1) In der Hälfte aller Studien ist gar keine Geschlechterverteilung angeben.
(2) Der durchschnittliche Anteil von Jungen liegt bei 59% (bezogen auf 37 Studien, ohne die reine „Mädchen-Studie" von Gantt, 1992), also insgesamt deutlich erhöht.
(3) Die festgestellte Tendenz basiert nur auf 18 Befunden.

In einer weiteren Analyse wurden die Befunde unter Ausschluss der nicht signifikanten Ergebnisse (Score 3, 5, 7, 9, 10, siehe obige Aufstellung der 12-stufigen Skala) und der Kategorie „*eher* Nachteile in Teilgruppen" (Score 6) dichotomisiert:

- Nachteile *vor allem* in Teilgruppen wurden mit *generellen Nachteilen* zu „Nachteile allgemein *und* in Teilgruppen" zusammengefasst ($n = 97$);
- Nachteile *nur* in Teilgruppen wurden mit der Kategorie *keine Nachteile* zu „Nachteile *allenfalls* in Teilgruppen" ($n = 100$).

Die statistische Analyse der 197 Befunde erfolgte
- bei den drei intervallskalierten Merkmalen (Publikationsjahr, Stichprobengröße, Anteil von Jungen) anhand von *punktbiserialen Korrelationen*,
- bei den beiden dichotomen Merkmale (jüngere versus ältere Kinder, Kontrollgruppe vorhanden oder nicht) mittels *Chi-Quadrat-Tests*,
- bei der vierstufig kodierten Provenienz der Studien durch *Mann-Whitney-U-Tests*.

Auf dichotomer Basis und bei Beschränkung auf die signifikanten Befunde fallen die Ergebnisse etwas anders aus (Tabelle 2-10) als bei Zugrundelegung einer Ordinalskalierung (Tab. 2-9). Die vier überzufälligen Häufungen betreffen in keinem Fall denselben Sachverhalt wie bei der vorigen Analyse. Anders als bei der vorigen Analyse zeigen sich für die emotionale, soziale und sozio-emotionale LQ-Komponente sowie den familiären Bereich keinerlei Zusammenhänge mit methodischen Merkmalen.

Tabelle 2-10: Bedeutung wichtiger methodischer Merkmale in den Studien zur Lebensqualität herzkranker Heranwachsender, basierend auf den 197 dichotomisierten Scores für die signifikanten Befunde; Nachteile allgemein *und* in Teilgruppen vs. *allenfalls* in Teilgruppen); p-Wert: *schlechteres* Ergebnis für die jeweilige Teilgruppe

LQ-Komponenten	Insgesamt	Körperlich	Mental	Emotional	Sozial	Sozioemot.	Familiär
1. Neuere Studien	$p=.077$		$p=.006$				
2. Größere Samples							
3. Weniger Jungen			$p=.017$				
4. Jüngere Kinder							
5. Mit Kontrollgruppe							
6. Übriges Europa vs. Deutschland, USA		$p=.055$					

In der für alle Bereiche zusammengefassten Auswertung kommen nachteilige Ergebnisse tendenziell häufiger bei *neueren* Studien vor, $r_{bis} = -.13$, ($n = 198$, *p*-Werte jeweils in Tab. 2-10). Dies geht stark auf den mentalen Bereich zurück, denn dort war die entsprechende Korrelation sehr signifikant, $r_{bis} = -.31$ ($n = 74$). Weiterhin zeigten sich auf die einzelnen LQ-Komponenten bezogen schlechtere Ergebnisse bei folgenden methodischen Merkmalen:

(1) Im mentalen Bereich zusätzlich bei einem *höheren* Anteil von Jungen ($r_{bis} = -.56$ ($n = 18$);
(2) Im körperlichen Bereich bei nordamerikanischen Studien (alle 6 für Nachteile sprechend; deutsche Studien: nur 5 von 12, Studien aus anderen europäischen Ländern: 5 von 7; $Z = -1.92$ ($n = 27$).

Die anhand einer relativ großen Anzahl festgestellte sehr signifikante Häufung nachteiliger Ergebnisse für den *mentalen Bereich* in den *neueren* Studien widerspricht dem allgemeinen Eindruck von verbesserter Entwicklungschancen im Verlaufe der Zeit; Resch (1995) stellte beispielsweise einen niedrigeren Anteils von Defiziten in der motorischen und kognitiven Entwicklung bei neueren Studien fest. Vielleicht können aber durch die Fortschritte der Kinderherzchirurgie und -kardiologie auch verstärkt Kinder mit Behinderungen und Retardierungen überleben, wodurch ein besseres Abschneiden der übrigen Kinder in gewisser Weise ausgeglichen wird. Andererseits wurden in den meisten Studien Kinder mit Behinderungen ausgeschlossen. Eine Erklärung für den Widerspruch könnte sein, dass es mittlerweile gerade für den mentalen Bereich stark in die Tiefe gehende Testverfahren gibt, wodurch die Wahrscheinlichkeit, Nachteile zu entdecken, erhöht wird (nach dem Motto "*gesund* bedeutet nur: nicht genug untersucht").

Beiden Auswertungsarten gemeinsam ist, dass der Vergleich zwischen Befunden, die auf Kindern bis zum Vorschulalter (Tab. 2-9: $n = 55$ / Tab. 2-10: $n = 40$) bzw. Schulkindern ($n = 148$ / $n = 101$) basierten, keinerlei Unterschiede für die verschiedenen Lebensqualitätskomponenten und die Gesamtanalyse ergab. Die Vermutung günstigerer Befunde für jüngere Kinder konnte also nicht bestätigt werden. Die drei Ergebnisse, die auf direkten Altersvergleichen beruhen, fielen heterogen aus: Verglichen mit Schulkindern fand Nießen (1999) bei Vorschulkindern ein höheres Auffassungstempo; Meyendorf et al. (1980) stellte anhand des Mann-Zeichentests höhere Intelligenzquotienten fest, allerdings zugleich auch einen erhöhten Anteil von debilen Kindern. Die zusätzliche Einbeziehung jüngerer Kinder in unserer zweiten Projektphase lässt sich nicht zuletzt durch diese unklare Befundlage begründen.

Die Unterschiede zwischen den Erträgen beider Analysen weisen darauf hin, dass beide Betrachtungsweisen (ordinalskalierte vs. dichotome Ergebniskodierung) aufgrund der verschiedenen Akzentuierung ihre Berechtigung haben. Die statistische Analyse der Befunde hat auch gezeigt, dass häufiger geäußerte Vermutungen oder Erwartungen, wie z.B. „günstigere Ergebnisse" bei neueren Studien, sich statistisch nicht bestätigen ließen, während interessante neue Zusammenhänge gefunden wurden (z.B. bessere Ergebnisse in Deutschland als in anderen europäischen und ferneren Ländern).

Die Ergebnisse der empirischen Untersuchungen stehen insgesamt in Einklang mit den zusammenfassenden krankheitsspezifischen Darstellungen (Kap. 2.3.1), denen zufolge aufgrund erschwerter Bedingungen ein erhöhtes Risiko für Entwicklungsprobleme auf allen Gebieten besteht. Allerdings überwogen bei den *empirischen Studien* im *emotionalen Bereich* signifikant mehr Befunde, die *gegen* Nachteile bei herzkranken Heranwachsenden als *dafür* sprechen, wie aus Abbildung 2-12 zu erkennen ist. Dies betrifft vor allem das Selbstwertgefühl, bei dem sich für 10 der 14 Studien (71%) keine und nur für vier Studien (29%) Nachteile ergaben, $\chi^2(1) = 2.57, p = .109$ (bezogen auf eine Zufallserwartung von 50% vs. 50%). Gerade Probleme im *emotionalen* Bereich werden in den Sammeldarstellungen häufig als *mögliche* Konsequenzen von Entwicklungserschwernissen hervorgehoben; unsere Analyse hat gezeigt, dass sich *solche Aussagen empirisch kaum fundieren lassen*.

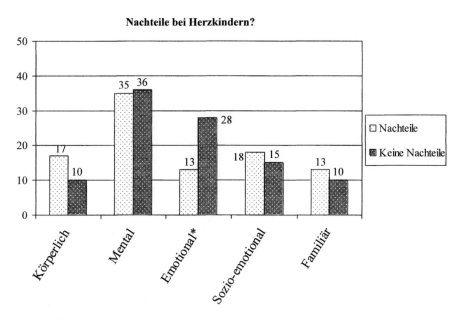

Abbildung 2-12 Vergleich der 197 eher für und eher gegen Nachteile sprechenden signifikanten Befunde in den verschiedenen Lebensqualitätskomponenten und im familiären Bereich; * p=.019, χ^2-Test bezogen auf eine Zufallserwartung von 50% vs. 50%.

In den übrigen Lebensqualitätskomponenten und im familiären Bereich gibt es keine signifikanten Unterschiede zwischen den eher für und eher gegen Nachteile sprechenden Befunden (genauere Erläuterung siehe oben), so dass der Forschungsstand hier auch bei dieser globalen Betrachtung uneinheitlich erscheint. Die meisten Studien sind allerdings in methodischer Hinsicht (Art der einbezogenen Herzfehler, Größe, Altersbereich, Anteil von Jungen, Existenz und ggf. Merkmale von Kontrollgruppen, erfasste Entwicklungsbereiche, Erhebungsmethode, Differenziertheit der Auswertung) nicht vergleichbar, so dass diskrepant erscheinende Ergebnisse, wie sie z.B. im Bereich der Gesamt-Intelligenz auftreten, zumindest teilweise durch unterschiedliche Methoden erklärt werden können.

Kallfelz (1993) kritisiert in methodischer Hinsicht, dass die meisten Studien auf kleinen Stichproben basieren, zu breite Altersspannen umfassen und zu heterogene Herzfehler einbeziehen. Dem ist allerdings entgegenzuhalten, dass in den letzten Jahren einige größere Untersuchungen durchgeführt wurden, die diesen Kritikpunkten weitgehend standhalten (Bellinger et al., 1995, 1997; Floquet et al., 1998 und Folgepublikation von Salzer-Muhar et al., 2002; Gomelsky et al., 1998; Hövels-Gürich et al., 1997a,b, 1999, 2001a,b, 2002a,c; Oates et al., 1995a,b; Utens et al., 1998). Außerdem basieren die eindeutig für oder gegen Nachteile bei Herzkindern sprechenden Befunde in den neueren ab 1993 publizierten Studien signifikant häufiger auf *differenziellen Analysen* zur Bedeutung möglicher Moderatorvariablen (n = 43 von 157: 27% vs. 12 von 133: 9%), $\chi^2(1) = 17.47, p < .001$ (bezogen auf eine Zufallserwartung von 50% zu 50%). Dies ist ein Zeichen dafür, dass sich die Qualität der Forschung und damit die Aussagekraft der Befunde im Verlaufe der Jahre verbessert hat.

2.3.2.10 Exkurs: Psychologische Interventionen

Zu psychologischen Interventionen bei Kindern und Jugendlichen mit angeborenem Herzfehler sowie deren Familien gibt es nur wenige empirische Untersuchungen. In einigen Ländern, z.B. Schweden, gehört die Unterstützung durch psychosoziale Mitarbeiter (z.B. durch psychologische und sozialrechtliche Beratung, Psycho-, Kunst-, Musiktherapie) zur Standardversorgung. In Deutschland sind Bestrebungen in diese Richtung im Gange (BVHK, 2002, Kanth et al., 2002). Bisher erfolgt die Betreuung der betroffenen Familien hier weitgehend durch ehrenamtlich in Elternvereinen Engagierte.

Vielfach wird versucht, die Kinder anhand von Bilderbüchern, Fotobänden (z.B. eigene Broschüre „Martins Herzoperation"; Sticker, 1995), Rollenspielen und Besichtigung der Intensivstation auf die Herzoperation vorzubereiten. Meist fehlen allerdings personelle und finanzielle Ressourcen, um diese Maßnahmen einer genaueren Evaluation zu unterziehen.

Empirische Untersuchungen zu Interventionen bei herzkranken Heranwachsenden stammen überwiegend aus den USA. Erst in neuester Zeit sind entsprechende Projekte in Europa entstanden (siehe am Ende dieses Kapitels):

(1) Die im Rahmen einer Dissertation durchgeführte Studie von Meyers (1997) hatte zum Ziel, Hinweise für frühe Interventionsprogramme abzuleiten. Verglichen wurden 31 Mütter von Kindern, die im ersten Lebenshalbjahr als herzkrank diagnostiziert worden waren und 34 Müttern gesunder Kinder. Dies geschah mittels zwei standardisierter Fragebögen: dem Parent Perception Inventory (PPI) zu Sorgen, Bedürfnissen und Coping-Strategien sowie dem Parent Role Questionnaire (PRQ) zu Einflüssen den kindlichen Erkrankung auf die mütterliche Rollenwahrnehmung in verschiedenen Entwicklungsstadien. Mütterliche Stressreaktionen hingen nicht zusammen mit dem Vorhandensein der Krankheit überhaupt und dem Schweregrad in objektiver oder subjektiver Einschätzung, sondern allein mit der *erlebten Langzeit-Prognose des herzkranken Kindes*. Während Mütter von gesunden Kin-

dern sich stärker mit den Folgen der Geburt für ihr eigenes Leben beschäftigten, machten sich die anderen Mütter mehr *Sorgen um die Pflege und die Zukunftsaussichten* ihres herzkranken Kindes. Die Ergebnisse sollten Meyers (1997) zufolge herangezogen werden, um *früh einsetzende Interventionsprogramme* zu entwickeln, die auf die *individuelle Bedürfnislage* zugeschnitten sind.

(2) Auch die Dissertation von Kaul (1996) liefert wichtige Hinweise für die Konzeption wirksamer Interventionsprogramme. Sie untersuchte die psychologische Anpassung von 60 Müttern herzkranker Kinder und fand keine Effekte soziodemographischer Merkmale und des Schweregrades der aktuellen kardialen Situation. Hingegen ergaben sich die Gesamtzahl negativer Lebensereignisse sowie die wahrgenommene soziale Unterstützung und vor allem die *Zufriedenheit mit den sozialen Beziehungen* als bedeutsam für das erlebte Stressniveau. Interessanterweise hing die *erhaltene Unterstützung* nicht entscheidend mit der *wahrgenommenen Unterstützung* zusammen. Aus diesen Ergebnissen lässt sich schließen, dass der subjektiven Wahrnehmung der Situation eine sehr große Bedeutung zukommt, so dass diese als ein *wichtiger Focus von Interventionen* zu betrachten ist. Wenn genügend soziale Unterstützung vorhanden ist, diese aber nicht entsprechend wahrgenommen wird, könnte die Intervention in Richtung einer „Wahrnehmungsschärfung" gehen, um dadurch beide Komponenten besser in Einklang zu bringen und letztlich das Stressniveau zu senken.

(3) Kupst, Blatterbauer, Westman, Schulman und Paul (1977) untersuchten die Effektivität von drei Interventionsansätzen für die Phase der Eröffnung einer kinderkardiologischen Diagnose im Vergleich zu einer Kontrollgruppe ohne zusätzliche Maßnahmen:
- Bei der *medizinischen Intervention* wurde die Diagnose zusätzlich durch einen Sozialarbeiter eingehend in Laiensprache erklärt.
- Bei der *psychologischen Intervention* hatten die Eltern Gelegenheit, die nichtmedizinischen Implikationen der Diagnose ausführlich mit einem Sozialarbeiter zu besprechen.
- Die dritte Interventionsvariante bestand in einer *Kombination beider Ansätze*.

Die Stichprobe bestand aus 84 Eltern (21 pro Gruppe). Datengrundlage waren Ratings, basierend auf strukturierten Interviews vor und nach der Intervention, sowie ein Fragebogen, ausgefüllt einen Monat später. In allen drei Interventionsgruppen wurde unmittelbar nach der Diagnoseeröffnung mehr medizinische Information erinnert als in der Kontrollgruppe. Die *beiden Interventionsprogramme mit psychologischer Komponente* erwiesen sich verglichen mit rein medizinischer und mit fehlender Intervention als hilfreicher in der Hinsicht, dass die Eltern einen Monat später mehr Fragen hatten. Dies wird als Zeichen einer eingehenderen Auseinandersetzung mit der Situation betrachtet.

(4) DeMaso, Gonzalez-Heydrich, Dahlmeier Erickson, Grimes und Strohecker (2000) – der Erstautor ist bereits bekannt durch seine Studien zur psychischen Anpassung von herzkranken Kindern (DeMaso et al., 1990, 1991) – berichteten im Jahre 2000 über ein selbst

entwickeltes Computer-Interventions-Programm für Eltern stationär behandelter Herzkinder. Hauptziel war die eine adäquate emotionale Verarbeitung der Situation. Die Eltern hatten Gelegenheit, Geschichten von anderen betroffenen Familien zu lesen und auch eigene Geschichten zu schreiben. Die Texte wurden von einem Team in Form von „Blumensträußen" zusammengestellt, bei denen sich benachbarte Blumen inhaltlich stärker ähnelten als weiter entfernte Blumen. Auf diese Weise konnten die Betroffenen sich Informationen nach ihren individuellen Bedürfnissen zusammenstellen. Eine Evaluation mit 40 Müttern ergab, dass das Programm zu *verminderter sozialer Isolation, zunehmendem Verständnis des kranken Kindes sowie verstärkter Hoffnung* beitrug. Im Rahmen dieser Evaluation wurden die Mütter während des Krankenhausaufenthaltes und zwei bis vier Wochen nach Entlassung auch nach ihren Sorgen und der erlebten Schwere des Herzfehlers gefragt (van Horn, DeMaso, Gonzalez-Heydrich & Dahlmeier Erickson, 2001). Die Schweregradeinschätzungen der Mütter stimmte gut mit der der behandelnden Ärzte überein ($r = .50, p < .01$), was für eine einigermaßen realistische Einschätzung durch die Mütter spricht; ein *höherer subjektiver Schweregrad* ging weniger mit Sorgen über die medizinische Prognose als mit *Sorgen über die psychosoziale Adaptation* des betroffenen Kindes einher; d.h. dieses Merkmal erscheint also wichtiger zur Einschätzung des *psychosozialen* als des *medizinischen* Bereichs.

(5) Campbell, Kirkpatrick, Berry und Lamberti (1995) berichten aus San Diego in Kalifornien über ein psychologisches Interventionsprogramm zur Vorbereitung auf die Herzoperation. Es bestand aus eingehenden Informationen und einem Bewältigungstraining verglichen mit der routinemäßigen Vorbereitung, die nur Kurzinformationen, ein Rollenspiel und eine Stationsbesichtigung beinhaltete. Untersucht wurden pro Gruppe 24 Kinder von 4 bis 12 Jahren und deren Bezugspersonen. Die Kinder in der Interventionsgruppe waren verglichen mit denen in der Kontrollgruppe vor der Operation *kooperativer und weniger „außer Fassung"*. Nach der Entlassung zeigten sie eine *bessere psychosoziale Anpassung* und ein *höheres Funktionsniveau in der Schule*. Auch verbesserte sich ihr Gesundheitszustand rascher. Zwar zeigten diese Kinder selbst kein geringeres Angstniveau, aber deren *Bezugspersonen erlebten sich als kompetenter in der Versorgung* ihrer Kinder.

(6) In *Bologna* wird ein auf verschiedene Altersgruppen abzustimmendes psychologisches Interventionsprogramm zur Belastungsbewältigung bei der Herzoperation angeboten (Candini, Bonvicini, Gardiulo, Picchio & Ricci Bitti, 2002). Es umfasst beispielsweise bei Jugendlichen jeweils eine Sitzung vor und nach der Operation für die Eltern sowie sechs präoperative und vier postoperative Sitzungen für die Betroffenen selbst. Eine vorläufige Evaluation anhand von psychologischen Parametern spricht für die Effektivität dieses Kurzzeit-Programms.

(7) Oberhuber (2002) berichtet aus *Linz* in Österreich über ein Programm zur Angstminimierung vor der Herzoperation, das 3- bis 14-jährigen Betroffenen angeboten wird. Je nach Alter und Entwicklungsstand kommen Bilderbücher, Videos, Musiktherapie, Rollenspiele,

kognitive Lernprogramme und/oder Bewältigungstrainings zur Anwendung. Hierbei werden soziodemographische, medizinische und Persönlichkeitsmerkmale berücksichtigt, so dass das Programm immer individuell zugeschnitten wird. Der zeitliche Aufwand beträgt ca. 7 Stunden pro Patient. Die 26 untersuchten Patienten zeigten eine signifikante Angstreduktion, die nicht nur in der Selbsteinschätzung (erfasst anhand des State-Trait-Anxiety Inventory von Spielberger), sondern auch aus der Perspektive von Eltern und Stationspersonal deutlich wurde. Oberhuber (2002) verweist auf Berechnungen, die Salomon (1992, zit. nach Oberhuber, 2002) in San Diego auf der Basis einer eigenen Studie durchgeführt hat. Demzufolge können bei einer *psychologischen Begleitung die Behandlungskosten reduziert* werden. Nicht zuletzt aus diesem Grund gelang es, das Operationsvorbereitungsprogramm in Linz in die Standardversorgung zu integrieren.

2.3.3 Integration der ausgewählten krankheitsübergreifenden theoretischen Ansätze und Spezifikation für angeborene Herzfehler

Das nach Steinhausen (1985, 1996, 2000) erstellte Schaubild (Abb. 2-10) wurde im *oberen Teil* anhand von folgenden Merkmalen konkretisiert, die sich aus dem Forschungsstand als relevant für die Situation von herzkranken Heranwachsenden ergaben (vgl. Abb. 2-13):
1. Allgemeine Krankheitserfahrungen: Notwendigkeit einer *Dauermedikation*, Anzahl und Dauer von *Klinikaufenthalten*
2. Spezifische Krankheitserfahrungen: *Art des Herzfehlers* (zyanotisch vs. azyanotisch), Alter bei der *Korrekturoperation*, Körperliche *Einschränkung*, Schweregrad des *Restbefundes*
3. Einschränkung gewöhnlicher Lebenserfahrungen: *Bewegungsmangel, Sport(teil)befreiung, Laufbahnverzögerung* (verspäteter Kindergarten- oder Schuleintritt, Klassenwiederholung), Anzahl von *Freunden*.

Im *mittleren Teil* wurde in Anlehnung an die Kritik von Höpner-Stamos (1999), der Begriff der Adaptation bleibe in dem Modell unscharf, die psychosoziale Adaptation entsprechend den gesundheitsbezogenen Komponenten der Lebensqualität von Bullinger und Ravens-Sieberer (1995b) ausdifferenziert. Außerdem wird dem Entwicklungsaspekt stärker Rechnung getragen, indem die Ausgangswerte *vor* dem motorischen Förderprogramm und die Veränderungen *nach* dem Programm berücksichtigt werden.

Der *unteren Teil* des Modells wurde auf die Bereiche „Kind" und „Familie" reduziert. Bzgl. *Familie* wird nicht nur auf den *sozioökonomischen Status des Vaters* als eher formales Merkmal, sondern auch auf *familiären Stress* (Chaos, Überforderung, psychische Störung bei einem Elternteil) und die *Geschwisterposition* (Einzel vs. Geschwisterkind) als wichtige inhaltliche Merkmale fokussiert. Es wurde davon ausgegangen, dass die Einzelkindsituation aufgrund der damit verbundenen stärkeren Sonderrolle zu größeren Adaptationsproblemen führen kann als das Aufwachsen mit Geschwistern.

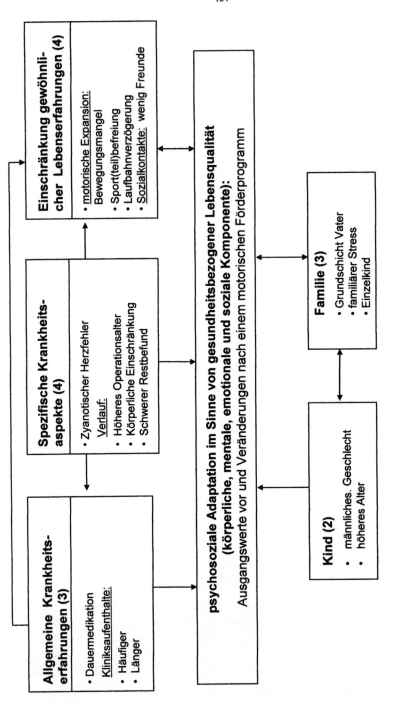

Abbildung 2-13: Modell der psychosozialen Adaptation mit Risiken für herzkranke Kinder und Jugendliche (modifiziert auf der Basis von Steinhausen, 1985, 1996, 2000)

So hatten beispielsweise Boon (1972) zufolge Einzelkinder mit Fallot'scher Tetralogie besondere Schwierigkeiten beim Aufbau von Sozialkontakten. Die für den familiären Bereich ausgewählten Merkmale lassen sich im Sinne von Steinhausen zwischen den Polen *„Belastung versus Schutz"* verorten.

Als moderierende Faktoren von Seiten des *Kindes* sind jetzt *Geschlecht* und *Alter* in das Modell eingeschlossen. Diese ergaben sich der Literaturanalyse zufolge bei chronisch kranken Heranwachsenden als wichtige Merkmale für die Bewältigung der zahlreichen anstehenden Entwicklungsaufgaben. So wurden beispielsweise Zusammenhänge zwischen Selbstwertgefühl und der für Jungen wichtigeren körperlichen Leistungsfähigkeit durch das Geschlecht moderiert (Saltzer-Muhar et al., 2002). Da Geschlecht und Alter als der Person inhärente *Risiko- bzw. Schutzfaktoren* verstanden werden können, ist hiermit ein weitgehend biologisch verankerter Teilbereich der im Modell von Steinhausen (1985) enthaltenen „Persönlichkeit" abgedeckt. Die kognitive Entwicklung, die von ihm als Determinante hierzu gefasst ist, wird jetzt der psychosozialen Adaptation als abhängiger Variable zugeordnet. Es erscheint trotz der leicht veränderten Akzentuierung *der Kind- und Familienmerkmale* sinnvoll, an der von Steinhausen *postulierten wechselseitige Beeinflussung* festzuhalten (Doppelpfeil in Abb. 2-10). Auch die übrigen Beeinflussungswege (einseitig oder wechselseitig) werden übernommen.

Auf das bei Steinhausen im unteren Teil vorkommende Element „soziale Umwelt" wird hier verzichtet, weil dieser Bereich bereits bei „Familie" (familiärer Stress) und bei den Merkmalen zur „Einschränkung gewöhnlicher Lebenserfahrung" berücksichtigt ist.

Zusammenfassend betrachtet enthält die eigene Adaptation des Steinhausen-Modells auf herzkranke Heranwachsende 16 Einzelvariable, die allgemeine und spezielle sowie biologische und psychosoziale Bereiche betreffen und so zusammengestellt sind, dass jede der vier Kombinationen mit mindestens drei Merkmalen abgedeckt ist (Tab. 2-11). In Phase II fallen die beiden Kindmerkmale (Alter und Geschlecht) weg, da sich aus der Literatur keine Hinweise für eine Wirksamkeit im Vorschulalter ergaben.

Tabelle 2-11: Bedingungsfaktoren für die psychosoziale Adaptation bei herzkranken Heran--wachsenden (in Klammern Anzahl der ausgewählten Merkmale, siehe auch Abb. 2-13)

Bereiche	Biologisch	Psychosozial
Allgemein	Kindmerkmale (2)	Familie (3)
	Allgemeine Krankheitserfahrungen (3)	
Speziell	Spezifische Krankheitserfahrungen (4)	Einschränkung gewöhnlicher Lebenserfahrungen (4)

2.4 Die psychologische Bedeutung motorischer Förderung für herzkranke Kinder und Jugendliche

2.4.1 Sportmotorische Grundlagen

In den Vorlesungen „Ärztliche Beobachtungen zur Welt des jungen Menschen" von Alfred Nitschke, aus dem Nachlass zusammengestellt von dessen Sohn August Nitschke (1968) heißt es: „Körper, Seele und Motorik sind unauflöslich aneinander gekoppelt." (S. 151). Schon hier finden sich Ansätze des Psychomotorik-Konzeptes, d.h. funktioneller Einheit psychischer und motorischer Vorgänge (Zimmer & Cicurs, 1987, zit. nach Gaschler, 1999). Je jünger ein Kind ist, umso wichtiger ist die Motorik für die „Eroberung" der Welt. Insbesondere Kinder vor dem Spracherwerb können nur über Bewegung und die damit verbundene Wahrnehmung kommunizieren (Dordel, 1993). Die große Bedeutung dieser beiden Elemente zeigt sich z.B. auch in dem Begriff „*Sensumotorik*", den Piaget zur Kennzeichnung der Entwicklung in den ersten beiden Lebensjahren wählt (Piaget, 1971).

Dordel und Welsch (2000) heben die Funktion der Bewegung als Ausdrucksmittel besonders bei *Vorschulkindern* hervor. Demzufolge „entspricht die äußere Bewegung der inneren Bewegung. [...]Fröhliche oder traurige Stimmungen, Freude, Angst und andere Gefühle finden ihren unmittelbaren Ausdruck in Haltung und Bewegung" (Dordel & Welsch, 2000, S. 197). Das nahezu unerschöpfliche motorische Bedürfnis und die Bewegungsfreude ist für das ganze Kindesalter, insbesondere das Vorschulalter typisch. Motorische Aktivität „sichert die optimale Erregbarkeit" in den für die Steuerung der Motorik zuständigen Hirnzentren und „hat gleichzeitig stimulierenden Einfluss auf psychische Prozesse" (Dordel & Welsch, 2000, S. 197).

Aufgrund der engen Verquickung zwischen Motorik und den übrigen Entwicklungsdimensionen liefert die genaue Beobachtung der *Motorik* wertvolle Aufschlüsse zum *allgemeinen Entwicklungsstand* des Kindes. Ebenso kann „durch bestimmte psychomotorische Übungen die Psyche positiv beeinflußt werden" (Kiphard, 1979, S. 18, zit. nach Gaschler, 1999, S. 8).

Dordel und Welsch (2000, S. 198) listen zahlreiche Folgen von Einschränkungen in Quantität und Qualität der Wahrnehmungs- und Bewegungserfahrungen auf. Im *motorischen Bereich* handelt es sich um motorisches Ungeschick, motorische Unruhe, Unsicherheit und Bewegungsunlust, im *psychischen Bereich* um emotionale Labilität, geringe Frustrationstoleranz, Impulsivität, Aufmerksamkeits-, Konzentrations- und Antriebsstörungen mit der Folge von Lern- und Leistungsstörungen, aber auch Störungen des Sozialverhaltens. Die ganze Persönlichkeitsentwicklung kann also beeinträchtigt sein, wenn das Kind keine regelrechten Bewegungserfahrungen machen kann.

2.4.2. Die These von der motorischen Verarmung der Kinder von heute

In diesem Kapitel erfolgt eine Auseinandersetzung mit der These von der zunehmenden motorischen Verarmung der heutigen Heranwachsenden im Vergleich zu früheren Zeiten. Hierfür ist in Tabelle 2-12 der Anteil motorisch auffälliger Kinder in einer Reihe neuerer Studien aufgelistet, und zwar basierend auf Gaschler (2000), Dordel (1998) und Dordel (2000a). Zunächst werden die Argumentationslinien der beiden Autoren, anschließend die eigenen aus der Gesamtaufstellung resultierenden Schlüsse dargestellt, wobei auch das Wohnumfeld und individuelle motorische Anregungen mit berücksichtigt werden.

Gaschler (1999, 2000) bearbeitete die Thematik in einer zweiteiligen Artikelserie mit dem Titel „Motorik von Kindern und Jugendlichen heute – eine Generation von ‚Weicheiern, Schlaffis und Desinteressierten'?" Dies klingt sehr provozierend, zumindest wenn man das Fragezeichen außer Acht lässt. Er stützt sich zunächst auf Feststellungen von Kiphard (1997), der maßgeblich an der Entwicklung des Körperkoordinationstests (KTK) mitgewirkt hat (Schilling, 1974; siehe Vorwort), wie z.B. „Noch nie waren unsere Kinder so ungeschickt wie heute" (zit. nach Gaschler, 1999). Weiterhin betont er, wiederum unter Bezugnahme auf Kiphard, „daß Bewegungsungeschick kein bloßer Schönheitsfehler ist, sondern die emotionale und soziale Entwicklung des Kindes erheblich behindert" (S. 5, Fehler bei ‚bloßer' im Original), indem z.B. Selbstwertprobleme, Ängste und soziale Kontaktstörungen entstehen können. Die Ursachen motorischer Defizite sind nach Gaschler (1999, S. 11) in der zunehmenden Verhäuslichung („platzsparendes, leises, körperloses Spielen", auch: Medienkonsum) und Verinselung (nur durch Transport erreichbare Bewegungsräume) zu sehen, wodurch chronischer Bewegungsmangel droht.

Gaschler (2000) berichtet über 10 Studien zur Motorik, die einer methodenkritischen Überprüfung standhalten (genügend große Stichproben, d.h. $n > 30$; Anwendung standardisierter Bewegungsleistungstests, vgl. Tabelle 2-12, gekennzeichnet durch „G"). Auf dieser Basis kommt er zu dem Fazit, dass „eine auffällige Zunahme der Zahl motorisch auffälliger Kinder in den letzten 20 Jahren nicht zu beobachten" ist (S. 14). Es gebe allenfalls in einzelnen Bereichen der Motorik, z.B. Körperhaltung und Ausdauer, spezifische Unterschiede zwischen früher und heute. Unter diesem Gesichtspunkt könne man nicht „von einem bedenklichen oder sogar katastrophalen motorischen Entwicklungsstand der heutigen Jugend sprechen" (S. 15).

Dordel (1998) analysierte drei Teil-Untersuchungen zur Prüfung der Effizienz motorischer Förderprogramme an insgesamt 199 Kinder derselben Grundschule. Demnach wäre die anhand des KTK erfasste Gesamtkörperkoordination und Körperbeherrschung bei 32% aller Kinder als auffällig oder gestört zu klassifizieren (Tabelle 2-12).

Tabelle 2-12: Anteil motorisch auffälliger Kinder in verschiedenen Studien

Autor(en)	Stichprobe	Tests	Anteil
Hahmann (1986, G)	304 Erstklässler, Stadtkinder	KTK, sportmotor. Untersuch.	33%
Gaschler (1987, G, D)	a) 171 Erstklässler	KTK	31%
		BML	25%
	b) 192 Kinder aus Schulkindergarten	KTK	61%
		BML	57%
	c) 68 Erstklässler	BML	25%
	d) 68 Kinder aus Schulkindergarten	BML	56%
	a-d: städtisches Ballungsgebiet		
Liebisch et al. (1991, G)	282 6-11-jährige Kleinstadtkinder	14 motorische Testaufgaben	28%
Dordel (1992, G)	3.800 6- bis 10-jährige Stadt- und Landkinder	BML	16%
Gaschler (1992, G)	69 Erstklässler, Stadtkinder	KTK	39%
		BML	33%
Heinecke (1992, G)	164 Erst- und Zweitklässler Stadt	BML	24%
	164 Erst- und Zweitklässler Land	BML	12%
Von Bibra (1993, D)	34 Erstklässler, Stadtkinder	KTK	50%
Gesundheitsamt Münster (1994, G)	537 5-jährige Stadtkinder	Modif. MOT 4-6 SU aus KTK	24% 19%
Weineck et al. (1997, G)	327 Erstklässler, Großstadtkinder	Ausdauertest	9%
		Einbeinstand	50%
Altfeld (1998, D)	81 7-jährige Landkinder	KTK	22%
Breuer et al. (1998, D)	489 5- bis 6-jährige Kindergartenkinder (Kleinstadt und Land)	KTK	53%
Dordel (1998)[1]	199 Grundschüler, Stadtkinder	KTK	32%
Drees (1998, D)	117 Erstklässer, Landkinder	KTK	17%
Gaschler (1998, G)	106 3.8- bis 6.8-jährige Landkinder	MOT 4-6	8%
	Gesamtanteil[2]	KTK	39%
	Anteil Stadtkinder[2] (161/473)	KTK	34%
	Anteil Landkinder (297/687)	KTK	43%

Quellenabkürzung: D = Dordel (2000a), G = Gaschler (2000)

[1] Zusammenfassung der - hier folglich gestrichenen - Einzelstudien von Otten (1991, D), Maas und Spiess (1992, D) sowie Rittershaußen (1994, G)

[2] ohne Kinder aus Schulkindergarten, da unrepräsentativ; ohne Hahmann (1986), da Anteil nicht auf KTK allein basierend

KTK = Körperkoordinationstest, SU = KTK-Untertest Seitliches Umsetzen
MOT4-6 = Motoriktest für Vier- bis Sechsjährige
BML = Bestimmung motorischer Leistungsfähigkeit von Kindern

In einer späteren Zusammenstellung von sieben Untersuchungen mit dem KTK (Dordel, 2000a, vgl. Tab 2-12, gekennzeichnet durch „*D*"), war der Anteil motorischer Auffälligkeiten überwiegend erhöht (29.6 bis 91%). In der auch schon bei Gaschler (2000) dargestellten Untersuchung Fünf- bis Sechsjähriger von Breuer, Rumpeltin und Schülert (1998) lag der KTK-Durchschnittswert beispielsweise bei 84.5, also um eine ganze Standardabweichung unter dem Normwert. Der Anteil motorisch auffälliger Kinder war verglichen mit der Norm um den Faktor 3.3 erhöht (53% vs. 16%). Hierzu merkt Dordel (2000a) allerdings kritisch an, dass der KTK bei Vorschulkindern aufgrund jährlicher Altersschritte offenbar nicht genügend differenziert. Dadurch werde deren Leistung unterschätzt – bei dem in Halbjahresschritten normierten MOT 4-6 erreichten Vorschulkinder demgegenüber in einer anderen Studie durchschnittliche Werte (Lensing-Conrady, 1999).

Dordel (2000a) weist darauf hin, dass die beiden neuesten Untersuchungen *keine erhöhten Anteile motorisch auffälliger Kinder* aufweisen (Altfeld, 1998: 22%; Drees, 1998: 17 %; zit. nach Dordel 2000a). Nach kritischer Bewertung kommt sie zu dem Fazit, dass sich Kinder und Jugendliche von heute „in ihrer motorischen Leistungsfähigkeit nicht wesentlich verändert" haben (Dordel, 2000b, S. 347), sondern nur „ein leichter Rückgang der Entwicklung der Gesamtkörperkoordination" zu verzeichnen ist (Dordel, 2000b, S. 348). Mit dieser Einschätzung stimmen auch noch neuere Ergebnisse von Kölfen, Dau und Herrmann (2000) zum Vergleich der Körperkoordination von jeweils 80 Kindern mit Fieberkrämpfen und gesunden Kontrollen gut überein. Hier lag der KTK-Quotient in der Kontrollgruppe bei 95, also nur um ein Drittel einer Standardabweichung unter dem mittleren Normierungswert von 100.

Auch wenn die These von der zunehmend verarmenden Motorik bei Kindern sowohl von Gaschler (1998) als auch von Dordel (2000a, 2000b) eindeutig abgelehnt wird, sollte nicht übersehen werden, dass der Gesamtanteil von beim KTK motorisch auffälligen Kindern in Tabelle 2-12 bei 39% liegt (458 von 1160, ohne Schulkindergarten, da unrepräsentativ, und ohne Hahmann, 1986, da Anteil zusätzlich auf anderer sportmotorischer Untersuchung basierend). Selbst ohne die kritisch beurteilte Untersuchung von Breuer et al. (1998) ist der Anteil noch fast doppelt so hoch wie der Erwartungswert von 16% (199 von 671; 30%).

Im Allgemeinen wird davon ausgegangen, dass eine großstädtische *Wohngegend* bewegungshemmend und eine kleinstädtische oder ländliche bewegungsfördernd auf Kinder und Jugendliche wirkt. Allerdings kann es in Einzelfällen auch umgekehrt sein, wenn z.B. ein Kind an einem großen Park in der Großstadt oder an einer gefährlichen Durchgangsstraße in einem kleinen Dorf wohnt.

Sechs- bis zehnjährige Kinder einer Kleinstadt (Freiburg) spielten Blinkert (1993, zit. nach Spitthöver, 1999) zufolge durchschnittlich nur 60 Minuten täglich ohne Aufsicht im Freien; bei guter Aktionsraumqualität waren es 90 Minuten, bei schlechter sogar nur 20 Minuten. Gaschler (2000, S. 14) zieht aus seiner Übersichtsarbeit (vgl. Tab. 2-12, „*G*") den Schluss, dass 1/4 bis 1/3 der Grundschulkinder aus städtischen Wohngebieten aber nur 1/10 der Kinder im ländlichen Einzugsgebiet motorische Auffälligkeiten zeigen. Dordel, Drees und Liebel (2000, S. 12) stellen hingegen eher „eine Nivellierung der Unterschiede zwischen Stadt- und Landkindern durch Veränderungen des Freizeitverhaltens" fest.

Fasst man die allein auf dem KTK basierenden Daten in Tabelle 2-12 getrennt nach Stadt- bzw. Landkindern zusammen (wiederum ohne Schulkindergarten und ohne Hahmann, 1986), so ergeben sich 34% bzw. 43% motorisch Auffällige. Schließt man die Untersuchung von Breuer et al. (1998), die im Übrigen keine signifikanten Unterschiede zwischen Kleinstadt- und Landkindern erbrachte (keine Großstadtkinder einbezogen), wiederum wegen der schwachen Differenzierung der KTK-Normen bei jüngeren Kindern (keine halbjährlichen Altersklassen) aus, so sind nur noch 30% der Landkinder von motorischen Auffälligkeiten betroffen. Anhand dieser Gesamtauswertung von Tabelle 2-12 lässt sich also kein substanzieller deutlicher Unterschied zwischen Stadt- und Landkindern nachweisen, wodurch die Nivellierungsthese von Dordel et al. (2000) unterstützt wird. Allerdings soll darauf hingewiesen werden, dass die Untersuchungen mit den niedrigsten Auffälligkeitsraten von 22% und 17% (Altfeld, 1998; Drees, 1998, zit. nach Dordel, 2000a) beide auf Landkindern basieren und zudem aktuellen Datums sind.

Möglicherweise kann die Bewegungsfreundlichkeit der Umgebung durch das Merkmal „Stadt – Land" nur unzureichend operationalisiert werden. In einer zusammenfassenden Publikation von Dordel und Welsch (2000) wird aber durchgängig für alle 8 dargestellten Studien, darunter eine eigene, ein günstiger Effekt auf die Motorik berichtet, wenn den Kindern im Kindergarten und/oder in der Grundschule *zusätzliche Bewegungsangebote* gemacht wurden (z.B. Breuer et al., 1998; Kunz, 1994). Auch Dordel und Rittershaußen (1997) konnten anhand von Interventionsstudien mit insgesamt 46 von 121 Schulanfängern die Wirksamkeit gezielter motorischer Intervention bestätigten. In der Untersuchung von Lensing-Conrady (1999) führte allein die Tatsache, dass Vorschulkinder die Gelegenheit bekamen, drei Monate lang motorische Erfahrungen mit einem ausgeliehenen Roller zu machen, zu einer signifikanten Erhöhung des Motorik-Quotienten von 89 auf 98 (MOT 4-6). Diese Befunde zeigen, dass die Entwicklung der Motorik in deutlichem Zusammenhang mit der Bewegungsfreundlichkeit des unmittelbaren Lebensumfeldes steht.

Die These von der verminderten motorischen Kompetenz der Kinder von heute im Vergleich zu früher wurde relativ ausführlich diskutiert, weil sie für die Einschätzung der eigenen Ergebnisse wichtig ist. Wäre es tatsächlich so, dann entsprächen höhere Auffälligkeitsraten im motorischen Bereich dem normalen Trend. Da aber dieser These speziell von Sportwissenschaftlern mit Verweis auf neuere empirische Untersuchungen deutlich widersprochen worden ist, sind die Normen der entsprechenden Motorik-Tests (insbesondere KTK) nicht als zu streng sondern als weiterhin gültig zu betrachten.

2.4.3 Krankheit und Bewegungsmangel

Bezüglich der körperlichen Komponente des Wohlbefindens wird basierend auf dem Modell von Bar-Or (1986) ein Zusammenhang zwischen Krankheit und Bewegungsmangel angenommen. Krankheit kann demzufolge nicht nur unmittelbar, sondern auch mittelbar durch *Überbehütung, Angst, soziale Isolation und Unwissenheit zu sekundärem Bewegungsmangel* führen. Eine Befragung erbrachte beispielsweise ein stark defizitäres Wissen bzgl. des Herzfehlers bei knapp der Hälfte der Eltern von 29 Kindern im Alter von 9 bis 12 Jahren nach operativer Korrektur eines Herzfehlers (Dhont et al., 1996). Dies wird auch von den Autoren selbst in Verbindung zu den von Bar-Or (1986) angenommenen Konsequenzen gebracht:

> The defective parental knowledge of the medical status of their child so leads to an overestimation of the heart defect in the negative way. This provokes extra anxiety. This affects also the education attitude and the strategies of the parents towards the child. (S. 71)

Bewegungsmangel verursacht einen *motorischen Leistungsverlust*, gefolgt von *funktionellen Verschlechterungen*, die in weiteren Bewegungsmangel münden, so dass ein *Teufelskreis* entsteht (Bar-Or, 1986, dort: Schaubild, S. 83). Diese *motorischen Defizite* wurden von uns um weitere negative Konsequenzen erweitert, nämlich *psychosoziale Defizite* und *eingeschränkten Aktionsradius der gesamten Familie* (Abb. 2-14, vgl. auch Bjarnason et al., 1999, 2000; Dordel, 2001). Resultat ist insgesamt eine *Verminderung der Lebensqualität.* Im Umkehrschluss kann die Möglichkeit, sich viel bewegen und Sport treiben zu können bei Kindern mit chronischen Erkrankungen als *Gradmesser für Lebensqualität und Gesundheit* betrachtet werden (Hebestreit, 2002).

Betrachtet man den Teufelskreis als ein *System, das sich selbst aufrechterhält*, so kann jede der zugrunde liegenden Komponenten als Ansatzpunkt für Veränderungen gewählt werden (Manteufel & Schiepek, 1998). Aufgrund der unstrittigen positiven Auswirkungen sportlicher Betätigung auf das psychophysische Wohlbefinden erschien uns ein *gezieltes Bewegungsangebot* als *besonders geeigneter Ansatzpunkt* zum *Durchbrechen des Teufelskreises.*

Osthaus (1996, S. 76) stellt anlässlich einer größeren eigenen Befragung von 348 Eltern herzkranker Heranwachsender fest: „there is no reliable research about the adequate amount of physical exercise" – ein Manko, dessen Beseitigung zu den Zielen unseres Kölner Modellprojekts gehört. Osthaus (1996) kommt zu dem Schluss, dass Interventionsmaßnahmen an elterlicher Überbehütung, Angst und Informationsmangel ansetzen sollten, um so letztlich die Entwicklung der herzkranken Kinder und Jugendlichen zu optimieren. Auch hier finden sich also wieder die zentralen Begriffe des Modells von Bar-Or (1986).

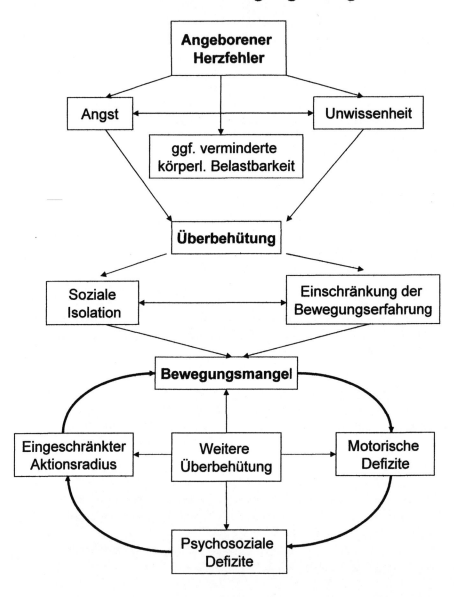

Abbildung 2-14: Teufelskreis Bewegungsmangel

Für die Annahme häufiger Überbehütung spricht, dass Eltern von Kindern mit schwerem Herzfehler deren körperliche Leistungsfähigkeit stark unterschätzen: Mehr als zwei Drittel (70%) trauten ihnen nur das Gehen einer Strecke von 100 Metern ohne Erschöpfung zu, tatsächlich schafften die Kinder im Durchschnitt aber 343 Meter (Casey, et al., 1996).

In den meisten westlichen Kulturen hat Sport einen *sehr hohen Stellenwert* (Hassberg, 1998) und zwar insbesondere im Kindes- und Jugendalter, wenn sich die motorischen Fähigkeiten entwickeln (Seiler, 1994; Seiler & Unverdorben, 1995; Resch et al., 1996). Dies trifft vor allem auf Jungen zu (Hilgenberg, 1996; Heilizer, 1998) und trägt speziell bei ihnen nach Salzer-Muhar et al. (2002, S. 22) maßgeblich zu einem niedrigeren Selbstwertgefühl bei ärztlich angeordneten Sporteinschränkungen bei: „Peer group acitivities in boys of adolescent age are mainly determined by physical performance and physical capacity".

Dordel und Welsch (2000, S. 198) betonen, dass sogar schon im Vorschulalter „motorisches Können, Körperkraft und Geschicklichkeit oft besonderes soziales Ansehen" verleihen, was wiederum das Selbstbewusstsein stärkt und die Entwicklung emotionaler Stabilität unterstützt. Insofern dürfte es für herzkranke Heranwachsende eine besondere Belastung darstellen, wenn sie aufgrund von gerechtfertigt oder ungerechtfertigt eingeschränkten Bewegungserfahrungen in sportlicher Hinsicht nicht mit Gleichaltrigen mithalten können.

2.4.4 Empfehlungen für Sport bei herzkranken Kindern

Die Wichtigkeit von konkreten Empfehlungen für Sport bei angeborenem Herzfehler wird in einer Studie von Swan und Hillis (2000) deutlich: Bei 71 % von 99 Herzpatienten (11 bis 51 Jahre alt) wurde dieses Thema nicht spontan von den behandelnden Ärzten angesprochen. Wenn Empfehlungen ausgesprochen wurden, waren sie zum Teil zu permissiv (insbesondere bei schwereren Herzfehlern) oder zu restriktiv (vor allem bei leichteren Herzfehlern). Letzteres wird auch in einer postalischen Befragung von 168 Eltern herzoperierter Jugendlicher (68% von ursprünglich 246) in Halle für sechs häufige Herzfehler (entsprechend den hier in Kapitel 2.1.3 beschriebenen, ohne AoSt und TGA) in extrem hohem Ausmaß bestätigt (Würl, 1991): *Alle* Probanden waren entweder prä- oder postoperativ oder sogar in beiden Zeiträumen vom Schulsport befreit, wobei Teilbefreiungen nur 10% ausmachten. Eine häufig geäußerte Begründung für ein zu restriktives Sportverbot ist, dass die Kinder ihre körperliche Belastung nicht adäquat einschätzen können, wodurch die Gefahr der Überlastung besteht. Dem lassen sich die Befunde der Studie von Eakin, Finta, Serwer und Beekmann (1992) mit 36 herzkranken Kindern im Alter von 10 bis 17 Jahren und einer Kontrollgruppe mit anderen Beschwerden entgegenhalten. Demzufolge konnten die Probanden beider Gruppen ihre Belastung anhand der auch von Varnauskas et al. (1986) als aussagekräftig betrachteten Borg-Skala adäquat selbst einschätzen, denn es zeigten sich hohe Korrelationen mit der Herzfrequenz und dem Sauerstoffverbrauch ($r > .80$).

In zahlreichen differenzierten Empfehlungen für Sport bei herzkranken Kindern und Jugendlichen sind erlaubte Sportarten bzw. Hauptbeanspruchungsformen (Koordination, Flexibilität, Kraft, Schnelligkeit, Ausdauer) bestimmten kardiologischen Diagnosen oder Schweregraden von Herzfehlern zugeordnet. Als Beispiel findet sich eine solche Aufstellung von Jüngst (1990) in Tabelle 2-13. Seine Aussagen beziehen sich auf drei verschiedene Situationen: (1) nicht operationsbedürftige Herzfehler, (2) hämodynamisch wirksame, noch nicht operierte Herzfehler, (3) operierte Herzfehler mit unkompliziertem Verlauf. Die mittlere Rubrik ist nur sinnvoll für eine *kurze Übergangsphase zwischen Diagnose und Operation*, da ein hämodynamisch wirksamer Herzfehler baldmöglichst operiert werden sollte. Hinsichtlich Koordination und Flexibilität ist bei jeder der drei Situationen bei jedem der sechs Herzfehler eine maximale Belastung möglich. Bei PDA und ASD gilt dies nach gelungener Operation auch hinsichtlich Kraft, Schnelligkeit und Ausdauer. Total auf Kraft- und Schnelligkeitsbelastung verzichtet werden muss postoperativ nur bei Aortenstenosen.

Tabelle 2-14 enthält einen Überblick zu insgesamt 38 Empfehlungen („recommendations") für Sport bei Kindern und Jugendlichen mit angeborenem Herzfehler, zusammengestellt ca. zur Hälfte von amerikanischen, zur Hälfte von deutschen und österreichischen Autoren (18 vs. 20). Obwohl der postoperative Restbefund für die aktuelle Lebenssituation maßgeblicher ist als die Diagnose selbst (DGPR, 2000, 2001, vgl. Kap. 2 1.4), wird er nur in weniger als der Hälfte der Empfehlungen als wichtiges Entscheidungsmerkmal erwähnt (7 von 18 amerikanischen und 10 von 20 deutschen Publikationen; in Tab. 2-14 fett gedruckt).

Da „Schweregrad und Auswirkungen der verschiedenen Herzfehler, sowie die postoperative Situation sehr unterschiedlich sind", ist „eine Schematisierung der Sportfähigkeit ... nur in groben Zügen möglich" (Topmöller, 1998, S. 48). Aus diesem Grund sind die Darstellungen verschiedener Autoren auch nicht einheitlich, und es würde in diesem Rahmen zu weit führen, im Einzelnen darauf einzugehen. Die Entscheidung bzgl. der Sporteignung muss immer individuell aufgrund einer eingehenden Belastungsuntersuchung getroffen und in bestimmten Abständen überprüft werden.

Weitgehender Konsens besteht in den Empfehlungen allerdings bzgl. folgender Punkte:
1. Die körperliche Belastbarkeit verhält sich umgekehrt proportional zum Schweregrad des Herzfehlers (Gutheil, 1988).
2. Je bedeutsamer der Herzfehler bzw. – falls berücksichtigt der postoperative Restbefund – ist, desto weniger kommen anstrengende Sportarten in Betracht (vgl. Zusammenstellung in Bastanier, 1997).
3. Bei herzkranken Kindern sind Sportarten mit hoher dynamischer und geringer statischer Belastung (z.B. Langstreckenlauf, Radfahren, Schwimmen) besonders geeignet (vgl. Zusammenstellung in Seiler, 1994).

Tabelle 2-13: Belastungsempfehlungen für angeborene Herzfehler (nach Jüngst, 1990, S. 268f.); Bedeutung der Herzfehlerabkürzungen siehe Tab. 2-1 oder Abkürzungsverzeichnis

Vitium	Koordination	Flexibilität	Kraft*	Schnelligkeit	Ausdauer
Nicht operationsbedürftige Herzfehler					
VSD	+++	+++	++	++	+++
PDA	+++	+++	++	++	+++
ASD	+++	+++	++	++	+++
Aost	+++	+++	0	0	++
PSt	+++	+++	0	0	++
Hämodynamisch wirksame, noch nicht operierte Herzfehler					
VSD	+++	+++	0	+	++
PDA	+++	+++	+	+	++
ASD	+++	+++	+	+	++
AoSt	+++	+++	0	0	0
PSt	+++	+++	0	+	++
ToF	+++	+++	0	0	+**
Operierte Herzfehler					
VSD	+++	+++	+++	+++	+++
PDA	+++	+++	+++	+++	+++
ASD	+++	+++	+++	+++	+++
AoSt	+++	+++	0	0	++**
PSt	+++	+++	+	+	+++
ToF	+++	+++	+	+	++

* entsprechend der puberalen Entwicklung
** bei langsamer Steigerung der Belastung
+++ maximale Belastung möglich
++ submaximale Belastung möglich
+ nur leichte Belastung möglich
0 keine sportliche Belastung möglich

Tabelle 2-14: Empfehlungen („recommendations") bzgl. Sport für herzkranke Kinder

Aspekte	Provenienz der Publikation (unabhängig von Publikationssprache)	
	Nordamerika	**Europa**
<u>Nur kardio-logisch</u>	1. Engle (1971) 2. **Strong & Albert (1981)** 3. Strauzenberg (1982) 4. Freed (1984) 5. Vaccaro, Gallioto, Bradley, Hansen & Vaccaro (1984) 6. Beekman (1986) 7. **Gutgesell, Gessner, Vetter, Yabek, & Norton (1986)** 8. **Graham, Bricker, James, & Strong (1994)** 9. Koster (1994) 10. Fahey (1995) 11. Franklin, Allen & Fontana (1995) 12. Strong & Raunikar (1995) 13. **Neill, Clark & Clark (1997)**	1. **Briedigkeit (1976)** 2. Richter (1980) 3. **Apitz, Steil & Schmaltz (1984)** 4. **Gutheil (1988)** 5. **Jüngst (1990)** 6. Kienast et al. (1990) 7. **Schreiber (1994)** 8. **Seiler (1994)** 9. **Aigner (1995)** 10. Bartmus (1995) 11. Bein (1996) 12. Bastanier (1997) 13. **Buheitel (1999)** 14. **Michel-Behnke (2000)**
Auch psycho-sozial[1]	14. Bar-Or (1986) 15. Cumming (1989)[2] 16. Galioto (1990) 17. **Rowland (1995)** 18. **Kitchiner (1996)**	15. Rohmer & de Knecht (1990) 16. Lewin (1994, 2. Aufl. 1998) 17. Hilgenber (1997) 18. Hassberg (1998) 19. **DGPR**[3] **(2000, 2001)** 20. **Eyermann**[4] **(2000, 2001)**

fettgedruckt: postoperative Restbefunde als zusätzliche Entscheidungsgrundlage erwähnt

[1] ≥ 2 psychosoziale Bereiche, für die Sport nützlich sein kann, erwähnt (siehe Text)
[2] Publikation in deutscher Sprache
[3] Deutsche Gesellschaft für Prävention und Rehabilitation von Herz-Kreislauferkrankungen; beide Publikationen identisch
[4] 2001: erweiterte Version von 2000

Interessanterweise werden die positiven Folgen sportlicher Betätigung in den meisten Empfehlungen (27 von 38) ausschließlich auf das Herz-Kreislauf-System bezogen; nur 11-mal wird auch der Nutzen für die psychosoziale Situation für mindestens *zwei* Bereiche angesprochen (Tab. 2-14). Diese Beschränkung widerspricht der Tatsache, dass bei chronisch kranken Kindern die positiven Effekte körperlicher Aktivität auf die *gesamte* Entwicklung noch deutlicher werden können als bei Gesunden (Hebestreit, 2002).

Die Angaben zum Nutzen von Sport aus den Empfehlungen sind im Folgenden den Komponenten der Lebensqualität nach Bullinger und Ravens-Sieberer (1995a) zugeordnet (bei Überschneidungen nach Bedeutungs*schwerpunkt*, dann gekennzeichnet durch *):

(1) Körperliche Komponente:
   – „Physical [...] benefits" (Rowland, 1995, S. 226), körperliches Wohlbefinden (Rohmer & de Knecht, 1990; Seiler & Unverdorben, 1995)
   – Entspannung (Rohmer & de Knecht, 1990)
   – Psychomotorik* (DGPR, 2000, 2001; Eyermann, 2000, 2001)
   – Körpergefühl* (DGPR, 2000, 2001)
   – Gesunder Lebensstil (Eyermann, 2000, 2001)

(2) Emotionale Komponente:
   – Angst (Bar-Or, 1986; Strong & Raunikar, 1995; Galioto, 1990; Eyermann, 2000)
   – Depression (Galioto, 1990)
   – Selbstwertgefühl, Selbstvertrauen[3] (Cumming, 1989; Galioto, 1990; Lewin, 1994, 1998; Strong & Raunikar, 1995; Eyermann, 2000, 2001)
   – „Emotional benefits"* (Rowland, 1995, S. 226)
   – Lebensfreude, positive Lebenseinstellungen und Gewohnheiten (Lewin, 1994, 1998; Hassberg, 1998; Rohmer & de Knecht, 1990)

(3) Mentale Komponente:
   – Mentales Wohlbefinden allgemein (Seiler & Unverdorben, 1995; Kitchiner, 1996)
   – Körperakzeptanz* (DGPR, 2000, 2001)
   – Anstrengungsbereitschaft* (Lewin, 1994, 1998)

(4) Soziale Komponente:
   – Soziale Entwicklung allgemein (Lewin, 1994; Seiler & Unverdorben, 1995; Kitchiner, 1996; DGPR, 2001)
   – Soziale Isolation vs. Integration (Bar-Or, 1986; Cumming, 1989; Eyermann, 2000, 2001; Hilgenberg, 1997; Rohmer & de Knecht, 1990)
   – Hilfsbereitschaft, Fairness, Teamgeist (Lewin, 1994, 1998; Hassberg, 1998)
   – Einhalten von Regeln (Hassberg, 1998)
   – Selbständigkeit* (Hilgenberg, 1997)

---

[3] Briedigkeit (1976, S. 238) erwähnt das Selbstvertrauen als einzigen psychosozialen Aspekt, betont ihn dafür aber umso mehr: „Die Steigerung des Selbstvertrauen als zusätzlicher Gewinn jeder Sportausübung kann für das herzleidende Kind nicht hoch genug eingeschätzt werden".

Von Cumming (1989, S. 310) wird zusätzlich betont, dass auch „schon beim Kind [...] die indirekten positiven Effekte des Sports auf die Lebensführung wie Senkung von Körpergewicht und Blutdruck, Anstieg des HDL- bzw. Abnahme des LDL-Cholesterins und Vermeidung des Zigarettenrauchens zum Tragen" kommen, was zur *Prävention von Wohlstandserkrankungen* und hier insbesondere von koronaren Herzerkrankungen beiträgt. Mit ähnlicher Zielrichtung schlagen Strong und Raunikar (1995) vor, das Bewegungsverhalten bei jüngeren Kindern über das elterliche Modell positiv zu beeinflussen: „encourage parents to be more active" (S. 647).

Auch der *Teufelskreis Bewegungsmangel* (Kap. 2.4.3) wird indirekt von Cumming (1989) angesprochen: „Die Haltung vieler Ärzte, Schulbehörden, Sportlehrer, Trainer und Eltern zum Sport ist weitgehend von einem übertriebenen Sicherheitsdenken bestimmt." (S. 310). Dies schädigt die herzkranken Kinder, „ da sie hierdurch in ihrer sozialen, körperlichen und geistigen Entwicklung gehindert werden" (S. 311).

Seiler (1994) stellt auf dem Hintergrund des hohen sozialen Stellenwertes von Sport ein *Minimalübungsprogramm* auf, das von einem Großteil der herzoperierten Kinder und Jugendlichen bewältigt werden kann. Er empfiehlt eine „dynamische Beanspruchung großer Muskelgruppen (Laufen, Skiwandern, Radfahren, Schwimmen, Bergwandern)" (S. 63) mit einer 50- bis 70-prozentigen Belastungsintensität unter Pulskontrolle. In einer nach Altersgruppen differenzierten Aufstellung lassen sich die Belastungsgrade anhand der Herzfrequenz gesunder Probanden ablesen. Begonnen werden soll das Training mit täglich fünf Minuten, auf Dauer anzuzielen sind 3-mal wöchentlich ca. 20 bis 30 Minuten.

Allgemeiner Konsens besteht darin, dass die allermeisten *herzkranken Kinder Sport treiben dürfen und sollen*. Dies kommt in folgenden Zitaten zum Ausdruck:
- „Sport ist ein wertvolles Mittel zur physischen, psychischen und sozialen Entwicklung des Kindes bzw. Jugendlichen, auf das nicht leichtfertig verzichtet werden sollte (Aigner, 1995, S. 105).
- Es ist „so viel körperliche Aktivität wie medizinisch nur irgendwie vertretbar zu erlauben, damit das Kind seinem natürlichen Bewegungsdrang nachkommen kann." (Bein, 1996, S. 5).
- „Kindern mit angeborenem Herzfehler soll durch die Korrekturoperation im Interesse ihrer Lebensqualität eine sportliche Betätigung ermöglicht werden." (Schreiber, 1994, S. 6).
- Meist ist es völlig unnötig, [...] „Kindern, auch herzkranken Kindern unter 10 oder 11 Jahren, Beschränkungen in ihrer körperlichen Aktivität aufzuerlegen. Die Kinder sollen sich so belasten, wie sie dies gerne möchten [...]. Selbst bei Kindern mit schweren inoperablen Vitien [...] kann man nach dieser Maxime vorgehen" (Cumming, 1989, S. 311).

Auf dieser gemeinsamen Basis besteht auch Einigkeit darin, dass herzkranken Kindern die *Teilnahme am Schulsport* soweit vertretbar zumindest teilweise erlaubt sein sollte (letzte drei Quellen zusätzlich zu expliziten Empfehlungen in Tab. 2-14):

- Apitz et al. (1984) sprechen sich dafür aus, „wo immer möglich, eine vollständige Befreiung vom Schulsport zu vermeiden und befürworten eine teilweise Befreiung entsprechend der Leistungsfähigkeit des Patienten" (S. 517).
- Seiler (1994) plädiert dafür, dass man „keinem [...] Patienten ein generelles Sportverbot aussprechen sollte, sondern individuell festlegen sollte, in welchem Rahmen welche körperliche Betätigung gestattet ist" (S. 54).
- „Es sollte nur in wenigen Ausnahmefällen ein völliges Sportverbot ausgesprochen werden." (Singer, 1995, S. 8, bzgl. konkreter Empfehlungen Verweis auf Seiler, 1994).
- Viele Kinder betrachten „ein Sportverbot als die einschneidendste und belastendste Einschränkung [...]. Demnach sollte auch bei Herzkranken möglichst nie ein generelles Sportverbot ausgesprochen werden" (Neill et al. 1997, S. 313).
- „Ein generelles Sportverbot für herzkranke Kinder ist ein schwerwiegender Eingriff in die Lebensqualität und stört die Integration dieser chronisch kranken Kinder. Ein Ausschluß vom Schulsport ist bei genauer Kenntnis der Herzerkrankung nur in Ausnahmefällen nötig" (Steinki, Kauth & Ulbrich, 2001, S. 564).

Ein *totales Sportverbot* hing bei herzkranken Jungen mit einem signifikant niedrigeren Selbstwertgefühl in fünf von sieben untersuchten Bereichen der Frankfurter Selbstkonzeptskalen zusammen (Floquet et al., 1999, Salzer-Muhar et al., 2002). Beim Schulsport überhaupt nicht mitmachen zu dürfen, kann sich also insbesondere bei Jungen ausgesprochen fatal auswirken.

Es besteht auch die Gefahr, dass das Sportattest zum *Benotungskalkül* wird, wenn es nämlich – ob auf Veranlassung von Ärzten, Eltern, oder Betroffenen selbst – ohne medizinische Notwendigkeit ausgestellt wird, um eine schlechte Sportnote zu vermeiden. Die meisten zuständigen Bundesministerien betrachten diese Praxis einer Umfrage zufolge als *absolut kontraproduktiv* (Sticker, 2002). Sie bemühen sich auf verschiedenen Wegen (z.B. Bestimmungen, schriftliche Informationen, Lehrerfortbildungen) darum, dass die Sportlehrer bei der Benotung chronisch kranker Heranwachsender ihren pädagogischen Ermessensspielraum sinnvoll nutzen und dass solche Schüler ihren Möglichkeiten entsprechend ohne Benachteiligung weitgehend am Schulsportunterricht teilnehmen können. Gutheil (1990, S. 280) betont speziell für körperlich eingeschränkte herzkranke Heranwachsende die Wichtigkeit der „individuellen Bereitschaft und Fähigkeit des jeweiligen Sportlehrers [...], die Kinder innerhalb dieser Grenzen nach Maßgabe ihrer eingeschränkten Belastbarkeit teilnehmen zu lassen" und sie nicht – wie es leider allzu oft geschieht - in eine unglückliche Zuschauerrolle zu verweisen.

Heck (1988) empfiehlt im Rahmen seines Buches über Freistellungen im Schulsport die Ausstellung möglichst *differenzierter ärztlicher Bescheinigungen*. Sein Muster (S. 42) lehnt sich an die Empfehlungen des Sportmedizinischen Dienstes der DDR an. Demzufolge können nicht nur bestimmte Sportarten, sondern auch Elementarübungen (z.B. Stütz- und Hangübungen), Hauptbeanspruchungsformen (z.B. Sprint- und Schnelligkeitsbelastungen) sowie äußere Bedingungen (z.B. Wettkampfsituationen) ausgeschlossen werden. Auch Hebestreit (1998) liefert einen Beitrag zur Freistellungsthematik, und zwar unter dem Aspekt, dass Sport gerade bei Kindern mit chronischen Erkrankungen sehr wichtig ist, da er nicht nur zur Entwicklung im körperlichen, sondern auch im seelisch-geistigen Bereich beiträgt. Angeborene Herzfehler sind je nach Schweregrad des Vitiums (gemeint ist auch der postoperative Restbefund; vgl. Hebestreit, 1998, Tab. 3, S. 304) zu beurteilen und nur selten mit einem totalen Sportverbot zu belegen; bei der Notwendigkeit von körperlichen Einschränkungen wird für eine differenzierte Teilfreistellung plädiert, bei der sowohl verbotene als auch ausdrücklich empfohlene Übungsformen genannt werden können. Jüngst (2002, S.54) verweist darauf, dass es für die Einbeziehung des Schülers in den Unterrichtsaufbau seitens des Lehrers günstiger ist, wenn bestimmte Sport- und Belastungsarten als verboten klassifiziert werden, als erlaubte Sportarten aufzuzählen.

2.4.5 Prinzipien motorischer Förderung von herzkranken Kindern

Aus den Sportempfehlungen für herzkranke Kinder lassen sich folgende Prinzipien für die motorische Förderung ableiten (in Anlehnung an Berg, 2000, S. 43f.):

(1) Die Kinder sollen über die Teilnahme an den Stundeninhalten selbst entscheiden
  (*Freiwilligkeit*).
  Manche herzkranke Kinder haben große Angst vor bestimmten Bewegungsabläufen (z.B. Sprünge trotz weichen Untergrunds). Ihnen wird genügend Zeit zugestanden, durch Beobachtung der anderen Kinder Mut zu fassen, und sich langsam mit entsprechender Hilfestellung an die Aufgabe heranzutasten. Oft stellen sich schon innerhalb kurzer Zeit deutliche Fortschritte ein, was bei den Kindern selbst großen Stolz über ihr erweitertes Bewegungsrepertoire hervorruft. Dies gelingt aber nur, wenn man das Prinzip der Freiwilligkeit beachtet und die Kinder einfühlsam ermutigt anstatt gedrängt werden.
(2) Es sind häufige Ruhephasen einzuflechten (*Schutz vor Überlastung*).
  Hierzu gehört auch das Einüben und Verbessern der *Entspannungsfähigkeit*. Dies geschieht insbesondere bei jüngeren Kindern überwiegend auf spielerische Weise (z.B. in entspannter Haltung eine ruhige Geschichte anhören, mit geschlossenen Augen auf Geräusche lauschen, Tennisball- oder Backmassage, Wackelpudding-Spiel, d.h. das Kind versetzt sich selbst in die Lage eines Wackelpuddings).
(3) Bei subjektiver Ermüdung darf das Kind selbständig zusätzliche Pausen machen
  (*Selbstbestimmung* bzgl. der körperlichen Belastung)
  Die meisten herzkranken Kinder spüren sehr genau, wann ihr Körper eine Pause benötigt. In dem geschützten Umfeld einer Kinderherzsportgruppe wird diesem Gespür Raum gegeben, ohne dass eine Rechtfertigung nötig ist, wie z.B. häufig in der Schule. Dadurch

sollen die Kinder lernen, ihre Belastung auch im Alltag (Kindergarten, Schule, Spielgruppe) so zu dosieren, wie es für sie sinnvoll ist.

(4) Die motorischen Hauptaufgaben sind Koordinations- und Gleichgewichtsschulung (*kein Ausdauertraining*).

Aus diesem Grund werden nicht nur die Laufzeiten, sondern auch die Laufwege bei den durchgeführten Spielen und Übungen verkürzt, indem nur ein vorher definierter Teil der Halle genutzt wird. Es wird davon ausgegangen, dass eine verbesserte Körperkoordination zu einem ökonomischeren Bewegungsablauf führt, der zu einer Entlastung des Herz-Kreislauf-Systems beiträgt und ggf. bestehende Defizite im Ausdauerbereich teilweise ausgleichen kann.

(5) Konkurrenzsituationen sind auszuschalten (*kein Leistungsprinzip*).

Aufgrund des allen Kindern eigenen Leistungsmotivs ist es ganz natürlich, dass sie sich untereinander in geistiger und körperlicher Hinsicht messen wollen. Sie lassen sich leicht in Wettkampfsituationen involvieren oder schaffen selbst eine Wettbewerbsstimmung (z.B. „Wer kann schneller Pedalo fahren?"). Seitens des Sportpädagogen werden solche Situationen nicht verstärkt oder extra geschaffen, da die herzkranken Kinder genau an diesem Punkt häufig im Alltag mit Gleichaltrigen nicht mithalten können und dadurch zahlreichen Enttäuschungssituationen ausgesetzt sind. Die Kinderherzsportgruppe stellt auch nicht nur wegen ihres Schutzes vor Überlastung sondern auch in dieser Hinsicht einen gewissen Schonraum dar, in dem die Kinder zunächst einmal ohne das Erleben von Konkurrenz Bewegungserfahrungen machen können. Der einzige Vergleichsmaßstab ist intraindividueller Art, indem das Kind z.B. für eigene Fortschritte gelobt wird.

(6) Der Bewegungsdrang soll in richtige Bahnen gelenkt werden (*Aufforderungscharakter von Material und Situation*).

Hierzu dienen zum Beispiel Bewegungsparcours mit mehreren Stationen, die die Kinder ohne weitere Instruktionen zu neuen Bewegungserfahrungen motivieren. Zum Beispiel kann zwischen der Hallenwand und einer hochgestellten Weichbodenmatte eine „gefährliche Gletscherspalte" entstehen, die zum Erkunden einlädt („Ich will doch mal sehen, was darin los ist? Vielleicht treffe ich da andere Kinder!" „Und wie kommen wir jetzt wieder heraus?").

(7) Die Gefahr von Verletzung sollte vermieden werden (*Schutz vor Verletzung*).

Insbesondere bei Kindern, die einen Herzschrittmacher tragen und/oder Gerinnungshemmer nehmen (z.B. bei Klappendefekten), können Zusammenstöße mit anderen Kindern oder mit Geräten sowie Stürze von Geräten gefährlich sein. Diese Kinder sollen im Rahmen einer Kinderherzsportgruppe ungefährdet mit Bewegung experimentieren dürfen. Dafür bedarf es beim Aufbau der Geräte besonderer Sorgfalt, z.B. hinsichtlich der Abpolsterung kritischer Stellen.

(8) Den Eltern soll Gelegenheit zum Beobachten der Belastbarkeit ihres Kindes gegeben werden (*Beruhigung der Eltern*).

Viele Eltern sind erstaunt, wenn sie sehen, was ihr herzkrankes Kind in motorischer Hinsicht alles tun kann, ohne sich zu verletzen. Diese Erfahrung trägt dazu bei, dass sie eine mögliche *Überbehütung abbauen* können. Manche Kinder gehen stärker aus sich heraus und können die motorischen Angebote besser wahrnehmen, wenn sie sich nicht von ihren Eltern beobachtet fühlen. Für die Eltern kann es eine große Entlastung bedeuten, wenn sie ihr Kind mit einem guten Gefühl („Da kann nichts passieren, die Übungsleiterin ist sehr erfahren, und es ist ja ein Arzt dabei.") zurücklassen können.

2.4.6 Kinderherzsportgruppen als praktische Umsetzung der wissenschaftlichen Erkenntnisse

2.4.6.1 Gruppen im Ausland

In diesem Kapitel stehen elf Publikationen über acht Sportprojekte mit herzkranken Kindern im Vordergrund (Tabelle 2-15). Zunächst werden die methodischen Merkmale vergleichend diskutiert und die Ergebnisse mit Schwerpunkt auf den pychosozialen Aspekten dargestellt. Anschließend bewerte ich die Aussagekraft anhand von methodischen Kriterien und leite konkrete Hinweise für weitere Untersuchungen ab. Der großen Zahl bekannter Empfehlungen (38) steht eine geringe Zahl von Arbeiten über deren Anwendung gegenüber. Fünf Studien aus den 80er Jahren stammen aus Nordamerika (USA und Kanada; kurz: amerikanische Studien), zwei jüngere Studien wurden in Rom und eine in Oslo durchgeführt (Tab. 2-15).

Die *Stichproben* umfassten zu Beginn überwiegend 18 bis 29 herzkranke Kinder. Kleinere Gruppen liegen bei Calzolari et al. (1990), Bradley et al. (1985) und Mathews et al. (1983) zugrunde. In der letztgenannten Studie wird darauf hingewiesen, dass insgesamt 200 Familien angesprochen wurden, um die wenigen Teilnehmer ($n=7$: 3.5%!) zu gewinnen. Auch Calzolari et al. (1990) schildern – teils ortsspezifische – Schwierigkeiten bei der Rekrutierung der Gruppe (z.B. „difficult traffic conditions" in Rom, S. 156). Die mit Abstand größte Gruppe von 55 Kindern wurde von Fredriksen et al. (2000) untersucht.

Das *Alter* der einbezogenen Kinder liegt bis auf zwei Ausnahmen zwischen 5 und 18 Jahren (Bradley et al., 1985: auch 2- bis 4-Jährige; Mathews et al: auch 19- bis 20-Jährige).

Eine *Kontrollgruppe* wurde nur in der Hälfte der Studien einbezogen. Bei Fredriksen et al. (2000) handelt es sich um herzkranke Kinder ohne motorische Förderung, bei Mathews et al. (1983) und Ruttenberg, Adams, Orsmond, Conlee und Fisher (1983) um gesunde Kinder, die ebenfalls an einem Training teilnahmen. Durch die Einbeziehung von gesunden Kindern in einer *Trainingskontrollgruppe* sollte die Frage untersucht werden, inwieweit sich die Herz-Kreislauf-Funktion der herzkranken Kinder im Trainingsverlauf der von Gesunden annähert. In Toronto wurden beide Arten von Kontrollgruppe einbezogen, die Gesunden allerdings nur einmal zwecks Ermittlung von Normalwerten (Longmuir, Turner, Rowe & Olley 1985; Longmuir, Tremblay & Goode, 1990; Tab. 2-15).

Tabelle 2-15: Ausländische Studien über Sportprogramme mit herzkranken Kindern (chronologisch nach Jahr)

Autoren, Ort	Jahr	Absolventen (Ab)[1]	Kontrollen (Ko)	Dropout (Do)	Training (Mo=Monate Wo = Wochen)[2]	Untersuchungs-methoden	Ergebnisse
1. Goldberg et al., New Haven, New York	1981	26 Hk, 7-18 Jahre; 16 ToF, 10 VSD; ≤ 12 Jahre postop.	keine	offenbar keiner	Einzeltraining, 6 Wo, alle 2 Tage; Fahrrad-Heimtrainer	Fahrrad-ergometrie	Verbesserung der körperlichen Belastbarkeit um 25%; Reduzierung von Sauerstoffaufnahme und Herzfrequenz (verbesserte aerobe Effizienz)
2. Mathews Donovan et al., Pittsburgh	1983 1983	4 Hk, 12-20 Jahre, nur Jungen	4 Gesunde	Hk: 3=43% Ko: 3=43%	Gruppentraining, 12 Mo, 3-mal/Wo 90 Min. Fokus: Belastungsfähigkeit, Ernährung, Gesundheits-erziehung	Fahrradergome-trie; Interviews, Zeichnen von Selbstbild und Baum, vor und nach Training und 12 Mo später	Hk: vor Training Einschätzung des Körpers als schwach, hässlich, unproduktiv; unmittelbar nach Training verbesserte Herzleis-tung, aber 6 Monate später Trainingsverluste, insgesamt besseres Selbstbild und Selbstvertrau-en, verbesserte Schulleistungen Eltern: verminderte Angst und Überbehütung
3. Ruttenberg et al., Salt Lake City, Ogden	1983	24 Hk, 7-18 Jahre; ≥ 1 Jahr postop.	26 Gesunde (gleich in Geschlecht und Alter)	Tn 12 =50% Ko:17 =65%	Gruppentraining, 9 Wo 3-mal/Wo ≥ 30'': ,,continuous jogging''	Fahrrad-Ergometrie mit Lungen-funktionstest	Beide Gruppen: verbesserter ,,fitness level'', Ab in Richtung Ko, besonders deutlich bei CoA (n=5) und TGA (n=3); auch psychologische Effekte beobachtet: ,,more outgoing, and better able to participate socially in peer activities'' (S.23).
4. Bradley et al., Maryland, Washington DC	1985	9 Hk, 2-11 Jahre: Fallot, TGA; ≥ 2 Jahre postop.	keine	2 = 18%	Gruppentraining, 12 Wo; 2-mal/Wo 45-60'': Aufwärmen, Aerobic, cool-down; ab 6.Wo auch 25-35' Einzeltraining	Fahrrad-Ergometrie mit Lungen-funktionstest	Verbesserung von spitzen-systolischem Blut-druck, Ausdauer und Sauerstoffverbrauch, d.h. verbesserte. ,,aerobic fitness''
Koch et al.	1988	9 Hk, 4-14 Jahre		3=25%			Verbesserung von Kraft und Flexibilität in den unteren Extremitäten

[1] Die Ausgangsstichprobe ergibt sich durch Addition des Dropouts
[2] Weitere Abkürzungen siehe Abkürzungsverzeichnis (Punkt 14)

Autoren, Ort	Jahr	Absolventen (Ab)	Kontrollen (Ko)	Dropout (Do)	Training (Mo=Monate Wo = Wochen)	Untersuchungsmethoden	Ergebnisse
5. Longmuir et al., Toronto	1985 1990	29 Hk, Schulalter: 20 compliant (co, Vorgabe erfüllt) 9 noncompliant (nco) 6 Wo postop.	31 Hk ohne Training, (Auswärtige) 27 Gesunde (einmal)	1981: 19%[3] 1985: co: 3=15% nco: 4=45% Ko: 13=42%	Einzeltraining, 6 Wo, ≥2 mal/Wo: Joggen, Gymnastik; Fokus: rasche postop. Mobilisierung	motorische Tests vor OP, unmittelbar, 3 Mo, 5 Jahre nach Training.	unmittelbar und 3 Mo nach Training: Co signifikant verbesserte körperliche Belastbarkeit („a normal level of physical fitness"), 5 Jahre später: weiterhin gute Belastbarkeit (ohne weitere Intervention) nco stets unterdurchschnittliche Belastbarkeit
6. Calzolari et al., Rom	1990	9 Hk, 6-16 Jahre: ToF ≥ 1 Jahre postop. (ohne bedeutsame Restbefunde)	keine	0%	Gruppentraining, 3 Mo, 3 mal/Wo 60': Atemtherapie, Stretching, Spiele, Entspannung	Fahrrad-Ergometrie	Ab: tendenziell verbesserte körperliche Leistungsfähigkeit, Beobachtungen am Rande: größere Unabhängigkeit und Initiative, mehr Selbstvertrauen beim Aufbau sozialer Beziehungen, besseres Umgehen mit körperlichen Grenzen
7. Biondi et al., Rom	1993	18 Hk, 5-12 Jahre: schwere Hf (schon ab 1985) 6 Mo postop.	keine	k.A.	Gruppentraining à 5-6 Ki mit Eltern 3 Mo 2mal/Wo	Tiefeninterviews, Mensch im Regen zeichnen; keine Ergometrie	verbessertes Selbstwertgefühl, verminderte elterliche Angst, verbesserte familiäre Kommunikation über die Krankheit
8. Fredriksen et al., Oslo	2000	55 Hk, 10-16 Jahre: schlechte Kondition (Gruppenzuordnung per Los)	38 Hk ohne Training	36=28% (bei Fragebögen: 60%)[4]	Gruppentraining, 5 Mo, 2mal/Wo: sehr vielfältig; Fokus: Beweglichkeit	Fahrrad-Ergometrie, YSR, CBCL	Ab: verbesserte maximale Sauerstoffaufnahme, verstärkte körperliche Aktivität, Abnahme internalisierender Probleme (Rückzug, somatische Beschwerden) Ab und Ko: Abnahme externalisierender und sozialer Probleme

---

[3] Basis Tabelle 1 (S.233): 14 Kinder ohne Follow-up dividiert durch 74 (60 einbezogene Hk + 14 Dropouts).
[4] Bzgl. der Endstichprobe fehlten die Fragebögen bei 41 von 93 Probanden (44%)

Der *Dropout* variiert – sofern überhaupt angegeben – sehr stark und liegt für die Gruppe herzkranker Kinder zwischen 0 und 50%. In der Studie von Longmuir et al. (1990) war die Langzeit-Ausfallrate wesentlich geringer bei Patienten, die die Programmvorgaben für zu Hause erfüllten („compliant": 6 Wochen $\geq$ 2 mal wöchentlich) als bei den übrigen („noncompliant", (15 vs. 45%). Auch Washington (1992) verweist in seinem Übersichtreferat zu kardialen Rehabilitationsprogrammen auf das Problem zahlreicher Ausfälle aus vielfältigen Gründen wie Finanzproblemen, Transportschwierigkeiten, Fehlen von Interesse und Motivation sowie von Unterstützung durch Peers oder Familienmitglieder.

Der *Trainingszeitraum* war mit überwiegend sechs bis dreizehn Wochen relativ kurz; lediglich in Oslo und in Pittsburgh war er mit 5 bzw. 12 Monaten etwas länger ausgedehnt (Fredriksen et al., 2000, Mathews et al. 1983). In den *amerikanischen Studien* zielte die motorische Rehabilitation nahezu ausschließlich auf eine Verbesserung der Herz-Kreislauf-Funktion durch *Ausdauertraining*; lediglich bei Longmuir et al. (1985) wurden auch positive Effekte hinsichtlich Kraft, Flexibilität und Koordination angezielt.

Bei Goldberg et al. (1981) und Longmuir et al. (1985) trainierten die Probanden nach gezielter Anleitung in der häuslichen Umgebung (Fahrrad-Hometrainer, Gymnastik oder Joggen). Bei Mathews et al. (1983) und Ruttenberg et al. (1983) fand das Training in einer Gruppe statt, bei Bradley et al. (1985) kam ab der sechsten Woche zum Gruppen- noch ein Einzeltraining hinzu (Aerobic).

Das Vorgehen von Ruttenberg et al. (1983) geht über das von Seiler (1994) empfohlene Minimalprogramm etwas heraus, da mindestens 30 Minuten „continous jogging" bei 65- bis 75-prozentiger Maximalbelastung angezielt wurden (Seiler: 20-30 Minuten bei 50 bis 70% Maximalbelastung, vgl. Kap. 2.4.4.). Gleiches gilt auch für die Studie von Mathews et al. (1983); das Training umfasste 3mal wöchentlich 90 Minuten über einen Zeitraum von einem Jahr, wobei für jeweils mindestens 30 Minuten eine 75- bis 80%ige Maximalbelastung bestand.

Diese Programme sind sehr zeitaufwendig und überschreiten das durchschnittliche Maß, in dem Gesunde Ausdauertraining und insbesondere Joggen praktizieren. Einer Umfrage des Bundesverbandes Wassersportwirtschaft zufolge übten lediglich 12.7% der über 2000 Befragten „regelmäßig" Jogging oder Walking aus (Keller, 2001, und pers. Mitteilung Herr Tracht, Geschäftsführer des Bundesverbandes Wassersportwirtschaft). Davon dürfte schätzungsweise durch Ausschluss der reinen Walker und derer, die zwar regelmäßig aber mit niedrigerem Zeitumfang trainieren, höchstens 5% die Vorgaben von Ruttenberg erreichen. Hinzu kommt, dass gerade Joggen bei Kindern und Jugendlichen einen geringen Motivationsanreiz bietet. So taucht es in einer größeren aktuellen Befragung von 1651 Schülern der Klassen 5 bis 13 unter den Freizeitsportarten, die von über einem Achtel der Befragten betrieben wurden, nicht auf, spielt also nur eine untergeordnete Rolle (Wydra, 2001). In einer Studie mit insgesamt 812 unausgelesenen Dritt- und Viertklässlern kamen nur ein Drittel der Kinder (33.1% Jungen,

35.2% Mädchen) auf eine als ideal festgelegte Bewegungszeit von mindestens zweimal 10 Minuten täglich (Simons-Morton et al., 1990). Es erstaunt daher nicht, dass in den beiden Sportprogrammen mit den höchsten zeitlichen und konditionsmäßigen Anforderungen (Mathews et al., 1983; Ruttenberg et al., 1983) die Dropout-Raten nicht nur bei den herzkranken Kindern, sondern auch bei den gesunden Kontrollen am höchsten sind (43 bis 65 %).

Im Unterschied zu den überwiegend rein kardiologisch und sportmedizinisch orientierten amerikanischen Studien und der älteren Studie aus Rom (Calzolari et al., 1990) liegt der Untersuchung von Mathews und den beiden neuesten europäischen Projekten (Biondi et al., 1993, Fredriksen et al., 2000) ein *erweiterter ganzheitlicher Ansatz* zugrunde; hier wird auf eine Verbesserung der gesundheitsbezogenen Lebensqualität insgesamt hingezielt. Der in diesem Konzept verankerten sozialen Komponente wurde u.a. dadurch Rechnung getragen, dass die motorische Förderung grundsätzlich in einer *Gruppe* stattfand. Ein besonders *vielfältiges Bewegungsangebot* gab es in der Osloer Studie, z.B. Wandern, Schifahren (Abfahrt und Langlauf), Schwimmen, Fußball, Volleyball (Fredriksen et al., 2000).

Die *Vor- und Nachtests* beinhalten in den amerikanischen Studien überwiegend eine Fahrradergometrie, teils auch einen Lungenfunktionstest. Longmuir et al. (1985) führten stattdessen Fragebogen zum Bewegungsausmaß und motorische Tests durch. Bei Mathews et al. (1983) und in den europäischen Studien kamen zusätzlich – bei Biondi et al. (1993) ausschließlich – psychologische Testverfahren mit teils tiefenpsychologischem Schwerpunkt zur Anwendung. Hier sollten die Kinder beispielsweise ein Selbstbild, einen Baum (Mathews et al., 1983) oder einen Menschen im Regen zeichnen (Biondi et al., 1993). Das Ausmaß des Schutzes vor dem Regen wurde nach Adäquatheit (normal vs. extrem niedrig oder hoch) beurteilt. Es lässt Rückschlüsse auf die selbstwahrgenommene Schutzbedürftigkeit zu (Biondi et al., 1995).

Lediglich in zwei Studien wird auf die postoperativen Restbefunde Bezug genommen (Ruttenberg et al., 1983; Bradley et al., 1985). Dies steht in Einklang mit der relativ seltenen Erwähnung dieses Merkmals in den amerikanischen Empfehlungen (7 von 18, vgl. Tab. 2-14).

Ergebnisse: In allen Studien mit ergometrischen bzw. motorischen Untersuchungen konnten *signifikante Verbesserungen der körperlichen Belastbarkeit* in Richtung erhöhter Fitness festgestellt werden. Mathews et al. (1983) zufolge ergaben sich allerdings sechs Monate nach Beendigung des Programms Trainingsverluste. Nach Longmuir et al. (1990) waren die positiven Effekte bei sogenannten „compliant" Kindern (Vorgabe für Einzeltraining eingehalten) verglichen mit Kontrollen nicht nur unmittelbar und drei Monate nach dem Programm sondern auch *fünf Jahre später* noch nachweisbar. Möglicherweise gehen die Verbesserungen aber auch auf die operative Korrektur des Herzfehlers zurück, denn die Voruntersuchungen fanden *vor* der Korrekturoperation statt. Hierfür spricht, dass auch die Belastbarkeit der Kontrollgruppe Herzkranker drei Monate und fünf Jahre nach dem Programm höher war als vor der Korrekturoperation. Die körperliche Leistungsfähigkeit der „noncompliant" Patienten stagnierte auf dem präoperativen Ausgangsniveau; es wird vermutet, dass die mangelhafte Kooperativität auch andere Gebiete der Rehabilitation und somit langfristig den Operationserfolg beeinträchtigt hat (Longmuir, 1990).

Auch wenn der psychosoziale Bereich in den meisten amerikanischen Arbeiten nicht explizit berücksichtigt wurde, so charakterisieren Ruttenberg et al. (1983, S. 23) die Kinder anhand ihrer Spontanbeobachtungen nach Abschluss des Trainingsprogramms als „more outgoing and better able to participate socially in peer activities."

In allen Studien *mit psychologischen Untersuchungen* werden *deutliche Verbesserungen* in den Komponenten der gesundheitsbezogenen Lebensqualität festgestellt, wobei es sich Calzolari et al. (1990) zufolge allerdings ähnlich wie bei Ruttenberg et al. (1983, s.o.) nur um Beobachtungen am Rande handelt (wiederum bei Überschneidungen nach Bedeutungs*schwerpunkt*, dann gekennzeichnet durch *):

(1) Körperliche Komponente:
   – Verbesserter Umgang mit körperlichen Grenzen* (Calzolari et al., 1990)
   – Abnahme somatischer Beschwerden* (Fredriksen et al., 2000)
   – Erhöhung der Aktivitätsrate (Fredriksen et al., 2000)

(2) Emotionale Komponente:
   – Verbessertes Selbstwertgefühl (Mathews et al., 1983; Biondi et al., 1993)
   – Verminderte elterliche Angst (Mathews et al., 1983; Biondi et al., 1993)

(3) Mentale Komponente:
   – Bessere Schulleistungen (Mathews et al., 1983)
   – Mehr Eigeninitiative* (Calzolari et al., 1990)
   – Größere Unabhängigkeit* (Calzolari et al., 1990)

(4) Soziale Komponente:
   – Mehr Selbstvertrauen beim Aufbau sozialer Beziehungen* (Calzolari et al., 1990)
   – Verbesserte familiäre Kommunikation über die Krankheit* (Biondi et al., 1993)
   – Mehr soziale Aktivität bzgl. Autoritäten und Gleichaltrigen (Mathews et al., 1933)
   – Abnahme von Rückzugstendenzen (Fredriksen et al., 2000)
   – Abnahme von externalisierenden und sozialen Auffälligkeiten (Fredriksen et al., 2000)

Interessanterweise betrifft die zuletzt genannte günstige Veränderung nicht nur die Trainingsgruppe, sondern auch die Kontrollgruppe; die Erhöhung der Aktivitätsrate (signifikant für die Teilnehmer) verfehlte in der Kontrollgruppe nicht zuletzt aufgrund geringerer Größe (35 vs. 54) nur knapp die Signifikanzgrenze ($p=.053$), wird aber aufgrund einer wesentlich höheren Effektgröße ($d=.56$ vs. $.28$) dennoch als bedeutungsvoll angesehen (Fredriksen et al., 2000). Diese beiden Verbesserungen können somit nicht als reine Effekte des motorischen Förderprogramms interpretiert werden. Als Erklärung wird eine mögliche Aufmerksamkeitsfokussierung auch der nichttrainierten Teilnehmer durch die Themen der Voruntersuchung diskutiert, was insbesondere bzgl. körperlicher Aktivität plausibel erscheint.

Wenn auch die Studie von Mathews et al. und Donovan et al. (1983) nur auf jeweils vier herzkranken und gesunden Jungen im Alter von 12 bis 20 Jahren basiert, so seien doch kurz die Ergebnisse der Zeichentests dargestellt, da sie sehr eindrucksvoll sind und zumindest für das Selbstbild gewisse Vergleichsmöglichkeiten mit der eigenen Studie gegeben sind. Nach dem Sportkurs wiesen die Zeichnungen (Selbstbild und Baum) verglichen mit vorher folgende Veränderungen auf:
– Deutlich größere Darstellung;
– Mehr Details (z.B. Pupillen, vorher nur einmal vorhanden);
– Stärkere Grundlage (z.B. durch Darstellung von Boden beim Selbstbild und von Wurzeln bei der Baumzeichnung);
– Selbstbilder: Vorhandene Geschlechtsrollendifferenzierung (vorher fehlend), deutlich positiverer Gefühlsausdruck (z.B. hoffnungsfroher);
– Baumzeichnungen: „glückliche Sommerbäume" mit zahlreichen Kontakten zu Lebewesen statt einsamer Winterbäume mit wenig Überlebenschancen („in danger of being cut down", Mathews et al., 1983, S. 479).

Zusammenfassung: Die behandelten acht ausländischen Studien zu Kinderherzsportgruppen sind konzeptionell und methodisch sehr unterschiedlich angelegt (Tab. 2-15). Einschränkungen in der Aussagekraft ergeben sich vor allem durch
(1) die geringe Stichprobengröße (Ausnahme: Fredriksen et al., 2000: n=55),
(2) den teils hohen Dropout (Ausnahme: Bradley et al., 1983; Longmuir et al. 1985, 1990),
(3) die meist kurze Trainingsdauer (Ausnahmen: Mathews et al., 1983: 12 Monate; Fredriksen et al., 2000: 5 Monate),
(4) die Reduktion auf kardiologische und sportmedizinische Aspekte (Ausnahmen: Biondi et al., 1993, Fredriksen et al., 2000).

Insgesamt ist die norwegische Studie von Fredriksen et al. (2000) als besonders aussagekräftig zu bewerten. Die Ergebnisse sprechen für deutliche Verbesserungen der 10- bis 16-jährigen Teilnehmer (n=55) eines sehr vielfältig konzipierten 5-monatigen motorischen Förderprogramms. Diese Verbesserungen beziehen sich nicht nur auf die körperliche Belastbarkeit, sondern auch auf weitere Komponenten der Lebensqualität, z.B. Abnahme von Rückzugstendenzen (soziale Komponente). Hier ließen sich also positive Transfereffekte der Sportgruppe auf die Sozialkontakte nachweisen, einen der Hauptproblembereiche bei herzkranken Kindern (vgl. Kap. 2.3.2.6). *Kritisch anzumerken* sind folgende Punkte:
(1) Die klinisch ausgerichtete CBCL, auf der diese Ergebnisse beruhen, hebt nur auf gravierende Verhaltensbesonderheiten ab; auf dem Hintergrund eines ganzheitlichen Konzeptes sollten auch im vorklinischen Bereich greifende psychologische Methoden hinzugezogen werden.
(2) Da zum andern nur von 56% der 93 Absolventen und Kontrollen bearbeitete Fragebögen vorlagen, bleibt offen, inwieweit die günstigen Ergebnisse auch auf einen selektiven Dropout (z.B. von Uninteressierten) zurückgehen.

(3) Mit dem Einschlusskriterium „gleiche oder schlechtere körperliche Fitness als die Peers" (Fredriksen et al., S. 108) wurden Probanden mit besonders guter Fitness ausgeschlossen. Die erhöht die Wahrscheinlichkeit von Regressionseffekten, die *fälschlich als Verbesserung* gedeutet werden.

Abschließend seien folgende praktische Konsequenzen *für eine Optimierung der Methodik* in dem eigenen Projekt gezogen, und zwar insbesondere basierend auf der Osloer Studie von Fredriksen et al. (2000):
- Kein Beschränken auf klinisch orientierte psychologische Methoden;
- Anzielen eines niedrigen Dropouts bzw. zumindest Analysen von deren Merkmalen im Vergleich zu den Absolventen (auch gefordert von Washington, 1992);
- Kein Ausschließen von Probanden mit guter körperlicher Fitness.

2.4.6.2 Gruppen in Deutschland

Die ersten Kinderherzsportgruppen in Deutschland entstanden 1991 in Langenhagen bei Hannover und 1992 in Dortmund, Erlangen und Sankt-Augustin. Im September 1995 kamen beim Workshop „Das herzkranke Kind" an der Deutschen Sporthochschule in Köln Vertreter aller sieben damals in Deutschland bestehenden Kinderherzsportgruppen zu einem ersten Erfahrungsaustausch zusammen. Die Ergebnisse finden sich in Traenckner et al. (1997) und betreffen folgende sieben Gruppen (alphabetisch nach Orten):

(1) Dortmund (Völker, 1997, S. 64-68; vgl. auch Völker, 1998; ab 2000 mangels Teilnehmern eingestellt)

(2) Erlangen (Beer, 1997, S. 63-64)

(3) Köln (Leurs, 1997, S. 82-85; Dordel, 1997, S. 85-93; Dornbusch, Schickendantz, Rost ✝, Emmel & Mennicken, 1997, S. 94-97; Sticker, 1997, S. 98-99)

(4) Langenhagen (Beck, 1997, S. 71-75; ab 1997 mangels Teilnehmern eingestellt)

(5) Leipzig (Mangold, 1997, S. 75-78, 1997b,c)

(6) Rostock (Kienast & Bartolomaeus, 1997, S. 79-80; vgl. auch Kienast, 1996)

(7) Sankt Augustin (Oyen-Pernau, 1997, S. 68-71; vgl. auch Oyen-Pernau, Güldenpfennig, Brode & Ankerstein, 1997)

Eine Kontrollgruppe (gesunde Altersgenossen, jeweils $n = 10$) wurde nur in Sankt Augustin einbezogen, wo das Training allerdings nicht in einer Gruppe, sondern zuhause stattfand. Wenn auch nicht alle Gruppen wissenschaftlich begleitet wurden, so waren die Ergebnisse doch zumindest anhand eingehender Beobachtungen der Kinder durchgängig positiv. Sie betrafen nicht nur den motorischen Bereich, sondern auch die *gesamte psychosoziale Entwicklung*, z.B. Bewegungsfreude, Ängstlichkeit Selbstwertgefühl (Traenckner et al., 1997).

Hervorzuheben als eine der ersten offiziellen Verlautbarungen zu Kinderherzsportgruppen ist die 22 Seiten umfassende Broschüre „Sport mit herzkranken Kindern – Auswertung des Pilotprojekts" von Völker (1998) aus Dortmund, herausgegeben vom Ministerium für Arbeit,

Soziales und Stadtentwicklung, Kultur und Sport des Landes NRW. Sie basiert auf einer kleinen Stichprobe von 10 herzkranken Kindern im Alter von 6 bis 10 Jahren, die 2 ½ Jahre lang 14-tägig jeweils für eine Stunde an einer Sportgruppe teilnahmen. Die Kinder wurden vor und nach dem Programm anhand des Körperkoordinationstest (KTK) sowie vorher anhand des Sportangst-Deutungsverfahrens (SAD) untersucht. Beide Tests kamen auch in unserem Projekt zur Anwendung, so dass sich gute Vergleichsmöglichkeiten ergeben.

Komplette Ergebnisse des KTK liegen bei Völker (1998) nur von 6 Kindern vor und sprechen für unterdurchschnittliche Ausgangswerte (Motorischer Quotient MQ von 87) und eine signifikante Steigerung im Verlaufe des Programms (MQ 93). Beim SAD wurden einige als zu schwierig empfundene Items (z.B. Stabhochsprung) durch leichtere ersetzt, was die Aussagekraft der Ergebnisse allerdings relativiert, da genau diese Items die *Angst vor unbekannten Übungen* erfassen sollten. So ist verständlich, wenn sich in dieser Angstdimension keine erhöhten Werte ergaben. Die Kinder zeigten aber eine stärkere Angst vor Verletzung und vor Misserfolg sowie bezogen auf die Tätigkeitsbereiche Turnen / Gymnastik und Leichtathletik. Bei den Ankreuzungen der vier Antwortmöglichkeiten im SAD (keine, leichte, mittlere, starke Angst) trat eine bimodale Verteilung auftrat, während in der Normstichprobe die Häufigkeiten über die vier Kategorien nahezu kontinuierlich abnahmen. D.h. die herzkranken Kinder neigten zu seltenerer Nennung niedriger und häufigerer Nennung höherer Angstkategorien.

Völker (1998, S. 22) schließt aus seinen Ergebnissen auf die Notwendigkeit zu *kleinschrittigem methodischen Vorgehen* und plädiert hinsichtlich der Didaktik für ein „Verlassen des klassischen Sportkatalogs und eine stärkere Berücksichtigung der psychomotorischen Bewegungselemente".

Im November 1996 wurde der *Arbeitskreis Kinderherzsportgruppen* des Bundesverbandes Herzkranke Kinder (BVHK) *gegründet*, der u.a. den Aufbau eines flächendeckenden Angebotes solcher Gruppen zum Ziel hat. Da dieser Arbeitskreis seitdem von mir geleitet wird, bestehen zahlreiche informelle Kontakte zu den einzelnen Gruppen, so dass die Entwicklung in diesem Bereich gut überblickt werden kann.

Ein weiterer Meilenstein beim Aufbau von Kinderherzsportgruppen in Deutschland war das *Richard-Rost-Gedenk-Symposium „Rehabilitation von Kindern und Jugendlichen mit angeborenen Herzfehlern"* im Mai 2000 an der Deutschen Sporthochschule in Köln. Es gab inzwischen 20 laufende und acht im Aufbau befindliche Gruppen, davon vier mangels Teilnehmern ausgesetzt (Sticker, 2001a). Im Vordergrund stand das Kölner Modellprojekt „Sport für herzkranke Kinder". Berichtet wird in der daraus resultierenden Publikation von Bjarnason-Wehrens und Dordel (2001) auch über die zusätzlich in Köln eingerichtete Inline-Skating-Gruppe (Führing et al., 2001) über die inzwischen etablierten Segel- und Schifreizeiten für Kinder und Jugendliche mit angeborenem Herzfehler (Hermann et al., 2001; Seitz et al., 2001)

Im November 2002 bestanden 19 Kinderherzsportgruppen, wobei der geographische Schwerpunkt weiterhin im Rhein-Ruhr-Gebiet lag. Fünf Gruppen waren neu im Aufbau, vier weitere vorübergehend ausgesetzt. Da der Stand der Dinge sich laufend ändert, wird verwiesen auf die aktuelle Homepage des Bundesverbandes Herzkranke Kinder (BVHK: herzkranke-kinder-bvhk.de) und der Interessengemeinschaft Das Herzkranke Kind (IDHK: idhk.de). Im Folgenden sind nur die Orte der Gruppen alphabetisch mit Zeitpunkt ihres Beginns und ggf. ihrer Stillegung sowie Besonderheiten aufgelistet:

Laufende Gruppen:
(1) Aachen (ab 3'00)
(2) Coburg (ab 4'96): Hippotherapie
(3) Düsseldorf (ab 4'99)
(4) Erlangen (ab 5'92): Je eine Gruppe für jüngere und ältere Kinder
(5) Frankfurt (ab 7'00): Inline-Skating
(6) Karlsruhe (ab 1'98)
(7) Köln (ab 4'94): Je eine Gruppe für jüngere und ältere Kinder
(8) Krefeld (ab 8'00)
(9) Landshut (ab 1'99)
(10) Langenfeld (ab 7'02)
(11) Leipzig (ab 11'93): Schwimmen
(12) Oberhausen (ab 11'01)
(13) Rostock (ab 5'95): u.a. auch Schwimmen
(14) Sankt Augustin (ab 2'99)
(15) Siegen (ab 10'96)
(16) Stadtlohn (ab 4'97)
(17) Stuttgart (ab 1'00): je eine Gruppe für jüngere und ältere Kinder
(18) Witten (ab 2'00)
(19) Wuppertal (ab 9'99)

Vorübergehend mangels Teilnehmern ausgesetzte Gruppen:
(1) Bonn (6-12'99; 10'-12'00)
(2) Dortmund (4'92-3'00): Schwerpunkt Schwimmen
(3) Essen (3'98-8'99)
(4) Hamburg (4'97-1'99)
(5) München (4'96-11'00)

Im Aufbau befindliche Gruppen:
(1) Baunatal/ Göttingen
(2) Ravensburg
(3) Viersen
(4) Wilhelmshaven

Unterschiede zwischen den Gruppen gibt es hinsichtlich verschiedener Rahmenbedingungen (vgl. auch Sticker, 2001a):
- *Trägerschaft:* Etwa ein Drittel der Gruppen ist einem normalen Breitensportverein angegliedert. Etwa ein weiteres Drittel wird von einem speziellen Sportverein getragen, z.B. Prävention, Rehabilitation, Behindertensport. Seltener ist der Träger die betreuende Klinik selbst (z.B. Erlangen, Frankfurt), oder eine Elternvereinigung (z.B. Coburg, Stadtlohn). In Köln werden die Gruppen vom Bildungswerk des Deutschen Roten Kreuzes getragen.
- *Elternbeitrag:* Der Elternbeitrag schwankt sehr stark. Teilweise gibt es zusätzliche Sponsoren wie z.B. Elternvereine, so dass die Eltern entweder gar nichts (z.B. Aachen, Coburg, Frankfurt, Köln bis Sommer 2002, Rostock) oder nur wenig bezahlen müssen (DM 2 bis DM 5 Euro /Monat: z.B. Karlsruhe, Köln ab Sommer 2002, Siegen, Sankt Augustin, Witten). In anderen Gruppen liegt der Elternbeitrag mit 9 bis 13 Euro pro Monat etwas höher (z.B. Bonn, Düsseldorf, Landshut, Stadtlohn, Stuttgart).
- *Alter der Kinder:* Einige Städte decken – meist in mehreren Gruppen – die ganze Altersspanne vom Vorschul- bis zum Jugendalter ab (z.B. Frankfurt, Köln, Leipzig, Stadtlohn). In anderen Städten bestehen Altersschwerpunkte auf dem Vorschulalter (z.B. Sankt Augustin, Siegen) oder dem Grundschulalter (z.B. Aachen, Karlsruhe, Krefeld).
- *Gruppengröße:* Einige Gruppen bestehen nur aus wenigen Kindern (z.B. Aachen, Berlin, Coburg, Landshut, Siegen, Witten). In Oberhausen sind 17 Kinder angemeldet, Köln hatte eine Zeitlang über 20 Kinder in zwei Gruppen (mittlerweile weniger). Die übrigen Gruppen bestehen aus 8 bis 15 Kindern.
- *Sportarten:* Überwiegend wird Bewegung, Spiel und Sport in einer *Sporthalle* angeboten. Es gibt aber auch zwei *Schwimmgruppen* (Leipzig, Rostock), zwei *Skategruppen* (Frankfurt, Köln) und eine *Reitgruppe* (Coburg).

Gemeinsamkeiten der Gruppen betreffen folgende Bereiche (vgl. auch Sticker, 2001a):
- *Kassenzuschuss:* Gemäß der Gesamtvereinbarung über den Rehabilitationssport und das Funktionstraining können bei den Krankenkassen auch für Kinder mit angeborenem Herzfehler Anträge auf Förderung von Rehabilitationssport für einen Zeitraum von jeweils sechs Monaten gestellt werden. In Nordrhein-Westfalen liegt der Kassenzuschuss zurzeit bei 5 Euro pro Übungseinheit und Kind.
- *Ärztliche Betreuung:* In allen Gruppen ist während der Übungsstunden ein Arzt anwesend, meist ein Pädiater oder Kinderkardiologe. Entsprechend den Empfehlungen der Deutschen Gesellschaft für Prävention und Rehabilitation (DGPR, 2001) und des LandesSportBundes (1998) steht grundsätzlich eine speziell auf Kinder abgestimmte Notfallausrüstung mit Defibrillator zu Verfügung.
- *Gäste:* In fast allen Gruppen sind Geschwister und Freunde gern gesehene Gäste; lediglich in Oberhausen gibt es so viele herzkranke Kinder, dass dafür zeitweise keine Kapazität ist. Das gemeinsame Sporttreiben mit gesunden Kindern wird von den herzkranken Kindern

als „Aufwertung" des Herzsports erlebt. Eine Äußerung aus der Siegener Gruppe dazu: „Mit Geschwistern ist mehr Leben in der Turnhalle. Alle haben gleichermaßen ihren Spaß, ob herzkrank oder nicht. Für die Eltern ist es schön, mit der ganzen Meute zum Sport zu gehen und nicht nach Betreuungsmöglichkeiten für die anderen Kinder suchen zu müssen."

- *Ganzheitliche Zielsetzung.* Alle Gruppen streben nicht nur eine Verbesserung im motorischen Bereich an, sondern zielen auf die soziale, affektive und kognitive Komponente der Persönlichkeit des Kindes. Besonders häufig werden folgende Ziele genannt:
 - Abbau motorischer Defizite und Verbesserung der Körperkoordination
 - Förderung der Auseinandersetzung mit körperlichen Einschränkungen
 - Stärkung des Selbstwertgefühls
 - Verbesserung der sozialen Kompetenz

Die Diskrepanz zwischen zahlreichen sozialmedizinisch begründeten Empfehlungen für Sport bei herzkranken Kindern und seltener praktischer Verwirklichung ist eklatant und beruht sicherlich auf dem hohen Aufwand, der mit dem Aufbau und der Durchführung einer solchen Gruppe verbunden ist. Dies gilt insbesondere dann, wenn eine wissenschaftliche Begleitung durchgeführt wird. Allerdings kann festgestellt werden, dass solche Gruppen in Deutschland offensichtlich vergleichsweise stark verbreitet sind; aus ganz Nordamerika sind z.B. nur zehn Studien mit teils sehr kleinen Stichproben (n< 10) bekannt (vgl. Tab. 2-15), während es in Deutschland ca. 20 Gruppen gibt, über die nahezu in allen Fällen zumindest in der Tagespresse und gelegentlich sogar in Radio oder Fernsehen berichtet wird.

3. Ableitung der Fragestellung und Hypothesen

Die Analyse des Forschungsstandes hat gezeigt, dass die Situation herzkranker Kinder und Jugendlicher in starkem Wandel begriffen ist. Dies wird auch deutlich an der zunehmenden Anzahl von Erwachsenen mit angeborenem Herzfehler, die im Jahre 2001 auf ca. 100.000 bis 120.000 geschätzt wurde (BVHK, 2001). Viele Betroffene mit leichteren Herzfehlern können nach erfolgreicher Operation ein ganz normales Leben führen. Heute überleben aber dank moderner Operations- und Intensivmedizintechniken auch viel mehr Kinder mit schwereren angeborenen Herzfehlern als früher. Damit geht aber auch eine höhere Rate von Patienten mit bleibenden körperlichen Einschränkungen, nicht normaler Lebenserwartung und dadurch eingeschränkter Lebensqualität einher. Aus diesem Grund ist bei herzkranken Heranwachsenden späterer Geburtskohorten – ähnlich wie bei der Frühgeborenen (Brandt et al., 1997) – nicht unbedingt eine Verminderung von Entwicklungsproblemen zu erwarten. Dies lässt sich durch die differenziellen statistischen Analysen der Forschungsergebnisse belegen: In neueren Studien und damit späteren Geburtskohorten fanden sich nur für den *emotionalen* Bereich *weniger Nachteile,* für den *mentalen* und den *sozialen* Bereich hingegen tendenziell *mehr Nachteile bei herzkranken Kindern und Jugendlichen* als in älteren Studien (vgl. Tab. 2-9 und 2-10). So muss in unserer Untersuchung weiterhin die Frage gestellt werden, inwieweit sich herzkranke Heranwachsende in ihrem Entwicklungsstand von unausgelesenen Kindern unterscheiden. Der *Schwerpunkt* unserer Fragestellung bezieht sich allerdings auf die im Rahmen eines motorischen Förderprogramms möglicherweise zu erzielenden positiven *Veränderungen.*

Wenn man davon ausgeht, dass viele Kinder und Jugendliche mit angeborenem Herzfehler ein Leben lang chronisch krank bleiben und dass chronische Erkrankungen die altersgerechte Entwicklung erschweren (vgl. Kap. 2.2.3), so bedeutet eine *kürzere Erkrankungsdauer* ein geringeres Wirken der damit einhergehenden negativen Umstände. Die 8- bis 14-jährigen Kinder (Phase I, kurz „Schulkinder" genannt) lebten schon knapp vier Jahre länger mit ihrem angeborenen Herzfehler (Durchschnittsalter 10.4 vs. 6.7 Jahre, vgl. Tab. 4-8, S. 225) als die 4- bis 8-jährigen Kinder (Phase II, kurz „Vorschulkinder" genannt). Auf diesem Hintergrund betrachtet könnten die *Vorschulkinder als eine Art von Kontrollgruppe* betrachtet werden, indem sie den negativen Folgen der Erkrankung auf die psychosoziale Entwicklung noch nicht so lange wie die Schulkinder ausgesetzt waren. In den statistischen Analysen zum Forschungsstand ergaben sich keinerlei Zusammenhänge zwischen dem Altersbereich der Kinder in den untersuchten Stichproben und dem Ausmaß von Nachteilen bzgl. verschiedener Lebensqualitäts-Komponenten (vgl. Tab. 2-9, 2-10). Die wenigen direkten Befunde zur Bedeutung des Alters und damit der Erkrankungsdauer sind uneinheitlich (vgl. Kap. 2.3.2.9), so dass hier ein Forschungsdefizit vorliegt.

Aus dem Forschungsstand zur psychosozialen Situation von Kindern und Jugendlichen mit angeborenem Herzfehler kristallisierten sich die Aspekte „Vergleich mit gesunden Kindern",

"Veränderungen im Verlaufe des motorischen Förderprogramms" und "Bedeutung der Erkrankungsdauer" als Hauptobjekte des Erkenntnisinteresses für unser Modellprojekt heraus und wurden in folgende Fragestellung gefasst:

- Inwieweit unterscheiden sich herzkranke Heranwachsende in ihrer psychosozialen Entwicklung von *gesunden Heranwachsenden*?
- Inwieweit lässt sich die *psychosoziale Entwicklung* durch ein gezieltes achtmonatiges motorisches Förderprogramm *optimieren*, indem die Kinder ggf. in die Lage versetzt werden, Entwicklungsrückstände aufzuholen oder zu vermindern oder indem die Entstehung solcher Rückstände verhindert wird?
- Inwieweit unterscheiden sich jüngere herzkranke Kinder, gekennzeichnet durch ein kürzeres *Erkrankungsalter*, in ihrer psychosozialen Entwicklung von älteren?

Aus dieser Fragestellung wurden die folgenden acht Hypothesen abgeleitet:

(1) *Schulkinder* mit angeborenem Herzfehler weisen verglichen mit unausgelesenen Kindern der jeweiligen Normstichproben vor einem achtmonatigen motorischen Förderprogramm *ungünstigere Ausgangswerte* in den Komponenten der gesundheitsbezogenen Lebensqualität (körperlich, mental, emotional, sozial) auf.

(2) *Schulkinder* mit angeborenem Herzfehler können ihre gesundheitsbezogene Lebensqualität im Verlaufe eines motorischen Förderprogramms signifikant *verbessern*.

(3) Je mehr biologische und psychosoziale *Risiken Schulkinder* mit angeborenem Herzfehler aufweisen, umso *ungünstiger* ist ihr Entwicklungsstand zu Beginn eines motorischen Förderprogramms.

(4) Je mehr biologische und psychosoziale *Risiken Schulkinder* mit angeborenem Herzfehler aufweisen, umso *günstiger* sind die *Veränderungen* im Verlaufe eines motorischen Förderprogramms.

(5) *Vorschulkinder* mit angeborenem Herzfehler weisen vor einem achtmonatigen motorischen Förderprogramm ähnliche *Ausgangswerte* in der gesundheitsbezogenen Lebensqualität wie unausgelesene Kinder der jeweiligen Normstichproben auf.

(6) *Vorschulkinder* mit angeborenem Herzfehler entwickeln sich im Verlaufe eines achtmonatigen motorischen Förderprogramms *altersgerecht* weiter, d.h. sie zeigen in altersspezifisch normierten Tests keine Veränderungen zu den Ausgangswerten.

(7) Bei *Vorschulkindern* findet sich *kein Zusammenhang* zwischen dem Ausmaß biologischer und psychosozialer *Risiken* und den *Ausgangswerten* vor einem motorischen Förderprogramm.

(8) Bei *Vorschulkindern* findet sich *kein Zusammenhang* zwischen dem Ausmaß biologischer und psychosozialer *Risiken* und den *Veränderungen* im Verlaufe eines motorischen Förderprogramms.

Ein Überblick über die Struktur der Hypothesen ergibt sich aus Tabelle 3-1. *Ungerade Zahlen* beziehen sich jeweils auf das *Ausgangsniveau, gerade Zahlen* auf *Veränderungen*. Die ersten vier Hypothesen betreffen *Schulkinder* (Phase I unseres Projektes), die letzten vier *Vorschul-*

kinder (Phase II). In den Hypothesen 1, 2, 5 und 6 geht es um die *gesundheitsbezogene Lebensqualität als abhängige Variable*. Durch die unterschiedliche Erkrankungsdauer bis zum Einsetzen der gezielten motorische Förderung werden in dieser Hinsicht für beide Phasen unterschiedliche Konstellationen erwartet:

- Bei *Schulkindern* (Phase I) ein eher ungünstiges Ausgangsniveau (H1) sowie allgemeine Verbesserungen (H2),
- bei *Vorschulkindern* (Phase II) ein altersgerechtes Ausgangsniveau (H5) sowie eine kontinuierliche, d.h. altersgerechte Weiterentwicklung (H6).

In den Hypothesen 3,4, 7 und 8 geht es um *biologische und psychosoziale Risiken als unabhängige Variablen*, und zwar basierend auf dem für die Situation herzkranker Heranwachsender adaptierten Modell von Steinhausen (1985, 1996, 2000) zur psychosozialen Adaptation (vgl. Abb. 2-13, S. 124). Hier ist zu beachten, dass die Erwartungen für die Altersgruppe der Schulkinder und die der Vorschulkinder nicht einheitlich sind:

- Bei *Schulkindern* (Phase I) wird bzgl. der *Ausgangswerte ein negativer* und bzgl. *Veränderungen ein positiver Zusammenhang* erwartet (H3, H4), d.h. bei zahlreicheren Risiken ungünstigere Ausgangswerte und günstigere Veränderungen.
- Bei *Vorschulkindern* (Phase II) wird für *Ausgangswerte und Veränderungen* aufgrund der kürzeren Erkrankungsdauer *kein Zusammenhang* mit biologischen und psychosozialen Risiken erwartet (H7, H8).

Tabelle 3-1: Hypothesen für Ausgangs- und Veränderungswerte im Verlaufe eines achtmonatigen motorischen Förderprogramms bei Schul- und Vorschulkindern mit angeborenem Herzfehler

Merkmale	Hypothesen (H)	
	Entwicklungsstand vor Sportprogramm	**Veränderung nach Sportprogramm**
Schulkinder (Phase I)		
Lebensqualität allgemein	Nicht normgerecht (**H 1**)	Verbesserung (**H 2**)
Bedeutung von Risiken	Günstige Ausgangswerte bei fehlenden Risiken (**H 3**)	Stärkere Verbesserungen bei vorhandenen Risiken (**H 4**)
Vorschulkinder (Phase II)		
Lebensqualität allgemein	Mindestens normgerecht (**H 5**)	Altersgerechte Weiterentwicklung (**H 6**)
Bedeutung von Risiken	Kein Zusammenhang (**H 7**)	Kein Zusammenhang (**H 8**)

Die Analyse der Hypothesen erfolgt für unterschiedliche Konstrukte, die jeweils zur inhaltlichen Konkretisierung der körperlichen, mentalen, emotionalen und sozialen LQ-Komponenten ausgewählt wurden. Bei jeder dieser Komponenten hat sich aus den bisherigen empirischen Befunden ein wichtiges Merkmal heraus kristallisiert, das in unserem Projekt schwerpunktmäßig aufgegriffen wird, und zwar

(1) Körperliche Komponente: *Körperkoordination,*
(2) Mentale Komponente: *Kognitive Leistungsgeschwindigkeit,*
(3) Emotionale Komponente: *Selbstwertgefühl,*
(4) Soziale Komponente: *Kontaktangst.*

Bei den *Risiken* gilt unser besonderes Augenmerk der *verminderten körperlichen Belastbarkeit* und – daraus häufig resultierend – *Bewegungsmangel* sowie *sozialer Isolation*. Diese Risiken sind nicht nur in dem adaptierten Steinhausen-Modell sondern auch in dem vom Kölner Team entwickelten Teufelskreismodell enthalten (Abb. 2-14, vgl. auch Bjarnason et al., 1999, 2000).

Die Prüfung der Hypothesen erfolgt nicht primär unter rein *quantitativer Perspektive* (d.h. Bestätigung bei Unterstützung durch die *Mehrzahl* der geprüften Merkmale), sondern entsprechend der differenzierten Fragestellung im Sinne von *Teilhypothesen* getrennt für die einzelnen Lebensqualitätsmerkmale und Risiken.

4. Methodik

4.1 Ziele und Inhalte des motorischen Förderprogramms

Sowohl die Ziele als auch die Inhalte des Programms wurden entsprechend den Prinzipien psychomotorischer Förderung herzkranker Kinder (vgl. Kap. 2.4.5) aus dem Sportförderunterricht, in dessen Mittelpunkt die Körperwahrnehmung als komplexes psychophysisches Geschehen steht, adaptiert (Dordel, 2001).

Ziele: Im Rahmen von 'Bewegung, Spiel und Sport' in der Kinderherzsportgruppe wurden folgende Förderschwerpunkte verfolgt (Leurs et al., 2001a, S. 76):

− Förderung der Bewegungskoordination, Flexibilität, Kraft und Ausdauer,
− Kennenlernen und Bewältigen vielfältiger Bewegungsformen,
− Erwerben sportartspezifischer Fertigkeiten,
− Schulung der Körperwahrnehmung als Basis für eine realistische Selbsteinschätzung,
− Erfahren des individuellen Belastungsspielraumes und Akzeptieren der eigenen Belastungsgrenze,
− Schaffen einer positiven Einstellung gegenüber sportlichen Betätigungen zur Normalisierung von Sportangst bei Kindern und Eltern,
− Erlernen bzw. Verbessern von Entspannungsfähigkeit,
− Aufbau, bzw. Normalisierung des Selbstvertrauens in die eigene Leistungsfähigkeit, Förderung des Selbstwertgefühls,
− Förderung der emotionalen Stabilität,
− Förderung der sozialen Kompetenz.

Inhalte (vgl. Leurs, 2001a, S. 76f.). Das motorische Förderprogramm lässt sich in *drei aufeinander aufbauende Phasen* unterteilen (Tab. 4-1). Nach einer mehrwöchigen *Kennenlern- und Einstimmungsphase* bildeten Übungs- und Spielformen mit Handgeräten wie Bällen, Reifen und Seilchen sowie der Umgang mit psychomotorischen Geräten einen *ersten Schwerpunkt*. Das Sammeln von Erfahrungen mit diesen Materialien sowie eine Erweiterung der Wahrnehmungs- und Bewegungserfahrung bildeten zusammen mit einer Verbesserung der Koordination die Hauptziele. In einer *dritten Phase* stellten Übungsformen an Großgeräten den Schwerpunkt dar. Als Stationsbetrieb oder als Geräteparcours dienten sie dem Erproben und Sammeln vielfältiger Erfahrungen sowie der Verbesserung von Kraft und vor allem Koordination. Zur Anwendung kamen u.a. Trampolin, Barren, Taue und Kletterlandschaften, letztere insbesondere für die jüngeren Kinder. Verschiedene Arten von Spielen, wegen der Gefahr der Überlastung modifiziert, dienten vor allem für die älteren Kinder der Motivation für eine regelmäßige Teilnahme. Spielerfahrung sollte gesammelt und die Spielfähigkeit verbessert werden, um auch im Schul-, Freizeit- oder sogar Vereinssport besser mitmachen zu können. Kindgerechte Formen der Entspannung lenkten die Aufmerksamkeit auf die Wahrnehmung des Körpers und förderten die Entspannungsfähigkeit.

Tabelle 4-1: Übersicht über das achtmonatige motorische Förderprogramm mit herzkranken Kindern und Jugendlichen (Verb. = Verbesserung)

Phase	Dauer	Inhalte	Ziele
A	4 Wo	- Kennenlernspiele	- Gegenseitiges Kennenlernen
		- Sportmotorischer Eingangstest	- Feststellung des motorischen Leistungsstandes
		- Erster Umgang mit ‚Klein- u. Großgeräten'	- Sammeln von Material- u. Geräteerfahrung
		- Kleine Spiele	- Sammeln von Spielerfahrung
		- Entspannung	- Einführung in die Entspannung
B	13 Wo	- Übungs- und Spielformen mit ‚Kleingeräten'	- Verb. der Koordination
		- Kleine Spiele	- Verb. der Spielfähigkeit
		- Entspannung	- Verb. der Entspannungsfähigkeit
		- Sportmotorischer Zwischentest	- Feststellung des motorischen Leistungsstandes
C	14 Wo	- Übungsformen an ‚Großgeräten'	- Verb. der Kraft
		- Kleine Spiele	- Verb. der Spielfähigkeit
		- Entspannung	- Verb. der Entspannungsfähigkeit
		- Sportmotorischer Abschlusstest	- Feststellung des motorischen Leistungsstandes
		- Spielfest	- Projektausklang

Auch jede einzelne Unterrichtseinheit hatte ein *dreigeteiltes Grundschema* (Tab. 4-2). Bis zum endgültigen Stundenbeginn hatten die Kinder Gelegenheit zum freien Spiel. Die eigentliche Sportstunde begann mit einem einleitenden Teil, welcher sowohl der psychischen als auch der physischen Einstimmung der Kinder diente. Der Hauptteil umfasste Übungs- und Spielformen mit Klein- und an Großgeräten. Weiterer Bestandteil des Hauptteils jeder Unterrichtseinheit waren 'kleine Spiele' mit Kleingeräten und – nur in Phase I – Sportspiele wie Basketball, Fußball, Hockey, jeweils in 'Mini'-Form, d.h. auf verkleinerter Fläche. Entspannende Maßnahmen und ein Gespräch bildeten stets den Schlussteil der Stunde (Leurs, 2001a).

Tabelle 4-2: Grundschema einer Unterrichtseinheit von ca. 75 Minuten

Stundenteil	Zeit	Stundeninhalte	
Vorbereitung	≈ 10 Min.	- Ausfüllen der Befindlichkeitsbögen - Anlegen der Herzfrequenzmesser - freies Spiel bis zum Stundenbeginn	
Einleitung	≈ 10 Min.	- Fang-, Lauf-, und Reaktionsspiele	
Hauptteil	≈ 30 Min.	1. Programmhälfte: - Übungs- und Spielformen mit Handgeräten (Reifen, Ball, Seil) und psychomotorischen Geräten (Pedalo, Kreisel, Rollbrett, Schwungtuch)	2. Programmhälfte: - Übungsformen an Reck, Barren, Kasten, Langbank, Minitrampolin, Trampolin und Tau
	≈ 13 Min.	- Minifußball, Minihockey, Minibasketball, Federball - Kleine Spiele, wie Treibball, Völkerball	
Schluss	≈10 Min.	- Entspannung - Abschlussgespräch	
Nachbereitung	≈ 2 Min.	- Ablegen der Herzfrequenzmesser - Ausfüllen der Befindlichkeitsbögen	

4.2 Untersuchungsverfahren

4.2.1 Kardiologischer Bereich (I und II)

4.2.1.1 Anamnese und klinische Untersuchung

Wie bei jeder kinderkardiologischen Kontrolluntersuchung wurde eine eingehende Anamnese bzgl. in der letzten Zeit durchgemachter Erkrankungen und ggf. Krankenhausaufenthalten sowie der allgemeinen Belastbarkeit und etwaiger Probleme beim Schulsport erhoben. Weiterhin erfolgte eine klinische Untersuchung mit Fokussierung auf den kardiologischen Bereich.

4.2.1.2 Ruhe-Elektrokardiogramm (Ruhe-EKG)

Das Ruhe-EKG wurde anhand eines hochverstärkenden Oberflächen-EKGs, der so genannten Schiller-Technik (Modell Cardiovit CS-100), abgeleitet. Hiermit sind Aussagen über die Erregungsausbreitung und –rückbildung sowie Hypertrophie-Anzeichen möglich. Diese Untersuchung wurde grundsätzlich zu Beginn durchgeführt, wenn die Kinder sich noch in einem körperlichen Ruhezustand befanden.

4.2.1.3 Fahrrad-Ergometrie

Mit Hilfe eines Ergometers (Firma Siemens, System 3080 B) und des og. EKG-Gerätes wird ein Belastungs-EKG beim Fahrradfahren abgeleitet. Es lassen sich die Aussagen über das Verhalten des Herzens unter Belastung treffen, und zwar bzgl. Herzfrequenzen, maximaler Belastbarkeit, Erregungsrückbildungsstörungen und belastungsinduzierten Arrhythmien.

4.2.1.4 Stressechokardiographie

Hierbei handelt es sich um eine Ultraschalluntersuchung in halbschräger Position auf einem Liegendfahrrad (Firma Sonotron, Vingmed CF M 600). Die Daten werden direkt über den angekoppelten Computer („Echo-PAC") ausgewertet. Mittels verschiedener Methoden (2-D- und M-Mode, Farb-Doppler- und Doppler-Echokardiographie) können wichtige kardiale Dimensionen (Ventrikelfunktion, Veränderungen der Flussverhältnisse an den Herzklappen, bestehende Restdefekte) erfasst werden. Zu Beginn des Projektes war dieses Verfahren noch nicht etabliert, so dass erst im Verlauf danach Normen von herzgesunden Heranwachsenden ermittelt werden konnten (Schickendantz et al., 2001, Wetzling, in Vorbereitung).

4.2.1.5 Langzeit-Elektrokardiogramm (Langzeit-EKG)

Nach Beendigung aller Untersuchungen wurden die Herzfrequenzen digital über einen Zeitraum von 24 Stunden mit einem tragbaren Recorder (Firma Schiller) aufgezeichnet. Hierdurch sollte abgesichert werden, dass die teilnehmenden Kinder im Alltag keine bradykarden oder tachykarden Herzrhythmusstörungen aufwiesen.

4.2.1.6 Gesamteinschätzung

Die Ergebnisse der Belastungsuntersuchungen und des Langzeit-EKGs vor und nach dem motorischen Förderprogramm wurden in Arztberichten festgehalten. Anhand des in diesen Berichten deutlich werdenden Gesamtbildes ordnete die behandelnde Ärztin jedem Kind einen Veränderungsscore zu (Verbesserung, Konstanz, Verschlechterung), der darüber hinaus berücksichtigte, inwieweit die kardiale Ausgangssituation gut („normal") oder ungünstig war. Eine Einschätzung anhand strenger statistischer Kriterien war hier aufgrund des Fehlens von Normwerten und der Kombination verschiedener Verfahren nicht möglich.

4.2.2 Psychologische Verfahren: Phase I (1994 bis 1996, 7- bis 14-Jährige)

Die motorischen und psychologischen Testverfahren wurden für beide Untersuchungsphasen so ausgewählt, dass sie alle Komponenten der Lebensqualität nach Bullinger und Ravens-Sieberer (1995a) abdecken. In Tabelle 4-3 findet sich ein entsprechender Überblick. Es handelt sich für Phase I und II um jeweils 8 Untersuchungsverfahren.

Tabelle 4-3: Untersuchungsverfahren in Phase I und II, basierend auf den Komponenten der Lebensqualität (LQ, Bullinger & Ravens-Sieberer, 1995)

LQ-Komponente	Phase I: 1994-96, 7- bis 14-Jährige	Phase II: 1997-99, 4- bis 8-Jährige
Alle	1. Halbstrukturiertes Interview	1. Halbstrukturiertes Interview
Körperlich	2. Körperkoordinationstest für Kinder (KTK; Schilling, 1974)	2. Motoriktest für vier- bis sechsjährige Kinder (MOT 4-6; Zimmer & Volkamer, 1984)
	3. Testbatterie zur Erfassung des motorischen Leistungsstandes (TML; Wöhler, 1995)	3. Psychomotorischer Screening-Test (PST; Naville & Weber, 1995)
Mental	4. Zahlen-Verbindungs-Test (ZVT; Oswald & Roth, 1987)	4. Hamburg-Wechsler-Intelligenztest für Kinder – Revision 1983 (HAWIK-R; Tewes, 1985): Untertests „Zahlensymbole" (ZS), „Zahlennachsprechen" (ZN)
	5. Mann-Zeichen-Test (MZT; Ziler, 1996)	5. Mann-Zeichen-Test (MZT; Ziler, 1996)
Emotional	6. Aussagenliste zum Selbstwertgefühl für Kinder und Jugendliche (ALS; Schauder, 1996): Gesamtwert, Skalen „Schule", „Freizeit", „Familie"	6. Hamster-Test (HT) zur Erfassung der emotionalen Labilität (Deegener, Engel-Schmidt, Jantur & Lamberg (1982)
	7. Sportangst-Deutungsverfahren (SAD; Hackfort & Nitsch, 1989)	7. Verhaltensbeurteilungsbogen für Vorschulkinder (VBV 3-6, Döpfner, Berner, Fleischmann & Schmidt, 1993): Skalen „Emotionale Auffälligkeiten" (EMOT)
	8. Marburger Verhaltensliste (MVL; Ehlers, Ehlers & Makus, 1978): Skalen „Emotionale Labilität" (EL), „Unrealistisches Selbstkonzept" (SK)	
Sozial und verhaltensbezogen	(8.) MVL: Gesamtergebnis, Skalen „Kontaktangst" (KA), „Unangepasstes Sozialverhalten" (US), „Instabiles Leistungsverhalten" (IL)	8. Netzwerkskulpturverfahren (NSV; Gödde, 1996)
		(7.) VBV 3-6: Skalen „Hyperaktivität" (HYP), „Soziale Kompetenz" (KOMP) „Agressivität" (AGGR)

Lediglich der Mann-Zeichen-Test konnte aufgrund der breiten Altersspanne, die er abdeckt, für beide Phasen angewandt werden (jeweils Nr. 7). Da es bei unserer Untersuchung nicht vorrangig um den Vergleich mit der Normstichprobe, sondern um die Erfassung intraindividueller Veränderungen ging, wird – in Ermangelung passender aktueller Verfahren – die Anwendung von Tests und Fragebogen mit möglicherweise nicht mehr ganz aktuellen Normen für vertretbar gehalten (z.B. KTK, MVL, MZT).

Die Beschreibung erfolgt entsprechend der Reihenfolge in Tabelle 4-3 und nach folgendem einheitlichen Raster:
(a) Theoretische Grundlage und Zielsetzung
(b) Aufbau und Inhalt
(c) Normierung
(d) Durchführung
(e) Auswertung und Interpretation
(f) Gütekriterien
(g) Besonderheiten
(h) Fazit

4.2.2.1. Partiell standardisiertes Interview

<u>(a) Theoretische Grundlage und Zielsetzung</u>

Die Befragung mittels eines partiell standardisierten Interviews wird z.B. von Hoppe-Graf (1998) als eine aufgrund der Möglichkeit flexibler Handhabung gerade für Kinder geeignete Methode betrachtet. Unser Interviewleitfaden wurde auf dem Hintergrund der empirischen Befunde zur psychosozialen Situation von Kindern mit angeborenem Herzfehler und bzgl. der Sportanamnese in Zusammenarbeit mit den Kolleginnen der Deutschen Sporthochschule entwickelt (Anhang 3, Punkt 5). Die Fragen richteten sich überwiegend an die Kinder selbst. Das Gespräch hatte im Rahmen der psychologischen Untersuchung eine Eisbrecherfunktion und diente auch zum gegenseitigen Kennenlernen.

<u>(b) Aufbau und Inhalt</u>

Bei der *Voruntersuchung* standen u.a. folgende Bereiche im Mittelpunkt:
- Formen der Auseinandersetzung mit dem Herzfehler und dessen Folgen,
- Quantität und Qualität der sozialen Kontakte früher und heute,
- Zukunftsvorstellungen (Schule, Beruf, Privatleben),
- Art und Ausmaß bisheriger sportlicher Betätigung,
- Erleben, Hoffnungen und Befürchtungen in Bezug auf den Sportkurs.

Beim *Abschlussgespräch* mit den Kindern und deren Eltern ging es vor allem um
- das Erleben des Sportkurses („Was hat Dir gut gefallen, was nicht so gut?")
- die Sozialkontakte in der Gruppe („Wen kennst Du, wen findest Du besonders nett?")

- das Erleben von Veränderungen im Verlaufe des motorischen Förderprogramms aus Sicht der Eltern (u.a. motorische Kompetenzen, Ängstlichkeit, Selbstwertgefühl und soziale Kontakte betreffend).

(c) Normierung

Da es sich um einen eigens für dieses Projekt entwickelten Interviewleitfaden handelt, kann eine Normierung nicht herangezogen werden und ist auch aufgrund der spezifischen Fragestellung nicht sinnvoll. Die Interviewangaben der Eltern und Kinder stellen aber wichtige Hintergrundinformationen dar, zum Beispiel bzgl. des Vergleichs mit Fragebogenangaben.

(d) Durchführung

Die Interviews fanden im Rahmen der Vor- und Nachuntersuchungen in einem Arztzimmer der Klinik und Poliklinik für Kinderkardiologie der Universität zu Köln statt. Sie dauerten ca. eine halbe Stunde, in Einzelfällen auch länger. Es wurde dafür gesorgt, dass keine Störungen vorkamen. Je nach Situation ließen die Eltern den Untersuchungsleiter zeitweise mit ihrem Kind allein, z.B. wenn es sonst gehemmt oder besonders albern war. Gelegentlich waren auch Geschwister mit anwesend, was sich aber nicht als störend erwies.

(e) Auswertung und Interpretation

Bei den meisten Fragen waren einige Antwortkategorien vorgesehen, die ggf. im Verlaufe der Untersuchung ergänzt wurden. Die Antworten auf die wenigen offenen Fragen wurden protokolliert. Anschließend erfolgte eine Zuordnung zu übergeordneten inhaltlichen Kategorien auf der Basis einer Zusammenstellung aller Antworten. Dies war zum Beispiel der Fall bei den Fragen zu Hoffnungen und Befürchtungen bzgl. des Sportkurses.

Die übrigen Punkte des Darstellungsrasters (f-h) sind für das Interview nicht relevant.

4.2.2.2 Körperkoordinationstest (KTK)

(a) Theoretische Grundlage und Zielsetzung

Der Körperkoordinationstest für Kinder (KTK) von Kiphard und Schilling (Manual von Schilling, 1974) ist ein motodiagnostisches Verfahren. In der Motodiagnostik, d.h. Bewegungsdiagnostik, werden „messende und beschreibende Verfahren zur *quantitativen* und *qualitativen* Erfassung und Beurteilung motorischer Abläufe und Verhaltensweisen verwendet. Im Kindesalter dienen sie außerdem zur Feststellung des motorischen Entwicklungsstandes." (Röthig, 1983, S. 63, Hervorhebung im Original). In der Bewegungsdiagnostik wird zwischen Motoskopie (Beschreibung des menschlichen Bewegungsverhaltens) und Motometrie (altersabhängige Normierung und Beachtung der üblichen Testgütekriterien) unterschieden. Demzufolge fällt der KTK in den Bereich der Motometrie. Er erfasst allerdings nicht die gesamte motorische Entwicklung, sondern nur eine Facette, nämlich die *Gesamtkörperkörperkoordination und Körperbeherrschung*.

Der Test bezieht sich schwerpunktmäßig auf die *körperliche LQ-Komponente* nach Bullinger und Ravens-Sieberer (1995a), und zwar auf die *Funktionsfähigkeit aus Beobachtersicht*.

(b) Aufbau und Inhalt

Der KTK besteht aus vier Aufgabengruppen, die als intelligenzunabhängig und innerhalb der Testdurchführung nur wenig übbar zu betrachten sind. Zu jeder Aufgabe sind standardisierte Materialien erforderlich (in Klammern: primär beanspruchte motorische Fähigkeiten nach Bös, 1990, S. 82):

(1) Rückwärts Balancieren (RB) auf 6 / 4.5 / 3 cm breiten Balken, drei Meter weit (Koordination bei Präzisionsaufgaben; interozeptive Steuerung und Regelung von geführten Bewegungen);

(2) Monopedales Überhüpfen (MÜ) eines Hindernisses aus 5 cm dicken Schaumstoffplatten, Steigerung um jeweils eine Platte (Schnellkraft der Beinmuskulatur; Koordination bei Präzisionsaufgaben; exterozeptive Steuerung und Regelung von ballistischen Bewegungen);

(3) Seitliches Hin- und Herspringen (SH) mit beiden Beinen über eine 2 cm hohe Holzleiste, zweimal 15 Sekunden (Kraftausdauer der Beinmuskulatur);

(4) Seitliches Umsetzen (SU) von zwei Holzbrettchen, auf denen man sich im Wechsel seitwärts fortbewegt, 20 Sekunden (Koordination unter Zeitdruck; intero- und exterozeptive Steuerung und Regelung einer geführten Bewegung im Sinne von Gewandtheit und Kraftausdauer).

(c) Normierung

Das Verfahren wurde an 1.228 Jungen und Mädchen im Alter von 5 bis 14 Jahren in jährlichen Zeitklassen mit jeweils 51 bis 278 Probanden Anfang der 70er Jahre *normiert*.

(d) Durchführung

Der Test dauert ca. 15 bis 20 Minuten. Er kann einzeln oder im Stationsbetrieb als Gruppentest durchgeführt werden. In unserer Studie wurde jedes Kind allein untersucht.

(e) Auswertung und Interpretation

Die Leistungen der Kinder lassen sich jeweils genau auszählen. Für die einzelnen Aufgaben und die Gesamtleistung ergeben sich durch Addition der Punktwerte *motorische Quotienten*, die wie der Intelligenzquotient einen Mittelwert von 100 und eine Standardabweichung von 15 haben. Die Gesamtkörperkoordination lässt sich demzufolge klassifizieren als

- hoch ($MQ > 131$),
- gut ($MQ = 116 - 130$),
- normal ($MQ = 86 - 115$),
- auffällig ($MQ = 71 - 85$),
- gestört ($MQ < 71$).

(f) Gütekriterien

Dem Testleiter wird hinsichtlich der Motivierung der Teilnehmer „ein breiter Ermessensspielraum zugestanden [...], da in diesem Punkt konkrete Anweisungen fehlen. [...] Testleitereinflüsse scheinen dann eine Rolle zu spielen, wenn die Testleiter entweder extrem wortkarg und ernst waren, oder die Probanden stark anfeuerten" (Rennen-Allhoff & Allhoff, 1987, S. 184f.) Dies dürfte allenfalls die jüngeren Altersgruppen betreffen, da sie besonderer Motivation bedürfen (Rennen-Allhoff & Allhoff, 1987). In unserer Studie wurden die Testleiter vorher eingehend in der Durchführung des KTK trainiert; außerdem war diese Gruppe sehr homogen zusammengesetzt (Diplomanden der Deutschen Sporthochschule), so dass keine gravierenden Testleitereffekte zu erwarten sind.

Bis auf die fehlenden Anweisungen zur Motivierung der Teilnehmer kann die *Durchführungs- und Auswertungsobjektivität* des Tests aufgrund der genauen Durchführungsanweisungen und der klar definierten Auswertungskriterien als hoch gelten. Die *Retest-Reliabilitätskoeffizienten* nach 4 Wochen können für die Rohwerte als gut (.80 bis .97) betrachtet werden. Für die motorischen Quotienten fallen sie aufgrund der „Reduzierung der Varianz durch die Altersstandardisierung" (Rennen-Allhoff & Allhoff, 1987, S. 185) etwas niedriger aber immer noch zufriedenstellend aus, nämlich .65 bis .87 für die einzelnen Aufgabengruppen und .90 für den Gesamtwert (Schilling, 1974, S.17). Bzgl. der kriterienbezogenen Validität lag die Korrelation zum Motoriktest für vier- bis sechsjährige Kinder (MOT 4-6; vgl. 4.2.3.2) basierend auf 181 fünf- bis sechsjährigen Kinder bei .78 (Zimmer & Volkamer, 1984). Dies wird von Rennen-Allhoff und Allhoff (1987, S. 185) als recht hoch bezeichnet, „zumal der MOT 4-6 differenzierter auch Feinmotorikbereiche miteinschließt".

Als etwas problematisch wird die Konstruktvalidität angesehen, denn Korrelationen mit Fitnesstests zeigen, „daß neben koordinativen auch konditionelle Fähigkeiten in hohem Maße für die Testergebnisse im KTK leistungsbestimmend sind" (Bös, 1990, S. 88).

Wenn auch für unsere Fragestellung weniger relevant, aber dennoch für die Güte des Tests sprechend, scheint der KTK auch „als Screeninginstrument zur Früherkennung bzw. Erkennung von Hirnschäden geeignet zu sein" (Rennen-Allhoff & Allhoff, 1987, S. 185). Die Sensitivität (richtige Zuordnung als auffällig) lag bei 84%, die Spezifität (richtige Zuordnung als unauffällig) bei 95% (Schilling, 1974, S: 24).

(g) Besonderheiten

Kritisiert wird von Bös (1987, S. 360), dass die Normierung in MQ-Werten „einen generalisierenden Anspruch über das Gesamtniveau motorischer Fähigkeiten" suggeriert. Alternativ schlägt er Prozent- oder Standardwerte vor, da diese „nicht das Etikett einer übergreifenden Bezugsgröße" tragen (Bös, 1987, S. 360). Für kritikwürdig hält Bös (1990, S. 88) weiterhin „daß die Testanleitung seit Erscheinen bisher nicht überarbeitet und daß vor allem die Frage der Aktualität der Normierungstabellen nicht beleuchtet wurde". Er bezieht sich damit wohl auf die Vermutung, dass auch *gesunde* Kinder heutzutage niedrigere Durchschnittswerte erzielen als zum Normierungszeitpunkt vor knapp 30 Jahren. Dordel (2000, S. 347) kommt allerdings nach einer kritischen Sichtung der aktuellen Datenlage zu dem Schluss, dass sich bei Kindern und Jugendlichen im Verlauf der vergangenen 25 Jahre nur „ein leichter Rückgang in der Entwicklung der Gesamtkörperkoordination" abzeichnet, sie sich also „in ihrer motorischen Leistungsfähigkeit nicht wesentlich verändert" haben (Einzelheiten siehe in Kap. 2.4.1, Sportmotorische Grundlagen).

(h) Fazit

Trotz einzelner Schwachpunkte (z.B. Konstruktvalidität, veraltete Normierung) gilt der KTK als „das bekannteste bewegungsdiagnostische Testverfahren im deutschen Sprachraum" (Bös, 1990, S. 81) und „ist aufgrund seiner guten Dokumentation, der umfassenden Testanalyse und den publizierten Normwerten nach wie vor ein Diagnoseinstrument von hoher praktischer Relevanz" (Bös, 1990, S. 88).

4.2.2.3 Testbatterie zur Erfassung des motorischen Leistungsstandes (TML)

(a) Theoretische Grundlage und Zielsetzung

Die Testbatterie zur Erfassung des motorischen Leistungsstandes (TML) wurde eigens für das Modellprojekt entworfen, um den koordinativen Entwicklungsstand sowie weitere motrische Fähigkeiten im Verlaufe des Förderprogramms mehrmals differenziert zu erfassen (Wöhler, 1996, S. 40ff.). Im Unterschied zum rein motometrisch konzipierten KTK kommen hier auch motoskopische, also beschreibende Aspekte der Bewegungsdiagnostik zum Tragen.

(b) Aufbau und Inhalt

Die TML besteht aus acht Aufgaben zu den primär beanspruchten Fähigkeiten der Koordination und der Kraft (je vier Aufgaben):
(1) Klettern an den Tauen (Kraft)
(2) Standweitsprung (dynamische Kraft)
(3) Hampelmann-Sprung (Simultankoordination)
(4) Schaukeln im Beugehang an zwei Tauen (Haltekraft)
(5) Seilchenspringen am Ort und in der Fortbewegung (Simultankoordination)
(6) Einbeinstand rechts und links (Gleichgewichtsfähigkeit)
(7) Zielwerfen (Auge-Hand-Koordination)
(8) Stütz am Reck (Haltekraft)

Da die TML speziell für Kinder mit angeborenem Herzfehler und somit teils eingeschränkter körperlicher Belastbarkeit entwickelt wurde, enthält sie keine Aufgaben zur Ausdauerleistungsfähigkeit.

(c) Normierung

Bis auf eine Ausnahme (Standweitsprung) lassen sich Normierungsdaten heranziehen. Der Schwerpunkt lag auf der Analyse intraindividueller Veränderungen im Verlauf des motorischen

Förderprogramms anhand der individuellen Basiswerte zu Beginn des Programms, so dass dieses Manko nicht so stark ins Gewicht fällt.

Für den Standweitsprung wird eine 5-stufige Beurteilungstabelle von Beck und Bös (1995, S. 120) herangezogen (von weit unterdurchschnittlich bis weit überdurchschnittlich), die auf einer Metaanalyse von Studien mit insgesamt 55 657 Probanden im Alter von 6 bis 40 Jahren basiert.

(d) Durchführung

Die Aufgaben wurden den Kindern in kleinen Gruppen als Stationsbetrieb erklärt und gezeigt. Um eine Testlastigkeit der Sportstunden zu vermeiden, kamen die motorischen Anforderungen in zwei verschiedene Übungseinheiten zur Anwendung (erste vier Aufgaben innerhalb einer Aufwärmphase, letzte vier Aufgaben innerhalb eines Hauptteils). Die Protokollierung geschah anhand eines eigens angefertigten Testbogens (Wöhler, 1995). Um eine genaue nachträgliche Analyse der Bewegungsabläufe zu ermöglichen, erfolgte ein Mitschnitt per Videoaufnahmen.

Die Gruppendurchführung der TML dauerte ca. zweimal 45 Minuten. Die Daten wurden insgesamt dreimal erhoben, und zwar zu Beginn, in der Mitte und am Ende des motorischen Förderprogramms. Hier werden nur die Ergebnisse des Anfangs- und Endtests einbezogen.

(e) Auswertung und Interpretation

Gemessen wurde beim Standweitsprung die Weite in Zentimeter (bester Versuch von dreien) und beim Zielwerfen der prozentuale Anteil von Treffern auf einem 40 mal 40 cm großem Stück Papier, das zwei Meter über dem Boden an der Hallenwand befestigt war (10 Würfe, vier Meter Abstand). Diese Aufgabe wurde ab der zweiten Gruppe modifiziert, indem ein Tennisball genommen wurde, da die jüngeren Kinder mit einem Gymnastikball nicht zurechtkamen. Wegen fehlender Vergleichbarkeit werden die Ergebnisse im Zielwerfen nicht berücksichtigt.

Bei den übrigen Aufgaben wurde die Ausführung nach *klar definierten Beobachtungskriterien* (je nach Aufgabe drei bis sechs) anhand eines differenzierten *Auswertungsschemas* beurteilt (Wöhler, 1996, S. 47-58). Beim Hampelmann-Sprung ging es beispielsweise um Armbewegung, Beinbewegung, Landung, Rumpfhaltung, synchrones Bewegungsmuster und Bewegungsrhythmus. Jedes Kriterium wurde nach den drei Kategorien gut, mäßig und schlecht bewertet (3, 2, 1 Punkt) und in den Auswertungsbogen eingetragen (Wöhler, 1996). Zweifelsfälle ließen sich durch die Videoaufnahmen klären.

Abschließend wurde die pro Aufgabe erreichte Punktsumme durch die Anzahl der Beurteilungskriterien dividiert. Dadurch ergaben sich Punktwerte zwischen 1.0 bis 3.0, die für alle Aufgaben ungeachtet der Anzahl von Beobachtungskriterien vergleichbar waren. Hohe Punkte sprechen für gute motorische Leistungen.

(f) Gütekriterien

Die Durchführungs- und Auswertungsobjektivität dürfte aufgrund der standardisierten Instruktion und Auswertung als gesichert gelten. Zu den übrigen Kriterien liegen keine Angaben vor, da es sich um ein internes Forschungsinstrument handelt.
Die Berechnung der Retest-Reliabilität (z.B. erster vs. zweiter Test nach 4 Monaten) anhand von Korrelationen erscheint nicht sinnvoll, da der Messfehler aufgrund des relativ langen Zeitabstandes mit Fördereffekten konfundiert sein dürfte.

Dass die acht dreistufig bewerteten Aufgaben einigermaßen homogen sind, zeigt sich in den durchgängig hoch signifikanten Korrelationen mit dem jeweiligen Summenwert beim Vor- und beim Nachtest (Kendall's tau im Vortest: .47 bis .62; im Nachtest: .42 bis .65) sowie in der jeweils signifikanten Korrelation mit dem KTK-Ergebnis (Kendall's tau im Vortest: .30, $p=.028$; im Nachtest: .54, $p<.001$).

(g) Sonstige Besonderheiten

Die Kinder bemerkten vielfach nicht, dass es sich um eine Testsituation handelte. Dies hatte einerseits den Vorteil, dass kein Leistungsdruck aufgebaut wurde, andererseits trat insbesondere bei den älteren Teilnehmern manchmal die Tendenz zutage, die Aufgaben nicht ernst genug zu nehmen. In den meisten Fällen gelang es jedoch, die Kinder zu motivieren, ihr Bestes zu geben. Gelegentlich beobachtete Verschlechterungen der TML-Ergebnisse im Verlaufe des Förderprogramms sind auf diesem Hintergrund überwiegend auf motivationale Ursachen und nicht auf den Verlust von Fähigkeiten zurückzuführen.

(h) Fazit

Der Test erscheint als zusätzliches motodiagnostisches Verfahren zur differenzierteren Beobachtung von Körperkoordination und Kraft bei Kindern und Jugendlichen mit angeborenem Herzfehler geeignet. Die Testaufgaben an den Tauen haben sich im Verlaufe des Projektes aus medizinischer Sicht nicht bewährt, da es zu einer großen Kraftanstrengung kommt und damit hohe Drücke in den Herzkammern verursacht werden können. Wenn auch keine Normwerte zum Vergleich vorliegen, so sind doch differenzierte intraindividuelle Vergleiche zwischen Ein- und Ausgangswerten möglich.

4.2.2.4 Zahlen-Verbindungs-Test (ZVT)

(a) Theoretische Grundlage und Ziele

Der Zahlen-Verbindungs-Test (ZVT) von Oswald und Roth (1987, 2. Auflage) basiert auf informationstheoretischen Überlegungen und zielt auf die sprachunabhängige und hinsichtlich der Aufgabenstruktur weitgehend entwicklungsunabhängige Erfassung der Intelligenz mit dem Schwerpunkt der kognitiven Leistungs- und Verarbeitungsgeschwindigkeit (im Folgenden auch kurz *Auffassungstempo* genannt).

(b) Aufbau und Inhalt

Das Papier-und-Bleistift-Verfahren besteht aus vier parallelisierten Matrizen, auf denen die Zahlen von 1 bis 90 jeweils unterschiedlich angeordnet sind. Diese Zahlen müssen in vier getrennten Durchgängen so rasch wie möglich entsprechend der Zählreihenfolge von 1 bis 90 durch Striche miteinander verbunden werden. In der standardisierten Instruktion wird darauf hingewiesen, dass die nächste Zahl immer „in unmittelbarer Nachbarschaft" (Oswald & Roth, 1987, S. 46), also im Blickfeld der vorherigen, liegt und dass Fehler nicht verbessert zu werden brauchen. Verlangt wird also die Fähigkeit, ein begrenztes Wahrnehmungsfeld rasch und umsichtig zu überschauen und eine variationslose Aufgabenstellung durchzuhalten. Es lassen sich auch Rückschlüsse auf die Arbeitsweise unter Zeitdruck ziehen.

(c) Normierung

Die *Normierung* des ZVT erfolgte an einer repräsentativ geschichteten Zufallsstichprobe von 2109 männlichen und weiblichen Probanden von 8 bis 60 Jahren. Bis zum Alter von 15 Jahren liegen jährliche Normtabellen basierend auf jeweils 31 bis 46 Probanden vor.

(d) Durchführung

Die *Durchführung* dauert normalerweise nur 5 bis 10 Minuten, bei jüngeren Kindern etwas länger. Der Test ist einzeln oder in Gruppen durchführbar. Da er in unserer Studie als Einzeltest zur Anwendung kam, wird nicht weiter auf die Besonderheiten der Gruppendurchführung und -auswertung eingegangen.

Vor dem eigentlichen Test wird ein Bogen mit zwei *Übungsaufgaben* bearbeitet, bei denen die Zahlen 1 bis 20 zu verbinden sind. Hier sollen die Teilnehmer lernen, die richtige Technik (z.B. bequem sitzen, Stift senkrecht halten, damit die Zahlen nicht verdeckt werden) und eine gute Motivation zu entwickeln.

(e) Auswertung und Interpretation

Für die nur wenige Minuten dauernde *Auswertung* wird die benötigte Zeit aller vier Durchgänge gemittelt. Anhand der Normtabellen lassen sich T- PR- SW-, IQ- und C-Normen ablesen.

(f) Gütekriterien

Die *Objektivität* des Verfahrens hinsichtlich Durchführung, Auswertung und Interpretation wird als gegeben betrachtet (Hänsgen, 1997). Die *Retest-Reliabilität* im Einzeltest lag bei 14-jährigen Schülern nach 6 Wochen bzw. 6 Monaten bei .95 bzw. .97. Auch Paralleltest-Reliabilität und Konsistenz lagen mit .95 bis .98 hoch. Die Zuverlässigkeitskennwerte werden von den Autoren als „hochzufriedenstellend" beurteilt. Guthke (1981, S. 83) schätzt die *Gütekriterien* des ZVT in ihrer Gesamtheit als „durchaus befriedigend" ein.

Es fanden sich keine Korrelationen zwischen der Bearbeitungszeit beim ZVT und beim Stricheziehen ohne die geforderten Wahlhandlungen. Damit ist sichergestellt, dass „der ZVT nicht einfachste motorische Leistungen" prüft (Oswald & Roth, 1987, S. 23), was gerade in jüngeren Altersstufen die Ergebnisse verfälschen könnte.

Der ZVT korreliert mit aufwändigeren Intelligenz- und Leistungstests (negatives Vorzeichen, da auf der Bearbeitungszeit basierend):
- Intelligenz-Struktur-Test IST 70 (Amthauer,1970): -.69
- Prüfsystem für Schul- und Bildungsberatung PSB (Horn, 1969): -.69 bis -.82
- Multidimensional Aptitude Battery MAB (Jackson, 1984): -.47 (Vernon, 1993).

Verglichen mit dem neueren Kurztest für Allgemeine Intelligenz (KAI, Lehrl, Gallwitz & Blaha, 1992), der ebenfalls die Geschwindigkeit der Informationsverarbeitung erfasst, hält Neubauer (1995) die Validität des ZVT für besser gesichert.

Zusammenhänge zwischen ZVT und Konzentrationstests (z.B. d2, Pauli) sind zwar signifikant, aber meist nur mittelmäßig stark. Offensichtlich spielt die *Konzentrationsfähigkeit* eine eher untergeordnete Rolle. Zwar ließen sich in allen untersuchten Stichproben *Übungsgewinne* feststellen, diese lagen aber stets noch im Bereich des Standardmessfehlers und „müssen daher in ihrer realen Bedeutung als eher gering eingeschätzt werden" (Oswald & Roth, 1987, S. 18).

(g) Besonderheiten

Von Test-Rezensenten wird der ZVT in der Testlandschaft *unterschiedlich verortet* und zwar als
- Test zur Erfassung *basaler Intelligenzkomponenten* (Guthke, 1981);
- Test zur Erfassung der reinen *Speed-Komponente* der Intelligenz (Schmidt, 1979; Jäger, 1981), begründet durch teilweise niedrige Korrelationen mit Intelligenztests sowie hohe Ladung auf Generalfaktor in Verbindung mit anderen speedbetonten Informationsverarbeitungstests (Vernon & Weese, 1993);
- Allgemeiner Fähigkeitstest, der „*Leistungsvoraussetzungen*" wie „Konzentrationskraft, Bearbeitungsgeschwindigkeit und Tempomotivation" erfasst (Gaußmann, Hochhausen & Schmidt-Rogge, 1978, S. 73f.);
- *Lerntest*, der sehr sensibel gegenüber der Entwicklung bestimmter Bearbeitungsstrategien aber auch gegenüber anfänglichem Versagen oder späterem Blackout ist (Kubinger, 1988).

Neubauer (1995) betrachtet die Frage der Verortung des ZVT als noch nicht eindeutig geklärt. Auf diesem Hintergrund werden auch die *Interpretationshilfen*, insbesondere bzgl. Diskrepanzen zu anderen Intelligenz- und Leistungstests, teilweise kritisch beurteilt (Kühn & Jäger, 1981; Jäger, 1981).

Oswald & Roth (1987, S. 32) selbst sprechen anhand der Ergebnisse ihrer Faktorenanalyse von dem Faktor „kognitive Leistungsgeschwindigkeit, [...] der deutliche Beziehungen zu Reasoning-Leistungen und damit zu komplexeren Intelligenzleistungen aufweist", was eine Kombination der beiden ersten og. Verortungen darstellt.

Die Kritik am überzogenen Anspruch des ZVT als „Ein sprachfreier Intelligenz-Schnell-Test" (Untertitel der ersten Auflage von 1978) resultierte in einer Änderung des Untertitels bei der zweiten Auflage (1987): „Ein sprachfreier Intelligenz-Test zur Messung der ‚kognitiven Leistungsgeschwindigkeit'" (Heller & Perleth, 1991). Dennoch sind die Testautoren weiterhin der Ansicht, dass der ZVT trotz kurzer Bearbeitungszeit „annähernd gleich gut abschneidet wie wesentlich umfangreichere andere Intelligenztestverfahren" (Oswald & Roth, 1987, S. 5).

Gaußmann et al. (1978) ziehen die informationstheoretische Operationalisierung der Intelligenz beim ZVT in Zweifel. Sie begründen dies dadurch, dass das Hick'sche Gesetz, demzufolge die Reaktionszeit „eine lineare Funktion des Informationsgehaltes der Aufgabe" ist (Gaußmann et al., 1978, S. 56) dem ZVT wie folgt in unangemessener Weise zugrunde gelegt wird: Dieses Gesetz gilt nur unter idealen Bedingungen und ist sehr anfällig für Störgrößen wie Übungseinflüsse, verminderte Kompatibilität zwischen Reiz und Reaktion und schlechte Unterscheidbarkeit der Reize. Dennoch wird betont, dass der ZVT dem ebenfalls untersuchten Mehrfachwahl-Wortschatztest (MWT, Merz, Lehrl, Galster & Erzigkeit, 1975) „im Hinblick auf seinen Beitrag zur Aufklärung der Leistungsvarianzen im Intelligenz-Bereich [...] weit überlegen" ist (Gaußmann et al., 1978, S. 74).

(h) Fazit

Bei ZVT handelt es sich um einen sorgfältig konstruierten und normierten hoch ökonomischen Test (Guthke, 1981) zur Erfassung der basalen kognitiven Verarbeitungsgeschwindigkeit (Heller & Perleth, 1991). Er zeichnet sich durch äußerst kurze Durchführungszeit und geringen Materialverbrauch aus (Heller & Perleth, 1991). Aufgrund seiner Sprachfreiheit verfügt dieses Verfahren „gegenüber überwiegend sprachlich orientierten Intelligenztests in sozialen Randgruppen [...] über eine größere Prädiktionskraft [...] als traditionelle Testverfahren" (Oswald & Roth, 1987, S. 5). Jäger (1981, S. 304) hält den ZVT in Anbetracht der Zweifel an der Konstruktvalidität hinsichtlich allgemeiner Intelligenz „insbesondere für Forschungsfragen" für geeignet. Insgesamt erscheint der ZVT zur ökonomischen Überprüfung der kognitiven Leistungsgeschwindigkeit gut geeignet (Schmidt, 1979). Von Kubinger (1988) wird er *uneingeschränkt empfohlen* und von Gaußmann et al. (1978, S. 73) trotz deren Kritik an der Umsetzung der informationstheoretischen Basis „als taugliches Instrument zur Erfassung von Bearbeitungsgeschwindigkeit und Tempomotivation" betrachtet.

4.2.2.5 Mann-Zeichen-Test (MZT)

(a) Theoretische Grundlage und Zielsetzung

Der Mann-Zeichen-Test (MZT) basiert auf dem Draw-a-Man-Test von Goodenough (1926) und wurde in 9-jährigen Studien von dem Heilpädagogen und Sonderschulrektor Hermann Ziler für deutsche Verhältnisse adaptiert. Die erste Publikation dazu datiert von 1950. Mittlerweile liegt das Manual schon in der 9. Auflage von 1996 vor.

Die Mann-Zeichnung liefert nach Ziler (1996, S. 18) „eine Aussage des Kindes darüber, wie es den Menschen sieht und sein Wahrnehmungsfeld gliedert. [...] So gesehen gibt dieser Test Auskunft über die geistige Entwicklung des Kindes".

(b) Aufbau und Inhalt

Die Instruktion an das Kind lautet: Male einen Mann so gut du kannst. Dies geschieht mit einem Bleistift auf einem weißen DIN A 4 Blatt.

(c) Normierung

Der MZT wurde anhand von 700 Zeichnungen von 3 bis 15 Jahre alten Kindern für deutsche Verhältnisse durch Erprobung von drei Punktekatalogen (58, 45, 52 Punkte) "nachgearbeitet" (Ziler 1996, S. 2). Das endgültige Auswertungssystem und basiert auf 1651 Zeichnungen (736 von Jungen, 915 von Mädchen) und enthält 52 Punkte.

Als Richtwerte im Sinne einer Normierung können empirisch ermittelte durchschnittliche MZT-Quotienten für jährliche Altersklassen, basierend auf insgesamt 1651 Zeichnungen dienen (Ziler, 1996, S. 27). Die Mann-Zeichen-Quotienten werden mit zunehmendem Alter immer niedriger, und zwar von 111 bzw. 120 für vierjährige bis auf 86 bzw. 83 für 14-jährige Jungen bzw. Mädchen. Die Mittelwertsberechnung geschah nach Geschlechtern getrennt, da Mädchen in den jüngeren Altersgruppen durchgängig differenziertere Zeichnungen erstellten. Dies wurde auch von Gutezeit und Groß-Seelbeck (1974) sowie von Schüttler-Janikulla (1975) empirisch untermauert. In der erstgenannten Studie hatten wesentlich mehr Mädchen als Jungen im Einschulungsalter ein überdurchschnittliches Ergebnis (63 vs. 36%; n=66 bzw. 65). In der Untersuchung von Schüttler-Janikulla (1975) an insgesamt 432 vier- bis achtjährigen Kindern erreichten Mädchen gegenüber den Jungen einen um ca. 10 Punkte höheren durchschnittlichen Mann-Zeichen-Quotienten.

Eine weitere Normierung für 5- bis 7-jährige Jungen und Mädchen wurde von Winkelmann (1972) basierend auf den Punktwerten von 1270 Zeichnungen vorgenommen. Anhand der publizierten Kurven lässt sich ein alters- und geschlechtsspezifischer Prozentrang zu der jeweils erreichten Punktzahl ablesen.

(d) Durchführung

Bei uns wurde die von Ziler (1996) aus den 50er Jahren stammende Instruktion leicht abgewandelt in „Zeichne einen Menschen". Dies hielten wir für notwendig, um der Interessenlage der Mädchen besser gerecht zu werden, und für gerechtfertigt, da Ziler selbst die Begriffe Mensch und Mann teilweise synonym verwendet (z.B. S. 18: „Aussage des Kindes darüber, wie es den Menschen sieht").

Die Kinder benötigen für diese Aufgabe normalerweise 10 bis 15 Minuten.

(e) Auswertung und Interpretation

Die *Auswertung* erfolgt anhand eines Katalogs von 52 Punkten. Dieser wurde zur besseren Handhabbarkeit für unser Projekt einschließlich der Erläuterungen in eine *übersichtliche Form* gebracht (Anhang 4). Insgesamt wird beurteilt, inwieweit die Darstellung vollständig ist und welche zusätzlichen Einzelheiten enthalten sind. Um nicht ausschließlich feinmotorische Fertigkeiten zu beurteilen, geht es nur um das Was und nicht um das Wie (im ästhetischen Sinne) der Zeichnung.

Die Ermittlung des *Gesamtwertes* basiert auf dem Konzept von Altersäquivalentnormen: Die erreichten Punkte werden addiert und durch vier dividiert, da angenommen wird, dass jeder Punkt einem Entwicklungsfortschritt von einem Vierteljahr entspricht. Dazu wird noch das Basisalter von drei Jahren für den Beginn der Fähigkeit zur Menschzeichnung addiert. Dieses Mann-Zeichen-Alter ergibt dividiert durch das Lebensalter des Kindes einen *Mann-Zeichen-Quotienten*, der als IQ-Skala zu interpretieren ist.

Zusätzlich wurden die Mensch-Zeichnungen anhand der Mittelwertstabelle von Ziler (1996, S. 27), unter Bezug auf die geschlechtsspezifischen Vergleichswerte sowie für die 5- bis 7-Jährigen anhand von Winkelmann (1972) ausgewertet.

In die Auswertung gingen weiterhin die ersten acht von 27 Fehlerpunkten aus dem Visuomotorischen Schulreifetest VSRT von Esser und Stöhr (1990) ein, der ebenfalls auf einer Mensch-Zeichnung basiert:

(1) Horizontale Verschiebung der Figur
(2) Vertikale Verschiebung der Figur
(3) Überschneiden und Nichtschließen der Körperkonturen
(4) Grobe Schwankungen und Verzitterungen im Linienverlauf
(5) Eckiges Körperschema
(6) Kritzliger Malstil
(7) Fehlende Plastizität der Körperteile
(8) Schräglage der Figur

Diese Merkmale wurden deshalb berücksichtigt, weil sie einige vielversprechende über das Auswertungssystem des MZT hinausgehende Bereiche betreffen, z.B. das bei herzkranken Kindern besonders wichtige Körperschema. Da aber insgesamt nur ein kleiner Teil der VSRT-Einzelitems einbezogen wurde und daher nicht auf die Normen zurückgegriffen wird, soll auf eine Gesamtdarstellung des VSRT verzichtet werden.

Darüber hinaus wurden in unserer Studie noch folgende uns zusätzlich wichtig erscheinende Merkmale der Mensch-Zeichnung ausgewertet:
- Größe (in cm)
- Proportionen (gut, mittel, schlecht, 3-stufig)
- Gesichtsausdruck (grimmig vs. freundlich, 5-stufig)

(f) Gütekriterien

Der *Punktekatalog* ist zwar weitgehend eindeutig formuliert, lässt aber gelegentlich einen gewissen Spielraum offen, was in der Besprechung von Rennen-Allhoff und Allhoff (1987) kritisiert wird. Die Rezensenten beziehen sich auf eine auf der amerikanischen Version (Draw-a-Man-Test – DaM) basierende Berechnung von Müller (1970); hier lag die *Interrater-Reliabilität* von fünf Auswertern, die jeweils 12 Zeichnungen auswerteten, zwischen .68 und .97. Etwa 10 bis 35% der Varianz wird durch eine unterschiedliche Auswertung erklärt, womit die Objektivität des Tests „nicht als befriedigend bezeichnet werden kann" (Müller, 1970, S. 139). Da auch die *Konsistenzkoeffizienten* relativ niedrig lagen (.73), kann der DaM nach Müller (1970, S. 139) nicht als zuverlässiger Test bezeichnet werden. Die von Rennen-Allhoff und Allhoff (1987) angenommene Übertragbarkeit dieser Berechnungen auf die deutsche Version (DaM - MZT) muss allerdings angezweifelt werden, da Ziler in mehreren Schritten die aussagekräftigsten Items für seinen Punktekatalog ausgewählt hat. Allerdings kommen auch hier - wie von Müller (1970) kritisiert - weiterhin Items vor, die nicht unabhängig voneinander sind, z.B. setzt die richtige Anzahl von Fingern voraus, dass überhaupt Finger gezeichnet wurden (Punkt 30 und 28, vgl. Anhang 4).

Die *Validität* wurde zum einen anhand der diagnostischen Treffsicherheit auf der Basis von Schulnoten (dreistufige Einteilung) ermittelt. Die entsprechenden *Kontingenzkoeffizienten* liegen außer für die Jungen aus der 8. Klasse, die „diesen Test als für sich nicht angemessen ablehnten" (Ziler, 1996, S. 32), zwischen .48 und .66 und werden als mäßig (<.60) bis beträchtlich (≥ .60) bezeichnet (S. 31). Zum andern wurde die Schulreife als Außenkriterium herangezogen (Guthke, 1967). Demzufolge hingen über- und unterdurchschnittliche MZT-Ergebnisse eng mit dem entsprechenden Schulerfolg und hohen bzw. niedrigen Ergebnissen im Binet-Simon-Kramer Intelligenz-Tests zusammen, während die Gesamtkorrelation nicht signifikant ausfiel (r .17 bzw. .21 für Stadt bzw. Landkinder, jeweils n=106), im mittleren Bereich also keine differenzierte Prognose möglich war.

Die Korrelationen zu Intelligenztests sind umso höher, je breiter die Intelligenz erfasst wird (falls nicht anders vermerkt basierend auf der Untersuchung von Müller, 1970):
- .008 zum Verbalteil der WISC
- .254 zu den CPM (Winkelmann, 1972, S. 89: .38)
- .286 mit dem Bildertest 2-3 (BT 2-3)
- .50 zum HAWIK
- .68 zum SIT
- .74 zum Kramer-Test, bezogen auf leistungsschwache Kinder

(g) Besonderheiten

Müller (1970, S. 140) lehnt die Altersäquivalentnormen des MZT ab, da sie von der falschen Vorstellung ausgehen, dass die Rohpunktsumme „mit dem Alter stetig zunehme" (um 4 Punkte pro Jahr). Mit zunehmendem Alter kommen ihm zufolge hingegen weniger Rohpunkte hinzu. Dieser unterschiedlichen Entwicklungsgeschwindigkeit wird Rechnung getragen, wenn man die Ergebnisse mit den Altersmittelwerten von Ziler (1996, S. 27) vergleicht, was bei uns in einem zweiten Auswertungsgang gemacht wurde.

Einer Untersuchung von Regel und Noack (1970, S. 66) zufolge ist die *Aussagekraft* des MZT nur auf das Alter bis 10/11 Jahre *begrenzt*, da anschließend „stärker das Wesentliche vor der Ansammlung von Details dominiert" und „die Zeichenbefähigung und bestimmte persönlichkeitsbedingte Faktoren eine größere Rolle" spielen. „Bei verhaltensgestörten Kindern, die über 7 Jahre alt sind, versagte der MZT als Intelligenz- bzw. Entwicklungstest" (Regel & Noack, 1970, S. 67), indem die Mann-Zeichnung stark von emotional-sozialen Störungen überformt wurde. Hier lag die Korrelation zum Kramer-Test insgesamt nur bei .58. Demgegenüber scheint der MZT im unteren Intelligenzbereich gut zu differenzieren, denn für debile Kinder ergab sich eine hohe Korrelation zum Kramer-Test (.84, Regel & Noack, 1970).

Schulte (1960) machte die Beobachtung, dass sich die Mann-Zeichen-Fähigkeit durch guten *Kunstunterricht* in der Grund- und Sonderschule trainieren lässt. Daher sind Unterschiede in den Korrelationen mit umfangreicheren Intelligenztests zum Teil „auf den unterschiedlichen Übungsstand der jeweils getesteten Kinder im Zeichnen" (S. 281) zurückzuführen. Auch in der Untersuchung von Schüttler-Janikulla (1975) konnten sich die Vorschulkinder im Laufe eines Jahres deutlich (um durchschnittlich 10 Punkte) verbessern, womit Fördereffekte durch den Unterricht in der Vorklasse nachweisbar sind.

Vogt (1973, S. 558) betrachtet den MZT aus kinderärztlicher Sicht als „eines der am häufigsten benutzten Kurzverfahren zur globalen Beurteilung des Intelligenz- und Entwicklungsstandes eines Kindes", das allerdings bei Störungen des Körperschemas in einer Unterschätzung der Intelligenz resultiert. Er empfiehlt es daher nur zur orientierenden Prüfung als zusätzliches diagnostisches Instrument im Rahmen von aussagekräftigeren Verfahren. Schäfer (1986) lehnt den MZT zur Beurteilung der Intelligenz von Problemkindern durch den Kinderarzt grundsätzlich ab, da die Mann-Zeichnung stark vom *subjektiven Körpergefühl und von Wahrnehmungsstörungen überformt* ist. In diesem Zusammenhang sind Zilers (1996) Beobachtungen hinsichtlich der Darstellung der Ohren bei 15 schwerhörigen Kindern interessant. Diese zeichneten „entweder keine Ohren oder betont große und kräftige Ohren" (S. 26). Bezogen auf das Herz sollte die fehlende Darstellung allerdings nicht als Besonderheit betrachtet werden, da dies der Realität entspricht – das Herz ist nicht nach außen hin sichtbar wie z.B. die Ohren. Eine besonders auffällige Darstellung des Herzens könnte in Analogie zu den Ergebnissen bzgl. der Ohren bedeuten, dass dem Herzen nicht zuletzt aufgrund des Herzfehlers eine ganz besondere Rolle beigemessen wird.

(h) Fazit

Ziler selbst (1996, S. 32) warnt vor einer Überinterpretation einzelner Mann-Zeichnungen und plädiert dafür, den Test innerhalb einer Testbatterie anzuwenden. Dies wurde bei dem Kölner Modellprojekt beachtet. Hier soll die Mensch-Zeichnung auch nicht primär dazu dienen, eine

Einschätzung des allgemeinen Entwicklungsstandes vorzunehmen, sondern vor allem dazu, *Besonderheiten der Körperwahrnehmung* bei den herzkranken Kinder zu erfassen, insbesondere, ob das Herz und/oder die Operationsnarbe in irgendeiner Form dargestellt ist.

4.2.2.6 Aussagenliste zum Selbstwertgefühl für Kinder und Jugendliche (ALS)

(a) Theoretische Grundlage und Zielsetzung

Das Selbstwertgefühl stellt für herzkranke Kinder, die in sportlicher Hinsicht nicht immer mithalten können oder zumindest so eingeschätzt werden, einen besonders wichtigen Bereich dar. Mit der ausgewählten Aussagenliste zum Selbstwertgefühl für Kinder und Jugendliche (ALS, Schauder, 1991, 1996) ALS soll „die affektive Komponente des Selbst [...] in Abhängigkeit von verschiedenen Situations- und Umgebungsaspekten" (S: 7) erfasst werden. Sie betrifft also die *emotionale LQ-Komponente* nach Bullinger und Ravens-Sieberer (1995a), und zwar bezogen auf die *Befindlichkeit aus Sicht des Patienten*.

Die ALS basiert auf folgenden theoretischen Positionen zur Selbstkonzeptforschung (Schauder, 1996, S. 9):

(1) Das Selbstkonzept (SK) wird als hypothetisches, psychologisches *Konstrukt* aufgefasst.
(2) Das SK ist einem *Entwicklungsprozess* unterworfen.
(3) Das SK ist nicht starr und situationsunabhängig, sondern *multidimensional*.
(4) Das SK konstituiert im Sinne einer subjektiven Theorie über die eigene Person in Interdependenz mit dem Umweltkonzept die *Persönlichkeit*.
(5) Das Selbstwertgefühl betrifft nicht nur die rein kognitive Repräsentanz, sondern den *affektiv-evaluativen Aspekt* des Selbstkonzeptes und hat dadurch eine hohe Ich-Nähe.
(6) „Das Selbstwertgefühl wird primär determiniert durch [...] (Verhaltens)Vergleiche mit relevanten anderen Personen [...] sowie durch den intraindividuellen Vergleich von Real- und Idealselbst." (Schauder, 1996, S. 9)
(7) Die Schaffung eines positiven Selbstwertgefühls ist ein menschliches *Grundbedürfnis*.
(8) Die Annahme eines *generalisierten Selbstwertgefühls* wird für wissenschaftlich vertretbar gehalten.

(b) Aufbau und Inhalt

„Bei der Item-Auswahl und -formulierung war der evaluativ-affektive Charakter des Selbstwertgefühls in angemessener Weise zu beachten" (Schauder, 1996, S. 10). Der Autor lehnte sich dabei u.a. an gängige Verfahren zur Erfassung des Selbstkonzepts für Jugendliche an. Der Endform gingen vier Vorformen voraus, die anhand von insgesamt 263 Probanden erprobt und modifiziert wurden.

Bei diesem *Fragebogenverfahren* müssen jeweils 18 auf die *Bereiche Schule, Freizeit und Familie* bezogene „werthaltige Beschreibungen bzw. Aussagen aus dem Alltag von Kindern und Jugendlichen" (Schauder, 1996, S. 11), jeweils zur Hälfte positiv und negativ formuliert, fünfstufig zwischen den Polen ‚stimmt überhaupt nicht' bis ‚stimmt ganz genau' eingeschätzt werden (z.B. ‚Meine Spielkameraden oder Freunde nehmen mich immer ernst').

(c) Normierung

Die *Normierung* basiert auf 520 Familienkindern im Alter von 8 bis 15 Jahren, rekrutiert aus hessischen Schulen, und 525 verhaltensgestörten Kindern und Jugendlichen gleichen Alters aus Heimen in Baden-Württemberg, Bayern, Hamburg, Hessen und Rheinland-Pfalz. Es finden sich keine weiteren Informationen, z.b. hinsichtlich Verteilung nach Sozialschicht sowie Stadt-Land-Bevölkerung, so dass man keine Aussagen zur Repräsentativität der Stichprobe für die Familienversion machen kann.

Getrennt nach Heim- und Familienkindern liegen jeweils für Jungen und Mädchen *Prozentrangnormen* (23 Abstufungen) für die Gesamtstichprobe und altersspezifische Normen (8-9, 10-11, 12-13, 14-15 Jahre, fünfstufige Klassifizierung, siehe unter Interpretation), basierend auf durchschnittlich ca. 60 Jungen bzw. Mädchen, vor (Schauder, 1991). In der zweiten Auflage von 1996 finden sich zusätzlich *altersspezifische Prozentrangnormen* für *zweijährliche Zeitklassen* mit allerdings etwas groberen Prozentrangbändern (11 Abstufungen) als bzgl. der Gesamtstichprobe. Nachträglich (unser Projekt begann 1994) wurden unsere Ergebnisse anhand dieser Normen zusätzlich ausgewertet.

Im Weiteren wird nur auf die Familienversion eingegangen, da die Heimversion nicht zur Anwendung kam.

(d) Durchführung

Der Test ist anwendbar in Einzel- oder Gruppenform und dauert ca. 15 bis 25 Minuten. Die Instruktion findet sich auf der ersten Seite des Fragebogenformulars und wird vorgelesen. Sie enthält die Bitte, unbedingt ehrlich zu antworten, begründet durch die Tatsache, dass es keine guten oder schlechten, richtigen oder falschen Antworten gibt.

(e) Auswertung und Interpretation

Bei der Auswertung wird die Rohwertsumme für die einzelnen Bereiche und den Gesamtwert anhand von Schablonen ermittelt. Diese werden auf einen Ergebnisbogen eingetragen. Der jeweiligen Summe und dem Gesamtwert werden fünfstufige Prozentrang(PR-)bänder zugeordnet. Wegen besserer rechnerischer Handhabbarkeit wurde diesen Prozentrangbändern in unserem Projekt jeweils der mittlere T-Wert zugeordnet (z.B. $T = 35$ für PR $5 - 10$, $T = 38.5$ für PR $10.1 - 15$, $T = 40.5$ für PR $15.1 - 20$, $T = 50$ für PR $45.1 - 54.9$). Die Klassifikation in verschiedene Stufen des Selbstwertgefühls weicht etwas von der üblichen Konvention ab. Nach Lienert (1969) liegt der durchschnittliche Bereich für Prozentränge bei 16 bis 84 und der unterdurchschnittliche bei PR $2 - 15$; Schauder (1991) definiert diese beiden Kategorien enger (PR $26 - 75$ bzw. PR $11 - 25$), wodurch der extrem unterdurchschnittliche Bereich breiter wird (bis PR 10 anstatt PR 2). Dementsprechend sind auch die überdurchschnittlichen Stufen abgegrenzt.

Es ergibt sich folgende fünfstufige Klassifikation (Schauder, 1991, S. 19):
- extrem positiv (+ 3 SD, PR > 90, T > 63)
- deutlich positiv (+2 SD, PR = 76 – 90, T = 57-63)
- durchschnittlich (+/–1 SD, PR = 26 –75, T = 44-56)
- deutlich negativ (–2 SD, PR = 11 – 25, T = 38-43)
- extrem negativ (–3 SD, PR < 11, T < 38).

Eine extrem *niedrige* Anzahl von *Unentschieden-Antworten* (d.h. mittlere Ausprägung der fünfstufigen Antwortskala) spricht nach Schauder (1996, S. 18) für eine *große Entscheidungswilligkeit* mit „akzentuierten Reaktionen bzw. [...] Übertreibungen", eine extrem *hohe* Anzahl dafür, dass die „Person sich nicht entscheiden, sich nicht festlegen lassen will oder kann". Anhand von Tabellen lässt sich ablesen, ob in dieser Hinsicht extrem geantwortet wurde. Bei beiden Varianten ist „die Erfassung des selbstverbalisierten Selbstwertgefühls ... gesichert nicht möglich." (S. 18). Es wird zwar nicht explizit zum Ausschließen solcher Ergebnisse geraten, jedoch erscheint dies die einzige Möglichkeit zur Vermeidung von Fehleinschätzungen bei extrem ausgeprägter Entscheidungsfreude.

Die Skalen-Rohwerte und der Gesamtwert sowie die entsprechenden Normen werden auf dem *Ergebnisbogen* notiert. Zusätzlich ist auch ein Diagramm vorgegeben, in das die Rohwerte zur groben Veranschaulichung eingetragen werden können. Die Auswertung ist recht aufwändig und fehleranfällig, da die Normen für jeden Auswertungsschritt innerhalb des Textes im Wechsel für die Teilstichproben dargestellt sind. Dadurch ist ein ständiges Blättern im Manual erfordert. Es wäre *sehr hilfreich*, wenn die Normen für Heim- und Familienkinder optisch besser getrennt würden und für die jeweiligen Teilstichproben im Anhang so platziert wären, wie sie bei den Auswertungsschritten benötigt werden.

<u>(f) Gütekriterien</u>

Die *Durchführungs- und Auswertungsobjektivität* der ALS ist vollständig gewährleistet (Fragebogen mit Schablonenauswertung). Für die Familienversion liegen die *Retest-Reliabilität* nach drei bis vier Wochen bei .87 für den Bereich Schule, bei .78 für Freizeit und Familie, und bei .88 für den Gesamtwert. Die Konsistenzkoeffizienten betragen .82 (Schule, Freizeit) und .84 (Familie). Die *Messgenauigkeit* der Skalen kann also hinsichtlich Wiederholungszuverlässigkeit und Homogenität als hoch betrachtet werden.

Bezüglich der *Gültigkeit* wird auf die Konstruktvalidität zurückgegriffen. Ein höheres Selbstwertgefühl korreliert nach Schauder (1996) in der Familienversion signifikant mit
- männlichem Geschlecht (.164 bis .182; Freizeit, Familie sowie Gesamtwert),
- niedrigerem Alter (–.158 bzw. –.114; Schule und Familie),
- geringerer Prüfungsangst und manifester Angst (-.191 bis -.544; jeweils alle Bereiche und Gesamtwert),
- geringerer Schulunlust (-.311 bis -.442; Schule und Familie sowie Gesamtwert),
- höherer sozialer Erwünschtheit (.290 bis .377; alle Bereiche und Gesamtwert).

Im Rahmen von Einzelfallstudien mit drei elfjährigen Jungen aus einem Heim zeigte sich im Verlaufe eines Trainings mit sozial unsicheren Kindern nach Petermann und Petermann (1989) bei durchgängig niedrigem Ausgangsniveau ein deutlicher Anstieg des Selbstwertgefühls in den verschiedenen Bereichen und insgesamt (Schauder, 1996). Offensichtlich ist die ALS zur Indikation eines solchen Trainings und zur Evaluation des Therapieerfolgs geeignet. Dies unterstreicht die Brauchbarkeit der ALS für herzkranke Kinder, die vielfach sozial unsicher sind (vgl. Kap. 2.3.1.2 und 2.3.2.6), wobei die Intervention weniger spezifisch als bei Petermann und Petermann (1989), sondern stärker ganzheitlich konzipiert ist.

(g) Besonderheiten

Zum ALS liegen keine Testrezensionen vor. Bereits oben wurde die Unübersichtlichkeit der Normen innerhalb des Textes und die dadurch erschwerte Auswertung kritisiert. Weiterhin problematisch erscheint die Verwendung von unterschiedlichen Zeitbestimmungen in den Items („manchmal', ‚hin und wieder', ‚ab und zu', ‚oft', ‚immer'). Ein Kind kann beispielsweise das Item 15 „In der Schule fühle ich mich *ab und zu* wertlos" unter Beachtung der Zeitbestimmung mit „stimmt eher" einschätzen, jedoch bei Nichtbeachtung weit von sich weisen („stimmt überhaupt nicht"). Aus den Antworten wird nicht ersichtlich, inwieweit die Zeitbestimmungen beachtet wurden, jedoch haben offene Nachbefragungen der untersuchten Kinder im Rahmen des Projektes solche Unterschiede im Verständnis aufgedeckt. Gerade bei besonders differenziert urteilenden Kindern bzw. bei wiederholten Erhebungen nach einem entwicklungsrelevanten Zeitraum oder einer entsprechenden Intervention, könnte es zu *Fehlinterpretationen in negativer Richtung* kommen, wie das obige Beispiel zeigt.Meines Erachtens sollte auf Zeitbestimmungen in den Items grundsätzlich verzichtet werden.

(h) Fazit

Nach Abwägung der Schwächen und Vorzüge kann die ALS – nicht zuletzt in Ermangelung anderer Verfahren für die Altersgruppe der 8- bis 14-Jährigen – als geeignet betrachtet werden, das Selbstwertgefühl von Kindern mit angeborenem Herzfehler zu erfassen, insbesondere was die innerpsychischen Folgen erlebter Ausgrenzung und die Evaluation des Interventionsprogrammes für den Bereich der sozialen Unsicherheit angeht.

4.2.2.7 Sportangst-Deutungsverfahren (SAD)

(a) Theoretische Grundlage und Zielsetzung

Das Sportangst-Deutungsverfahren (SAD) von Hackfort und Nitsch (1989) hat einen *handlungstheoretischen Hintergrund* und dient der differenzierten Erfassung der sportbezogenen Ängstlichkeit anhand von Selbsteinschätzungen. Es bezieht sich wie die ALS auf die *emotionale LQ-Komponente* nach Bullinger und Ravens-Sieberer (1995a), und betrifft die Befindlichkeit aus Sichtweise der Patienten. Es ist für das Grundschulalter (7 bis 10 Jahre) konzipiert.

(b) Aufbau und Inhalt

Bei diesem Verfahren werden 22 sportthematische Situationen auf jeweils einem Blatt zeichnerisch vorgegeben. Neben zahlreichen für Grundschulkinder typischen Situationen (z.B. Tau-Schwingen, Rolle vorwärts, Völkerball, Wettlauf, Seilchenhüpfen) wurden bewusst sechs altersuntypische Aufgabenstellungen einbezogen (Salto vom Minitrampolin, Stabhochsprung, Handstandüberschlag, Rolle am Barren, Reifen-Tauchen, Kopfsprung ins Becken). Diese dienen dazu, die Angst vor unbekannten Übungen und in Kombination mit grundschultypischen Situationen auch die Angst vor Verletzung zu erfassen.

Auf der oberen Hälfte des Blattes sind jeweils drei Bilder dargestellt, die eine Abfolge zeigen (z.B. Item 6: Stand auf Kasten am Tau, Herüberschwingen, Landung auf anderem Kasten; siehe Anhang 5). Auf der unteren Hälfte findet sich das erste dieser Bilder vergrößert mit Gedanken-Blasen für einen Jungen als Identifikationsfigur. Das Kind wird gebeten, aus vier rechts abgebildeten Gesichtern, die unterschiedliche Angstausprägungen von fröhlich bis extrem ängstlich repräsentieren, das für den Jungen passende auszusuchen: „Macht bitte ein Kreuz hinter das Gesicht, welches Eurer Meinung nach sein Gefühl in dieser Situation am besten ausdrückt." (Deckblatt des Testheftes). Die vier verschiedenen Gesichtsabbildungen hatten sich in Voruntersuchungen an Sportstudenten, Jugendlichen und Grundschülern bzgl. des Angstausdrucks als valide ergeben (Hackfort & Nitsch, 1989).

Auch wenn die Autoren selbst nicht darauf eingehen, so finde ich es erwähnenswert, dass die Abbildungen nur grob skizziert sind und bei den Sport treibenden Kindern kein Gesichtsausdruck erkennbar ist, so dass Freiraum für Projektionen gegeben ist (vgl. Anhang 5).

Die Testitems wurden zum einen so zusammengestellt, dass sie *fünf Tätigkeitsbereiche* abdecken (bei 3 Items: Zweifachzuordnungen):
(1) Ballspiele,
(2) Kampfspiele,
(3) Leichtathletik,
(4) Schwimmen/Tauchen,
(5) Turnen/Gymnastik).

Zum anderen geschah die Itemauswahl hinsichtlich des Schwierigkeitsgrads der Übungen so, dass verschiedene Wertbezüge (z.B. körperliche Unversehrtheit, Selbstverwirklichung, soziale Anerkennung) als bedroht erlebt werden können. Jede Situation lässt sich daher mindestens einer von *fünf Angstdimensionen* zuordnen (bei 13 Items: Zweifach-, bei 7 Items: Dreifach-Zuordnungen; Hackfort & Nitsch, 1989), und zwar Angst vor
(1) Blamage,
(2) Konkurrenz,
(3) Misserfolg,
(4) Unbekannten Übungen,
(5) Verletzung.

Die Zuordnung zu diesen fünf Dimensionen geschah anhand von einschlägiger Literatur sowie einer Explorationsstudie mit Expertenratings, Sportstudentenurteilen und Schülerbefragungen (Hackfort & Nitsch, 1989, S. 49) und konnte ebenso wie bzgl. der Tätigkeitsbereiche durch Korrelationsanalysen bestätigt werden.

(c) Normierung

Die *Normierung des* SAD basiert auf 148 Jungen im Alter von 7 bis 10 Jahren aus dritten und vierten Klassen von fünf Schulen des Regierungsbezirks Köln. Es wird keine Altersdifferenzierung vorgenommen. Da die Zeichnungen einheitlich männliche Schüler zeigten, wurde von den Autoren auf die Einbeziehung von Mädchen verzichtet. In einer Rhönrad-Studie ergab sich das SAD allerdings auch als hinreichend valide für Mädchen (Ostermann, 1997), so dass die Einbeziehung von Mädchen gerechtfertigt erscheint.

(d) Durchführung

Für die einzeln oder in Gruppen mögliche *Durchführung* existiert eine standardisierte Anleitung. Die Bearbeitung dauert ca. 10 Minuten. Die Antworten werden auf einem Ergebnisbogen vermerkt (Score 0 für gar nicht ängstlich bis Score 3 für extrem ängstlich).

(e) Auswertung und Interpretation

Die *Auswertung* geschieht anhand von Schablonen, so dass sowohl die Durchführungs- als auch die Auswertungsobjektivität gewährleistet sind. Die Summenscores für die jeweiligen Angstdimensionen und Tätigkeitsbereiche werden in eine Standard-Nine (Stanine)–Skala (SN) umgewandelt (M=5, SD = 1^1), so dass von jedem Kind 10 verschiedene SN-Werte vorliegen. Eine Zusammenfassung zu Gesamtwerten wird nicht für sinnvoll gehalten.

Die *Interpretation* hinsichtlich der Ängstlichkeitsausprägung erfolgt anhand von drei Stufen (Hackfort & Nitsch, 1989, S. 113):

(1) Unproblematischer Bereich (SN 1-3); aber relevant, wenn ein Item mit einem der beiden höchsten Angstscores (2 oder 3) bewertet wurde und bei völligem Fehlen von Angst (unangemessener Mut); zu erwarten bei 23%

(2) Kritischer Bereich (SN 4-6); geringe generalisierte oder hohe spezifische Ängstlichkeit, zu erwarten bei 54%

(3) Problematischer Bereich (SN 7-9); hohe generalisierte oder tätigkeitsspezifische Ängstlichkeit, zu erwarten bei 23%.

Offensichtlich sind die Kriterien für eine Abweichung hier sehr streng gesetzt, denn tatsächlich können nicht nur 23% der 6- bis 10-jährigen Kinder mit ihrer sportbezogenen Ängstlichkeit im unproblematischen Bereich liegen. Diese Schiefe der Anteile in Richtung von Auffälligkeiten wird von den Autoren nicht kommentiert, sollte aber bei der Interpretation relativierend berücksichtigt werden. Eine persönliche Rückfrage beim Zweitautor (Hackfort, 19.5.1998) ergab

---

[1] Die Standardabweichung für Stanine-Normen liegt nach Lienerts Darstellung (1974, S. 342) zwischen 1 und 2 und wird daher unterschiedlich festgelegt, z.B. beim SAD mit 1, beim VBV mit 2.

allerdings, dass nicht nur über-, sondern auch unterdurchschnittliche Werte als problematisch zu betrachten sind und bei Interventionsprogrammen keine Angstreduzierung um jeden Preis anzustreben ist. Angst ist demzufolge nicht per se als negativ zu verstehen, sondern als ein Schutzmechanismus, der wichtige vorbereitende Handlungen in Gang setzt. Auf diesem Hintergrund betrachtet, bekommt der mittlere Bereich eine etwas stärkere Akzentuierung in Richtung „Unauffälligkeit".

Zusätzlich werden zu den fünf Angstdimensionen kritische Differenzen für die Rohwerte und Stanine-Werte auf dem 5% und 1%-Niveau angegeben (Hackfort & Nitsch, 1989, S. 115). Sie können zur Beurteilung der Signifikanz von Unterschieden zwischen zwei Individuen oder zwischen zwei Testungen eines Individuums herangezogen werden. Dies betrifft allerdings nur die fünf Angstdimensionen, die im Rahmen der Fragestellung auch von größerem Interesse als die Tätigkeitsbereiche sind.

Ob eine Veränderung in die erwünschte Richtung geht, lässt sich anhand von *Zielrohwerten* und entsprechenden Z-Schranken, die eine Art Vertrauensintervall darstellen, für jede einzelne Dimension ersehen (Schack, 1997). Diese Zielwerte wurden anhand von inhaltlich-psychologischen Kriterien festgelegt und liegen – übereinstimmend mit der Einschätzung von Hackfort (s.o.) – *nicht* im Extrembereich fehlender Angst, was folgendermaßen begründet wird: „Da Angst auch eine positive Wirkung im Handlungsvollzug zugeschrieben werden muss – schließlich schützt sie uns vor Gefahren – kann das Ziel einer Intervention nicht in einer eindimensionalen Angstbeseitigung liegen" (Schack, 1997, S. 201). Auch beim Verhaltensbeurteilungsbogen für Vorschulkinder (VBV 3-6) wird übrigens der Idealwert nicht in einem der Extrembereiche, sondern in der Mitte angesiedelt, was speziell am Beispiel von Ängstlichkeit deutlich gemacht wird: „Als auffällig gelten bezüglich der Intensität sehr hohe oder sehr niedrige Ausprägungen regelhaft vorhandener Verhaltensweisen., so etwa ... auffallende Angstlosigkeit oder übermäßige Ängstlichkeit" (Döpfner et al., 1993, S. 9)

Die SAD-Zielrohwerte wurden im Rahmen einer Evaluationsstudie mit 16 Kontrollschülern und 32 Versuchsschülern der 4. Klasse erprobt (Schack, 1997). Letztere erhielten über einen Zeitraum von vier Wochen hinweg wöchentlich eine Zusatzstunde in einer allgemeinen Sportgruppe mit dem Ziel der Steigerung von Eigenaktivität und Handlungskontrolle. Es zeigte sich anhand einer speziell für das SAD entwickelten *Prä-Posttest-Analyse*, dass die Versuchsschüler in den meisten Angstdimensionen und im relevanten Tätigkeitsbereich Turnen/Gymnastik nach dem Sportprogramm näher an den Zielrohwerten lagen als vorher. Eine derartige differenzielle Analyse von Veränderungen erbringt nur dann aussagekräftige Ergebnisse, wenn insgesamt signifikante Vortest-Nachtest-Unterschiede vorliegen (Schack, 1997).

(f) Gütekriterien

Die *Retest-Reliabilität* nach zwei Monaten liegt für die Angstdimensionen zwischen .87 und .94, für die Tätigkeitsbereiche zwischen .79 und .91 (Hackfort & Nitsch, 1989, S. 78 bzw. S. 84), kann also als *hoch* betrachtet werden.

Versuche zur *externen Validierung* des SAD beziehen sich auf die Angsteinschätzung aus Lehrersicht. Dieses Außenkriterium hing nur für die Angst vor Verletzung wenn auch sehr niedrig, so doch signifikant mit der Selbsteinschätzung der Kinder zusammen (.16). Demgegenüber korrelierte die Angsteinschätzung durch die Lehrer erheblich höher mit der Sportnote (.50 bis .57; Hackfort und Nitsch, 1988, S. 89). Offensichtlich können also Lehrerratings aufgrund der starken Orientierung an der Sportnote nicht als Validierungsmaß für den SAD herangezogen werden. Andererseits fallen ängstliche Schüler im Vergleich zu nichtängstlichen weniger auf (z.B. seltener Normverstöße, Helmke, 1982, zit. nach Hackfort & Nitsch, 1989, S. 105) und die Lehrkräfte kennen deren Eigenarten nicht so gut. Die Testautoren halten solche Befunde folglich für "nicht geeignet, die externe Validität des SAD in Frage zu stellen Die Ergebnisse sprechen eher dafür, daß [...] mit dem SAD [...] andere Aspekte der Angst oder gar andere Kategorien erfaßt werden als mit der auf Beobachtung begründeten Einschätzung durch den Lehrer" (Hackfort & Nitsch, 1988, S. 105).

Folgende *erschwerende Faktoren für die externe Validierung* des SAD durch Verhaltensbeobachtungen werden genannt (Hackfort & Nitsch, 1989, S. 108):
- Angst zeigt sich nicht unbedingt im Verhalten bzw. kann sogar durch betont mutiges Verhalten kompensiert werden.
- Scheinbar angstindizierendes Verhalten (z.B. Meidung) kann andere Ursachen haben (z.B. Ermüdung, Lustlosigkeit).
- Angst kann nur durch Selbstaussagen hinreichend erfasst werden.

(g) Besonderheiten

Es sind keine Testrezensionen zum SAD bekannt. Nach eigener kritischer Beobachtung kann die Fokussierung auf das „Gefühl in dieser Situation" unter Vermeidung des Begriffs „Angst" in der Instruktion zu Missverständnissen führen. Ältere Kinder könnten ihr *Interesse* an der Übung einschätzen und z.B. bei gymnastische Übungen wie die Vorbeuge im Sitz, die sie eher langweilig finden, und das besonders unglückliche Gesicht auswählen. Umgekehrt könnten sie z.B. die Übung Stabhochsprung als spannend betrachten und das völlig angstfreie Gesicht ankreuzen. Solche subjektiven Unterschiede im Verständnis beeinträchtigen die Konstruktvalidität. Um dem entgegenzusteuern, haben wir im Verlaufe der Untersuchung darauf hingewiesen, dass es um die *Ängstlichkeit* geht, wenn deutlich wurde, dass die Kinder die Einschätzungen nach der Lust- Unlust Dimension vornahmen.

(h) Fazit

Der SAD betrifft einen in unserem Modellprojekt sehr wichtigen Teilbereich, für den es keine anderen Erfassungsmethoden gibt. Wenn auch die Probleme der externen Validierung noch nicht gelöst werden konnten, so weist der Test immerhin eine hohe Retest-Reliabilität auf. Weiterhin wurde dieser Test bereits in der Dortmunder Kinderherzsportgruppe angewandt (Völker; 1998), wodurch sich Vergleichsmöglichkeiten mit den Kölner Daten ergeben.

4.2.2.8 Marburger Verhaltensliste (MVL)

(a) Theoretische Grundlage und Zielsetzung

Die Marburger Verhaltensliste (MVL) ist ein kriteriumsorientierter Fragebogen für Eltern mit dem Ziel, „die Therapiebedürftigkeit von Kindern auf Verhaltensebene quantitativ abzuklären" (Ehlers, Ehlers & Makus, 1978. S. 6). Neben dieser Funktion als Screeningverfahren dient die MVL auch der qualitativen Erfassung von Problemverhalten, und zwar insbesondere zur Kontrolle der Wirksamkeit von Psychotherapie sowie zur Schulung von Beurteilern. Zu den konkreten theoretischen Grundlagen finden sich in der Handanweisung keine Informationen.

Bei der Itemzusammenstellung und Definition der Kriteriumsvariablen orientierten sich die Autoren an der kindzentrierten Spieltherapie, indem sie von Verhaltensdimensionen ausgingen, die durch diese Therapieformen positiv beeinflusst werden können. Durch das breite Wirkungsspektrum der kindzentrierten Spieltherapie kann angenommen werden, dass die MVL eine Beschreibung von Verhaltensauffälligkeiten insgesamt ermöglicht.

Bei der MVL wird nicht wie bei reinen Leistungstests nur die *Funktionsfähigkeit*, sondern auch das *Wohlbefinden* eingeschätzt, und zwar hier *nicht* durch die *Probanden* selbst, sondern durch die *Eltern als Beobachter*.

(b) Aufbau und Inhalt

Die endgültige MVL-Version entstand in zahlreichen Schritten anhand von Expertenratings hinsichtlich der diagnostischen Bedeutsamkeit der Einzelitems und Faktorenanalysen. Sie umfasst 80 Items zu fünf Dimensionen, und zwar

(1) Emotionale Labilität (EL), z.B. Nr. 4: Fragt öfters, wie lange noch etwas dauert.
(2) Kontaktangst (KA), z.B. Nr. 67: Wird verlegen oder weicht aus, wenn es Schulkameraden auf der Straße begegnet.
(3) Unrealistisches Selbstkonzept (SK, Sammelkategorie für Verhaltensauffälligkeiten im sozialen Kontext aufgrund einer unzureichenden Einschätzung der eigenen Möglichkeiten), z.B. Nr. 1: Will alles selber können und machen, schätzt seine Möglichkeiten falsch ein.
(4) Unangepasstes Sozialverhalten (US), z.B. Nr. 45: Wird bei geringem Anlass jähzornig.
(5) Instabiles Leistungsverhalten (IL), z.B. Nr. 56: Kann nur kürzere Zeit (etwa 5-10 Minuten) konzentriert arbeiten.

Während einige Dimensionen (EL, SK und IL) sich eher auf die emotionale *LQ-Komponente* nach Bullinger und Ravens-Sieberer (1995) beziehen, gehören (KA, US) eher zur sozialen LQ-Komponente. Im Gesamtüberblick zur Lebensqualität und in der Diskussion sind die Skalen wie oben zugeordnet. Im Ergebnisteil wird die MVL in dem Kapitel zum sozialen Bereich (5.1.4.1) *als Ganze* dargestellt, da eine Trennung hier nicht sinnvoll erscheint. Dies kann auch damit gerechtfertigt werden, dass Bullinger und Ravens-Sieberer (1995a, 106) von der „sozialen *und verhaltens*bezogenen" LQ-Komponente sprechen.

Bei jedem Item soll die Anzahl der Tage in den letzten zwei Wochen eingetragen werden, an denen das jeweilige Verhalten zu beobachten war. Die Werte können also zwischen 0 und 14 variieren.

Um zu erfassen, welchen Symptomwert die Beurteiler den Items beimessen, wurde eine unausgelesene Stichprobe von 211 Müttern und 180 Väter gebeten, auf einer 5-stufigen Skala den *Beunruhigungsgrad* jedes Items einzuschätzen (von 1 = gar nicht bis 5 = sehr stark beunruhigend). Die entsprechenden Durchschnittswerte liegen für jede Skala im mittleren Bereich (Ehlers et al., 1978, Abb. 9, S. 35). Lediglich für 10 der 80 Items ergaben sich im Durchschnitt höhere Werte (> 3.5): „Diesen Items ist aus Sicht der Beobachter noch am ehesten ein Symptomwert zuzusprechen" (Ehlers et al., 1978, S. 35). Sie beziehen sich auf folgende problematische Verhaltensweisen:

- US-Items (Nr. 6, 35, 45, 74): Streitsucht und Jähzorn,
- EL-Items (Nr. 17, 20, 27): Häufiges Weinen, Angst vor der Schule, Alpträume,
- SK-Items (Nr. 7, 32): Erlebte Ausgrenzung durch Mitschüler, Erkaufen von Zuwendung,
- IL-Item (Nr. 56): Mangelhafte Aufmerksamkeitsspanne (< 10 Minuten).

Aufgrund des insgesamt mittleren Beunruhigungsgrades kann davon ausgegangen werden, dass überwiegend Verhaltensbesonderheiten im *subklinischen Bereich erfasst* werden, was dem Konzept der Autoren, „Items mit eindeutigem Symptomcharakter fernzuhalten" (Ehlers et al., 1978, S. 35) entspricht.

Im Anhang der Handanweisung finden sich für jedes Item folgende Werte: Mittelwert und Streuung für die Häufigkeitsangaben in der Normierungsstichprobe und für den Beunruhigungsgrad, Bewertungskriterien für 1 und 2 Punkte (Basis für die Auswertungsschablone), Korrelation mit der jeweiligen Skala und dem Gesamtwert (Ehlers et al., 1978, S. 46-50).

(c) Normierung

Die MVL wurde an 1172 Kindern im Alter von 6 bis 12 Jahren normiert, deren Eltern den über die Schule zugesandten Fragebogen vollständig ausgefüllt zurückschickten. Die besuchten Schulen waren breit gestreut, und zwar 44% Grundschule, 18% Gymnasium, 24% auf Haupt- oder Realschule, 13% Mittelpunktsschule, was unserer Gesamtschule entsprechen dürfte. Rekrutiert „wurde der größte Teil der Schülerpopulation eines Schulbezirks in der Nähe der Stadt Kassel" (Gesamtpopulation n=1744, 35% Ausfall). Die Stichprobe kann folglich nicht als repräsentativ betrachtet werden, insbesondere was die Großstadtbevölkerung angeht.

Um ein Außenkriterium zu haben, wurden die Eltern zusätzlich anhand einer 4-Punkte-Skala um eine globale Beurteilung „der Schwierigkeit, die das Kind macht" gebeten (Ehlers et al., 1978, S. 14). Bei Zusammenfassung der beiden höchsten Stufen „etwas mehr bis starke Schwierigkeiten" – die Extremstufe wurde nur von einem Prozent gewählt – ergab sich ein Anteil von 9% „schwieriger" Kinder.

Die Mittelwerte und Streuungen der Endform sind für drei Altersgruppen (6-8, 9-10, >10 Jahre) und für Jungen und Mädchen getrennt aufgeführt (S. 24f.). Die jeweiligen Skalen-Rohwerte und das Gesamtergebnis werden grundsätzlich bezogen auf die *gesamte* Normstichprobe ausgewertet, da nur wenige signifikante Alters- und Geschlechtsunterschiede auftraten. Diese Unterschiede sollen bei den jeweiligen Skalen Punktabzug bzw. -aufschlag berücksichtigt werden, wenn das Ergebnis im Problemgrenzbereich liegt (Ehlers et al., 1978, S. 34). Bei uns wurden derartige Korrekturen wegen der besseren Vergleichbarkeit in *jedem* relevanten Fall vorgenommen.

(d) Durchführung

Der Test ist zwar auch als Gruppentest geeignet, wird aber überwiegend in der Einzelsituation durchgeführt. Die Beantwortung durch einen Elternteil oder eine andere erwachsene Bezugsperson dauert ca. 20 Minuten. In unserer Untersuchung bekamen die Eltern den Fragebogen in der Wartezeit ausgehändigt und füllten ihn allein aus.

(e) Auswertung und Interpretation

Die ursprüngliche Punktezuordnung für die Einzelitems in der Vorform basierte auf 30 „Problemkindern", die auf eine Psychotherapie warteten, und auf 30 Kontrollkindern, die von den Eltern als unauffällig bezeichnet wurden. Die Häufigkeitsangaben der Eltern wurden danach unterteilt, ob sie ausschließlich nur bzw. dreimal häufiger bei Problemkindern (2 Punkte bzw. 1 Punkt) oder nur bei Kontrollkindern (0 Punkte) auftraten (Ehlers et al., 1978, S. 11).

In der Endform führten die Testautoren eine neue Punktbewertung für die Häufigkeitsangaben ein, wodurch sich die Differenz zwischen Kontroll- und Problemkindern vergrößern ließ. Diese Bewertung basiert auf den 689 unauffälligen Kindern der Eichstichprobe und – als Vergleichsgruppen - den 104 schwierigen Kindern der Eichstichprobe sowie 70 zusätzlichen Problemkindern. Die Punktwerte werden den Verhaltensweisen je nach ihrem *relativ häufigerem Vorkommen* in der unauffälligen oder auffälligen Teilgruppe zugeordnet, und zwar
- 0 Punkte: häufiger bei Kontrollkindern,
- 1 bzw. 2 Punkte: $\leq$ dreimal bzw. $\geq$ viermal häufiger bei den Vergleichsgruppen.

Für die Auswertung sind nur ca. fünf Minuten nötig. Sie erfolgt mit Schablonen, indem die Antworten auf obige Dreier-Skala (0, 1, 2 Punkte) reduziert und durch spaltenartige Anordnung zugleich der jeweiligen Skala zugeordnet werden. Diese Punktwerte werden für jede Skala und insgesamt zu Rohwerten aufsummiert, die sich auf dem Deckblatt als Profil in Prozenträngen darstellen lassen. Aus den Normtabellen im Anhang des Manuals ergeben sich exakte Prozentrangnormen für jede Skala und den Gesamtwert (Ehlers et al., 1978, S. 42f.).

Die Interpretation erfolgt nach folgendem Schema:
1. PR > 80: Problemverhalten
2. PR < 40 für Subskalen, PR< 50 für Gesamtwert: unauffällig.
3. Zwischenbereich (PR 40 – 80): zweifelhaft; hier kann „keine eindeutige Diagnose gewagt werden" (Ehlers et al., 1978, S. 33).

Aus Gründen der besseren rechnerischen Handhabbarkeit wurden in unserer Studie wiederum wie bei der ALS die Prozentrangwerte in T-Werte umgewandelt (nach Lienert, 1969).

(f) Gütekriterien

Die Durchführungs- und Auswertungsobjektivität ist aufgrund der Fragebogendurchführung und Schablonenauswertung vollständig gegeben. Bei einer nach vier Wochen wiederholten Befragung der Eltern von 33 zehnjährigen Kindern ergaben sich folgende überwiegend hohe Retest-Reliabilitäten (Ehlers et al., 1978, S. 27):

.41 für „Emotionale Labilität",

.80 für „Kontaktangst",

.57 für „Unrealistisches Selbstwertgefühl",

.84 für „Unangepasstes Sozialverhalten",

.80 für „Instabiles Leistungsverhalten",

.81 für den Gesamtwert.

Die innere Konsistenz kann mit Werten zwischen .69 und .83 für die einzelnen Dimensionen und .93 für die Gesamtskala als zufriedenstellend hoch betrachtet werden.

Bzgl. der Validität wird eine Studie zur Kontrolle des Therapieverlaufs für zunächst 35 (nach 17 bis 24 Stunden noch 19 Kinder) angeführt. Demnach nahmen die Problemwerte im Verlaufe einer Spieltherapie bei erfolgreich behandelten Problemkindern in allen Bereichen der MVL nahezu kontinuierlich ab (Ehlers et al. 1978, S. 37). Allerdings fand sich bei differenzierterer Betrachtung der Veränderungsverläufe auch eine erfolgreich behandelte Gruppe mit niedrigem Ausgangsniveau, deren Auffälligkeitswerte während der Therapie vorübergehend anstiegen.

(g) Besonderheiten

Die Normierung geschah – ähnlich wie beim KTK – schon vor mehr als 20 Jahren, so dass neuere Entwicklungen, z.B. in Hinsicht auf möglicherweise vermehrte Verhaltensauffälligkeiten, nicht berücksichtigt sind. Die Autoren gehen davon aus, dass ca. 9% der Kinder Problemverhalten zeigen. Neueren epidemiologischen Studien zufolge liegt die Prävalenz „psychiatrischer" bzw „psychischer" Störungen für Kinder und Jugendliche etwas höher, nämlich bei ca. 15 % (Döpfner et al., 1993; Esser & Schmidt, 1997; Esser, Schmidt & Wörner, 1990; Ihle & Esser, 2002; Lehmkuhl et al., 1998; Remschmidt & Walter, 1990; vgl. Kap. 2.2.3.1). Hinzu kommt, dass die Normierung der MVL für Großstadtkinder nicht repräsentativ ist. Aufgrund des Mangels von gefahrlosen Spiel- und Bewegungsräumen in der Großstadt könnten es dort mehr Verhaltensprobleme geben (vgl. Kapitel 2.4.2).

Es besteht also die Gefahr, dass durch die nur auf Landkinder bezogene und vermutlich nicht mehr aktuelle Normierung zu viele Kinder als problematisch klassifiziert werden, die MVL also in diesem Sinne „zu streng" ist. Dem könnte man durch Heraufsetzung der Grenzwerte für den problematischen und den zweifelhaften Bereich entgegensteuern. Es erscheint allerdings anders als im Bereich der Intelligenzdiagnostik hier nicht unbedingt sinnvoll, dem säkularen Trend zu zunehmenden Verhaltensauffälligkeiten durch eine Aktualisierung von Normen zu begegnen. Das könnte nämlich dazu führen, dass auch Verhaltensweisen, die bisher gemeinhin als auffällig galten (z.B. Stehlen, Lügen) aufgrund ihres häufigen Vorkommens als „normal" klassifiziert würden, was eine ungewollte Verschiebung des bisher gültigen Wertemaßstabs bedeuten würde (vgl. ebenso beim VBV, Phase II, 4.2.2.7).

(h) Fazit

Es handelt sich um ein *sehr aufwändig und sorgfältig konstruiertes Verfahren mit guter Diskriminationsfähigkeit* bzgl. problematischen und unauffälligen Verhaltens. Fragebogenkonstruktion und Gütekriterien sind gut nachvollziehbar dargestellt. Den Items wurden durch unausgelesene Mütter und Väter überwiegend mittlere Beunruhigungsgrade beigemessen. Die Aufmerksamkeit von Eltern wird also – anders als beispielsweise bei der CBCL – nicht auf klinisch grob auffälliges Verhalten, sondern eher auf subklinische Phänomene gelenkt. Daher erscheint die MVL besonders gut für unsere Untersuchung geeignet.

4.2.3 Psychologische Verfahren: Phase II (1997 bis 1998, 4- bis 8-Jährige)

4.2.3.1 Partiell standardisiertes Interview

(a) Theoretische Grundlage und Zielsetzung

Für die zweite Phase wurde der bestehende Interviewleitfaden auf die jüngere Zielgruppe angepasst (Anhang 6). Die Fragen richteten sich hier wegen des niedrigeren Alters der Kinder etwas häufiger an die Eltern als in Phase I. Aufgrund der zu erwartenden geringeren Sporterfahrungen erfolgte keine getrennte Sportanamnese, sondern es wurden einige Fragen dazu in das psychologische Vorgespräch integriert. Dieses Gespräch war gerade in Phase II, also bei den jüngeren Kindern, ein wichtiger „Eisbrecher" und diente zum gegenseitigen Kennenlernen.

(b) Aufbau und Inhalt

Bei der *Voruntersuchung* standen folgende Bereiche im Mittelpunkt:
- Soziale Kontakte des Kindes
- Soziales Netzwerk der Familie
- Schweregrad des Herzfehlers aus Sicht der Eltern
- Kindergarten- und (geplante) Schullaufbahn
- Etwaige Frühfördermaßnahmen (z.B. Krankengymnastik, Ergotherapie)
- Bisherige Sporterfahrungen (z.B. in Kindergarten, Verein, Bildungswerken)

Bei dem abschließenden Gespräch mit den Kindern und deren Eltern ging es vor allem um
- das Erleben des Sportkurses („Was hat Dir gut gefallen, was nicht so gut?")
- die Sozialkontakte in der Gruppe („Wen kennst Du noch aus der Gruppe?"

- das Erleben von Veränderungen im Verlaufe des motorischen Förderungprogramms aus Sicht der Eltern (insbesondere motorische Fähigkeiten, Ängstlichkeit, Selbstwertgefühl und soziale Kontakte betreffend).

(c) Normierung

Da es sich um einen eigens für dieses Projekt entwickelten Interviewleitfaden handelt, kann eine Normierung nicht herangezogen werden und ist auch aufgrund der spezifischen Fragestellung nicht sinnvoll. Die Interviewangaben der Eltern und Kinder stellen aber wie schon in Phase I wichtige Hintergrundinformationen dar, zum Beispiel bzgl. des Vergleichs mit Fragebogenangaben.

(d) Durchführung

Die Interviews fanden im Rahmen der Vor- und Nachuntersuchungen in einem Arztzimmer der Klinik und Poliklinik für Kinderkardiologie der Universität zu Köln statt. Sie dauerten ca. eine halbe Stunde, in Einzelfällen auch länger. Es wurde dafür gesorgt, dass keine Störungen vorkamen. Je nach Situation ließen die Eltern den Untersuchungsleiter zeitweise mit ihrem Kind allein, z.B. wenn es sonst gehemmt oder besonders albern war. Gelegentlich waren auch Geschwister mit anwesend, was sich aber nicht als störend erwies.

(e) Auswertung und Interpretation

Bei den meisten Fragen waren einige Antwortkategorien vorgesehen, die ggf. im Verlaufe der Untersuchung ergänzt wurden. Die Antworten auf die wenigen offenen Fragen wurden protokolliert. Anschließend erfolgte eine Zuordnung zu übergeordneten inhaltlichen Kategorien auf der Basis einer Zusammenstellung aller Antworten. Dies war zum Beispiel der Fall bei den Fragen zur Frühförderung und bisherigen Sporterfahrungen.

Die übrigen Punkte des Darstellungsrasters (f-h) sind für das Interview nicht relevant.

4.2.3.2 Motoriktest für vier- bis sechsjährige Kinder (MOT 4-6)

(a) Theoretische Grundlage und Zielsetzung

Der Motoriktest für vier- bis sechsjährige Kinder (MOT 4-6) wurde von Zimmer und Volkamer entwickelt. Eine erste Testfassung entstand schon 1973, die erste Veröffentlichung geschah 1984, und eine zweite überarbeitete und erweiterte Auflage wurde 1987 vorgelegt.

Das Verfahren sollte sowohl testtheoretischen Erfordernissen entsprechen als auch auf die Altersstufe abgestimmt sein, also Motivationslage und Konzentrationsspanne von Vorschulkindern berücksichtigen, indem nur Aufgaben mit hohem Aufforderungscharakter einbezogen werden.

Es handelt sich also beim MOT 4-6 ähnlich wie beim KTK (vgl. 4.2.2.2) um ein *motometrisches Verfahren der Motodiagnostik*, wobei hier jedoch nicht zuletzt aufgrund der speziellen Konzipierung für das Vorschulalter die beim KTK im Zentrum stehende Gesamtkörperkoordination nur als ein Teilaspekt enthalten ist. Außerdem „sollten weniger Bewegungsfertigkeiten als allgemeine motorische Grundfähigkeiten überprüft werden" (Zimmer & Volkamer, 1984, S. 6). Dies bedeutet auch, dass Lerneffekte durch eine geringe Übbarkeit der Aufgaben vermieden werden.

Es finden sich keine genaueren theoretischen Grundlagen. So wird beispielsweise nicht auf entwicklungstheoretische Modelle motorischer Entwicklung eingegangen, was allerdings ein Mangel ist, der fast den gesamten Bereich der Motodiagnostik betrifft (Eggert, 1989).

Krause (1985) ordnet den MOT 4-6 in seiner Testrezension den speziellen Funktionsprüfungs- und Eignungstests zu. Der Begriff „Eignungstest" erscheint allerdings wenig treffend und die Umschreibung insgesamt zu kurz gegriffen, wenn man die Zielsetzung des Verfahrens betrachtet: Der MOT 4-6 soll einen „Beitrag zur objektiven und frühzeitigen Erfassung der motorischen Entwicklung leisten, um vor allem den Kindern, die einer besonderen pädagogischen Förderung und Betreuung bedürfen, eine frühzeitige Chance zur Behebung von Retardierungen und Defiziten zu geben" (Zimmer & Volkamer, 1984, S. 3).

Der MOT 4-6 ist auch *geeignet für wissenschaftliche Zwecke*, „wenn z.B. versucht wird, hypothetisch angenommene Zusammenhänge zwischen der Motorik und anderen Persönlichkeitsbereichen aufzuklären" (Zimmer & Volkamer, 1984, S. 4). Nach Bös (1987, S. 371) können die Ergebnisse „als Ergänzungsinformation für die Beurteilung der Effizienz von ‚Bewegungsprogrammen' und/oder die Einleitung von Modifkationsstrategien wertvolle Hinweise liefern". So konnte belegt werden, dass eine tägliche zusätzliche Bewegungszeit von 20 Minuten im Kindergarten mit eine stärkeren Verbesserung der Leistungen im KTK und im MOT 4-6 einhergeht, als eine Förderung von zweimal 45 Minuten wöchentlich (Zimmer, 1981, zit. nach Zimmer & Volkamer, 1984, S. 43).

(b) Aufbau und Inhalt

Der MOT 4-6 besteht aus 18 Items zu *sieben Motorik-Dimensionen*. Die Aufgaben erfassen teils mehrere Dimensionen, so dass eine Faktorenanalyse keine interpretierbare Faktorenstruktur ergab. Die folgenden Beispiele stellen also eine rein schwerpunktmäßige Zuordnung dar:

- Gesamtkörperliche Gewandtheit und Koordinationsfähigkeit, z.B. durch einen Reifen winden, Hampelmannsprung;
- Feinmotorische Geschicklichkeit, z.B. Punktieren, Streichhölzer einsammeln;
- Gleichgewichtsvermögen, z.B. Balancieren vorwärts und rückwärts;
- Reaktionsfähigkeit, z.B. Stab oder Tennisring auffangen;
- Sprungkraft und Schnelligkeit, z.B. Sprung über Seil, Drehsprung in Reifen;
- Bewegungsgeschwindigkeit, z.B. Seil seitlich überspringen, Tennisbälle in Kartons legen;
- Bewegungsgenauigkeit, z.B. Zielwurf auf eine Scheibe.

Roth (1986) kritisiert in seiner Rezension, dass entgegen faktorenanalytischen Ergebnissen doch versucht wird, Dimensionen abzuleiten, und dass dies zudem unsystematisch durch eine

Mischung motorischer Fertigkeiten und Bewegungsmerkmale geschieht. Er interpretiert dies in Anlehnung an Bös (1984; zit. nach Roth, 1986, S. 212) im Sinne einer gerade im Bereich Sport häufig beobachteten Tendenz, „häufig allzu vorschnell – ohne entsprechende statistische Analysen oder sogar im Widerspruch zu ihren Ergebnissen – auf die logische Existenz der jeweils vorab benannten motorischen Dimensionen" zu schließen.

Für jede Aufgabe existiert eine ausführliche Beschreibung mit Instruktion und präzisen Bewertungskriterien, veranschaulicht durch Fotos mit richtiger und falscher Durchführung.

(c) Normierung

Die *Normierung* basiert auf 301 vier- bis sechsjährigen Kindergartenkindern aus Niedersachsen, Rheinland-Pfalz, Hessen und Nordrhein-Westfalen, die 1981 mit diesem Verfahren untersucht wurden. In der zweiten Auflage von 1987 werden Normtabellen von 4 bis zu 6;11 Jahren in Halbjahresschritten vorgelegt (erste Auflage von 1984: Sechsjährige in *einer* Jahresklasse), bei denen alternativ Prozenträngen, motorische Quotienten, T- oder C-Werte abgelesen werden können. Außerdem ist für alle Rohpunktwerte ein Konfidenzintervall von plus/minus einer Standardabweichung angegeben, so dass man den Vertrauensbereich ermitteln kann, in dem sich das Ergebnis mit 68%-iger statistischer Sicherheit bewegt (Zimmer & Volkamer, 1984, S. 36).

Da sich keine Mittelwertsunterschiede zwischen Jungen und Mädchen ergaben, wurde das Geschlecht bei der Normierung nicht berücksichtigt.

Krause (1985) kritisiert, dass die Normstichprobe im Vergleich zu den in der Erprobungsphase insgesamt getesteten Kindern (insgesamt ca. 1400) relativ klein ist und aufgrund fehlender Angaben zur Stichprobe deren Repräsentativität nicht beurteilt werden kann. Der letztgenannte Aspekt wird auch von Rennen-Allhoff (1987) moniert, insbesondere bezogen auf die Rekrutierung der Stichprobe. Zusätzlich merkt sie das Fehlen von Informationen über die Durchführungsbedingungen im Rahmen der Normierung an.

(d) Durchführung

Das Verfahren ist „nur bedingt als Gruppentest einzusetzen" und sollte besser „mit jedem Kind einzeln (höchstens in Zweiergruppen)" durchgeführt werden (Zimmer & Volkamer, 1984, S. 35), da sonst die Konzentration deutlich nachlässt und der Test mehr als gemeinsames Spiel, bei dem die Regeln nicht immer beachtet zu werden brauchen, betrachtet wird. Im Rahmen unseres Projektes wurde der MOT 4-6 immer als Einzeltest durchgeführt.

Nach Vorbereitung der Materialien und bei eingeübten Testleitern – beides Voraussetzungen für eine regelrechte Testdurchführung – dauert der MOT 4-6 ca. 15 bis 20 Minuten, was in etwa der Aufmerksamkeitsspanne von gesunden Vorschulkindern entspricht. Um die Motivation und Konzentration des Kindes bis zum Ende aufrechtzuerhalten, sollte die hinsichtlich der motorischen Anforderungen bewusst als abwechslungsreich konzipierte Reihenfolge der Testaufgaben beibehalten werden.

Vor dem eigentlichen Test sollte Gelegenheit bestehen, eine lockere und entspannte Atmosphäre und – insbesondere falls dem Kind der Testleiter nicht bekannt ist – eine positive emotionale Beziehung herzustellen, so dass die Testaufgaben ohne Angst und mit der nötigen Motivation durchgeführt werden können. Das Kind sollte die Aufgaben nicht als Prüfung, sondern als Spiel auffassen, bei dem jedoch bestimmte Regeln eingehalten werden müssen.

Die Testanweisung ist standardisiert, und die Instruktion ist genau festgelegt. Bei jeder Aufgabe sind Vorversuche zur Gewöhnung an die motorische Anforderung erlaubt, die auch falls nicht ausdrücklich vermerkt positiv in die Bewertung eingehen können (Zimmer & Volkamer, 1984, S. 10).

(e) Auswertung und Interpretation

Jede Aufgabe wird entsprechend den ausführlichen Richtlinien mit null Punkten (nicht gelöst), einem Punkt (teilweise gelöst) oder zwei Punkten (vollständig gelöst) bewertet. Die Punktzahl wird zum Rohwert aufsummiert, für den sich anhand der Tabellen ein altersspezifischer Normwert bestimmen lässt. Bös (1987, S.370) kritisiert, dass die Punktabstufung nicht hinreichend begründet wird und eine Summenscorebildung eigentlich nicht statthaft ist, da es sich nicht um Intervallskalen handelt.

Eine Auswertung nach verschiedenen motorischen Funktionen ist aufgrund der fehlenden Faktorenstruktur der Items eigentlich nicht gesichert durchführbar. Die Autoren halten es aber dennoch für möglich, „Tendenzen hinsichtlich spezieller Stärken oder Schwächen festzustellen, wenn z.B. alle Items einer Gruppierung nicht gelöst worden sind (Zimmer & Volkamer, 1984, S. 38). Dies wird von Rennen-Allhoff (1987) als nicht folgerichtig angemerkt.

Die motorische Leistung wird entsprechend der üblichen auf der Standardabweichung basierenden Einteilung folgendermaßen interpretiert (Zimmer & Volkamer, 1984, S. 38):
(1) sehr gut (+3 SD, MQ = 131 – 145, T = 71 – 80);
(2) gut (+2 SD, MQ = 116 – 130, T = 61 – 70);
(3) normal (+/–1 SD, MQ = 85 – 115, T = 40 – 60);
(4) unterdurchschnittlich (–2 SD, MQ = 70 – 84, T = 30 – 39);
(5) auffällig (–3 SD, MQ = 56 – 69, T = 20 – 29).

(f) Gütekriterien

Die *Durchführungsobjektivität* erscheint durch die genaue Beschreibung der Testaufgaben gewährleistet. Die Auswertungsobjektivität lag bei 5 Beurteilern bezogen auf 32 Kinder bei .88, kann also als gut betrachtet werden.

Die *Retest-Reliabilität* betrug .85, bezogen auf 42 Kinder nach vier Wochen. Die *split-half-Reliabilität* lag anhand einer Konsistenzanalyse nach Kuder-Richardson bei .74.

Die *Kriteriumsvalidität* wurde durch Korrelationen mit dem KTK bei 5- bis 6-jährigen Kindern (n=181) ermittelt. Der Koeffizient liegt bei .78, nach Auspartialisierung des Alters immerhin noch bei .68. Des weiteren wird die Validität dadurch zu belegen versucht, dass Kinder mit

Sprachbehinderungen, Verhaltensauffälligkeiten oder minimaler cerebraler Dysfunktion „eindeutig geringere Testleistungen erbrachten als die ... Normalentwickelten" (Zimmer & Volkamer, 1984, S. 34). Dies erhellt aber Rennen-Allhoff (1987, S. 191) zufolge „kaum die Frage nach der Brauchbarkeit des MOT 4-6 zur Entdeckung bestimmter Behinderungen" (was allerdings auch nicht die Hauptintention des Tests ist). Auf diesem Hintergrund schätzt Rennen-Allhoffs (1987, S. 191) die Angaben zur Validität des MOT 4-6 als „nur spärlich" ein.

Ein aktuellerer Validitätsbeleg ergibt sich aus der sogenannten Rollerstudie von Lensing-Conrady (1999): Vorschulkinder, die Gelegenheit bekamen, drei Monate lang motorische Erfahrungen mit einem ausgeliehenen Roller zu machen (n=81), konnten ihren Motorik-Quotienten entsprechend der Vorannahme signifikant steigern (MQ 89 bzw. 98), während bei Kontrollkindern (n=80) keine Steigerung zu verzeichnen war (vgl. Kap. 2.4.2). Der MOT 4-6 scheint also diese erwartete Verbesserung statistisch angemessen widerspiegeln zu können.

(g) Besonderheiten

Die Testautoren stellen fest, dass der Test auch die wichtigen zusätzlichen Kriterien der *Ökonomie, Praktikabilität im Sinne von Anwendungsfreundlichkeit* erfüllt. Als Nachteil wird von ihnen selbst und von Krause (1985) das Fehlen von Normtabellen für einzelne Behinderungen genannt, was damit zusammenhängt, dass noch nicht genügend Kinder aus solchen Teilgruppen untersucht worden sind.

Positiv hervorgehoben wird von Roth (1986) – und dem schließe ich mich an – die *ausgesprochen gute Verständlichkeit und Übersichtlichkeit der Handanweisung,* insbesondere was die durch Photographien veranschaulichte Darstellung der Übungen und die ergänzenden Fallbeispiele angeht. In der Testbesprechung von Rennen-Allhoff (1987) wird das vielfältige und interessante Aufgabenspektrum gewürdigt.

Nach Roths Einschätzung haben die Testautoren mit dem MOT 4-6 die besten Voraussetzungen dafür geliefert, dass der Test „zukünftig auf breiter Basis, besonders in therapeutisch arbeitenden Insituationen, erprobt wird" (Roth, 1986, S. 213; Schreibfehler im Original). Hieraus ergibt sich – und das wird auch von den Autoren selbst und von Krause (1985) hervorgehoben – dass der Test auch zur Therapiekontrolle anwendbar ist (z.B. bei Sportförderunterricht), was genau der eigenen Intention entspricht. Für unsere Untersuchung erscheint auch wichtig, dass „Übungs- und Wiederholungseffekte auf das Ergebnis im MOT [...] nur unwesentlichen Einfluss" hatten, wie eine Studie von Vossmann (1982, zit. nach Zimmer & Volkamer, 1984, S. 34) an 39 Kindern ergab. Allerdings ist das Intervall zwischen erstem und zweitem Test nicht angegeben und kann aufgrund der fehlenden Quellenangabe auch nicht im Original nachgelesen werden, so dass unklar bleibt, inwieweit es dem in unserer Studie ähnelt.

(h) Fazit

Früher gab es keine motodiagnostischen Verfahren für den Vorschulbereich. Der MOT 4-6 stellt damit einen „wichtigen Beitrag zur Überwindung dieses Mangelzustandes" dar (Roth,

1986). Die abwechslungsreiche Reihenfolge der Testaufgaben garantiert bei den meisten Kindern eine bleibende Aufmerksamkeit bis zum Ende. Das Verfahren „ist ein nach testtheoretischen Gesichtspunkten standardisierter und normierter Bewegungsleistungstest", durch den „eine *Beurteilung des allgemeinen motorischen Entwicklungsstandes eines Kindes möglich*" ist (Gaschler, 2000, S. 11, Hervorhebung des Verfassers).

Kritisch zu betrachten sind
- das Fehlen eines schlüssigen theoretischen Konzepts bzgl. motorischer Entwicklung und die dadurch fehlende theoretische Verankerung der Testaufgaben,
- die lückenhaften Informationen zur Stichprobe,
- die relativ kleine Normstichprobe ($n = 301$),
- die eher spärlichen Belege für die Validität des Tests.

Dies veranlasst Roth zu folgender Einschätzung: Die „Veröffentlichung wird [...] diejenigen nicht vollständig zufriedenstellen können, die sie eher an testtheoretischen und forschungsmethodischen als an anwendungsorientierten Kriterien messen" (Roth, 1986, S. 213). In ähnliche Richtung geht die Kritik von Eggert (1989, S. 72), dass die „empirische und theoretische Basis für eine wirkliche Anwendung als objektives Meßverfahren [...] (noch) zu schwach" ist. Bös (1987, S. 371) kommt in seiner recht umfangreichen Testbesprechung zu einer positiveren Gesamteinschätzung: „Die ausführlichen Testbeschreibungen, die befriedigende teststatistische Überprüfung sowie die vorliegenden Normierungstabellen lassen die Anwendung des MOT 4-6 empfehlenswert erscheinen".

Nach Abwägung der Vor- und Nachteile erschien es uns gerechtfertigt, in Ermangelung einer Alternative für das Vorschulalter auf den MOT 4-6 zurückzugreifen. Denn der Test zeichnet sich vor allem durch *gute Praktikabilität, klar festgelegte Auswertungskriterien und eindeutige Interpretationshinweise* aus. Außerdem wird er zur Beurteilung der Effektivität von Fördermaßnahmen empfohlen (Zimmer & Volkamer, 1984, S. 4), was genau unserer Intention entspricht.

4.2.3.3 Psychomotorischer Screening-Test (PST)

<u>(a) Theoretische Grundlage und Zielsetzung</u>

Der PST wurde in der Universitäts-Kinderklinik Zürich in den Jahren 1970 bis 1974 entwickelt und erprobt. Eine kurze Broschüre für den über die eigene Klinik hinausgehenden Gebrauch entstand erst 1993 (Naville & Weber, 1993). Der Test „gibt Hinweise auf mögliche psychomotorische Störungen beim normal intelligenten 6-8-jährigen Kind, das durch Ungeschicklichkeit auffällt" (S. 1). Nicht geeignet ist das Verfahren für „verhaltensgestörte, ... körperlich, geistig oder sehbehinderte Kinder." (S. 1). Es war ursprünglich vor allem für den Kinder- und Schularzt gedacht und wurde durch ein Anleitungsvideo und eine neu gestaltete zweite Auflage (Mock, 1995) einem erweiterten Fachkreis zugänglich gemacht.

Eine explizite theoretische Grundlage wird nicht angegeben, allerdings zeigt der Titel, dass die Autoren sich dem Konzept der Psychomotorik, also der Ganzheitlichkeit von Körper, Geist und Psyche, verpflichtet fühlen.

Die Autoren betonen ausdrücklich, dass der Screening-Test keine differenzierte psychomotorische Entwicklungsdiagnostik ersetzt. Auf diesem Hintergrund wurde er in unserer Studie auch nur als grob orientierendes Zusatzverfahren einbezogen, während eine eingehendere psychomotorische Beurteilung durch den MOT 4-6 erfolgte.

(b) Aufbau und Inhalt

Der Test besteht aus vier Aufgaben, die sich insgesamt nach 9 Kriterien jeweils dreistufig auswerten lassen.

(1) Grafomotorik: Mit Strichbogen zeichnen, wie verschiedene Tiere springen (Hase, Frosch, Grashüpfer)
(2) Handkoordination: abwechselnd in gesteigertem Tempo die Faust auf die flache Hand legen
(3) Auge-Hand-Koordination: Mit selbstgewählter Hand einen Ball mindestens 4 bis 5 mal prellen
(4) Sprungsequenzen: 6-8 Sprünge vorwärts machen, Arme in Seithaltung.

(c) Normierung

Es liegt keine regelrechte Normierung seitens der Autoren vor. Die Aufgaben wurden anhand der motorischen Kompetenzen von normal entwickelten 6- bis 8-jährigen Kindern zusammengestellt. Mittlerweile liegt eine Studie von Dordel et al. (2000) an 116 Schulanfängern einer ländlichen Grundschule zum Vergleich vor. Hieraus ergibt sich neben dem Mittelwert ($M = 23.35$, $SD = 1.98$) die Verteilung auf die neun Bewertungskriterien (Dordel et al., 2000, S. 9f.).

(d) Durchführung

Der Test ist einfach und wenig aufwändig. Er dauert nur wenige Minuten. Voraussetzung ist ein genügend großer Raum von mindestens vier bis fünf Metern Länge. In unserer Studie wurde der PST als Einzeltest in Verbindung mit dem MOT 4-6 in einer Sporthalle durchgeführt.

(e) Auswertung und Interpretation

Die Auswertung erfolgt anhand von neun Kriterien zu den vier Aufgaben:
- Grafomotorik: Stifthaltung (1), Strichführung (2)
- Handkoordination: Präzision (3)
- Auge-Hand-Koordination: Blick auf den Ball (4), Bewegungsablauf (5)
- Sprungsequenzen beidbeinig: Körperhaltung (6), Mitbewegungen der Arme (7), Gleichgewicht (8); Fähigkeit zum einbeinigen Springen (9).

Die Kriterien werden jeweils dreistufig nach Qualität der Ausführung bewertet: (A) gut = 3 Punkte, (B) mittel = 2 Punkte und (C) schlecht = 1 Punkt. Insgesamt sind also maximal 27

Punkte zu erreichen. Für jedes einzelne Kriterium wird präzise beschrieben, auf welche konkret beobachtbaren Merkmale sich die Bewertung stützt.

Mock (1995, S. 1) gibt folgenden Auswertungshinweis: „Bei vorwiegend B- und C-Resultaten ist eine eingehendere Abklärung der psychomotorischen oder neurologischen Auffälligkeiten ratsam". Demzufolge sind also Kinder mit weniger als fünf A-Resultaten als motorisch auffällig zu betrachten.

(f) Gütekriterien

Die *Objektivität* der Durchführung und Auswertung erscheint durch die präzisen auf Beobachtungsebene liegenden Angaben gewährleistet. Da eine regelrechte Normierung fehlt, liegen keine Angaben zu weiteren Gütekriterien vor.

(g) Besonderheiten

Das Verfahren setzt keine Ausbildung in psychomotorischer Diagnostik voraus. Dennoch wurden die Sportstudenten in unserem Projekt eingehend in diesen und die anderen motorischen Tests eingewiesen, so dass von einer ordnungsgemäßen Durchführung auszugehen ist.

Der PST wurde ähnlich wie der KTK schon vor ca. 30 Jahren (1970-74) entwickelt, so dass sich auch hier die Frage nach Verzerrungen der Ergebnisse durch epochale Veränderungen in diesem Bereich stellt. Offensichtlich hat sich die motorische Leistungsfähigkeit der Kinder bis heute allerdings nicht wesentlich verändert (Dordel, 2000, vgl. Kapitel 2.4.2), so dass auch aktuell gewonnene PST-Ergebnisse als aussagekräftig betrachtet werden können.

(h) Fazit

Das Verfahren besticht durch seine *kurze Durchführung und Auswertung* sowie durch die präzise Abgrenzung von psychomotorischen Auffälligkeiten (< 5 A-Antworten). Für unsere Zwecke eignet es sich vor allem für intraindividuelle Vor- und Nachtest-Vergleiche. Mittlerweile kann aber auch Bezug genommen werden auf eine Gruppe gesunder Schulanfänger (Dordel et al., 2000).

4.2.3.4 Hamburg-Wechsler-Intelligenztest für Kinder – Revision 1983 (HAWIK-R): Untertests Zahlennachsprechen (ZN) und Zahlensymbole (ZS)

(a) Theoretische Grundlage und Zielsetzung

Die erste deutsche Version der Wechsler Intelligence Scale for Children (WISC, Wechsler, 1949), der Hamburg-Wechsler-Intelligenztests für Kinder erschien 1956 (Hardesty & Priester, 1956), die amerikanische Revision im Jahre 1974 (WISC-R, Wechsler, 1974). Die „Revision 1983" (HAWIK-R) wurde 1984 von Tewes publiziert. Eine dritte korrigierte Auflage dieser Revision entstand schon 1985. Im Jahre 1999, also erst gegen Ende unserer Studie, erschien eine weitere deutschsprachige Version (HAWIK-III, Tewes, Rossmann & Schallberger, 1999). Aufgrund einer dort erhöhten Itemanzahl bei den von uns ausgewählten Untertests lassen sich unsere Daten nicht nachträglich mit der neuesten Version auswerten, so dass wir von dieser

Aktualisierung nicht profitieren konnten. Deren Anwendung ist nach Renner und Fricke (2001) für Verlaufsuntersuchungen wegen fehlender Angaben zur zeitlichen Stabilität der Testergebnisse ohnehin noch nicht zu empfehlen.

Den amerikanischen WISC- wie auch den deutschen HAWIK-Vefahren liegt die folgende absichtlich sehr allgemein gehaltene Definition von Intelligenz zugrunde: „Intelligenz ist die allgemeine Fähigkeit des Individuums, die Welt, in der es lebt, zu verstehen und sich in ihr zurecht zu finden" (Tewes, 1985, S. 15). Diese Definition umfasst auch „sogenannte nichtintelektuelle Anteile, wie Befürfnisse, Einstellungen, Motivation, Durchhaltevermögen und emotionale und affektive Kontrolle" (Willich & Friese, 1994, S. 174; Schreibfehler im Original), was der ganzheitlichen Sichtweise des Individuums entspricht.

Da der HAWIK eines der am häufigsten verwendeten Verfahren zur Erfassung der Intelligenz ist, kann er hier als weitgehend bekannt vorausgesetzt werden. Es wird daher überwiegend auf die Besonderheiten der Untertests Zahlennachsprechen (ZN) und Zahlensymbole (ZS) eingegangen. Diese wurden für unser Projekt ausgewählt, weil sich hierdurch mit zeitlich geringem kognitive Teilfunktionen abschätzen lassen, die für einen erfolgreichen Schuleinstieg wichtig erscheinen.

Das *Zahlennachsprechen (ZN)* war bereits 1905 in der Skala von Binet und Simon vertreten und gilt als der am häufigsten in Intelligenztests verwendete Untertest (Titze & Tewes, 1994). Erfasst werden hiermit Teilkomponenten des Kurzzeitgedächtnisses, und zwar die Merkfähigkeit für Zahlen. Die Leistung „ist insbesondere abhängig von der akustischen Merkfähigkeit, der Aufmerksamkeit und der Selbstkontrolle"(Tewes, 1985, S. 35).

Der *Zahlen-Symbol-Test (ZS)* ist ein Substitutionstest, der eine Assoziation von Symbolen erfordert. Er wurde aus der Army-Beta-Scale von Yerkes (1921) übernommen und findet sich in vielen Intelligenzskalen (Titze & Tewes, 1994). Dieser Untertest erfasst „die allgemeine psychomotorische Geschwindigkeit, die visuell-motorische Koordination und das Konzentrationsvermögen bei Routineaufgaben. Die Leistung ist auch abhängig vom Grad der Belastbarkeit unter Zeitdruck, von der geistigen Flexibilität [...] und dem visuellen Kurzzeitgedächtnis" (Tewes, 1985, S. 35f.). Bis auf die letztgenannte Komponente erfasst der in Phase I unserer Studie verwendete Zahlen-Verbindungs-Test (ZVT) ganz ähnliche Fertigkeiten (dort kognitive Leistungsgeschwindigkeit oder Auffassungstempo genannt), so dass sich *Vergleichsmöglichkeiten* zwischen beiden Phasen ergeben.

Interessant erscheint mir für unsere Studie die Tatsache, dass der HAWIK-R „sensibel auf krankheitsbedingte Veränderungen reagiert" (Willich & Friese, 1994 S. 181), z.B. bei Asthma und Diabetes. Dies zeigt sich weniger in den Gesamttestwerten als in den differenziellen Profilverläufen. Die ausgewählten Untertests ZN und ZS erfassen beide bestimmte Wahrnehmungsverarbeitungsfunktionen, also eher die fluide störanfälligere Intelligenzkomponente als die kristalline eher erfahrungsabhängige Intelligenz nach Horn (1982) und Cattell (1971), wenn man diesen eher für den Bereich der Gerontologie entworfenen Ansatz auf Kinder anzuwenden versucht. Es könnte daher davon ausgegangen werden, dass gerade die beiden ausgewählten Untertests bei Kindern mit einem angeborenen Herzfehler schlechter ausfallen als bei gesunden Kindern.

(b) Aufbau und Inhalt

Bei beiden ausgewählten Verfahren handelt es sich um *Paper-and-Pencil-Tests*. Der Untertest *Zahlennachsprechen (ZN)* stellt einen Zusatztest für den *Verbalteil* dar. Hier müssen Ziffernreihen von aufsteigendem Schwierigkeitsgrad vorwärts (3-9 Ziffern) bzw. rückwärts (2-8 Ziffern) wiederholt werden. Für jede Reihenlänge gibt es zwei unterschiedliche Versuche.

Der Untertest *Zahlensymbole (ZS)* gehört zum *Handlungsteil*. Bestimmte Symbole sind bestimmten Elementen zuzuordnen, und zwar
- für unter 8-Jährige: Striche und kleine Kreise zu geschlossenen Figuren (Quadrat, größerer Kreis, Dreieck, Kreuz, Stern, fünf Zeilen);
- für ältere Kinder: kompliziertere Formen, z.B. +) (V, zu Zahlen (vier Zeilen).

Innerhalb von 120 Sekunden sollen so viele Zuordnungen wie möglich vorgenommen werden.

(c) Normierung

Die *deutsche Normierung* basiert auf den Ergebnissen von 1898 „repräsentativ ausgewählten Kindern in der gesamten Bundesrepublik Deutschland" (Kornmann, 1986, S. 182) im Alter von 6 bis 15 Jahren, zur Hälfte Mädchen und Jungen (49 bzw. 51%). Bei den 8- bis 15-Jährigen liegen pro Altersjahrgang 188 bis 200 Kinder zugrunde, bei den 6- und 7-Jährigen wurden 161 bzw. 175 Kinder untersucht. Die 20 gleichmäßig verteilten Erhebungsorte waren zur Hälfte Großstädte, ansonsten Kleinstädte und Dörfer. Die Sozialschicht konnte aus Datenschutzgründen nicht erfasst werden, aber auf die Einbeziehung *aller* Schichten wurde geachtet. Es handelt sich u.a. um 40% Grundschüler, 17 % Hauptschüler und je 11% Realschüler und Gymnasiasten.

Die *Normen* liegen in sehr differenzierten Altersklassen von vier Monaten Breite (also: 6;0 bis 6;3, 6;4 bis 6;7 Jahre usw.) vor, was aber Heller und Perleth (1991) zufolge den Nachteil einer jeweils relativ geringen Kinderzahl (weniger als 70) hat. Willich und Friese (1994, S. 182) halten diese Einteilung für „nicht nachvollziehbar" und monieren die ungleichmäßige Gruppenbesetzung sowie das Fehlen von eigenen Reliabilitätsangaben. Dennoch wird die Standardisierung und Eichung von ihnen als „sorgfältig und umfassend" (S. 182), von Heller und Perleth (1991, S. 133) als ausreichend betrachtet. Jäger (1984) kritisiert allerdings das Fehlen von Angaben zu Geschlechtsunterschieden bei den Testleistungen.

Interessant erscheint, dass innerhalb von ca. 25 Jahren aufgrund eines IQ-Gewinns (Willich & Friese, 1994, S. 183) im Sinne eines *positiven säkulären Trends* eine „beträchtliche Normverschiebung" erfolgt ist, indem Probanden späterer Geburtskohorten bessere Leistungen erbrachten. So lagen die auf einer zeitnäheren Eichung basierenden HAWIK-R Werte um 12 bis 21 IQ-Punkte niedriger als die alten HAWIK-Werte (Willich & Friese, 1994, S. 182). Es wird allerdings auch kritisch angemerkt, dass der HAWIK-R möglicherweise aufgrund „einer wohl zu leistungsfähigen Eichstichprobe" zu streng normiert ist (Willich & Friese, 1994, S. 182). Wolke (1994) warnt ausgehend von einem Anstieg um 10 IQ-Punkte zwischen 1956 und 1976, erfasst anhand desselben Testverfahrens, vor der Durchführung veralteter Intelligenztests, da sie u.a. den Anteil retardierter Kinder unterschätzen. Auf diesem Hintergrund ist auch die Anregung von Moosbrugger (1997) zu sehen, dass die bereits vor 1983 durchgeführte Normierung erneut aktualisiert werden sollte, zumal damals die neuen Bundesländer noch nicht berücksichtigt wurden; diese Notwendigkeit unterstreicht auch der Testautor selbst in seiner Replik zu Moosbruggers Rezension (Tewes, 1997). Tatsächlich wurde mit dem HAWIK III von Tewes et al. im Jahre 1999, also erst gegen Ende unserer Studie, eine Neustandardisierung publiziert, an deren Qualität allerdings starke Zweifel geäußert werden (Renner & Fricke, 2001), insbesondere was die Überrepräsentation von Sonderschülern und Unterrepräsentation von Gymnasiasten sowie mangelhafte Angaben zur Stichprobenrekrutierung angeht.

(d) Durchführung

Die von uns ausgewählten Untertests ZN und ZS wurden wie es auch für den Gesamttest vorgesehen ist in der Einzelsituation entsprechend der Instruktion durchgeführt. Bei ZN wird im HAWIK-R stets ein zweiter Versuch mit Zahlenreihen der gleichen Länge gemacht (beim älteren HAWIK nur nach Fehlversuch). Beide Tests benötigen mit ca. 3-5 Minuten nur wenig Zeit.

Willich und Friese (1994) kritisieren unter dem Stichwort „Transparenz", dass bei der Mehrzahl der HAWIK-R Untertests, darunter auch ZN und ZS, den untersuchten Probanden gegenüber keine genauen Angaben über Sinn und Zweck der Aufgaben gemacht werden, sie also nicht erfahren, worauf es genau ankommt. Dies ist zwar den Probanden gegenüber vielleicht nicht ganz fair, dürfte aber keinen grundsätzlichen Nachteil bedeuten, da die Normierungsstichprobe dieselbe Instruktion bekam.

(e) Auswertung und Interpretation

Beim Zahlennachsprechen wird im HAWIK-R die Anzahl der insgesamt richtig nachgesprochenen Zahlenreihen zum Rohwert aufsummiert (HAWIK: Summe der maximal nachgesprochenen Zahlen). Der Rohwert für ZS ergibt sich durch die Anzahl der richtig ausgefüllten Zahlensymbole. Die Rohwerte werden jeweils mit Hilfe von altersspezifischen Tabellen (Altersbereiche von vier Monaten) in Wertpunkte transformiert ($M = 10$, $s = 3$). Diese decken insgesamt drei Standardabweichungen oberhalb und unterhalb des Mittelwertes ab (Tewes, 1985). Hieraus lässt sich für die beiden Teilfunktionen die Leistung des untersuchten Kindes im Vergleich zur Normstichprobe ablesen.

(f) Gütekriterien

Die *Durchführungsobjektivität* der beiden hier ausgewählten Untertests ZN und ZS kann aufgrund der standardisierten Instruktion als gegeben betrachtet werden. Hinsichtlich der Auswertungsobjektivität sind die Untertests als unproblematisch zu bewerten, da sie keinerlei Bewertung erfordern, sondern auf zählbaren Leistungen beruhen.

Die *Reliabilität* kann bei beiden Untertests nicht anhand der inneren Konsistenz nach Cronbachs alpha und dem darauf basierenden Standardmessfehler berechnet werden, da es sich bei ZN um einen zweigeteilten Test (vorwärts und rückwärts) und bei ZS um einen Geschwindigkeitstest handelt. Allerdings führen Titze und Tewes (1994, S. 54) dann doch Reliabilitätswerte von .77 für ZN und .71 für ZS an, die auf Schätzungen von Wechsler (1974) basieren.

Die *Retest-Reliabilität* des HAWIK-R, erfasst nach drei bis fünf Wochen mit der WISC-R (Wechsler, 1974) liegt für ZN bei .81 und für ZS bei .55.; bezogen auf den HAWIK-R beträgt sie nach sieben bis neun Monaten .47, bzw. 46. Die Autoren stellen fest, „dass sich auch nach derart langen Zeiträumen noch recht hohe Übereinstimmungen erzielen lassen." (Tewes, 1985, S. 41). Jäger (1984) hält die Reliabilitätswerte demgegenüber in seiner Rezension für nicht befriedigend.

Jäger (1983, 1984), Willich und Friese (1994), Heller und Perleth (1991) sowie Moosbrugger (1997) kritisieren das Fehlen von *Validitätsangaben* und *Itemkennwerten* (z.B. Schwierigkeitsgrad, Trennschärfe, Interkorrelationen). In den beiden letztgenannten Rezensionen wird zusätzlich das Fehlen *faktorenanalytischer Untersuchungen* der Untertests moniert. Das Testmanual selbst erscheint gerade im Hinblick auf die Darstellung der Gütekriterien unvollständig (Kornmann, 1986; Moosbrugger, 1997); wichtige Angaben hierzu finden sich erst in der Ergänzungsmonographie von Titze und Tewes (1994), was dem Kriterienkatalog des Testkuratoriums bzgl. der Mindestinformationen im Testmanual widerspricht (Willich & Friese, 1994).

Der Untertest Zahlensymbole besitzt nach Willich und Friese (1994, S. 194) eine „aufgabenimmanente Gültigkeit", da es sich hierbei um „Leistungen unter Zeitdruck" handelt. Dies gilt indirekt auch für das Zahlennachsprechen, denn wenn man sich bei dieser Aufgabe zu viel Zeit lässt, verblassen die Gedächtnisspuren.

(g) Besonderheiten

Aus der Rohwertsumme beim Zahlennachsprechen geht nicht hervor, wie sich der Punktanteil zwischen vorwärts und rückwärts nachgesprochenen Aufgaben verteilt. Dadurch gehen m.E. gerade für jüngere Kinder, bei denen sich diese Fähigkeiten zu entwickeln beginnen, wertvolle Informationen verloren, so auch die kritische Bewertung von Kubinger (o.J., zitiert nach Kornmann, 1986, S. 181).

Anzumerken ist die relativ hohe Interkorrelation von .45 zwischen ZN und ZS für die 6-jährigen Kinder der Normstichprobe (Tewes, 1985, S. 47); dies ist die Altersgruppe, die bei unserer Voruntersuchung deutlich überwog. Für die 7-Jährigen liegt der Korrelationskoeffizient allerdings annähernd bei Null (.02), für die 8-Jährigen wieder höher (.28). Es scheint sich um Funktionen zu handeln, die gerade zu dem wichtigen Zeitpunkt des Schuleintritts miteinander zusammenhängen und sich danach eher unabhängig voneinander entwickeln.

Willich und Friese (1994) heben den *sehr breiten Anwendungsbereich* des HAWIK-R, der neben der klassischen Individualdiagnostik auch Forschungsfragestellungen umfasst, positiv hervor. Aus diesem Grund liegen auch sehr viele Rezensionen vor, auf die näher einzugehen hier den Rahmen sprengen würde. Daher sei verwiesen Renner und Fricke (2001), die in ihrer Rezension des HAWIK III die Kritik am HAWIK-R zusammenfassend mit Quellenangaben darstellen.

(h) Fazit

Der HAWIK-R gehört „sicher zu den weitverbreitetsten Leistungstests des Kindes- und Jugendalters" (Willich & Friese, 1994, S. 188). Ausgehend von der Kritik am HAWIK wurde er inhaltlich stark verbessert, was auch in den zahlreichen kritischen Rezensionen entsprechend gewürdigt ist. Da der HAWIK-R sensibel auf krankheitsbedingte Veränderungen reagiert, erschien er für unsere auf den Vergleich von gesunden und herzkranken Kindern zielende Fragestellung besonders geeignet. Die ausgewählten Untertests ZN und ZS lassen sich leicht und rasch durchführen und finden gerade bei Kindern im Einschulungsalter erfahrungsgemäß Gefallen. Sie erfassen Grundfunktionen der Wahrnehmungsverarbeitung, die für den Schulanfang besonders wichtig erscheinen. Mit Willich und Friese (1994) kann bei diesen Untertests eine *aufgabenimmanente Gültigkeit* angenommen werden, da es sich um Leistungen unter Zeitdruck handelt. Daher ist die in Rezensionen häufig geäußerte Kritik bzgl. defizitärer Angaben zur Gültigkeit, insbesondere bezogen auf die Validität, für diese beiden Untertests als weniger gravierend zu bewerten.

4.2.3.5 Mann-Zeichen-Test (MZT)

Da der MZT auch schon in Phase I angewandt wurde, findet sich die genaue Beschreibung dort (Punkt 4.2.2.5). Zusätzlich wurden in Phase II die Mensch-Zeichnungen für 5- bis 7-jährige Jungen und Mädchen getrennt anhand der Normkurven von Winkelmann (1972), basierend auf 1270 Zeichnungen, ausgewertet.

4.2.3.6 Hamster-Test (HT)

(a) Theoretische Grundlage und Zielsetzung

Beim Hamster-Test (HT) handelt es sich um die deutsche Bearbeitung (Deegener, Alt, Engel-Schmitt, Jantur & Lambert, 1988) des jugoslawischen „Illustrierten Projektiven Fragebogens zur Untersuchung der Emotionalen Stabilität von Kindern" im Alter von vier bis sieben Jahren (Krizmanić, 1982). Die deutsche Bearbeitung stellt ein „siebdiagnostisches, der Prophylaxe dienendes Verfahren im Rahmen der Persönlichkeitsdiagnostik von Vorschulkindern" dar (Deegener et al., 1988, S. 3). Damit schafft dieses Verfahren ein Gegengewicht zu von den Autoren als überwertig betrachteten Fähigkeits- und Leistungstest sowie zu somatisch-funktionellen Screenings. Der Test sollte aufgrund seines Screening-Charakters aber „nicht ohne andere Verfahren (Beobachtung, Daten, Interview und Anamnese, psychodiagnostische Tests) angewendet werden" (Deegener et al., 1988, S. 19).

Der Test „basiert auf klinischen und pädagogischen Forschungsarbeiten" von Krizmanić und Mitarbeitern sowie auf den theoretischen Grundlagen projektiver Tests, besonders hinsichtlich deren Eignung für Kinder (Deegener et al., 1988, S. 3):
- Einblick in Persönlichkeitsbereiche, die der direkten Befragung schwer zugänglich sind;
- Kindgemäße Anschaulichkeit;
- Relative Undurchschaubarkeit der Testintentionen.

Zu theoretischen Grundlagen bzgl. emotionaler Stabilität von Kindern finden sich keine Informationen. Allerdings lagen zu Beginn unseres Projektes keine alternativen Verfahren mit explizit dargestellten theoretischen Grundlagen zur Erfassung der emotionalen Stabilität von Vorschulkindern selbst vor. Ein Fragebogen, der diesen Aspekt aus Elternsicht erfasst, kam ebenfalls zur Anwendung (VBV 3-6; siehe Punkt 4.23.7), sollte aber nicht die einzige Beurteilungsgrundlage sein.

(b) Aufbau und Inhalt
Der Test besteht aus einem Comic-Heft mit einer Rahmengeschichte von einem Hamsteronkel, der mit seinen fünf Neffen und einem hinzukommenden Gast (das untersuchte Kind) in Urlaub fahren will. Um alles gut vorbereiten zu können, möchte der Onkel etwas von den Ängsten, Gewohnheiten, Interessen, von Verhalten in Versagungssituationen und Sozialkontakten der jungen Mitreisenden erfahren. Dies geschieht anhand von 19 Fragen, in denen bestimmte Situationen antizipiert werden sollen, z.B.
- Wovor habt Ihr Angst, und wie groß ist die Angst?
- Wie schlaft Ihr normalerweise (allein, mit Licht, nächtliches Aufwachen, etc.)
- Was macht ihr, wenn ihr etwas nicht bekommt, oder nicht tun dürft?
- Wie gern haben Euch die Eltern?
- Wie gern haben Euch die Kinder und Erzieher im Kindergarten?

Jedes Hamsterkind gibt auf jede Frage eine Antwort in einer Sprechblase. Hierbei überwiegen negative Verhaltens- und Erlebensweisen, um das befragte Kind, das jeweils auch als Hamster mit einer leeren Sprechblase abgebildet ist, zu ermutigen, ggf. auch unerwünscht erscheinende Aspekte zu äußern.

(c) Normierung
Eine regelrechte Normierung liegt nicht vor, jedoch werden unter dem Kapitel „Normierungsaspekte" Häufigkeitsverteilungen der Summenpunktwerte von insgesamt vier verschiedenen Untersuchungen angegeben. Die ersten beiden davon erschienen aufgrund ihrer Stichprobengröße (151 und 59 vs. 23 und 14) und der Angaben von weiteren Stichprobenparametern (Alter: 5-6 Jahre, Verteilung bzgl. Geschlecht und Stadt/Land) als geeignet für eine *Kombinierung der Ergebnisse* zu einer *Quasi-Normtabelle*; hierfür wurden wiederum die im Vergleich zu Prozentrangnormen rechnerisch besser handhabbaren T-Normen gewählt (vgl. Anhang 7). Die Tabelle ergibt einen Durchschnittsbereich von 2 bis 12 Punkten (Mittelwert 7 Punkte; geringere Punkt-

zahl = höhere emotionale Labilität) bei insgesamt 35 möglichen Punkten. Es handelt sich also um eine linksschiefe Verteilung in Richtung eines Überwiegens emotionaler *Stabilität*.

Anhand von dieser Tabelle kann den Rohpunkten jedes Kindes ein T-Wert zugeordnet werden. Da sich für Geschlecht, Alter und Wohngegend keine signifikanten Punktunterschiede zeigten, erschienen „hier keine Korrekturwerte notwendig" (Deegener et al., 1988, S. 17).

Für unsere Studie interessant erscheint noch der Hinweis des Autorenteams, dass der Test in einer Erkundungsstudie mit etwas älteren (7- bis 9-jährigen) Kindern durchgeführt wurde. Der dort ermittelte Summenscore von 6.3 entspricht ziemlich genau dem Mittelwert in der selbst erstellten Normierungstabelle (6 Punkte = PR 48). Folglich kann der Test „durchaus mit Gewinn auch bei den älteren (Schul-)Kindern eingesetzt werden" (Deegener, et al. 1988, S. 3), was die Verwendung bei der Teilgruppe von Schulkindern in unserem Projekt rechtfertigt.

(d) Durchführung

Der Hamster-Test muss in einer Einzelsituation durchgeführt werden. Das Comic-Heft wird dem Kind vorgelesen, und seine Äußerungen werden auf dem Antwortbogen protokolliert. Bei zu allgemeinen oder ausweichenden Antworten darf und sollte nachgefragt werden. Erfahrungsgemäß verstehen die Kinder den Ablauf rasch, so dass sie sich oft schon nach den ersten Antworten der Hamster-Kinder selbst äußern. Später benötigen sie die Muster-Antworten manchmal gar nicht mehr, sondern geben schon unmittelbar nach der Frage ihren Kommentar ab.

Der Test dauert ungefähr 15 bis 20 Minuten, was der Aufmerksamkeitsspanne von Vorschulkindern entspricht. Um zu verhindern, dass sich die meist anwesenden Eltern in den Test einschalten, wurde in unserer Studie für sie ein eigener Bogen entwickelt, auf dem sie ihre Beobachtungen festhalten konnten, z.B. Kind übertreibt, untertreibt, Antwort erstaunt (vgl. Anhang 8). Nach dem Test konnten die Eltern mit dem Untersuchungsleiter darüber sprechen, wie sie die Antworten des Kindes einschätzen.

(e) Auswertung und Interpretation

Die Auswertung basiert auf einem Schema der jugoslawischen Autorin, das „in einigen Punkten modifiziert und ergänzt" wurde (Deegener et al., 1988, S. 13f.). Die Bewertung erfolgt auf einer zwei bis vierstufigen Skala, jeweils beginnend bei Null, wobei eine höhere Punktzahl für eine größere emotionale Labilität spricht:

- Fünf Fragen (2 bis 4, 9, 11): zweistufig,
- Zwei Fragen (1 und 14): vierstufig,
- Übrige 12 Fragen: dreistufig.

Bei den 19 Fragen lassen sich also insgesamt 35 Punkte für Auffälligkeiten vergeben (5 x 1 für zweistufige + 2 x 3 für vierstufige + 12 x 2 für dreistufige Fragen).

Für sieben Items nahmen das deutsche Autorenteam später noch Veränderungen vor, (Auswertung nach HT-2, Deegener et al., 1988, S. 15) und zwar wegen teils unangemessener inhaltlcher Gewichtungen und fehlender Berücksichtigung von Extrempositionen, z.B. bei der Frage nach den Essgewohnheiten. Hier war bisher nur das Zuwenig-, nicht aber das Zuviel-Essen mit zwei Punkten bewertet worden. Da keine Scores hinzugefügt oder gestrichen wurden, bleibt es bei der maximalen Punktzahl.

Im Folgenden ist beispielshalber die Auswertung für Frage 1 dargestellt: „Zuerst soll mir jeder von euch sagen, wovor er Angst hat" (Deegener et al., 1988; für 0 und 1 Punkt: HT-2, S. 15, für 2 und 3 Punkte: HT-1, S. 13):

0 Punkte: eine Angstquelle genannt;
1 Punkt: 2 bis 3 Angstquellen genannt, Angst „vor gar nichts";
2 Punkte: Angst vor einem oder beiden Eltern;
3 Punkte: mehr als 3 Angstquellen genannt, Angst „vor allem".

Die aufsummierte Punktzahl für die 19 Fragen wurde anhand der selbst erstellten Normtabelle (vgl. Anhang 7) in einen T-Wert überführt. Es sei daran erinnert, dass es sich um eine linksschiefe Verteilung mit dem Durchschnittsbereich bei eher niedrigen Werten handelt (M = 7 Punkte, $\pm$ 1 SD = 2 – 12 Punkte).

Das deutsche Autorenteam nimmt folgende dreistufige Interpretation der Punktwerte vor (in Klammern Prozentränge und T-Werte der selbst erstellten Normtabelle):
0 – 10 Punkte: normal, nicht behandlungsbedürftig (PR = 1 – 75, T = 26 – 56.5);
11 – 15 Punkte: leicht problematisch, fraglich behandlungsbedürftig (PR = 76 – 90, T = 57–63);
>15 Punkte: stark problematisch, sicher behandlungsbedürftig.(PR > 90, T>63).

(f) Gütekriterien
Die *Auswerterobjektivität* der jugoslawischen Version lag basierend auf 55 Probanden und 5 Testleitern mit .91 bis .98. sehr hoch. Bei einer vergleichbaren Analyse der deutschen Version (50 Testprotokolle, 5 Beurteiler) ergab sich bis auf ein Item ebenfalls eine sehr hohe Übereinstimmung (bei .93 bis .99).

Die Retest-Reliabilität bei der deutschen Version kann mit .67 nach sechs bis acht Wochen für 37 Probanden als für projektive Tests zufriedenstellend betrachtet werden (Popp, 1988).

Bezüglich der *kriterienbezogenen Validität* fallen die Ergebnisse heterogen und überwiegend „wenig vertrauenserweckend" aus (Popp, 1988, S. 312). Es zeigen sich z.B. keine substantiellen Zusammenhänge zwischen dem Summenwert im HT und dem Erzieherurteil. Kreuztabellierungen von dreistufigen Auffälligkeitsklassifizierungen anhand des HT und des Beobachtungsbogens für Kinder im Vorschulalter (BBK, Duhm & Althaus, 1979) ergaben weder für die erste noch für die zweite Untersuchung einen signifikanten Zusammenhang (Deegener et al., 1988, S. 21). Andererseits wiesen 23 Kinder aus einer psychisch auffälligen Extremgruppe (Untersuchung III) einen signifikant höheren Auffälligkeitswert auf als die Kinder aller übrigen drei Untersuchungen (Deegener et al., 1988). Außerdem sind die Mittelwerte des HT (II. Untersuchung, n=59) und der entsprechenden 19 von 27 Fragen aus dem Projektiven Thomas-

Fragebogen (PTF, Lambert & Deegener, Quellenangabe fehlt im Manual) sehr ähnlich. Diese beiden Befunde können als deutliche Validitätshinweise gewertet werden.

(g) Besonderheiten

Kritisch anzumerken ist die Unklarheit bei der Darstellung der Auswertungsschemata. Anstatt der letzten ist die vorletzte Version komplett dargestellt (Deegener et al. 1988, S. 13f.), und für neue Gewichtungen, die sich auf sieben Items beziehen, muss man eine weitere Tabelle heranziehen (S. 15), was die Gefahr von Auswertungsfehlern erhöht. Aus dem Text geht auch nicht klar hervor, auf welchem Auswertungsschema die jeweiligen Untersuchungen basieren.

Das Manual enthält keine eigentlichen Normtabellen, sondern lediglich Graphiken mit der Punkteverteilung von insgesamt 4 Untersuchungen. Dieses Manko wäre durch eine Zusammenstellung der Ergebnisse der beiden größten Untersuchungen leicht zu beheben.

Positiv ist anzumerken, dass sich die Autoren selbst differenziert mit den Validitätsproblemen auseinandersetzen und sieben mögliche Gründe für die niedrige Validität diskutieren, z.B.
- Selbstbeurteilung anhand eines projektiven Verfahrens beim HT vs. Fremdbeobachtung anhand von Fragebogen bei den übrigen Verfahren;
- generell schlechtere Validität bei Fremdbeurteilung als bei Selbstbeurteilung;
- unterschiedliche Operationalisierung des Konstrukts „emotionale Labilität";
- Fokussierung beim HT auf Verhalten insgesamt vs. beim BBK auf den Kindergartenalltag.

(h) Fazit

Popp (1988, S. 312) zufolge kommt der HT was die Gütekriterien angeht „bestenfalls den Minimalanforderungen ... nahe". Dennoch ist der Rezensent der Auffassung, dass „diese diagnostische Methode im Rahmen einer umfassenden und versierten individualdiagnostischen Untersuchung unterstützend hilfreich sein" kann (S. 312).

Auch wenn die Validität des Verfahrens kritisch zu beurteilen ist, haben wir uns dennoch zu dessen Anwendung entschlossen, weil
- es keine geeignete Alternative gab, die auf der Sichtweise der Kinder selbst basiert.
- wir der Meinung waren, dass sich anhand des projektiven Ansatzes die Folgen der Auseinandersetzung mit dem Herzfehler (z.B. nächtliche Ängste, Essstörungen, Müdigkeit, Akzeptanz durch Gleichaltrige) am besten erschließen lassen.
- eher leichtere als klinisch relevante psychische Auffälligkeiten interessierten und daher weniger die Normvergleiche als die Veränderungen im Verlaufe des Programms im Vordergrund standen.

Die Beobachtungen bei der Testdurchführung waren durchweg positiv. Die Kinder nahmen das Verfahren gut an und hatten Freude daran. Die Auswertung war wenig zeitaufwendig.

4.2.3.7 Verhaltensbeurteilungsbogen für Vorschulkinder (VBV 3-6)

(a) Theoretische Grundlage und Zielsetzung

Der Verhaltensbeurteilungsbogen für Vorschulkinder (VBV) von Döpfner et al. (1993) dient nicht nur der Beurteilung von *Auffälligkeiten* sondern auch von *Kompetenzen* im Verhalten drei- bis sechsjähriger Kinder. Er kann „als Screening-Verfahren sowie bei der Diagnosestellung, der Therapieplanung und –kontrolle eingesetzt werden" (Döpfner et al., 1993, S. 9).

Im Handbuch wird keine explizite theoretische Grundlage angegeben. Man könnte eine ökopsychologische Basis sehen, denn Verhaltensweisen werden als veränderbar in Abhängigkeit von sozialen Kontexten betrachtet. Dieser Kontextspezifität wurde durch Konstruktion von zwei verschiedenen Versionen Rechnung getragen. Die *Elternversion* bezieht sich auf den familiären Bereich, die *Erzieherversion* auf den Kindergarten als einen der wichtigsten außerfamiliären Bereiche. Da die Erzieherversion in unserer Untersuchung nicht zur Anwendung kam, wird im Folgenden nicht weiter darauf eingegangen.

Nicht nur das Verhalten selbst, sondern auch die Definition psychischer Störungen wird als abhängig von der sozialen Umgebung betrachtet. Demzufolge stellen „Normalität und Auffälligkeit [...] keine diskreten Klassen, sondern Endpunkte eines Kontinuums" dar (Döpfner et al., 1993, S. 9).

(b) Aufbau und Inhalt

Der VBV 3-6 wurde basierend auf theoretisch und empirisch bedeutsamen apriori-Klassen von Verhaltenskompetenzen und -störungen, u.a. anhand von Expertenbeurteilungen zur diagnostischen Bedeutsamkeit der Items und von Faktorenanalysen konstruiert. Im Anhang des Testmanuals finden sich für jedes Item die Faktorenladungen und die Skalen-Trennschärfe-Werte.

Der *endgültige Fragebogen* besteht aus 53 Items, die hinsichtlich ihrer Häufigkeit in den letzten vier Wochen auf einer fünfstufigen Skala von den Eltern einzuschätzen sind. Die fünf Ausprägungen sind sowohl mit einem Sammelbegriff als auch mit konkreten Häufigkeitsangaben beschrieben:

0 = nie
1 = selten (höchstens einmal pro Woche)
2 = manchmal (Mehrmals pro Woche)
3 = oft (täglich)
4 = sehr oft (mehrmals täglich)

Die Items decken vier Hauptdimensionen ab, die sich noch einmal wie folgt untergliedern lassen (in Klammern: Abkürzung und Itemanzahl):
(1) Sozio-emotionale Kompetenzen (KOMP, 10): Konfliktlösungskompetenzen, Spielintensität/-produktivität, Offenheit gegenüber Eltern;

(2) Oppositionell-aggressives Verhalten (AGGR, 20): Stimmungsschwankungen/emotionale Impulsivität/autoaggressive Tendenzen, impulsives/oppositionelles Verhalten gegenüber Eltern, verbale/körperliche Aggression gegenüber Geschwistern/Kindern, Unruhe/gegenstandsbezogene Aggression;

(3) Hyperaktivität versus Spielausdauer (HYP, 12): Unruhe/Aufmerksamkeitsschwäche, Leistungsunsicherheit, Spielinteresse/-ausdauer, Distanzminderung;

(4) Emotionale Auffälligkeiten (EMOT, 11): Soziale Ängstlichkeit bei Kindern, soziale Ängstlichkeit bei Erwachsenen, emotionale Labilität.

Zusätzlich gibt es noch eine Liste von 17 Symptomen zu umschriebenen Auffälligkeiten wie Schlaf-, Essstörungen, emotionaler Anspannung, Phobien, Autoaggressionen. Diese Liste ist nach demselben Modus wie die anderen Items von den Eltern einzuschätzen. Sie geht aber nicht in die Normierung ein, sondern dient zur individuellen Analyse auf Itemebene.

(c) Normierung

Die *Normen* wurden anhand einer Repräsentativstichprobe von 241 Müttern drei- bis sechsjähriger Kindern erstellt. Die Datenerhebung erfolgte im Jahre 1985 in 21 Kindergärten, verteilt über das gesamte Stadtgebiet Mannheims. Zusätzlich wurde eine psychiatrisch auffällige Vergleichsstichprobe herangezogen, bestehend aus 151 Kindern, die zwischen 1982 und 1986 in der Kinder- und Jugendpsychiatrischen Klinik des Zentralinstituts für seelische Gesundheit in Mannheim vorgestellt wurden. Dies geschah u.a., um bei der Fragebogenkonstruktion die Items auswählen zu können, die zwischen beiden Gruppen am besten differenzieren.

Die Normierung erfolgt anhand der Standard-Nine (Stanine)-Skala (hier anders als beim SAD basierend auf einer Standardabweichung von 2, vgl. Fußnote dort), und zwar für die Repräsentativstichprobe sowie getrennt für Kinder mit introversiven bzw. expansiven Störungen aus der Vergleichsstichprobe psychiatrisch Auffälliger.

Jungen wurden von den Eltern als signifikant hyperaktiver und weniger sozial kompetent eingeschätzt (Döpfner et al., 1993). Da aber die absoluten Rohwertdifferenzen zwischen Jungen und Mädchen sowie zwischen jüngeren und älteren (3-4/5-6 Jahre) Kindern nur sehr gering waren, werden Geschlechts- und Altersunterschiede als vernachlässigbar betrachtet (Döpfner et al., 1993, S. 18). Allerdings lassen sich bei spezieller Fragestellung die Mittelwerte und Standardabweichungen für geschlechts- und altersspezifische Teilstichproben zum Vergleich heranziehen (Döpfner et al., 1993, dort: Anhang 3 und 4, S. 68f.).

(d) Durchführung

Der Fragebogen wird den Eltern zum selbständigen Ausfüllen gegeben. Für die Bearbeitung ist ein hinreichendes Bildungsniveau (mindestens Hauptschulabschluss) nötig. Auf dem Deckblatt soll vermerkt werden, wer den Bogen ausgefüllt (Mutter, Vater, andere Bezugsperson). Die Bearbeitung dauert normalerweise ca. 20 bis 30 Minuten (Döpfner et al., 1993).

(e) Auswertung und Interpretation

Bei der Auswertung wird der Rohwert der einzelnen Skalen anhand von Schablonen ermittelt. Bei wenigen Items nötige Umpolungen werden hier berücksichtigt. (KOMP: 1, HYP: 7 Items). Die Rohwerte lassen sich direkt auf dem Auswertungsbogen dem jeweiligen Stanine-Wert sowie den entsprechenden Prozentrangbändern zuordnen, so dass keine zusätzlichen Normtabellen nötig sind. Dies ist deshalb möglich, weil die Normen für 3- bis 6-jährige Jungen und Mädchen insgesamt gelten.

Stanine-Werte von 8 oder 9 (PR 89-100) sprechen für überdurchschnittliche, Stanine-Werte von 1 oder 2 (PR 0-11) für unterdurchschnittliche Ergebnisse: „Für die in Richtung Auffälligkeiten gepolten Skalen AGGR, HYP und EMOT weisen Stanine-Werte von 8 oder 9 auf behandlungsbedürftige Verhaltensauffälligkeiten hin" (Döpfner et al., 1993, S. 17). Gleiches gilt für die Stanine-Werte 1 und 2 der umgekehrt gepolten KOMP-Skala. Der Fragebogen ist also aufgrund der Stanine-Normierung so konzipiert, dass in jeder Skala 11% der unausgelesenen Stichprobe als verhaltensauffällig beurteilt werden. Dies entspricht den Auffälligkeitsraten von 10-15% in den meisten neueren epidemiologischen Studien (Döpfner et al., 1993; Esser & Schmidt, 1997; Esser, Schmidt & Wörner, 1990; Ihle & Esser, 2002; Remschmidt & Walter, 1990; vgl. Kap. 2.2.3.1). Der Anteil stimmt ebenso überein mit der Gesamtprävalenz therapiebedürftiger Auffälligkeiten von 13% der Vier- bis Zehnjährigen in der bisher einzigen bundesweit repräsentativen Erhebung von Lehmkuhl et al. (1998), erfasst anhand der deutschen Version der Child Behavior Checklist CBCL 4-18 (Döpfner, Schmeck & Berner, 1994); wurde allerdings dort die 85. Perzentile als Abgrenzung herangezogen, also nicht kriterien-, sondern normorientiert vorgegangen, so ergab sich mit 28% eine deutliche höherer Auffälligkeitsrate (Lehmkuhl et al., 1998). Dies deutet auf einen säkularen Trend in Richtung höherer Auffälligkeiten bei späteren Geburtskohorten. Es erscheint allerdings anders als im Bereich der Intelligenzdiagnostik hier nicht unbedingt sinnvoll, diesem Trend durch eine Aktualisierung von Normen zu begegnen, denn damit würden evtl. Verhaltensweisen, die bisher gemeinhin als auffällig galten (z.B. auto- und fremdaggressives Verhalten, Stehlen, Lügen) aufgrund ihres häufigen Vorkommens als „normal" klassifiziert, was zur Verschiebung des bisher gültigen Wertemaßstabs führen könnte (vgl. ebenso bei der MVL, Phase I, 4.2.2.8)

Durch die Ausdifferenzierung der vier Skalen in Unterskalen (s.o.) sind zusätzliche Analysen möglich, indem insbesondere bei Skalenwerten, die auf Auffälligkeiten deuten, festgestellt werden kann, auf welche Einzelbereiche dies zurückgeht.

Die abschließende *Symptomliste* wird auf Itemebene ausgewertet. Basierend auf den Mittelwerten und Standardabweichungen liegt für 15 der 17 Items eine deutliche Abweichung von der Repräsentativstichprobe vor, wenn die Besonderheit mit mindestens zwei Punkten (mehrmals pro Woche) angegeben wurde. Für die übrigen Items (Einkoten und Autoaggressionen) muss schon eine Einschätzung ab einem Punkt (höchstens einmal pro Woche) als auffällig gelten.

(f) Gütekriterien

Durchführungs- und Auswertungsobjektivität sind aufgrund der standardisierten Instruktion und der Schablonenauswertung gewährleistet.

Die *Reliabilität*, hier erfasst durch die interne Konsistenz, liegt für die Repräsentativ- und die Vergleichsstichprobe sehr ähnlich und wird mit alpha = .73 bis .91 als „zufriedenstellend bis gut" bewertet (Döpfner et al., 1993, S. 46). Die Retest-Reliabilität nach vier Wochen wurde nur für einen Teil der Repräsentativstichprobe (n=63) berechnet. Sie liegt „im mittleren Bereich" (Döpfner et al., 1993, S. 46), und zwar bei r_{tt}=

– .57 für sozio-emotionale Kompetenzen (KOMP),
– .52 für oppositionell-aggressives Verhalten (AGGR),
– .51 für Hyperaktivität vs. Spielausdauer (HYP),
– .62 für emotionale Auffälligkeiten (EMOT).

Die *Validität* der VBV 3-6 wird zunächst dadurch belegt, dass die Skalen-Mittelwerte der Repräsentativ- und der klinischen Vergleichsstichprobe sich signifikant unterscheiden. Dies war allerdings schon durch die Methode der Skalenkonstruktion vorgegeben. Zusätzlich differenzieren die Skalen AGGR und HYP auch gut zwischen Kindern, die anhand eines Außenkriterium (Diagnose nach dem multiaxialen Klassifikationsschema) als expansiven bzw. introversiv auffällig galten. Für die Elternversion liegt der Anteil korrekter Zuordnungen zur Vergleichsgruppe (Sensitivität) in Diskriminanzanalysen zwischen 74 und 80%, derjenige zur Repräsentativgruppe (Spezifität) zwischen 63 und 74%. Es ist zu berücksichtigen, dass in der Repräsentativgruppe keine 100%ige Spezifität zu erwarten ist, da per definitionem auch 11% Verhaltensauffällige enthalten sind. Die Sensitivitätswerte liegen deutlich höher als für andere Auffälligkeitsskalen (Döpfner et al., 1993, S. 53).

(g) Besonderheiten

Es liegt keine Testrezension vor. Das Verfahren wird nach unseren Beobachtungen von den Eltern gut angenommen, da es überwiegend subklinische Verhaltensweisen abdeckt, die meisten Items bei den Eltern also keine übermäßige Beunruhigung hervorrufen, so dass sie offenbar bereit sind, ggf. größere Häufigkeiten zuzugeben. Auch Petermann (2002, S. 202) betont, dass bei chronisch kranken Kindern eher subklinische als psychiatrische Phänomene auftreten, so dass er es für "wenig hilfreich" hält, die „psychosozialen Belastungen chronisch kranker Kinder anhand erprobter Psychiatrie-Skalen zu erfassen."

(h) Fazit

Beim VBV 3-6 handelt sich um einen *sorgfältig konstruierten und umfangreich dokumentierten Fragebogen* mit standardisierter Instruktion sowie *objektiver und zeitökonomischer Auswertung*. Durch die recht präzisen Zeitangaben in den fünf Antwortmöglichkeiten wird der subjektive Interpretationsspielraum minimiert. Die Stanine-Normen finden sich unmittelbar auf dem Auswertungsbogen, so dass das Heranziehen von Normtabellen entfällt. Es finden sich zusätzlich Vergleichswerte für Teilstichproben (Stanine-Werte für introversive und expansive Auffälligkeit, M und SD für jüngere und ältere Kinder, Jungen und Mädchen), die bei spezielleren Fragestellungen herangezogen werden können. Die Zuverlässigkeit liegt mindestens im mittleren Bereich. Spezifität und vor allem Sensitivität können als zufriedenstellend gelten.

4.2.3.8 Netzwerkskulpturverfahren (NSV)

(a) Theoretische Grundlage und Zielsetzung

Hintergrund des *Netzwerkskulpturverfahrens* (NSV) stellen die Theorie sozialer Netzwerksysteme und entsprechende Voruntersuchungen dar (Feiring & Lewis, 1989). Das NSV dient der Explorierung des sozialen Netzwerkes hinsichtlich deren Größe und emotionalen Bedeutung bei Kindern aus deren subjektiver Sichtweise. Es wurde als semiprojektives Verfahren konzipiert, was den Vorteil hat, dass es schon für relativ junge Kinder gut geeignet ist und „sozial weniger erwünschte Aussagen eher ermöglicht" werden (Gödde, 1989, S. 58). Entwickelt und erprobt wurde das NSV im Rahmen einer Diplomarbeit (Gödde, 1989) für eine Längsschnittuntersuchung zum Übergang zur Elternschaft (Engfer, 1984) in München und Umgebung.

(b) Aufbau und Inhalt

Das Testmaterial besteht aus 20 Duplo-Figürchen der Firma Lego: jeweils fünf Mädchen, Jungen, Frauen und Männer sowie einer dazugehörigen großen Platte (Seitenlänge 40 cm, 24 x 24 Noppen) zum Aufstellen (Abb. 4-1)[2]. Das befragte Kind soll sich in die Rolle eines Märchenprinzen oder einer Märchenprinzessin versetzen und entscheiden, welche Menschen aus seinem Leben es mitnehmen würde, wenn es auf einem Märchenschloss wäre. Zunächst wählt das Kind für jede dieser Personen eine passende Figur aus. Es wird gefragt, woher es diese Person kennt, und wie oft es sie sieht. Anschließend sollen die Figuren auf der Platte so aufgestellt werden, dass die besonders wichtigen Personen mehr in die Nähe und die weniger wichtigen Personen weiter weg platziert werden; die räumliche Distanz soll also die Enge der emotionalen Beziehung repräsentieren.

---

[2] Mein Dank gilt der Firma Lego, die vier Familiensets für diesen Test spendete. Diese Sets enthielten zusätzlich jeweils ein Baby und ein Großelternpaar, die den Kindern als besonderer Anreiz angeboten wurden, falls sie solche Personen nannten.

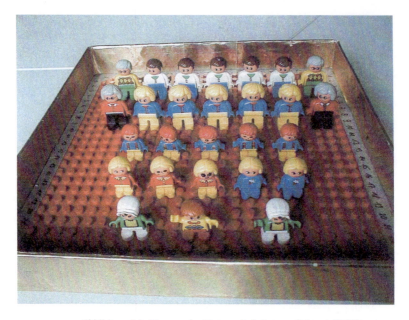

Abbildung 4-1: Figuren des Netzwerkskulpturverfahrens (NSV)

(c) Normierung

Da das Verfahren noch nicht regelrecht standardisiert ist, sondern erst als *Forschungsinstrument* vorliegt, kann nicht auf Normen, sondern nur auf Vergleichswerte zurückgegriffen werden (Gödde, Walper und Engfer, 1996). Diese basieren auf einer Längsschnittuntersuchung von 39 Kindern (14 Mädchen, 25 Jungen), die beim 7. Messzeitpunkt 6.3 Jahre alt waren. Die Familien stammten aus München und Umgebung und gehörten der unteren und mittleren Mittelschicht an (Gödde et al., 1996). Das außerfamiliäre Netzwerk dieser Sechsjährigen umfasste durchschnittlich 11.3 Personen (SD = 3.6), davon über die Hälfte Peers (M = 6.2, SD = 2.3). Die mittleren Distanzen zur Hauptfigur waren für die verschiedenen Netzwerke recht ähnlich (zwischen 4.1 und 4.9 Noppen auf der Platte) bei allerdings unterschiedlichen Standardabweichungen (zwischen 1.9 für Peers und 3.3 Noppen für die Mutter).

(d) Durchführung

Die Durchführung des NSV dauert je nach Anzahl der ausgewählten Personen zwischen 10 und 30 Minuten. Da das Verfahren noch weitgehend unbekannt ist, wird die genaue Instruktion für den Beginn der Untersuchung im Folgenden wiedergegeben:

„Sag' mal, ... denkst Du Dir manchmal einfach so Sachen aus, die in Wirklichkeit nicht so sind, aber die Du Dir wünschst? So ein Spiel wollen wir jetzt miteinander machen: Stell' Dir vor, daß Du eine Prinzessin (Prinz) bist und in einem Märchenschloß wohnst. Und Du sollst bestimmten, wer mit Dir in dem Schloß wohnen darf."

> (Schloß herausholen, umgekehrt auf den Tisch legen: „Das ist das Schloß, das machen wir dann später auf."
> Schachtel mit Figürchen öffnen und die „Kindpuppe"... auf die Seite legen.)

„Hier habe ich die Puppen mitgebracht, und das sollen dann die Menschen sein, die Du mitnehmen möchtest. Das sind die Erwachsenen, hier die Männer, da die Frauen; da sind die Kinder, hier die Mädchen, da die Buben." (Kinder beim Sortieren helfen lassen.)" (Gödde, 1989; dort im Anhang)

In unserer Untersuchung wurde anstatt von Buben von Jungen gesprochen, um den sprachlichen Gewohnheiten der Kinder außerhalb des bayerischen Raumes entgegenzukommen.

Die Instruktion ist ergänzt um einen ausführlichen Kommentar, aus dem der Ermessensspielraum bei Nachfragen des Untersuchers klar hervorgeht. Es wird in drei Phasen vorgegangen:

(1) Auswahl der Netzwerkmitglieder, nach Spontannennungen gezieltes Abfragen von Teilnetzwerken (z.B. „Hast du vielleicht Großeltern, die du mit auf das Schloss nehmen möchtest?);

Fragen zu emotionalen Funktionen zu unbeliebten Personen (Wen würdest du ins Gefängnis stecken?) und zu besonders unterstützenden Personen (z.B. Wer kann dich am besten trösten? Welches sind die drei wichtigsten Personen für Dich?);

(2) Abfragen der den ausgewählten Personen zugeschriebenen Merkmale (Alter, Geschlecht, Netzwerk, Kontakthäufigkeit);

(3) Aufstellung der Figuren zu einer Netzwerksculptur auf dem Schloss entsprechend der Wichtigkeit der Personen;

In unserer Untersuchung wurde beim ersten Schritt auf das systematische Abfragen der verschiedenen Teilnetzwerke nach den Spontannennungen verzichtet, da dies zu suggestiv erschien. In eigenen Voruntersuchungen war beobachtet worden, dass die Kinder diese Fragen meist zustimmend beantworteten. So nahmen sie schließlich trotz teilweise wenigen Spontannennungen grundsätzlich sehr viele Personen mit, was die Variationsbreite einschränkte. Wir entschlossen uns daher, den Spontannennungen der Kinder ein größeres Gewicht einzuräumen und auf diesen außerdem sehr zeitaufwändigen Teil der Untersuchung zu verzichten. Diese Abwandlung der Instruktion ist relativierend zu berücksichtigen, falls die Netzwerke in unserer Untersuchung etwas kleiner ausfallen als bei Gödde et al. (1996). Die leichte Einschränkung der Vergleichbarkeit erscheint vertretbar, da weniger die Vergleiche mit gesunden Kindern, als die Veränderungen vor und nach dem motorischen Förderprogramm im Zentrum des Interesses stehen.

Um den Ablauf zu vereinfachen haben wir bei unserer Untersuchung den Figuren eine kleine Nummer oben auf den Kopf geklebt. Auf diese Weise ließ sich jederzeit gut nachvollziehen, welche Figur welche Person symbolisieren sollte. Dies war vor allem für den Untersucher wichtig – die meisten Kinder konnten sich die Zuordnung auch bei Auswahl von sehr vielen Personen ausgesprochen gut merken.

Bei Gödde und Engfer (1994), die die Fragen zum Netzwerk des Kindes auch den Eltern stellten, zeigte sich, dass die Mütter die Anzahl von erwachsenen Verwandten über- und die Anzahl von Peers unterschätzten. In unserer Untersuchung erfolgte aus Zeitgründen nur eine kurze Nachbefragung der Eltern, inwieweit sie die Angaben des Kindes bzgl. ausgewählter Personen und Distanzen zur Hauptfigur nachvollziehen konnten bzw. erstaunt darüber waren.

<u>(e) Auswertung und Interpretation</u>

Der Untersuchungsablauf wird auf einem speziellen Bogen protokolliert, indem für jede ausgewählte Person die Netzwerkmerkmale (Alter, Art des Netzwerks, Kontakthäufigkeit) sowie im Anschluss die Position der Figuren, Distanz und Blickrichtung zur Hauptfigur eingetragen werden (Anhang 9). Hauptauswertungsparameter sind die Anzahl mitgenommener Personen insgesamt und getrennt nach Kindern und Erwachsenen, sowie die auf verschiedene soziale Netzwerke (z.B. Geschwister, Freunde, erwachsene Verwandte) bezogenen mittleren Distanzen (berechnet anhand der Anzahl von Noppen auf der Platte). Diese Ergebnisse lassen sich mit denen von Gödde et al. (1996, S. 104f.) vergleichen.

Gödde und Engfer (1994) geben 3 typische Aufstellungsmuster an:
(1) Komplett zentrale Aufstellung (im Kreis um die Hauptfigur herum);
(2) Zentrale Aufstellung mit zusätzlicher Linie in äußerer Zone;
(3) Serielle Aufstellung in einer oder mehreren Reihen.

Da uns für den Vergleich von Aufstellungsmustern vor und nach dem Sportprogramm die obige Einteilung zu grob erschien, haben wir diese Muster folgendermaßen ausdifferenziert (in Klammern ggf. die Nummer nach Gödde & Engfer, 1994):
(1) Kreis (1)
(2) Halbkreis (1)
(3) Kreis und Reihe(n) (2)
(4) Halbkreis und Reihe(n) (2)
(5) Reihe(n) (3)
(6) Kreuz (3)
(7) Spalier (3)
(8) Sonstige Anordnung
(9) Keine Anordnung erkennbar

(f) Gütekriterien

Da es sich beim NSV um ein noch nicht standardisiertes Verfahren handelt, liegen noch keine Angaben zu Gütekriterien vor. Allerdings kann die *Durchführungs- und Auswertungsobjektivität* aufgrund der präzisen Instruktion und eingehenden Kommentare als gesichert betrachtet werden.

(g) Besonderheiten

Das NSV lässt sich anhand der Klassifikation von überwiegend bei Kindern angewandten Datenerhebungsmethoden nach Lohaus (1989) im Schnittbereich zwischen drei Methoden verorten, und zwar als

- figurales Kommunikationsmedium: „Das Kind benutzt eine Figur, über die es dem Interviewer [...] seine Fragen beantwortet"(Lohaus, 1989, S. 136, Hervorhebung im Original).
- produktorientierte Spieltechnik: Die Frage wird anhand vorgefertigter dreidimensionaler symbolischer Materialien bearbeitet, wobei hier stärker das Endprodukt als der Prozess interessiert.
- Auswahlverfahren: Nach der Entscheidung für oder gegen die Einbeziehung bestimmter Personen sollen passende stilisierte Objekte ausgewählt und ordinale Relationen bzgl. der Enge der Beziehung anhand unterschiedlicher Distanzen zur Hauptfigur abgebildet werden.

Das NSV wurde von mir im Rahmen der Werkstatt-Tagung an der Universität-Gesamthochschule Siegen „Lernbiografien im sozialen Kontext" als mögliche Methode zur Erfassung des sozialen Netzwerkes von Kindern für eine dort geplante Längsschnittuntersuchung vorgestellt (Sticker, 2001b.).

(h) Fazit

Das Verfahren hat einen ausgesprochen *hohen Aufforderungscharakter* und macht den meisten Kindern große Freude. Bei der Nachuntersuchung wurde häufig gefragt, wann denn endlich wieder „das Spiel mit dem Schloss" kommt. Man kommt gerade mit zurückhaltenden Kindern rasch ins Gespräch und kann sehr gut beobachten, wie sie mit einer solchen Aufgabe, die Mitteilungsbereitschaft und Phantasie erfordert, umgehen.

4.3 Untersuchungsverlauf

Der Ablauf der Vor- und Nachuntersuchungen war in beiden Phasen sehr ähnlich. Jeweils fünf Kinder kamen zeitlich gestaffelt an einem Samstag für ca. vier Stunden in die Klinik und Poliklinik für Kinderkardiologie der Universität zu Köln, um dort nach einem festgelegten Ablaufplan die verschiedenen Untersuchungen zu absolvieren. Die Planung war so konzipiert, dass sich körperlich und geistig anstrengende Tätigkeiten abwechselten (Tab. 4-4).

Tabelle 4-4: Ablaufplan für die Vor- und Nachuntersuchungen der Kinderherzsportgruppe

Zeit	Kind 1	Kind 2	Kind 3	Kind 4	Kind 5
8.45	Ruhe-EKG				
9.30	Ergometrie	Ruhe-EKG			
10.15	*Psychol. Unters. I*	Ergometrie	Ruhe-EKG		
11.00	Streßecho	*Psychol. Unters. I*	Ergometrie	Ruhe-EKG	
11.45	*Psychol. Unters. II*	Streßecho	*Psychol. Unters. I*	Ergometrie	Ruhe-EKG
12.30	Langzeit-EKG	*Psychol. Unters. II*	Streßecho	*Psychol. Unters. I*	Ergometrie
13.15		Langzeit-EKG	*Psychol. Unters. II*	Streßecho	*Psychol. Unters. I*
14.00			Langzeit-EKG	*Psychol. Unters. II*	Streßecho
14.45				Langzeit-EKG	*Psychol. Unters. II*
15.30					Langzeit-EKG

Psychol. Unters. = *Psychologische Untersuchung*

Zunächst wurde ein *Ruhe-EKG* nach Schiller abgeleitet (Einzelheiten zu den Verfahren siehe Kap. 4.2.1). Anschließend erfolgten die *Fahrradergometrie* und der erste Teil der *psychologischen Untersuchungen*, der von mir selbst durchgeführt wurde. Er bestand für beide Phasen aus dem Interview und den Tests zur *kognitiven* Komponente der Lebensqualität (außer Mann-Zeichen-Test; Phase I: ZVT, Phase II: HAWIK-ZS und -ZN) sowie in Phase II dem Netzwerkskulpturverfahren zur *sozialen* LQ-Komponente. Außerdem bekamen die Eltern den jeweiligen Verhaltensfragebogen mit der Bitte ausgehändigt, ihn bis zum Ende der Untersuchung auszufüllen. Danach folgten die *Stressechokardiographie* auf dem Liegend-Fahrrad und Teil II der *psychologischen Untersuchungen*. Hier führten von der Autorin intensiv geschulte Studierende der Deutschen Sporthochschule oder des Psychologischen Instituts den Mann-Zeichen-Test und die Fragebögen zur emotionalen LQ-Komponente durch, also die ALS in Phase I und den Hamster-Test in Phase II. Zum Abschluss des gesamten Untersuchungsblocks bekamen die Kinder ein *24-Stunden-Langzeit-EKG* angeschlossen.

In den ersten Jahren fand ein Teil der Motorik-Tests noch unmittelbar nach dem Ruhe-EKG in der Klinik statt. Später wurde dies auf einen Extra-Termin in der Deutschen Sporthochschule ausgelagert, da ohnehin aufgrund bestimmter nötiger Geräte einige motorische Tests dort stattfinden mussten. Außerdem konnte dadurch die Belastung an dem Testtag in der Klinik etwas zu reduziert werden.

Es wurde Wert darauf gelegt, dass die umfangreichen Erhebungen in einer *angenehmen Atmosphäre ohne Stress* statt fanden. Hierzu trugen zum Beispiel kleine Erfrischungen bei, die den Familien angeboten wurden. Außerdem kümmerte sich ein Koordinator um den geordneten Ablauf der Untersuchung, indem er die Eltern zu der jeweils nächsten Station begleitete. In den ersten Jahren wurde ein Videogerät mit kindgerechten Filmen bereitgestellt, um den Kindern die Wartezeit zu erleichtern. Dieses Angebot wurde aber kaum angenommen; attraktiver waren für die Kinder die Spielsachen im Wartezimmer und vorsichtige Kontakte mit anderen Kindern.

Für die Familien ergab sich für den Vor- und Nachtest ein Gesamtaufwand von zwei halben Tagen in der Klinik und zweimal ca. zwei Stunden in der Sporthochschule, also insgesamt *12 volle Stunden*. Das Untersucherteam hatte für Vor- -und Nachtest einer Gruppe von ca. 15 Kindern sechs volle Tage aufzuwenden. Da insgesamt 6 Gruppen zu untersuchen waren, summiert sich dieser Aufwand auf *36 volle Tage für die Datenerhebung* vor und nach dem Sportprogramm.

Die Familien waren trotz der langen Untersuchungsdauer durchgehend sehr kooperativ, was nicht zuletzt darin begründet liegt, dass sie über den hohen Aufwand vorab informiert worden waren, und sich freiwillig zur Teilnahme entschlossen hatten.

Bei den ersten vier Gruppen wurden getrennte Berichte über die Ergebnisse des Vortests (einschließlich einer Aufstellung von Bereichen, in denen sich im Verlaufe des motorischen

Förderprogramms eine Entwicklungsoptimierung erzielen ließe) sowie die des Nachtests (einschließlich Vergleich zum Vortest) für die Eltern, die behandelnden Ärzte und die Sportpädagogin verfasst. Bei den beiden letzten Gruppen wurde wegen mangelnder zeitlicher Ressourcen nur ein ausführlicher Abschlussbericht geschrieben (Beispiel für ein sechsjähriges Mädchen aus der Gruppe von 1997 siehe Anhang in 10).

Insgesamt wurden im Verlaufe des Projekts 147 Berichte geschrieben: in Phase I 54 Vortest- und 39 Gesamtberichte (einschließlich eines 16-jährigen Jungen, der wegen des zu hohen Alters nicht in die Auswertung einging), in Phase II 16 Vortest- und 38 Gesamtberichte. Aufgrund dieser großen Zahl und weil der Text sehr individuell und ausführlich gehalten war, bedeutete die Abfassung einen hohen Zusatzaufwand. Die Berichte dienten teilweise als Grundlage für Gespräche mit Lehrkräften oder Psychotherapeuten bzw. zur Planung von stationären Rehabilitationsmaßnahmen.

In den ersten Stunden des Sportprogramms blieben die Eltern meist in der Halle bei den Kindern, um sich ein Bild vom Ablauf zu machen und sich vor allem davon zu überzeugen, dass ihr Kind unter der kompetenten Aufsicht des Kinderkardiologen ungefährdet Sport machen konnte. Nach den ersten Übungseinheiten regte ich an, die nahe gelegene gemütliche Cafeteria der Sporthochschule aufzusuchen, damit die Eltern miteinander besser ins Gespräch kommen und bei Bedarf meine psychologische Beratung in Anspruch nehmen konnten. Dieses Angebot wurde gerne aufgenommen. Die meisten Kinder tolerierten die Trennung ohne Schwierigkeiten. Den Eltern wurde durch den Erfahrungsaustausch deutlich, dass andere betroffene Familien ganz ähnliche Probleme haben wie sie selbst. Es bildeten sich dauerhafte Freundschaften zwischen Familien. Sorgen, mit denen sich die Eltern an mich wandten, betrafen u.a. Schulleistungen, Schullaufbahn, Verhaltensbesonderheiten, familiären Stress. Dies bezog sich gleichermaßen auf die herzkranken wie die gesunden Geschwister. In diesem Zusammenhang wurden gelegentlich noch weitere umfangreiche psychologische Untersuchungen mit den Kindern als Grundlage für Schullaufbahn- oder Therapieentscheidungen durchgeführt.

Noch Jahre später meldeten und melden sich Eltern bei mir, um sich in bestimmten Fragen, z.B. beim Übergang in die weiterführende Schule, beraten zu lassen. Dies zeigt, dass ein Vertrauensverhältnis entstanden ist und *das Angebot einer kostenlosen begleitenden Beratung* ein *zusätzlicher wichtiger Bestandteil des Projektes* war und noch heute ist.

4.4 Stichprobe
4.4.1 Phase I (1994-1996, 7- bis 14-Jährige)

Rekrutierung. Einschlusskriterium war neben dem Alter von 7- bis 14 Jahren das Vorliegen einer der folgenden Herzfehlerdiagnosen (vgl. Kap. 2.1.3):

(1) Aortenisthmusstenose (CoA)
(2) Ventrikelseptumdefekt (VSD)
(3) Pulmonalstenose (PS)
(4) Fallot'sche Tetralogie (ToF)
(5) Transposition der großen Arterien (TGA)
(6) Komplexer zyanotischer Herzfehler.

Ausschlusskriterien waren
– belastungsinduzierte Herzrhythmusstörungen (z.B. QT-Syndrom, d.h. eine seltene erbliche Erregungsleitungsstörung, die zu tödlichem Kammerflimmern führen kann);
– Herzfehler mit erhöhter Gefahr plötzlichen Herztods (z.B. höhergradige Aortenstenose > 40mm Hg, pulmonale Hypertension);
– Indikation zur baldigen Operation;
– Marcumar-Behandlung (z.B. bei Herzklappenersatz, Fontan-Operation);
– Mehrfachbehinderungen (z.B. Down-Syndrom);
– zu weite Entfernung von der Sporthochschule (außerhalb des Köln-Bonner-Raums).

Vor Beginn des Sportprojektes wurden *alle Krankenakten* der Klinik und Poliklinik für Kinderkardiologie der Universität zu Köln auf diese Ein- und Ausschlusskriterien durchgesehen. Demzufolge erfüllten 45 Kinder die Kriterien. Diese in Frage kommenden Familien bekamen zusammen mit einer Beschreibung des Projekts eine Einladung zu einem Informationsabend. Daraufhin nahmen an der ersten Gruppe im Jahre 1994 20 Kinder (44%) teil. Die übrigen begründeten ihre Ablehnung überwiegend mit Organisationsproblemen (Hin- und Rücktransport, Termin) und/oder mit dem Argument, es gehe dem Kind so gut, dass es ganz normal Sport treiben könne. Bis zum Abschluss absolvierten 15 der 20 Kinder (75%) das Sportprogramm (Tab. 4-5).

Dieses Prozedere der Teilnehmergewinnung im ersten Jahr war sehr mühsam und ließ an Effektivität zu wünschen übrig ließ, denn nur ein Drittel der in Frage kommenden Kinder (15 von 45) machte das Programm vollständig mit. Daher wurden im Weiteren die nach obigen Kriterien in Frage kommenden Familien im Rahmen der regelmäßigen Kontrolluntersuchungen *persönlich* von den behandelnden Ärzten auf das Sportprojekt aufmerksam gemacht und zur Teilnahme motiviert. Die interessierten Familien bekamen eine Einladung zu einem Informationsabend. Da für dieses Projekt keine zusätzlichen personellen Ressourcen zur Verfügung standen, konnten die genauen Zahlen nicht registriert werden (Schickendantz, 2001, pers. Mitt.). Sie lagen aber niedriger als in der ersten Gruppen, d.h. die dem Projekt aufgeschlossen gegenüberstehenden Familien konnten im Vorfeld besser herausgefiltert werden. Insgesamt nahmen in Phase I etwa die Hälfte der in Frage kommenden Kinder (50%) zuzüglich drei in anderen Kliniken behandelter Kinder an dem Sportprogramm teil. Knapp drei Viertel dieser Kinder (38 von 53; 72%) besuchten das motorische Förderprogramm bis zum Abschluss (Tab. 4-5).

Tabelle 4-5: Stichprobenrekrutierung in Phase I (7- bis 14-Jährige)

Gruppe	Behandlung in Köln	außerhalb	Vortest Summe	Nachtest
1994	18	2.	20	15 (75%)
1995	21	0	21	13 (62%)
1996	11	1	12	10 (83%)
Summe	50	3	53	38 (72%)

Beschreibung. Insgesamt haben 38 Kinder (25 Jungen, 13 Mädchen) im Alter von 7 bis 14 Jahren den 8-monatigen Sportkurs abgeschlossen (1994: 15, 1995: 13, 1996: 10). Einen *zyanotischen Herzfehler* hatten 16 Kinder, bei den übrigen 22 lag ein nicht zyanotischer und damit leichterer Herzfehler vor. Die Hälfte der Kinder hatte bedeutungsvolle *postoperative Restbefunde* (n=19), darunter ein Junge mit Herzrhythmusstörungen nach Operation eines leichten Herzfehlers (Verschluss eines persistierenden Ductus arteriosus, PDA) und drei Jungen mit komplexen zyanotischen Herzfehlern, die nur palliativ operiert werden konnten. Bei der anderen Hälfte lagen *geringere postoperative Restbefunde* vor, darunter zwei nicht operierte Jungen mit unbedeutendem Herzklappenfehler. Die 36 operierten Kinder hatten bis zu vier Herzoperationen hinter sich. Postoperativ zyanotisch waren nur noch drei Probanden. Einzelheiten zur kardialen Situation finden sich in Leurs et al. (2001a).

Die häufigsten *Diagnosen* in der ersten Phase (1994 - 1996) waren (vgl. Kap. 2.1.3)
- Fallot'sche Tetralogie, eine Kombination von vier bestimmten Einzelfehlern, darunter auch VSD (TOF, n=7),
- Ventrikelseptumdefekt, ein Loch in der Herzkammerscheidewand (VSD, n=6),
- Aortenisthmusstenose, eine herznahe Verengung der Körperschlagader (CoA, n=6),
- Komplexes zyanotisches Vitium, d.h. Kombination mehrerer Fehlbildungen (n=5),
- Transposition der großen Arterien, Vertauschung von Körper- und Lungenschlagader, die nur bei Bestehen bzw. künstlichem Erzeugen einer Verbindung zwischen Körper- und Lungenkreislauf (z.B. durch VSD, oder PDA) überlebt werden kann (TGA, n=4);
- Pulmonalstenose, eine Verengung um die Pulmonalisklappe herum (PSt, n=4).

Dropout. Insgesamt haben 15 der 53 Kinder und Jugendlichen (28%) den achtmonatigen Kurs nicht bis zu Ende mitgemacht (1994: 24%, 1995: 38% 1996: 17%, siehe auch Tab. 4-5). Die Gründe für den vorzeitigen Abbruch des Sportprogramms lagen überwiegend in der Motivationslage der Kinder („keine Lust"), und zwar bedingt durch:
- das Gefühl der Unterforderung („ist langweilig"), überwiegend bei den älteren Kindern (5-mal),
- besonders große Kontaktprobleme (3-mal),
- (vor)pubertäre „Null-Bock-Haltung" (2-mal).

Zeitprobleme waren nur bei drei Kindern maßgeblich. Sonstige Ausfallgründe waren Organisationsprobleme durch akute Scheidungssituation, die plötzliche Notwendigkeit einer weiteren Herzoperation, Unzumutbarkeit des Kindes für die Gruppe nach Ansicht der Pflegemutter.

Vergleich der endgültigen Stichprobe mit dem Dropout. Um einschätzen zu können, ob sich die ausgefallenen Kinder von den bis zum Schluss Teilnehmenden unterscheiden, wurden Vergleiche zwischen den Dropouts der Gruppen 1994, 1995 und 96 (n=5+8+2=15) und der Endstichprobe (15+13+10=38) durchgeführt (Tab. 4-6). Diese betreffen sowohl medizinische als auch soziodemographische und soziale Merkmale. Die Vergleiche zeigen, dass in keinem der 22 Merkmale signifikante Unterschiede zwischen beiden Gruppen bestehen. Die teilnehmenden Kinder stellen also in dieser Hinsicht *keine selektive Auswahl* dar.

4.4.2 Stichprobe: Phase II (1997-1999, 4- bis 8-Jährige)

Rekrutierung. In Phase II (1997 - 1999) geschah die Rekrutierung der Stichprobe wie bei den Gruppen von 1995 und 1996 über persönliches Ansprechen der Eltern während der routinemäßigen Kontrolluntersuchungen. Die Kinder sollten nun vier bis acht Jahre alt sein. Es fand also wiederum keine Auswahl statt, sondern es wurden alle in Frage kommenden Familien angesprochen.

Die Ein- und Ausschlusskriterien entsprachen bis auf eine Ausnahme denen in Phase I: Aufgrund der in Phase I gewonnen größeren Zuversichtlichkeit wurde auf das Ausschlusskriterium „Marcumar-Behandlung" verzichtet, so dass nun auch Kinder, die aufgrund von Herzklappenersatz oder Fontan-Operation Gerinnungshemmer nehmen mussten, in die Stichprobe aufgenommen wurden.

Auch in Phase II konnten wegen fehlender personeller Ressourcen keine genauen Aufzeichnungen über die Anzahl der angesprochenen Eltern gemacht werden. Es fiel aber auf, dass der Anteil der einwilligenden Familien verglichen mit dem in Phase I deutlich höher war; er dürfte bei ca. 2/3 gelegen haben (Phase I: ca. 50%). Insgesamt wurden 37 Kinder aus der Kölner Klinik und 2 außerhalb behandelte Kinder in die Gruppen aufgenommen. Nur ein Junge beendete den 8-monatigen Kurs nicht (Gruppe 1997, Tab. 4-7). Daher erübrigt sich hier ein Vergleich zwischen den teilnehmenden und den ausgefallenen Kindern.

Tabelle 4-6: Wichtige Merkmale für Teilnehmer ($n = 38$) und Dropouts ($n = 15$) in Phase I

Merkmal	Teilnehmer	Dropouts[1]	p^2
1. Durchschnittsalter bei Beginn	10.4 Jahre	10.4 Jahre	.96 t
2. Anteil von Mädchen	13 (34%)	4 (27%)	.75 χ^2
3. Kinderzahl in Familie (Durchschnitt)	2.6	2.9	.31 t
4. Anteil von Einzelkindern	5 (13%)	1 (7%)	.66 χ^2
5. Anteil mit jüngeren Geschwistern	25 (66%)	8 (53%)	.40 χ^2
6. Hilfe durch Großeltern, mind. mittleres Ausmaß (≥ 3 auf Skala von $0-5$)[3]	21 v. 34 (62%)	5 v. 7 (71%)	.71 U
7. Sozialschicht Vater[4]: Anteil Grundschicht	16 (42%)	5 v. 11 (46%)	.77 U
8. Sozialschicht Mutter[4]: Anteil Grundschicht	9 v. 35 (26%)	6 v. 11 (55%)	.18 U
9. Mutter erstmals verheiratet	33 (87%)	11 (73%)	.24 χ^2
10. Vollständige Familie	35 (92%)	12 (80%)	.33 χ^2
11. Mutter geschieden, alleinerziehend	1 (2.5%)	0 (0%)	n.s.
12. Berufstätigkeit Mutter, $\geq$ halbtags[3]	15 v. 36 (42%)	1 v. 11 (9%)	.08 U
13. Stunden pro Woche draußen in Bewegung	11.7	13.0	.63 t
14. (Noch) keine Herzoperation	2 (5%)	1 (2.5%)	1.0 χ^2
15. Mehr als eine Herzoperation[3]	12 (32%)	4 (27%)	.83 U
16. Informiertheit über den Herzfehler: mind. mittleres Ausmaß (≥ 3 auf Skala von 1–5)[3]	17 v. 37 (46%)	7 (47%)	.88 U
17. Anteil mit TGA	4 (11%)	5 (33%)	.10 χ^2
18. Anteil mit zyanot. Herzfehler insgesamt	16 (42%)	7 (47%)	.77 χ^2
19. Anzahl Freunde insgesamt (Durchschnitt)	11.3	14.5	.35 t
20. Anzahl Freunde in Klasse	7.2	10.4	.18 t
21. Bester Freund/beste Freundin vorhanden	30 v. 36 (84%)	9 v. 14 (60%)	.14 χ^2
22. Entfernung zur Sporthochschule	15.8 km	18.3 km	.48 t

[1] Zellen mit Prozentangaben: n (%), ansonsten Mittelwert

[2] hinter den p-Werten: Signifikanztestverfahren: t = t-Test für unabhängige Stichproben
U = Mann-Whitney U-Test χ^2 = Chi-Quadrat-Test

[3] n (%) beziehen sich auf dichotomisierte Variable, der Signifikanztest auf Ordinalskala

[4] fünfstufig von 1 = Oberschicht bis 5 = Grundschicht (nach Jürgens, 1971; gilt auch für Phase II)

Tabelle 4-7: Stichprobenrekrutierung in Phase II (4- bis 8-Jährige)

Gruppe	Behandlung In Köln	Außerhalb	Vortest Summe	Nachtest
1997	14	2	16	15 (94%)
1998	11	0	11	11 (100%
1999	12	0	12	12 (100%)
Gesamt	37	2	39	38 (97%)

Beschreibung. Die Stichprobe bestand also wiederum aus 38 Kindern; dieses Mal waren es 23 Jungen und 15 Mädchen (siehe Tab. 4-8 im folgenden Kap.). Ein zyanotischer Herzfehler lag bei 17 Kindern vor (45%). Postoperativ war kein Kind mehr zyanotisch. Einen mindestens bedeutungsvollen Restbefund hatten 22 Kinder (58%), darunter drei mit einem komplexen Herzfehler. Bei sechs Kindern war der Herzfehler (noch) nicht operationsbedürftig; sie werden zur Gruppe mit leichteren Restbefunden gerechnet (insgesamt 16 Kinder, 42%).

Die häufigsten *Diagnosen* in den Gruppen 1997 - 1999 waren (vgl. Kapitel 2.1.3)
- Aortenstenosen (AS, n=8)
- Transposition der großen Arterien, (TGA, n=6)
- Fallot'sche Tetralogie (TOF, n=5)
- Pulmonalstenose (PS, n=4)
- Ventrikelseptumdefekt (VSD, n=3)
- Komplexes zyanotisches Vitium (n=3)

4.5.3 Vergleich zwischen beiden Phasen

Aus Tabelle 4-8 ergeben sich wichtige Stichprobenmerkmale für Phase I und II im Vergleich. Eine statistische Überprüfung der Unterschiede erscheint hier nicht sinnvoll. Stattdessen wird in der Spalte „Vergleich I vs. II" nur auf augenfällige Trends verwiesen.

In beiden Phasen war der Anteil von Einzelkindern niedriger als in der Gesamtbevölkerung, die durch etwa ein Fünftel Einzelkinder gekennzeichnet ist (z.B. 19% nach Münchmeier, 2001). Dies trifft auch zu, wenn man sich nur auf Kinder ähnlicher Altersgruppen in Westdeutschland bezieht: Für Phase I liegt hier der Vergleichswert bei 17.5% für 6- bis 9- und 10- bis 14-Jährigen gemeinsam, für Phase II bei 19.8% für 3- bis 5- und 6- bis 9-Jährige gemeinsam (Bundesministerium für Familie, Senioren, Frauen und Jugend, 1998, S. 33).

Tabelle 4-8: Vergleich der Stichproben in Phase I und II
(falls nicht anders vermerkt jeweils $n = 38$)

Merkmal	Teilnehmer (Phase I)	Vergleich I vs. II	Teilnehmer (Phase II)
1. Durchschnittsalter bei Beginn	10.4 Jahre	>	6.7 Jahre
2. Durchschnittsjahrgang	1984	<	1991
3. Anteil von Mädchen	13 (34%)	=	15 (39%)
4. Kinderzahl in Familie (Durchschnitt)	2.6	=	2.1
5. Anteil von Einzelkindern	5 (13%)	=	6 (16%)
6. Anteil mit jüngeren Geschwistern	25 (66%)	>	15 (39%)
7. Hilfe durch Großeltern	21 v. 34 (62%)	=	22 v.31 (71%)
8. Sozialschicht Vater: Anteil Grundschicht	16 (42%)	=	15 v. 36 (42%)
9. Sozialschicht Mutter: Anteil Grundschicht	9 v. 35 (26%)	=	11 (29%)
10. Ausländeranteil	6 (16%)	<	9 (24%)
11. Mutter erstmals verheiratet	33 (87%)	=	33 (87%)
12. Vollständige Familie	35 (92%)	=	33 (87%)
13. Mutter alleinerziehend	1 (2.5%)	=	3 (8%)
14. Berufstätigkeit Mutter, mind. halbtags	16 v. 36 (42%)	>	9 (24%)
15. Stunden pro Woche draußen in Bewegung	11.7	<	27.8
16. (Noch) keine Herzoperation	2 (5%)	<	6 (16%)
17. Mehr als eine Herzoperation	11 (29%)	=	12 (32%)
18. Anteil mit TGA	4 (11%)	<	6 (16%)
19. Anteil mit zyanot. Herzfehler insgesamt	16 (42%)	=	17 (45%)
20. Mindestens bedeutungsvoller Restbefund	18 (50%)	<	22 (58%)
21. Entfernung zur Sporthochschule	15.8 km	<	22.5 km
22. Anzahl von Freunden	11.3	>	5.3

Die Mehrzahl der Merkmale fällt für beide Stichproben ähnlich aus (12 von 22: 55%). Dies betrifft vor allem die soziodemographische Situation (Merkmale 3 – 5, 8, 10 – 13). In Phase II waren die Kinder vier Jahre jünger und sieben Jahre später geboren als in Phase I. Diese Unterschiede sind durch die veränderten Alterskriterien und durch die nach Projektbeginn verstrichene Zeit (3 Jahre) bedingt. Der in Phase II niedrigere Anteil von Kindern mit jüngeren Geschwistern hängt damit zusammen, dass die generative Phase hier teils noch nicht abgeschlossen war und z.B. auch im Verlaufe des Sportprogramms noch Geschwister geboren wurden. Aus diesem Grunde liegt auch der Anteil von mindestens halbtags berufstätigen Müttern in Phase II etwas niedriger.

Ansonsten finden sich in Phase II eher Merkmale, die in Richtung einer schwierigeren Situation deuten:
- Höherer Anteil ausländischer Familien,
- Schwerere Herzfehler (z.B. häufiger TGA) und bedeutsamere Restbefunde,
- Größere Entfernung zur Sporthochschule,
- Weniger Freunde.

Allerdings ist zu beachten, dass die Kinder in Phase II aufgrund ihres späteren Jahrgangs (durchschnittlich 1991 vs. 1984) stärker von den Fortschritten der Kinderkardiologie profitieren konnten; die Fallot'schen Tetralogien wurden im Durchschnitt um 1 ½ Jahre früher operiert (1 ½ vs. 3 Jahre), und insgesamt kamen verfeinerte OP-Techniken zur Anwendung. Dadurch werden möglicherweise die ansonsten eher ungünstigen Merkmale in ihren Folgen etwas abgemildert. Eine Abmilderung erfolgt evtl. auch durch die ausgesprochene Bewegungsfreude der Kinder in Phase II (durchschnittlich 28 Stunden wöchentlich).

4.5 Verfahren der Datenanalyse

Die Beurteilung der *intraindividuellen Veränderungen* vom Vor- zum Nachtest auf *deskriptiver Ebene* basiert auf der jeweiligen kritischen Differenz D_{krit}, die für eine Irrtumswahrscheinlichkeit von 5% anhand von Standardabweichung s_x und Retest-Reliabilität r_{tt} folgendermaßen berechnet wird (Lienert & Raatz, 1994):

$$D_{krit} = 1.96 \cdot s_x \sqrt{2(1-r_{tt})}$$

Unterscheiden sich die Vor- und Nachtestwerte um mehr als die jeweilige kritische Differenz, so liegt die Wahrscheinlichkeit tatsächlicher Veränderungen bei 95%.

Die *inferenzstatistische Datenanalyse* erfolgte anhand der jeweils dem Skalenniveau und der Fragestellung angemessenen Verfahren, z.B.
- Chi-Quadrat-Tests zur Überprüfung von Unterschieden zwischen nominalskalierten Variablen (Siegel, 1974);
- Komogorov-Smirnov Goodness of Fit Test zur Überprüfung intervallskalierter Variablen auf Normalverteiltheit (Siegel, 1974); hier: 10% Signifikanzniveau zur Minimierung des hier besonders folgenschweren Fehlers zweiter Art, nämlich fälschliches Annehmen des Bestehens von Normalverteiltheit (Clauß & Ebner, 1974);
- Wilcoxon-Vorzeichen-Test zur Überprüfung von Unterschieden zwischen ordinalskalierten oder nicht normalverteilten intervallskalierten Variablen (Siegel, 1974);
- Einstichproben-t-Test zur Überprüfung signifikanter Abweichungen vom Mittelwert der Normierungsstichprobe (Sachs, 1997; Diehl, 2001);
- T-Test für unabhängige Gruppen zur Überprüfung signifikanter Abweichungen zwischen zwei Mittelwerten (Bortz, 1993)

- ANOVA mit Messwiederholung zur Überprüfung von Veränderungen zwischen Vor- und Nachtest, zugleich Prüfung auf Alters-, Geschlechts- und Interaktionseffekte (Bortz, 1993),
- Korrelationen zur Überprüfung von Zusammenhängen zwischen
  - intervallskalierten Variablen: Pearson's r (Sachs, 1997);
  - ordinalskalierten Variablen: Kendall's tau (Siegel, 1974);
  - nominal- und intervallskalierten Variablen: Punktbiseriale Korrelationen (der Wert lässt sich auch mit Pearson's r berechnen, da der Prüfparameter t mit dem des t-Tests für unabhängige Gruppen, identisch ist (Bortz, 1993; Diehl, 2001);
  - nominalskalierten Variablen: Kontingenzkoeffizienten C (Siegel, 1974);
- Analyse anhand des Automatic Interaction Detector (AID), eine Form der Kontrastgruppenanalyse.

Das AID-Verfahren soll hier noch etwas näher erläutert werden, da es nicht sehr gebräuchlich ist. Die Kontrastgruppenanalyse stellt eine Form der Segmentanalyse dar, bei der eine Grundgesamtheit nach einer als Außenkriterium fungierenden abhängigen Variablen (z.B. Körperkoordination), anhand von dichotomen unabhängigen Variablen (z.B. Risiken) so untergliedert wird, dass die dabei entstehenden Segmente sich hinsichtlich des Außenkriteriums besonders deutlich unterscheiden (Koschnik, 1988). Zur Segmentation werden sukzessive diejenigen unabhängigen Variablen herangezogen, die hinsichtlich des Außenkriteriums zu Gruppen mit möglichst *großer Intragruppenhomogenität und Intergruppenheterogenität* führen. Ziel ist die Erklärung eines möglichst hohen Varianzanteils des Außenkriteriums durch die unabhängigen Variablen.

Eine Methode der technischen Abwicklung ist das AID-Verfahren, das am Survey Research Center der amerikanischen Universität Michigan entwickelt wurde (Sonquist, 1970; Sonquist, Baker & Morgan, 1971, revised edition 1973). Ein anwendungsorientiertes Benutzermanual wurde 1986 vom Technischen Zentrum der Universität Amsterdam herausgegeben (Technisch Centrum FSW, 1986). Hieraus ergibt sich auch das Motiv der Autoren zur Entwicklung dieser Methode, nämlich „rebellion against the restrictive assumptions of conventional multivariate techniques and the cumbersome inconvenience of ransacking sets of data in other ways" (Sonquist et al., 1973, zit. nach Technisch Centrum FSW, 1986, S. 1).

Die Stichprobe wird anhand eines bestimmten Algorithmus durch eine Serie von binären Splits in einander ausschließende Gruppen geteilt, die bzgl. der abhängigen Variablen am homogensten sind. Als Ergebnis erhält man einen Kontrastgruppenbaum, aus dem Mittelwerte und Standardabweichungen des Außenkriteriums sowie die Probandenanzahl in den Teilgruppen ersichtlich sind.

Der Vorteil dieser Methode ist, dass sie auch mit kleineren Stichproben gut durchführbar ist, da sukzessive jeweils die am besten trennenden Prädiktoren aus einer größeren Zahl ausgewählt werden. Daher muss man die Analyse bei kleineren Samples nicht von vornherein auf wenige Prädiktoren beschränken, wie dies beispielsweise bei der Clusteranalyse der Fall ist.

Vorteilhaft ist weiterhin, dass bei jedem Schritt alle Prädiktoren eingehen, so dass sie auch mehrmals in dem Baumdiagramm vorkommen können. Schließlich erscheint von der Praktikabilität her günstig, dass die Analyse verschiedener Äste auf unterschiedlichen Ebenen abgebrochen werden kann, um die Entstehung von zu kleinen Gruppen und damit von Artefakten zu verhindern.

Das Abbruchkriterium wurde rein pragmatisch festgelegt, nämlich als „Teilgruppengröße unter vier Probanden". Dies galt auch dann, wenn beim anschließenden Splitting die Größe der anderen Teilgruppe *über* dieser Grenze lag (z.B. 14 gesplittet in 3 und 11, 11 gesplittet in 5 und 6). Da sich bei dieser Art von Analyse in jedem Fall Strukturdiagramme ergeben, wurden sie nur bei Erreichen folgender – ebenfalls rein pragmatisch festgelegter – Grenzwerte als aussagekräftig betrachtet: *Varianzaufklärung von insgesamt mindestens 40% und durchschnittlich mindestens 8% pro Analyseschritt*. Durch Kombination beider Kriterien sollte erreicht werden, dass nur Splittings, die in *wenigen Analyseschritten viel Varianz aufklären*, zum Tragen kommen.

Falls der zweite Grenzwert für die Gesamtstruktur durch zu geringe Varianzaufklärung in späteren Schritten nicht erfüllt war, wurden die Ergebnisse dennoch einbezogen, wenn das *Kriterium schon bei Beschränkung auf vorherige Analyseschritte erreicht* wurde. Hierdurch sollte vermieden werden, dass *besonders komplexe Strukturdiagramme*, die in den späteren Schritten zwar wenig, aber vorher schon genügend Varianz aufklären, ausgeschlossen werden. Wenn in einem Schritt auf der letzten Ebene weniger als 3% Varianz aufgeklärt wurde und das Einschlusskriterium auch vorher erfüllt war, wurde dieser Schritt wegen größerer Übersichtlichkeit der Struktur weggelassen. Beide Besonderheiten kamen nur in Phase II vor.

Als Signifikanzniveau für die Hypothesentestung wird das allgemein übliche 5%-Niveau angenommen. Eine Alpha-Adjustierung wird nicht vorgenommen, da die Signifikanztests nicht als Serien, sondern jeweils als voneinander unabhängig zu betrachten sind. Die meisten Hypothesen zielen in eine bestimmte Richtung, weshalb *überwiegend die einseitige Fragestellung* zugrunde liegt. Dieser „Normalfall" wird in der Ergebnisdarstellung nicht erwähnt. Vermerkt ist nur, wenn die p-Werte auf der *zweiseitigen Fragestellung* beruhen, was sich u.a. auf folgende Bereiche bezieht:

- Vergleich mit Normwerten, da etwaige günstiger ausfallende Ergebnisse nicht aus der Interpretation ausgeschlossen werden sollten;
- Konstrukte, bei denen die Richtung von Veränderungen aufgrund von unzureichenden Erkenntnissen aus dem Forschungsstand offen ist und daher eher unter rein explorativem Erkenntnisinteresse analysiert wird, z.B. Selbstwertgefühl, Sportangst, Verhalten;
- Intervenierende Variablen in ANOVAs, da deren Wirkungsrichtung nicht von vornherein feststeht;
- Zusammenhänge zwischen Risikofaktoren und abhängigen Variablen.

Bei den ANOVAs wird zusätzlich die Effektstärke Eta^2 (η^2) berücksichtigt. Die Klassifikation ergibt sich in Anlehnung an Bortz und Döring (1995) aus Tabelle 4-9. Das *Ausmaß der Varianzaufklärung* wird berechnet anhand der Formel

$$\frac{Eta^2}{1+Eta^2}$$

Tabelle 4-9: Klassifikation der Effektgrößen nach Eta, Eta^2 und Varianzaufklärung in Varianzanalysen

Effektgröße	Eta	Eta^2	Varianzaufklärung
Schwach	.10 bis .24	.01 bis .058	1%
Mittel	.25 bis .39	.0625 bis .152	6%
Stark	ab .40	.16	14%

Der *optimale Stichprobenumfang* in einfaktoriellen Varianzanalysen mit zwei Kovariaten (d.h. ein Freiheitsgrad) liegt nach Bortz (1993) für jede Stufe der unabhängigen Variablen (Zeitpunkt: Vor- und Nachtest) bei $n = 64$, um *mittlere* Effekte festzustellen. In unserem Projekt wurden zwar insgesamt 76 Probanden untersucht (pro Phase und Zeitpunkt $n = 38$), jedoch werden die Daten für beiden Phasen getrennt ausgewertet, so dass dieser Umfang für die Effektgröße nicht zum Tragen kommt. Unsere Stichprobengröße pro Phase liegt etwas über der optimalen von jeweils $n = 26$ zur Feststellung *starker Effekte;* die Ergebnisse für bestimmte Tests beruhen stets auf mindestens $n = 30$, so dass die *Schwelle zur Feststellung starker Effekte durchgängig erreicht* ist.

Die Statistische Auswertung erfolgte mit Hilfe des Statistical Package for the Social Sciences SPSS für Windows in den Versionen 6 und 10 (Bühl & Zöfel, 1994; Diehl & Staufenbühl, 2001).

5. Ergebnisse
5.1 Phase I (1994 – 1996): Altersgruppe der 7- bis 14-Jährigen
5.1.1 Körperlicher Bereich (I)
5.1.1.1 Herz-Kreislauf-Situation (I)

Die kardiologischen Untersuchungen ergaben *bei keinem Kind eine Verschlechterung der Herz-Kreislauf-Situation* (Schickendantz et al., 2001). Bei 30 Kindern ist die kardiale Situation konstant geblieben, darunter nur drei mit schlechtem Ausgangsniveau (Tabelle 5-1). Bei acht Kindern[1] zeigte sich in kardialer Hinsicht im Verlaufe des motorischen Förderprogramms sogar eine Verbesserung, und zwar überwiegend aus normalem Ausgangsniveau. Diese Verbesserungen deuten vor allem in Richtung einer Ökonomisierung der Herz-Kreislauf-Funktion (Schickendantz et al., 1999, pers. Mitt.).

Tabelle 5-1: Klassifikation intraindividueller Veränderungen bzgl. der Herz-Kreislauf-Situation

Veränderungen der Herz-Kreislauf-Situation	Anzahl	Anteil
Günstig bei normalem Ausgangsniveau	6	16%
Günstig bei schlechterem Ausgangsniveau	2	5%
Konstant bei normalem Ausgangsniveau	27	71%
Konstant bei schlechterem Ausgangsniveau	3	8%
Ungünstig bei normalem Ausgangsniveau	0	0 %
Ungünstig bei schlechterem Ausgangsniveau	0	0 %
Summe	38	100%

5.1.1.2 Gesamtkörperkoordination und Körperbeherrschung (KTK, I)

Auswertbare Ergebnisse im Körperkoordinationstest (KTK, Schilling, 1974) liegen von 31 Kindern vor. Sechs Kinder zeigten beim Vortest so schlechte Leistungen, dass diese nicht auswertbar war, bzw. sie waren gar nicht testbar. Bei einem Kind liegt kein Nachtestergebnis vor; der Vortest ergab einen unterdurchschnittlichen motorischen Quotienten (MQ 78).

---

[1] Aus Gründen der sprachlichen Abwechslung werden in diesem Kapitel die Begriffe „Kinder" und „Heranwachsende" alternativ für „Kinder und Jugendliche" verwendet. Bei der Ergebnisdarstellung zu Phase II bezieht sich der Begriff „Kinder" auf 4- bis 8-Jährige.

Zu *Beginn des Programms* lag der mittlere motorische Quotient (MQ) mit 83 (*SD* = 16) unter dem Durchschnittsbereich von 85 bis 115 und damit auch signifikant unter dem Test-Mittelwert von 100, $t(30) = -5.7; p < .001$ (Einstichproben-t-Test, zweiseitig). Auch die Ergebnisse aller vier Aufgabengruppen unterschieden sich signifikant von der Testnorm, $p \leq .007$.

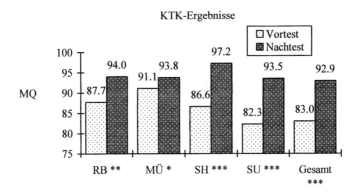

RB = RÜCKWÄRTS BALANCIEREN
MÜ = MONOPEDALES ÜBERHÜPFEN
SH = SEITLICHES HIN- UND HERSPRINGEN
SU = SEITLICHES UMSETZEN

Abbildung 5-1: Mittlere Motorische Quotienten (MQ, IQ-Skala) im Körperkoordinationstest (KTK) beim Vor- und Nachtest (*n* = 31);
* $p < .05$ ** $p < .01$ *** $p < .001$ (ANOVA)

Beim *Nachtest* lag der mittlere Gesamt-MQ mit 93 (*SD* =18) zwar immer noch signifikant unter dem Normwert, $t(30) = -2.2, p < .05$ (zweiseitig), hat sich aber hochsignifikant in den Durchschnittsbereich gesteigert, $F(27) = 24.16, p < .001, Eta^2 = .472$ (ANOVA mit Messwiederholung). Bezogen auf die vier Aufgabenbereiche liegt für das Rückwärts Balancieren und das Seitliche Hin- und Herspringen beim Nachtest kein signifikanter Unterschied zur Norm mehr vor, $p > .05$. Die signifikante Verbesserung betrifft alle vier Untertests, $p \leq .045$ (Abb. 5-1); die Effektgrößen (Eta^2) sind mit .098 für „Monopedales Überhüpfen" und .145 für „Rückwärts Balancieren" mittel; für die übrigen Aufgaben und den Gesamtwert liegen sie weit über der Untergrenze von .16 für starke Effekte (.355 bis .480) wodurch eine Varianzaufklärung von 26 bis 32% gegeben ist.

Das für unsere Zwecke adaptierte Modell von Steinhausen (Abb. 2-10) enthält auch die Merkmale Alter und Geschlecht als allgemeine biologische Moderatorvariablen. Auf die Bedeutung dieser beiden elementaren Merkmale wird bereits bei der Darstellung der jeweiligen Testergebnissen eingegangen. Die auf dem Modell basierenden Befunde zur Bedeutung von

Risiken werden unter Aufgreifen von Alter und Geschlecht am Ende von Kapitel 5-1 und 5-2 beschrieben.

Weder im Vortest noch bzgl. Veränderungen im Nachtest gab es Geschlechts- oder Alterseffekte für die KTK-Ergebnisse. Bei der Aufgabe „Seitliches Hin- und Herspringen" zeigte sich allerdings ein sehr signifikanter Interaktionseffekt zwischen Alter, Geschlecht und Zeit mit starker Effektgröße, $F(1) = 8.04$, $p = .009$, $Eta^2 = .229$ (ANOVA mit Messwiederholung, zweiseitig, siehe Abb. 5-2). Zu beiden Testzeitpunkten höhere Durchschnittswerte erreichten Jungen verglichen mit Mädchen und jüngere Kinder (unter 10 Jahre) verglichen mit älteren. Ein besonders großer Geschlechtsunterschied zugunsten der Jungen findet sich in der jüngeren Altersgruppe beim Vortest (32 MQ-Punkte). Verbesserungen vom Vor- zum Nachtest traten in allen vier Teilgruppen auf.

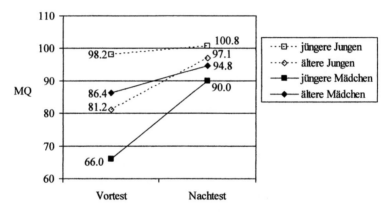

Abbildung 5-2: Interaktionsdiagramm Alter X Geschlecht X Zeit für den KTK-Untertest „Seitliches Hin- und Herspringen" (MQ = Motorischer Quotient)

Tabelle 5-2 zeigt die Klassifikation der KTK-Ergebnisse nach Schilling (1974). Motorische Defizite wiesen beim Vortest 17 der 31 testbaren sowie die sechs nicht testbaren Kinder und das Mädchen ohne Nachtest, also insgesamt 64% der Stichprobe auf. Somit erreichte nur etwas mehr als ein Drittel (36%) ein mindestens durchschnittliches Ergebnis (Erwartungswert: 84%). Beim Nachtest hingegen trifft dies auf die Mehrzahl der Kinder (58%) zu.

Der Vergleich mit den jeweils erwarteten Häufigkeiten (dreistufig, da Extremkategorien wegen niedriger Erwartungswerte zusammengefasst) spricht beim Vortest für ein hochsignifikant häufigeres Vorkommen unterdurchschnittliche Ergebnisse, $\chi^2(2) = 35.4$, $p < .001$, während sich beim Nachtest kein signifikanter Unterschied mehr zeigt, $\chi^2(2) = 3.9$, $p = .141$. Als sehr signifikant ergeben sich die Unterschiede für den Vorher-Nachher-Vergleich (einschließlich „nicht testbar" als niedrigster Kategorie), $Z = -2.9$, $p = .0018$ (Wilcoxon-Test).

Tabelle 5-2: Klassifikation der KTK-Ergebnisse nach Schilling (1974)

Körperkoordination	Vortest		Nachtest	
	n	%	n	%
Hoch (MQ = 131 – 145)	0	0%	0	0%
Gut (MQ = 116 – 130)	1	2%	4	11%
Normal (MQ = 86 – 115)	13	34%	18	47%
Auffällig (MQ = 71 – 85)	9	24%	3	8%
Gestört (MQ = 56 – 70)	9	24%	6	16%
Test nicht auswertbar	6	16%	6	16%
Nachtest fehlend			1[1]	2%
Summe	38	100%	38	100%

[1] Kind beim Vortest als auffällig klassifiziert

In die Analyse intraindividueller Veränderungen im Verlaufe des motorischen Förderprogramms gingen auch vier im Vortest nicht testbare Kinder ein, da sich hier Aussagen treffen ließen (einmal Verbesserung um eine Klasse, ansonsten Konstanz auf niedrigem Niveau). Insgesamt ergibt sich bei neun Kindern (25%) eine Steigerung um eine, bei drei Kindern sogar um zwei Stufen; ein Kind muss um eine Stufe niedriger klassifiziert werden.

Tabelle 5-3 enthält die Klassifikation intraindividueller Veränderungen zwischen Vor- und Nachtest auf der Basis der kritischen Differenzen auf dem 5%-Niveau. Der entsprechende Wert liegt beim KTK unter Heranziehung der Retest-Reliabilität von .90 (Schilling, 1974) bei $\pm$ 13.1 MQ-Punkten. Eines der beim Vortest nicht testbaren Kinder erreichte zuletzt mit MQ 79 ein Ergebnis, das um ein Vielfaches der kritischen Differenz über der unteren Grenze der Wertbarkeit (MQ 40) lag, was daher als günstige Veränderung klassifiziert wird. Die übrigen fünf nicht testbaren Kinder machten altersgerechte Fortschritte, wenn auch auf niedrigem Niveau und sind unter „konstant bei niedrigerem Ausgangsniveau" eingestuft.

Tabelle 5-3: Klassifikation intraindividueller Veränderungen im KTK, basierend auf einer kritischen Differenz von $\pm$ 13.1 MQ-Punkten

Veränderung der KTK-Motorik-Quotienten	Anzahl	Anteil
Günstig bei hohem Ausgangsniveau (MQ $\geq$ 100)	2	5%
Günstig bei niedrigerem Ausgangsniveau	9	24%
Konstant bei hohem Ausgangsniveau	5	14%
Konstant bei niedrigerem Ausgangsniveau	20	54%
Ungünstig bei niedrigerem Ausgangsniveau	1	3%
Summe	37	100%

Bei 25 Kindern (68%) blieb die Gesamtkörperkoordination konstant, wobei fünf davon bereits im Vortest mindestens durchschnittliche Werte erreicht hatten. Während nur ein Kind (3%) nach dem Sportprogramm einen schlechteren Testwert als vorher aufwies, ergaben sich bei gut einem Viertel der Kinder ($n = 11$, 29%) Verbesserungen der Gesamtkörperkoordination; die Verteilung unterscheidet sich hoch signifikant von der erwarteten, $\chi^2(2) = 102.9, p < .001$ (zweiseitig). Diese statistische Absicherung gilt allerdings nur unter Vorbehalt, da die erwarteten Anteile von jeweils 2.5% in unserer Stichprobe niedrige erwartete Häufigkeiten bedeuten (unter der geforderten Anzahl von 5). In Ermangelung adäquaterer Methoden dienen die Ergebnisse der Chi-Quadrat-Tests hier und in den folgenden entsprechenden Abschnitten nur der groben Orientierung.

Um auszuschließen, dass die Ergebnisse eher einen Regressionseffekt zur Mitte hin als tatsächliche Verbesserungen widerspiegeln, wurde eine Zusatzauswertung ohne die 15 motorisch gestörten Kinder (MQ <70 oder nicht testbar) durchgeführt (n=22); nun standen noch neun günstige Veränderungen 13 konstanten Ergebnissen gegenüber, $\chi^2(2) = 97.5, p < .001$ (zweiseitig). Ein Gesamtvergleich der Verteilung auf die fünf Kategorien ohne diese Kinder ergibt einen signifikanten Unterschied zugunsten der Nachtestergebnisse, $Z = -2.29, p = .021$ (Wilcoxon-Test, zweiseitig), so dass sich der Befund günstiger Veränderungen bei der Körperkoordination auch nach Berücksichtigung möglicher Regressionseffekte aufrechterhalten lässt.

Einzelheiten, insbesondere zu den vier Aufgaben des KTK, finden sich in Publikationen der Deutschen Sporthochschule, die diesen Bereich im Rahmen der interdisziplinären Zusammenarbeit schwerpunktmäßig abgedeckt hat (z.B. Dordel et al., 1999; Leurs et al., 2001b).

5.1.2.3 Motorischer Leistungsstand insgesamt (TML, I)

Bei der Hälfte der Aufgaben in der Testbatterie zur Erfassung des motorischen Leistungsstandes (TML) zeigten sich signifikante Verbesserungen vom Vor- zum Nachtest (Tab. 5-4, kursiv gedruckt). Diese betreffen die Simultankoordination (Hampelmann-Sprung, Seilchenspringen am Ort), die Gleichgewichtsfähigkeit (Einbeinstand rechts) und die Haltekraft (Stütz am Reck).

Die Scores der acht Einzelaufgaben (ohne Standweitsprung, da anders skaliert) wurden addiert und die Veränderungen ebenfalls auf Signifikanz des Faktors Zeit und der Kovariaten Geschlecht und Alter überprüft (ANOVA mit Messwiederholung). Hierbei ergab sich lediglich ein signifikanter Zeiteffekt, $F(1) = 16.33, p < .001$, der wie auch bei einigen Einzelaufgaben für Verbesserungen im Verlaufe des motorischen Förderprogramms spricht.

Tabelle: 5-4: Ergebnisse in der Testbatterie zur Erfassung des motorischen Leistungsstandes (TML, jeweils Mittelwert mehrerer 3-stufiger Scores: 1 = schlecht, 2 = mäßig, 3 = gut)

Aufgabe	Vortest Wert	SD	Nachtest Wert	SD	p
1. Klettern an den Tauen	1.43	0.57	1.55	0.66	.062
2. *Hampelmann-Sprung*	*2.29*	*0.71*	*2.45*	*0.60*	*.028**
3. Schaukeln im Beugehang an zwei Tauen	2.06	0.62	2.14	0.72	.160
4. *Seilchenspringen stationär*	*2.21*	*0.71*	*2.37*	*0.71*	*.049**
5. Seilchenspringen in Fortbewegung	2.27	0.68	2.35	0.68	.173
6. Einbeinstand links	2.42	0.65	2.56	0.57	.145
7. *Einbeinstand rechts*	*2.43*	*0.66*	*2.61*	*0.51*	*.015**
8. *Stütz am Reck*	*2.55*	*0.37*	*2.71*	*0.47*	*.020**

Beim Standweitsprung, der aufgrund der Intervallskaliertheit gesondert ausgewertet wird, liegen Vor- und Nachtest-Daten von 34 Kindern vor. Hier verbesserten sich die Kinder signifikant um 7 cm (von 125 auf 132 cm), $F(1) = 5.38$, $p = .0135$, wobei im Vortest ein unabhängiger Geschlechts- und Alterseffekt auftrat: Jungen konnten weiter springen als Mädchen (134 vs. 109 cm) und ältere Kinder weiter als jüngere (129 vs. 113 cm). Für die Messwiederholung zeigen sich keine signifikanten Alters-, Geschlechts- und Interaktionseffekte.

Um zu überprüfen, inwieweit Übereinstimmung mit altersspezifischen Vergleichswerten besteht, wurden die Ergebnisse im Standweitsprung anhand der fünfstufigen altersspezifischen Beurteilungstabelle (jährliche Altersklassen) von Beck und Bös (1995) klassifiziert und mit den erwarteten Anteilen verglichen. Um niedrige erwartete Häufigkeiten zu vermeiden, erfolgte eine Reduzierung auf drei Kategorien (unterdurchschnittlich, durchschnittlich, überdurchschnittlich). Hier ergab sich sowohl für den Vortest als auch für den Nachtest eine hochsignifikante Abweichung im Sinne von häufigeren unterdurchschnittlichen Leistungen in unserer Stichprobe, $\chi^2(2) = 41.3$ bzw. 40.1, $p < .001$). Um weiterhin zu überprüfen, ob die festgestellte Verbesserung über den normalen Altersfortschritt hinausgeht, wurde die auf den Normen von Beck basierende fünfstufige Klassifikation anhand einer Rangvarianzanalyse nach Friedman analysiert. Hier zeigten sich keine signifikanten Veränderungen zwischen beiden Messzeitpunkten mehr, $\chi^2(2) = 1.1$, $p = .30$, d.h. die Veränderung stellt lediglich einen altersgerechten Fortschritt bei sehr niedrigem Ausgangsniveau dar.

Da die TML für die Zwecke der Studie entwickelt wurde und daher bis auf eine Ausnahme (Standweitsprung) nicht auf Vergleichswerte zurückgegriffen werden kann, lassen sich die Verbesserungen nicht eindeutig von der „normalen" Entwicklung innerhalb des verstrichenen Zeitraums von 9 Monaten abgrenzen. Sie sollen daher nicht überinterpretiert werden, sondern dienen nur zur Ergänzung der statistisch abgesicherten Verbesserungen im KTK (Dordel, pers. Mitt.).

5.1.1.4 Fazit zum körperlichen Bereich

Die kardiale Situation hat sich im Verlaufe des motorischen Förderprogramms bei keinem Kind verschlechtert, womit die Zielsetzung auf diesem Gebiet erreicht wurde.

Die älteren Kinder von Phase II (7 bis 14 Jahre) wiesen verglichen mit der Normstichprobe des KTK zu Beginn des motorischen Förderprogramms eine signifikant niedrigere Gesamtkörperkoordination auf. Im Verlaufe des motorischen Förderprogramms stieg die Leistung signifikant an. Dies gilt auch unter Berücksichtigung der kritischen Differenzen und möglicher Regressionseffekte zur Mitte bei extrem niedrigen Ausgangswerten. Somit können die *Hypothesen 1 und 2 für den Bereich der Motorik als bestätigt* gelten. Eine gewisse Unterstützung erhält Hypothese 2 auch durch Teilergebnisse in der Testbatterie zum motorischen Leistungsstand (TML), die für signifikante Verbesserungen bzgl. Simultankoordination, Gleichgewichtsfähigkeit und Haltekraft sprechen. Da keine Vergleichsnormen vorhanden sind, lassen sich keine Aussagen bzgl. des Ausgangsniveaus treffen und es bleibt unklar, inwieweit diese Veränderungen über altersgerechte Fortschritte hinausgehen.

5.1.2 Mentaler Bereich (I)
5.1.2.1 Kognitive Leistungsgeschwindigkeit (ZVT, I)

Auswertbare Ergebnisse im Zahlen-Verbindungs-Test (ZVT, Oswald & Roth, 1987) liegen von 31 Kindern vor. Der durchschnittliche Intelligenzquotient (IQ) betrug beim Vortest 102.2 (SD = 17.4) und unterscheidet sich nicht signifikant vom Mittelwert der Normstichprobe. Nach Teilnahme an dem motorischen Förderprogramm lag der mittlere IQ mit 110.0 (SD = 16.7) sehr signifikant über der Norm, $t(30) = 3.33, p = .002$ (einseitige Fragestellung). Dies bedeutet zugleich eine hochsignifikante Steigerung um 8 IQ-Punkte, $F(1) = 12.3, p < .001$ (Abb. 5-3). Die positiven Veränderungen beziehen sich auch auf den Durchschnittswert des besten und schlechtesten Durchgangs. Die Effektgrößen sind mit Eta^2 = .316 für den Gesamtwert und .252 bzw. 243 für den besten bzw. schlechtesten Durchgang durchgängig stark und beinhalten eine Varianzaufklärung von 20 bis 24%.

Es ergeben sich keine Alters- und Geschlechtseffekte; für den Durchschnittswert und den schlechtesten Durchgang findet sich im Vortest allerdings eine signifikante Interaktion zwischen Alter und Geschlecht mit mittlerer bzw. hoher Effektgröße, $F(1) = 4.26, p = .049, Eta^2$ = .136 bzw. $F(1) = 5.10, p = .033, Eta^2$ = .169 (ANOVA mit Messwiederholung, zweiseitig). Demzufolge erreichten bei den Jungen die jüngeren Kinder bis 9 Jahre höhere ZVT-IQ-Werte als die älteren, während sich bei den Mädchen das umgekehrte Muster findet (Abb. 5-4 und 5-5).

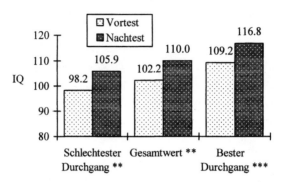

Abbildung 5-3: Mittelwerte im Zahlen-Verbindungs-Test (ZVT) beim Vor- und Nachtest ($n = 31$); ** $p < .01$ *** $p < .001$ (ANOVA)

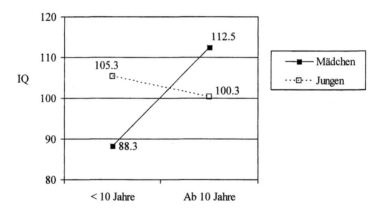

Abbildung 5-4: Interaktionsdiagramm Alter X Geschlecht für den ZVT-IQ im Vortest

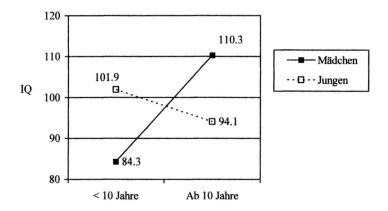

Abbildung 5-5: Interaktionsdiagramm Alter X Geschlecht
für den schlechtesten ZVT-Durchgang im Vortest

Tabelle 5-5 zeigt die Klassifikation der ZVT-Ergebnisse nach Lienert (1969). Der Anteil von Kindern mit einem durchschnittlichen Ergebnis fällt zu beiden Messzeitpunkten recht ähnlich aus (61 bzw. 55%). Unter dem Durchschnittsbereich lagen beim Vortest 16% und beim Nachtest nur noch 3%, über dem Durchschnittsbereich 23% bzw. 36%

Tabelle 5-5: Klassifikation der ZVT-Ergebnisse nach Lienert (1969, S.329)

Kognitive Leistungsgeschwindigkeit	Vortest		Nachtest	
	n	%	n	%
Weit überdurchschnittlich (IQ ≥ 130)	2	7%	4	10%
Überdurchschnittlich (IQ 116 – 130):	5	16%	8	26%
Durchschnittlich (IQ 86 – 115)	19	61%	17	55%
Unterdurchschnittlich (IQ 71 – 85)	4	13%	1	3%
Weit unterdurchschnittlich (IQ ≤ 70)	1	3%	0	0%
Summe	31	100%	31	100%

Während die Verteilung vor dem Programm gut mit der erwarteten übereinstimmt (durchschnittlich: 68%, ansonsten jeweils 16%), $\chi^2(2) = 1.04, p = .59$, zeigen die Anteile beim Nachtest eine hochsignifikante Abweichung nach oben hin $\chi^2(2) = 13.6, p = .0011$ (jeweils zweiseitige Fragestellung). Die Unterschiede zwischen den beiden Messzeitpunkten übersteigen nicht nur für die Mittelwerte (s.o.), sondern auch für die fünfstufige Klassifikation sehr deutlich die Signifikanzgrenze, $Z = -.25, p = .005$ (Wilcoxon-Test).

In die Analyse intraindividueller Veränderungen im Verlaufe des motorischen Förderprogramms wurden die beiden bei der Mittelwertsberechnung ausgeschlossenen körper- bzw. lernbehinderten Kinder einbezogen (jeweils konstante Ergebnisse auf niedrigem Niveau). Bei neun Kindern (27%) ergab sich eine Steigerung um eine, bei drei Kindern sogar um zwei Klassifikationsstufen; zwei Kinder mussten beim Nachtest – ausgehend von überdurchschnittlichen Vortestwerten – um eine Stufe niedriger klassifiziert werden

Tabelle 5-6 enthält die Klassifikation intraindividueller Veränderungen zwischen Vor- und Nachtest auf der Basis des Standardmessfehlers von $\pm$ 9.3 ZVT-IQ-Punkten. Bei 18 Kindern (54%) blieb die Leistung konstant, wobei fünf davon bereits beim Vortest mindestens durchschnittliche Werte erreichten. Während drei Kinder (9%) nach dem Sportprogramm einen schlechteren Testwert als vorher aufwiesen, ergaben sich in 12 Fällen (36%) Verbesserungen im Auffassungstempo; die Verteilung unterscheidet sich – unter dem bereits beim KTK erklärten Vorbehalt – hochsignifikant von der erwarteten, $\chi^2(2) = 130.5$, $p < .001$ (zweiseitig).

Tabelle 5-6: Klassifikation intraindividueller Veränderungen basierend auf einer kritischen Differenz von $\pm$ 9.3 ZVT-IQ-Punkten

Veränderung	Anzahl	Anteil
Günstig bei hohem Ausgangsniveau (IQ $\geq$ 100)	6	18%
Günstig bei niedrigerem Ausgangsniveau	6	18%
Konstant bei hohem Ausgangsniveau	5	15%
Konstant bei niedrigerem Ausgangsniveau	13	39%
Ungünstig bei hohem Ausgangsniveau	3	9%
Summe	33	99%*

* < 100 bedingt durch Rundungen (Verzicht auf Dezimalstellen wegen besserer Lesbarkeit)

Um auszuschließen, dass die Ergebnisse eher einen Regressionseffekt zur Mitte hin als tatsächliche Verbesserungen widerspiegeln, erfolgte eine Zusatzauswertung ohne das Kind mit extrem niedrigem Vortestwert (MQ $\leq$70) und ohne das lern- bzw. körperbehinderte Kind. Hierbei reduzierte sich die Anzahl günstiger Veränderungen auf 11, aber der hochsignifikante Unterschied zur erwarteten Verteilung blieb bestehen, $\chi^2(2) = 108.8$, $p < .001$ (zweiseitig). Ein Gesamtvergleich für die fünf Kategorien ohne diese Kinder ergab einen signifikanten Unterschied zugunsten der Nachtestleistungen, $Z = -2.34$, $p = .019$ (Wilcoxon-Test, zweiseitig), so dass sich der Befund günstiger Veränderungen im Zahlen-Symbol-Test auch unter Berücksichtigung möglicher Regressionseffekte aufrechterhalten lässt.

Die Kinder waren also nach dem Sportkurs bei schon weitgehend durchschnittlichem Ausgangsniveau häufig noch besser in der Lage, ein begrenztes Wahrnehmungsfeld rasch und umsichtig zu überschauen und eine variationslose Aufgabenstellung durchzuhalten.

5.1.2.2 Differenziertheit des Körperbildes

Die Differenziertheit des Körperbildes ergibt sich aus dem Mann-Zeichen-Test (MZT), ausgewertet nach dem 50-Punkte-System von Ziler (1996). Die Mann-Zeichen-Quotienten waren im Vor- und Nachtest mit einem Wert von 90.3 bzw. 89.0 (SD = 15.2 bzw. 16.9, n = 33) nahezu identisch. Das Ausgangsniveau lag signifikant unter dem Durchschnittswert von 100 und blieb im Verlaufe des Programms unverändert, t=–3.65, bzw. –3.71, p = .-001 (zweiseitig).

Für die Ausgangswerte ergab sich ein signifikanter Alterseffekt mit mittlerer Effektgröße, demzufolge jüngere Kinder höhere Mann-Zeichen-Quotienten erreichten als ältere Kinder (M = 94 vs. 87), $F(1)$ = 4.23, p = .049, Eta^2 = .127 (ANOVA mit Messwiederholung, zweiseitig). Dieser bezog sich sowohl auf Jungen als auch auf Mädchen, d.h. es gab keinen unabhängigen Geschlechtseffekt.

Basierend auf den Differenzen zu den empirisch ermittelten Mann-Zeichen-Quotienten für jährliche Altersklassen bei Jungen und Mädchen nach Ziler (1996, S.27, n = 1330 für 7- bis 14-Jährige) ergaben sich ebenfalls für beide Messzeitpunkte signifikant niedrigere Werte [Vortest: 90.3 vs. 96.6, $t(32)$ = –2.55, p = .016; Nachtest: 89.0 vs. 95.7, $t(32)$ = -2.38, p = .023], sowie keine signifikanten Unterschiede zwischen Vor- und Nachtest, $t(32)$ = 0.14, p = .889. Da sich bei dieser Art der Auswertung keine zusätzlichen Aspekte ergaben, beruhen die weiteren Darstellungen auf dem ursprünglichen Konzept des Mann-Zeichen-Quotienten mit dem für alle Altersgruppen und Geschlechter geltenden Mittelwert von 100.

Tabelle 5-7 zeigt die Klassifikation der MZT-Quotienten nach Lienert (1969). Während die beiden mindestens durchschnittlichen Kategorien vor und nach dem Förderprogramm nahezu gleich besetzt waren, sprechen die Anteile in den beiden unterdurchschnittlichen Kategorien für gewisse Verschlechterungen; beide Verteilungen weisen verglichen mit der erwarteten Verteilung eine signifikante Verschiebung in Richtung niedrigerer Werte auf (unter- und überdurchschnittlich: jeweils 16%, durchschnittlich: 68%), $\chi^2(2) \geq 11.1, p \leq .004$, zweiseitig). Die Klassifikation für den Vor- und den Nachtest weist keine signifikanten Unterschiede auf, Z = –0.40, p = .344 (Wilcoxon-Test, zweiseitig).

Tabelle 5-7: Klassifikation der MZT-Quotienten nach Lienert (1969, S.329) in Phase I

Differenziertheit des Körperbildes	Vortest		Nachtest	
	n	%	n	%
Überdurchschnittlich (IQ 116 – 130):	2	6%	2	6%
Durchschnittlich (IQ 86 – 115)	19	58%	20	61%
Unterdurchschnittlich (IQ 71 – 85)	10	30%	5	15%
Weit unterdurchschnittlich (IQ ≤ 70)	2	6%	6	18%
Summe	33	100%	33	100%

Bei den intraindividuellen Veränderungen in den Klassifikationsstufen ergab sich für sieben Kinder eine Steigerung um eine Stufe; acht Kinder wurden beim Nachtest um eine Stufe niedriger, ein Kind musste um zwei Stufen niedriger klassifiziert werden

Die Feststellung des Vertrauensbereichs für die MZT-Ergebnisse wird durch fehlende Angaben zur Retest-Reliabilität erschwert (vgl. Kap. 4.2.1.5). Aus diesem Grunde wurde hier als strenges Kriterium einer kritischen Differenz eine Standardabweichung, d.h. 15 Punkte, festgelegt, was einer Reliabilität von .87 entsprechen würde. Dieser Wert liegt ungefähr in der Mitte der berichteten Inter-Rater-Reliabilitäten (zwischen .68 und .97) und wird auch daher für vertretbar gehalten. Tabelle 5-8 enthält die Klassifikation intraindividueller Veränderungen zwischen Vor- und Nachtest auf dieser Basis. Bei knapp zwei Drittel der Kinder (61%) sind die Ergebnisse konstant geblieben. Der Anteil von Kindern mit Verbesserungen und Verschlechterungen beträgt jeweils ca. ein Fünftel (21 bzw. 18%). Es sind also keinerlei Tendenzen von Veränderungen in eine bestimmte Richtung zu erkennen. Daher erübrigen sich weitere statistische Analysen sowie die Berücksichtigung etwaiger Regressionseffekte.

Tabelle 5-8: Klassifikation intraindividueller Veränderungen basierend auf einer kritischen Differenz von ± 15 MZT-IQ-Punkten in Phase I

Veränderung	Anzahl	Anteil
Günstig bei nicht hohem Ausgangsniveau (MQ<100)	7	21%
Konstant bei hohem Ausgangsniveau	3	9%
Konstant bei niedrigerem Ausgangsniveau	17	52%
Ungünstig bei hohem Ausgangsniveau	3	9%
Ungünstig bei niedrigerem Ausgangsniveau	3	9%
Summe	33	100%

Abschließend zu diesem Punkt werden noch Teilergebnisse aus *Visuomotorischen Schulreifetest* (VSRT), der ebenfalls auf der Mensch-Zeichnung basiert, dargestellt. Bei sechs der acht Merkmale bekamen im Nachtest weniger Kinder einen Fehlerpunkt als im Vortest (Tab. 5-9). Die Unterschiede sind aufgrund geringer erwarteteter Häufigkeiten beim χ^2-Test statistisch nicht abzusichern. Durch Akkumulierung der ähnlichen Tendenzen bei fast allen Fehlermerkmalen ergibt sich allerdings die Gesamtfehlersumme im Nachtest verglichen mit dem Vortest als signifikant niedriger, $M = 0.6$ vs. 1.1, $t = 2.69$, p = .006 (Einstichproben-t-Test).

Tabelle 5-9: Anzahl von Kindern mit Fehlerpunkten im VSRT in Phase I (n=33)

Merkmale der Mensch-Zeichnung nach dem VSRT	Vortest		Nachtest	
	n	%	n	%
1. Horizontale Verschiebung der Figur	11	33%	5*	15%
2. Vertikale Verschiebung der Figur	11	33%	8	24%
3. Überschneiden und Nichtschließen der Körperkonturen	6	18%	4	12%
4. Grobe Schwankungen und Verzitterungen im Linienverlauf	0	0%	0	0%
5. Eckiges Körperschema	1	3%	0	0-5
6. Kritzliger Malstil	2	6%	0	0%
7. Fehlende Plastizität der Körperteile	1	3%	2	6%
8. Schräglage der Figur	4	12%	1	3%

Die durchschnittliche *Größe der gezeichneten Figuren* lag bei 14.0 bzw. 15.6 cm. Es gab lediglich einen tendenziellen Unterschied zwischen Vor- und Nachtest in die erwartete Richtung, $t = -1.53$, $p = .07$ (zweiseitig). Die Qualität der Proportionen unterscheidet sich im Vor- und Nachtest nicht signifikant, jedoch war der Gesichtsausdruck beim Nachtest signifikant freundlicher als beim Vortest, $Z = -2.3$, $p = .019$ (Wilcoxon-Test, zweiseitig).

5.1.2.3 Fazit zum mentalen Bereich

Die älteren Kinder von Phase II (7 bis 14 Jahre) weisen verglichen mit der Normstichprobe des ZVT zu Beginn des motorischen Förderprogramms keine signifikant niedrigere kognitive Leistungsgeschwindigkeit auf. Somit muss *Hypothese 1 (niedriges Ausgangsniveau) für diesen Bereich zurückgewiesen* werden. Im Verlaufe des motorischen Förderprogramms stieg die Leistung bzgl. des Auffassungstempos. Dies ließ sich auch unter Berücksichtigung der kritischen Differenzen und möglicher Regressionseffekte zur Mitte hin statistisch absichern. Somit kann Hypothese 2 (signifikante Verbesserungen) hier trotz bereits durchschnittlichen Ausgangsniveaus als *bestätigt* gelten.

Bzgl. der Differenziertheit des Körperbildes lagen die Ergebnisse des MZT im Vor- und Nachtest unter dem Durchschnitt der Normstichprobe. Hier muss *Hypothese 1 als bestätigt gelten, während Hypothese 2 zurückzuweisen* ist.

5.1.3 Emotionaler Bereich (I)
5.1.3.1 Selbstwertgefühl

Bei der Aussagenliste zum Selbstwertgefühl für Kinder und Jugendliche (ALS, Schauder, 1991) sind diejenigen Probanden nicht berücksichtigt, die extrem viele oder wenige Unentschieden-Antworten gaben, da dann eine gesicherte Interpretation der Ergebnisse nicht möglich ist (Basis: n=30). Hier liegt grundsätzlich die zweiseitige Fragestellung zugrunde, da sich aus der Literatur Hinweise auf eine bimodale Verteilung mit Häufung von niedrigen und hohen Werte ergaben und daher die Richtung der Veränderungen offen ist.

Zunächst werden kurz die Ergebnisse anhand der ursprünglichen, nicht altersdifferenzierten Normen aus der ersten Auflage dargestellt, da nur diese bei Beginn des Projekts vorlag und für die bisherigen Publikationen herangezogen wurde (z.B. Sticker et al., 2001a). Anschließend erfolgt die Beschreibung auf der Basis der neueren nach Alter differenzierten (vier Klassen à 2 Jahre) aber von den Prozentrangbändern her etwas gröberen Normen. Es sei daran erinnert, dass wegen besserer rechnerischer Handhabbarkeit diesen Prozentrangbändern jeweils der mittlere T-Wert zugeordnet wurde.

Altersunabhängige Normen nach Schauder (1991): Aus Abbildung 5-6 sind die durchschnittlichen Vor- und Nachtestwerte für die ALS ersichtlich. Verglichen mit dem Normmittelwert von 50 lagen alle vier Werte beim Vortest signifikant höher, $T = 56\text{-}57$, $t(29) \geq 3.24$, $p < .003$, während beim Nachtest keine signifikanten Unterschiede mehr auftraten, $M = 51\text{-}53$, $p \geq .065$ (Einstichproben-t-Test).

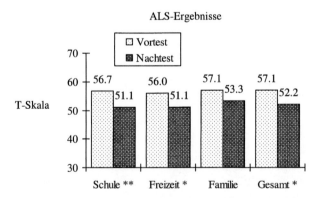

Abbildung 5-6: Mittlere T-Werte für altersunabhängige Normen in der Aussagenliste zum Selbstwertgefühl für Kinder und Jugendliche (ALS) beim Vor- und Nachtest ($n = 30$); * $p < .05$ ** $p < .01$ (ANOVA)

Beim Vor- und Nachtest korreliert der Gesamtwert am höchsten mit dem schulischen Bereich ($r = .89$ bzw. $.82, p < .001$), gefolgt vom freizeitbezogenen und familiären Bereich ($r = .79 - .87, p < .001$).

Eine signifikante Verminderung ergab sich für das *schul sowie das freizeitbezogene Selbstwertgefühl und den Gesamtwert*, $F(1) = 6.58; p = .008$, $F(1) = 3.53, p = 0.036$, $F(1) = 5.64, p = .025$ (ANOVA mit Messwiederholung). Die Effektstärken für diese signifikanten Unterschiede liegen mit .119 bis .202 durchgängig im mittleren Bereich.

Im Vortest zeigt sich für den schulischen Bereich und den Gesamtwert ein signifikanter Geschlechtseffekt mit hoher Effektgröße im Sinne von höheren Werten für die Mädchen, $F(1) = 6.7, p = .016$, $Eta^2 = .204$ bzw. $F(1) = 4.52, p = .043$, $Eta^2 = 148$; für den Freizeit- und Familienbereich liegt ein signifikanter Alterseffekt vor, der für höhere Werte bei den jüngeren Kindern (unter 10 Jahre) spricht, $F(1) = 4.5, p = .039$, $Eta^2 = .154$ bzw. $F(1) = 5.0, p = .034$, $Eta^2 = .161$, (ANOVA mit Messwiederholung); diese Effektgrößen liegen an der Grenze zwischen mittlerer und starker Ausprägung (.16) und sprechen für eine Varianzaufklärung von ca. 6%.

Die Auswertung bzgl. Klassifikation und intraindividuellen Veränderungen erfolgt basierend auf den altersabhängigen Normen. Die obige Darstellung dient nur der Rekapitulation der bisher publizierten Ergebnisse.

Altersspezifische Normen nach Schauder (1996): Aus Abbildung 5-7 sind die altersspezifisch ermittelten Werte für die ALS ersichtlich (Standardabweichungen siehe Tabelle 5-31 in Kapitel 5.1.5). Verglichen mit dem Normmittelwert von 50 lagen auch hier alle vier Werte beim Vortest signifikant höher ($M = 54 - 56, t(29) \geq 2.1, p < .044$), während beim Nachtest – außer für den familiären Bereich, $t(29) = 2.45, p = .021$ – keine signifikanten Unterschiede zur Norm auftraten ($M = 50 - 52, p \geq .22$, Einstichproben-t-Test). Bei dieser Auswertungsform ergaben sich *keine signifikanten Vor- und Nachtest-Veränderungen*.

Beim Vor- und Nachtest korreliert der Gesamtwert am höchsten mit dem Freizeitbereich (jeweils $r = .90, p < .001$), gefolgt vom familiären und schulischen Bereich ($r = .72 - .84, p < .001$).

Die Ergebnisse bzgl. Alters- und Geschlechtseffekten sind sehr ähnlich wie bei den altersunabhängigen Normen. Im Vortest zeigt sich wiederum für den schulischen Bereich und den Gesamtwert ein signifikanter Geschlechtseffekt mit hoher Effektgröße im Sinne von höheren Werten für die Mädchen, $F(1) = 8.8, p = .006$, $Eta^2 = .254$ bzw. $F(1) = 6.1, p = .021$, $Eta^2 = 189$. Für den Freizeit- und Familienbereich liegt ein signifikanter Alterseffekt mit starker Effektgröße vor, der für höhere Werte bei den jüngeren Kindern (unter 10 Jahre) spricht, $F(1) = 6.9, p = .014$, $Eta^2 = .211$ bzw. $F(1) = 5.0, p = .033$, $Eta^2 = .162$, (ANOVA mit Messwiederholung). Zusätzlich findet sich hier bei der altersspezifischen Auswertung noch ein Geschlechtseffekt mit hoher Effektgröße für das Selbstwertgefühl im familiären Bereich, $F(1) = 7.7, p = .010$, $Eta^2 = .229$.

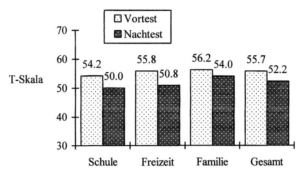

Abbildung 5-7: Mittlere T-Werte für altersspezifische Normen in der Aussagenliste zum Selbstwertgefühl für Kinder und Jugendliche (ALS) beim Vor- und Nachtest ($n = 30$); $p > .05$ (ANOVA)

Aus Tabelle 5-10 ergibt sich die Klassifikation der ALS-Vortest-Ergebnisse nach Schauder (1996, S. 29). Es sei noch einmal daran erinnert, dass die Klassen von der allgemeinen Konvention abweichen (Lienert, 1969), da hier Ergebnisse etwas häufiger als extrem klassifiziert werden (Unterschied von 4 bzw. 7 T-Punkten, siehe Tab. 5-10). Beim Vortest kam ein extrem negatives Selbstwertgefühl nur bei zwei Kindern vor, und zwar im schulischen Bereich, und nur wenige Heranwachsende (Bereich Schule und Gesamtwert: 10%, ansonsten 3 bzw. 7%) hatten ein „deutlich negatives" Selbstwertgefühl. Im Durchschnittsbereich lagen 43 bis 50% der Probanden. Ein „deutlich positives" Selbstwertgefühl wurde 17 bis 27% der Kinder zugeordnet. Mit Ausnahme des schulischen Selbstwertgefühls unterscheiden sich alle beobachteten Verteilungen signifikant von den erwarteten (dreistufige Klassifikation), $\chi^2(2) \geq 7.29$, $p \leq .026$.

Tabelle 5-10: Klassifikation der ALS-Ergebnisse (altersspezifische Normen) nach Schauder (1996, S. 29) – Vortest

Selbstwertgefühl	Schule		Freizeit		Familie		Gesamt	
	n	%	n	%	n	%	n	%
Extrem positiv (T > 63)	7	13%	9	27%	6	20%	7	23%
Deutlich positiv (T 57 – 63)	5	17%	6	20%	8	27%	6	20%
Durchschnittlich (T 44 – 56)	13	43%	13	50%	14	46%	14	47%
Deutlich negativ (T 38 – 43)	3	10%	2	3%	2	7%	3	10%
Extrem negativ (T < 37)	2	7%	0	0%	0	0%	0	0%
Summe	30	100%	30	100%	30	100%	30	100%

Aus Tabelle 5-11 ergibt sich die entsprechende Klassifikation für den Nachtest. Hier kam ein extrem negatives Selbstwertgefühl insgesamt sechsmal vor und relativ wenige Heranwachsende (Bereich Schule: 20%, ansonsten 7-13%) hatten ein „deutlich negatives" Selbstwertgefühl. Im Durchschnittsbereich lagen 47 bis 67% der Probanden. Der Stufe „deutlich positives Selbstwertgefühl" wurden 13 bis 33% der Kinder und Jugendlichen zugeordnet; der Anteil mit insgesamt positivem Selbstwertgefühl im Gesamtwert (23%) entspricht dem in Schauders Klassifikation zugrunde gelegten Erwartungswert von 24%; dasselbe gilt für die hier mit 10% besetzte Extremstufe im Bereich „Schule", verglichen mit Schauders Erwartungswert von 10%. Für alle drei Einzelbereiche und den Gesamtwert finden sich keine Unterschiede zwischen beobachteter und erwarteter Verteilung, $\chi^2(2) \leq 5.67, p \geq .059$.

Die Verteilung auf die fünf Kategorien unterscheidet sich *vor und nach* dem motorischen Förderprogramm nur für das freizeitbezogene Selbstwertgefühl signifikant, $Z= -2.26$, $p = .024$ (Wilcoxon-Test, zweiseitig), und zwar in Richtung einer Verschiebung zu den negativeren Kategorien.

Tabelle 5-11: Klassifikation der ALS-Ergebnisse (altersspezifische Normen) nach Schauder (1996, S. 29) – Nachtest

Selbstwertgefühl	Schule		Freizeit		Familie		Gesamt	
	n	%	n	%	n	%	n	%
Extrem positiv (T>63)	4	13%	4	13%	2	7%	3	10%
Deutlich positiv (T 57-63)	3	20%	4	13%	10	33%	4	13%
Durchschnittlich (T 44-56)	14	47%	14	53%	15	50%	20	67%
Deutlich negativ (T 38-43)	6	20%	4	13%	3	10%	2	7%
Extrem negativ (T<37)	3	10%	2	7%	0	0%	1	3%
Summe	30	100%	30	99%*	30	100%	30	100%

* < 100 bedingt durch Rundungen

In den 14 Fällen mit durchschnittlichem Ausgangsniveau im Gesamtwert erreichten beim Nachtest zwei Kinder unterdurchschnittliche und drei überdurchschnittliche Ergebnisse. Die drei Probanden mit unterdurchschnittlichen Ausgangwerten verteilten sich beim Nachtest gleichmäßig auf alle drei Kategorien. Von den 13 Kindern mit überdurchschnittlichen Vortestwerten fielen beim Nachtest 10 in die Kategorie „durchschnittlich", während die übrigen drei unverändert blieben; das Ergebnis des χ^2–Tests (Neun-Felder-Tafel) ist aufgrund geringer erwarteter Häufigkeiten nicht aussagekräftig.

Bezogen auf Einzelitemebene ergaben sich bei sieben der 54 Aussagen (13%) signifikante Unterschiede ($Z \geq |-1.96|$ [2], $p < .05$, Wilcoxon-Test, Tab. 5-12). Sie sprechen alle für ein niedrigeres Selbstwertgefühl beim Nachtest und betreffen ausschließlich den schulischen und den Freizeitbereich, davon in jeweils zweimal dasselbe Item (Tab. 5-12, Nr. 7 und 11, kursiv gekennzeichnet).

Tabelle 5-12: Items mit signifikanten Vortest-Nachtest-Unterschieden auf 5%-Niveau (Wilcoxon-Test); Median und arithmetisches Mittel (M) beim Vortest / Nachtest sowie Schwierigkeitsindex SI bezogen auf Anteil der in positive Richtung Antwortenden (hohe Werte entsprechen hohem Selbstwertgefühl)

Item	Bezeichnung	Median	M	SI	p
4	In der Schule bin ich ausgesprochen zufrieden mit mir.	4 / 4	4.1 / 3-6	52.5	.044
7	In der *Schule* bin ich immer ein fröhlicher Mensch.	4 / 3	4.0 / 3.2	54.6	.015
7	In der *Freizeit* bin ich immer ein fröhlicher Mensch.	5 / 4	4.6 / 4.1	80.6	.017
8	In der Schule habe ich manchmal Angst, Fehler zu machen.	3.5 / 2	3.3 / 2.6	34.8	.011
9	Mit meinen Spielkameraden oder Freunden komme ich immer gut aus	5 / 4	4.5 / 4.1	78.8	.042
11	Meine *Klassenkameraden oder Lehrer* mögen mich ganz besonders gern	4 / 3	3.7 / 3.1	30.6	.018
11	Meine *Spielkameraden oder Freunde* mögen mich ganz besonders gern	4 / 4	4.3 / 3.9	60.0	.050

Aus den Mittelwerten wird ersichtlich, dass die Antworten sich insgesamt auf dem höheren Pol der Skala bewegen, also beim Nachtest trotz signifikanter Verminderung nicht von auffallend niedrigen Werte gesprochen werden kann. Da das Testmanual keine Angaben zur Antwortverteilung bei den einzelnen Items enthält, sind hier keine Vergleiche möglich. Allerdings lassen sich bzgl. der Schwierigkeitsindizes Übereinstimmungen feststellen, d.h. bei niedrigeren Schwierigkeitsindizes fallen auch die Mittelwerte in unserer Stichprobe etwas niedriger aus (z.B. Item 8) und umgekehrt (z.B. Item 9). Auch fällt auf, dass die jeweiligen Werte für den Freizeitbereich durchgängig etwas höher liegen als für den schulischen Bereich.

---

[2] Bei Zusammenfassung mehrerer statistischer Parameter mit *negativem* Vorzeichen werden Absolutzeichen gesetzt, da ansonsten die Kleiner-Größer-Zeichen umgedreht werden müssten, was zu Verwirrung führen könnte.

Die Klassifikation intraindividueller Vortest-Nachtest-Veränderungen ist bei der ALS etwas komplizierter als bei den bisherigen Verfahren. Das liegt daran, dass je nach Ausgangsniveau Erniedrigungen oder Erhöhungen eine günstige Veränderung bedeuten können, weil der „optimale" Wert hier nicht am oberen Ende der Skala anzunehmen ist. Denn ein extrem hohes Selbstwertgefühl birgt die Gefahr von unrealistischer Überschätzung, die leicht zu Ablehnung seitens der Peer-Group führen kann (vgl. Kahlert et al., 1987b). Daher wird hier vom *oberen Durchschnittsbereich als optimaler Ausprägung* ausgegangen und pragmatisch ein Idealwert von T=57.5 festgesetzt, zu dem sich die Nachtestwerte im günstigen Fall hin bewegen sollten.

Die kritische Differenz liegt basierend auf der Retest-Reliabilität von .88 für den Gesamtwert bei 9.6 T-Punkten. Das Selbstwertgefühl der Hälfte der Kinder wird auf dieser Basis als konstant klassifiziert (Tab. 5-13). In den drei Fällen mit gleicher Vor- und Nachtestdifferenz von verschiedenen Richtungen aus wird danach klassifiziert, ob die Nachtestwerte verglichen mit den Vortestwerten im Durchschnittsbereich liegen (also: 50 ↗ 65 = ungünstig, da Anstieg über den Durchschnittsbereich, 65 ↘ 50 = günstig, da Abfall in den Durchschnittsbereich).

Da das Verfahren relativ kompliziert ist und zum großen Teil von Hand durchgeführt werden musste, erfolgt diese Klassifikation nur für den Gesamtwert. Dies lässt sich auch durch die insgesamt hohen Korrelationen mit den drei Bereichen rechtfertigen, wobei der Freizeitbereich mit Abstand am stärksten im Gesamtwert repräsentiert ist.

Tabelle 5-13: 9-Felder-Tafel von Ausgangsniveau und intraindividuellen Veränderungen beim ALS-Gesamtwert, basierend auf einer kritischen Differenz von 9.6 T-Punkten;
↗ Steigen   ↘ Absinken der Werte

	Ausgangsniveau			
	Eher niedrig	Optimal	(Zu) hoch	
Veränderung	(T < 55)	(T = 55 – 60)	(T > 60)	Summe
Verbesserung	3 ↗	0	5 ↘	8
Konstanz	6	7	2	15
Verschlechterung	2 ↘ 1 ↗*	4 ↘	0	7
Summe	12	11	7	30

* überschießend ansteigend bis außerhalb des Durchschnittsbereichs

In Tabelle 5-14 findet sich die übliche Klassifikation intraindividueller Veränderungen, wobei die in Tabelle 5-13 kombinierten Dimensionen in eine Rangreihe von günstig bis ungünstig gebracht wurden. Demzufolge bleibt die Hälfte der Kinder in ihrem ALS-Gesamtwert vom Vor- zum Nachtest konstant. Acht Kinder zeigen günstige und sieben Kinder ungünstige Veränderungen. Eine Signifikanzprüfung erübrigt sich, da keinerlei Tendenzen in die erwartete Richtung erkennbar sind.

Tabelle 5-14: Klassifikation intraindividueller ALS-Veränderungen basierend auf einer kritischen Differenz von ± 9.6 T-Punkten

Veränderung der ALS-Ergebnisse	Anzahl	Anteil
Günstig bei (zu) hohem Ausgangsniveau (↘)	5	17%
Günstig bei (zu) niedrigem Ausgangsniveau (↗)	3	10%
Konstant bei mittlerem (=idealem Ausgangsniveau)	7	23%
Konstant bei hohem Ausgangsniveau	2	7%
Konstant bei niedrigem Ausgangsniveau	6	20%
Ungünstig bei mittlerem (=idealem) Ausgangsniveau.(↘)	4	13%
Ungünstig bei niedrigem Ausgangsniveau (2x ↘, 1x ↗)	3	10%
Summe	30	100%

Zur Berechnung eines *Veränderungsparameters für die zusammenfassenden Analysen* wurde zunächst für jeden Messzeitpunkt die *absolute Abweichung vom Idealwert von 57.5* bestimmt. Hier finden sich keine signifikanten Unterschiede zwischen beiden Testzeitpunkten ($Z \leq |-1.09|$, $p \geq .27$ (Wilcoxon-Test, da Nachtestwerte nicht normalverteilt, zweiseitig), d.h. die Nachtestwerte lagen nicht näher am Idealwert als die Vortestwerte.

Anschließend erfolgte die Berechnung der Differenz "Vortest minus Nachtest". Wenn sich außerhalb des Normbereichs liegende Vortest-Ergebnisse in den Durchschnittsbereich hinein verschoben, wurde der einer halben Standardabweichung der T-Skala entsprechende Wert von 5 Punkten zu dem Differenzwert addiert, um diesen positiven Aspekt speziell zu gewichten. Tabelle 5-15 zeigt Beispiele für die Berechnung dieses Parameters. Je positiver dieser ausfällt, umso stärker ist die Veränderung zum Idealwert von 57.5 hin.

Tabelle 5-15: Beispiele für die Berechnung des Veränderungsparameters in der ALS in T-Punkten (ALS1 = Vortestwert, ALS2 = Nachtestwert, +5?: Wenn Nachtestwerte anders als Vortestwerte im Durchschnittsbereich liegen, werden 5 T-Punkte addiert)

Kind	ALS-1	ALS1-57.5	ALS-2	ALS2-57.5	Differenz beider Abweichungen	+ 5?
1	50	7.5	20	37.5	-30	Nein
2	80	22.5	50	7.5	15	Ja: 20
3	60	2.5	55	2.5	0	Nein
4	40	17.5	60	2.5	15	Nein
5	60	2.5	50	7.5	-5	Nein
7	70	12.5	55	2.5	10	Ja: 15

Es war aufgrund der Kompliziertheit des Sachverhalts nicht zu erwarten, dass sich aus den Abweichungsdifferenzen die drei groben Veränderungskategorien in Tabelle 5-13 eindeutig zuordnen lassen. Jedoch war dies bis auf wenige Ausnahmen (7 Kinder), die allesamt den mittleren Bereich betrafen, möglich. So zeigten alle sechs Kinder mit einer Abweichungsdifferenz von > 5 günstige und alle drei Probanden mit Werten < 5 ungünstige Veränderungen.

5.1.3.2 Sportbezogene Ängstlichkeit

Die Ergebnisse des Sportangst-Deutungsverfahrens (SAD) basieren auf 29 der insgesamt 38 Probanden. Von einem Mädchen liegt kein SAD vor, und die acht über 11-jährigen Kinder wurden ausgeschlossen, da der Test eigentlich nur für Grundschulkinder bis 10 Jahre geeignet ist. Der Einschluss der 11-Jährigen erschien dadurch gerechtfertigt, dass unter herzkranken Kindern häufiger Klassenwiederholungen vorkommen und sich daher 11-Jährige häufiger noch in der Grundschule befinden.

Die Durchschnittswerte in den fünf Angstdimensionen des Sportangst-Deutungsverfahren (SAD, Hackfort & Nitsch, 1989) ergeben sich aus Abbildung 5-8. Die Standardabweichung liegt für den Vortest bei 1.7 bis 1.8, für den Nachtest bei 2.0 bis-2.2.

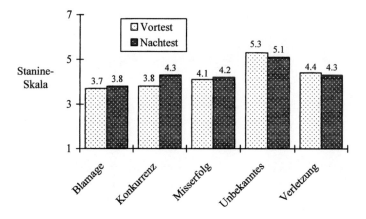

Abbildung 5-8: Mittlere Stanine-Werte in den Angstdimensionen des Sportangst Deutungsverfahren (SAD) beim Vor- und Nachtest ($n = 29$); $p > .05$ (ANOVA)

Da die SAD-Ergebnisse für zwei Vortestskalen und fünf Nachtestskalen nicht normalverteilt waren, wurden alle Unterschiede zum Normwert und alle Veränderungen anhand des Wilcoxon-Tests überprüft. Dadurch entfällt auch die Überprüfung von Alters- und Geschlechtseffekten für die einzelnen Skalen. Beim Vortest lagen die Werte für die Bereiche Blamage, Konkurrenz und Misserfolg signifikant unter dem Mittelwert der Normstichprobe, $Z \geq |-2.26|$, $p \leq .024$; beim Nachtest galt dies nur noch für den Bereich Blamage, $Z = -2.87$, $p = .004$ (zweiseitig). Im Verlaufe des Sportprogramms gab es keinerlei signifikante Veränderungen, $Z \leq |-1.10|$, $p \geq .27$ (zweiseitig).

Abbildung 5-9 enthält die Ergebnisse für die Tätigkeitsbereiche des SAD im Vor- und Nachtest. Die Standardabweichungen schwanken für den Vortest je nach Bereich zwischen 1.4 (Ballspiele) und 2.0 (Turnen) für den Vortest sowie zwischen 1.0 (Schwimmen) und 2.2 (Leichtathletik) für den Nachtest.

Sportbezogene Ängstlichkeit

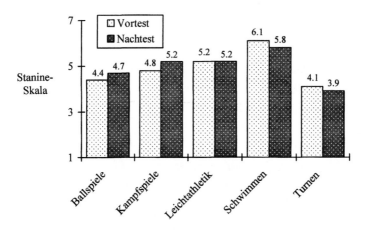

Abbildung 5-9: Mittlere Stanine-Werte in den Tätigkeitsbereichen des Sportangst-Deutungsverfahrens (SAD) beim Vor- und Nachtest ($n = 29$); $p > .05$ (ANOVA)

Verglichen mit dem Mittelwert der Normstichprobe ergaben sich beim Vortest für Ballspiele und Turnen/Gymnastik signifikant geringere Angstwerte, $Z = -2.17$, $p = -.030$ und $Z = -2.35$, $p = .019$; bzgl. Schwimmen/Tauchen war Angst signifikant erhöht, $Z = -3.62$, $p < .001$. Beim Nachtest blieben nur hinsichtlich Wassersport und Turnen die Unterschiede zur Norm bestehen, $Z = -3.30$, $p = .01$ und $Z = -2.65$, $p = .008$ (zweiseitig).

Auch für die Tätigkeitsbereiche ergeben sich keinerlei signifikante Veränderungen im Verlaufe des Sportkurses, $Z \leq |-1.41|$, $p \geq .16$ (zweiseitig).

Tabelle 5-16 zeigt die Klassifikation der *SAD-Vortest-Ergebnisse* in den Angstdimensionen den Testautoren zufolge. Zu erwarten sind bei der zugrunde liegenden Stanine-Skala 23% unauffällige, 54% kritische und 23% problematische Werte (vgl. Kap. 5.2.2.7). Signifikante Unterschiede zur erwarteten Verteilung zeigten sich in den Angstbereichen Blamage, Konkurrenz und unbekannte Übungen, $\chi^2(2) \geq 6.25$, $p \leq .044$. Sie lagen für Blamage und Konkurrenz in Richtung selteneren problematischen und häufigeren unauffälligen Werten. Die Angst vor unbekannten Übungen fiel häufiger als erwartet in den kritischen Bereich.

Auf dem Hintergrund der Tatsache, dass auch ein niedriges Angstniveau problematisch sein kann (Hackfort, pers. Mitt. 19.5.1998; Schack, 1997), spricht der hohe Anteil von Kindern, die im Durchschnittsbereich liegen (52 bis 76%), für eine überwiegend „normal" ausgeprägte sportbezogene Ängstlichkeit. Dies sollte auch bei den folgenden drei Tabellen beachtet werden.

Tabelle 5-16: Klassifikation der SAD-Ergebnisse für die Angstdimensionen nach Hackfort und Nitsch (1989, S. 29) – Vortest

Sportangst	Blamage**		Konkurrenz*		Misserfolg		Unbekannte Übungen*		Verletzung	
	n	%	n	%	n	%	n	%	n	%
Unauffällig (SN<4)	13	45	12	41	10	34	2	7	7	24
Kritisch (SN 4-6)	15	52	15	52	15	52	22	76	19	66
Problematisch (SN>6)	1	3	2	7	4	14	5	17	3	10
Summe	29	100	29	100	29	100	29	100	29	100

* $p < .05$, ** $p < .01$ (χ^2-Test für Unterschied zwischen beobachteter und erwarteter Verteilung)

Aus Tabelle 5-17 ist die entsprechende Klassifikation für die *Angstdimensionen* beim *Nachtest* ersichtlich. Signifikante Unterschiede zur erwarteten Verteilung zeigten sich in den Angstbereichen Blamage und Misserfolg und lagen in Richtung seltenerer kritischer und häufigerer unauffälliger Werte, $\chi^2(2) \geq 10.96$, $p \leq .004$. Es fanden sich keinerlei signifikante Vortest-Nachtest-Unterschiede bzgl. der Verteilung auf die drei Kategorien, $Z \leq |-1.01|$, $p \geq .314$ (Wilcoxon-Test, zweiseitig).

Tabelle 5-17: Klassifikation der SAD-Ergebnisse für die Angstdimensionen nach Hackfort und Nitsch (1989, S.29) – Nachtest

Sportangst	Blamage***		Konkurrenz		Misserfolg**		Unbekannte Übungen		Verletzung	
	n	%	n	%	n	%	n	%	n	%
Unauffällig (SN<4)	17	59	9	31	14	48	5	17	11	38
Kritisch (SN 4-6)	9	31	16	55	9	41	16	55	14	48
Problematisch (SN>6)	3	10	4	14	6	21	8	28	4	14
Summe	29	100	29	100	29	100	29	100	29	100

** $p < .01$ *** $p < .001$ (χ^2-Test für Unterschied zwischen beobachteter und erwarteter Verteilung)

Bei den *Tätigkeitsdimensionen* waren für den *Vortest* bis auf eine Ausnahme keine signifikante Unterschiede zur erwarteten Verteilung festzustellen, $\chi^2 \leq 4.43, p \geq .11$ (Tab. 5-18). So lagen die Anteile im kritischen Bereich mit 45 bis 76% einigermaßen gut um den Erwartungswert von 54% herum. Die Ausnahme stellte die Angst vor Schwimmen/Tauchen dar, bei der überhaupt keine unauffälligen Ergebnisse vorkommen, sondern über drei Viertel der Kinder im kritischen Bereich lagen. Bei fehlender Besetzung einzelner Kategorien nimmt das SPSS-Programm nur einen Chi-Quadrat-Test vor, wenn man die leere Kategorie mit einer anderen zusammenfasst. Bei dieser Konstellation sind fehlende Signifikanzen nicht aussagekräftig, da der Unterschied innerhalb der zusammengefassten Felder nicht berücksichtigt wird. Daher wurde hier der Chi-Quadrat-Wert „von Hand" berechnet (Formel 4.18 nach Clauß & Ebner, 1974, S. 215); er spricht – unter entsprechendem Vorbehalt wegen kleiner erwarteter Häufigkeiten – für einen *sehr signifikanten Unterschied* von der erwarteten Verteilung, $\chi^2(1) = 11.6, p < .001$.

Tabelle 5-18: Klassifikation der SAD-Ergebnisse für die Tätigkeitsdimensionen nach Hackfort und Nitsch (1989, S.29) – Vortest

Sportangst	Ballspiele		Kampfspiele		Leichtathletik		Schwimmen/ Tauchen		Turnen/ Gymnastik	
	N	%	n	%	n	%	n	%	n	%
Unauffällig (SN<4)	9	31	11	38	5	17	0	0	9	31
Kritisch (SN 4-6)	18	62	13	45	19	66	22	76	17	59
Problematisch (SN>6)	2	7	5	17	5	17	7	24	3	10
Summe	29	100	29	100	29	100	29	100	29	100

Aus Tabelle 5-19 ist die entsprechende Klassifikation beim Nachtest ersichtlich. Auch hier finden sich keinerlei signifikante Unterschiede zwischen beobachteten und erwarteten Verteilungen, $\chi^2 \leq 5.78, p \geq .056$ (zweiseitig). Allerdings fällt erneut auf, dass die unauffällige Ausprägung bzgl. Schwimmen/Tauchen fehlt (wiederum aus diesem Grunde statistisch nicht abzusichern). Die Verteilung auf die drei Kategorien unterscheidet sich für die beiden Messzeitpunkte nicht signifikant, $Z \leq |-1.34|, p \geq .180$ (Wilcoxon-Test, zweiseitig).

Tabelle 5-19: Klassifikation der SAD-Ergebnisse für die Tätigkeitsdimensionen nach Hackfort und Nitsch (1989, S.29) – Nachtest

Sportangst	Ballspiele		Kampfspiele		Leicht-athletik		Schwimmen/Tauchen		Turnen/Gymnastik	
	n	%	n	%	n	%	n	%	n	%
Unauffällig (SN<4)	9	31	7	24	8	28	0	0	12	41
Kritisch (SN 4-6)	14	48	15	52	12	41	24	83	13	45
Problematisch (SN>6)	6	21	7	24	9	31	5	17	4	14
Summe	29	10	29	100	29	99	29	100	29	100

Bei den Einzelitems ergaben sich nur zwei signifikante Veränderungen vom Vortest zum Nachtest: Die Ängstlichkeit bezüglich des „Schiebekampfs" erhöhte sich, $Z = -1.96, p = .05$ (Wilcoxon-Test, zweiseitig); dieses Item gehört zu den Angstdimensionen Blamage, Konkurrenz und Misserfolg sowie zum Tätigkeitsbereich Kampfspiele. Demgegenüber verminderte sich die Ängstlichkeit bzgl. des Seilchenspringens, $Z = -2.04, p = .041$; dieses Item betrifft die Angstdimensionen Blamage und Verletzung sowie den Tätigkeitsbereich Turnen/Gymnastik.

Um darüber hinaus zu überprüfen, inwieweit sich die beobachtete Verteilung für jedes Item von der erwarten Verteilung unterscheidet, wurden die zusammengefassten Antworthäufigkeiten für die beiden niedrigeren und die beiden höheren Stufen per χ^2-Tests analysiert (Tab. 5-20). Der Anteil von Kindern mit hohen Angstwerten (Score 2 und 3) variiert in der Normstichprobe je nach Item zwischen 15 und 48% (Hackfort & Nitsch, 1989, S.155). Beim Vortest ergaben sich für vier Items signifikante Abweichungen von den erwarteten Häufigkeiten; beim Nachtest betraf dies sechs Items, darunter drei, die auch beim Vortest Abweichungen zeigten (Nr. 8, 11, 23, Tab. 5-20). Die Unterschiede gehen durchgängig in Richtung geringerer Angstwerte in unserer Stichprobe. Sie betreffen ausschließlich den Tätigkeitsbereich Turnen/ Gymnastik und decken mit 7 von 11 Items fast zwei Drittel davon ab. Bzgl. der Angstdimensionen dominiert viermal die Angst vor Verletzung, gefolgt von der Angst vor Blamage und Misserfolg (3-mal) sowie vor Konkurrenz (2-mal). Bei den sechs Items zur Angst vor unbekannten Übungen ergeben sich weder im Vor- noch im Nachtest Unterschiede zwischen beobachteter und erwarteter Verteilung.

Tabelle 5-20: SAD-Einzelitems mit signifikanten Abweichungen von der erwarteten Häufigkeit niedrigerer und höherer Angstwerte (Score 0-1 vs. 2-3), $n = 29$

Vortest					Nachtest	
$\chi^2(1)$	p	Nr.[1]	Beschreibung	Angst vor	$\chi^2(1)$	p
		5	Vorbeugen im Sitz	Konkurrenz, Misserfolg	7.75	.005
		6	Schwingen am Tau	Misserfolg, Verletzung	5.39	.020
7.37	.007	8	Rolle vorwärts	Blamage	7.37	.007
3.86	.05	11	Hockwende über Kasten	Misserfolg, Verletzung	3.86	.05
6.72	.01	13	Balancieren auf Schwebebalken	Blamage, Konkurrenz, Verletzung		
		18	Seilchenspringen am Ort	Blamage, Verletzung	4.65	.03
7.75	.005	23	Anschlagsprung	Blamage, Verletzung	4.09	.04

[1] Item-Nr. aus der Bilder-Testmappe (mit Nr. 2 beginnend)

Zu den folgenden Analysen bzgl. intraindividueller Veränderungen im Verlaufe des motorischen Förderprogramms wurden nicht die relativ groben Stanine-Werte, sondern die differenzierteren *Rohwerte* herangezogen, und zwar hinsichtlich zwei verschiedener Vergleichsparameter (Tabelle 2-21):

(1) *Kritische Differenzen* nach Hackfort & Nitsch (1989, S. 115).

Diese liegen ca. doppelt so hoch wie basierend auf der entsprechenden Formel von Lienert und Raatz (1994). Die Berechnung der Werte lässt sich nicht nachvollziehen, da nur auf Lienert (1969) allgemein Bezug genommen wird. Für die *Angst bzgl. verschiedener Tätigkeitsbereiche* wird keine kritische Differenz angegeben, so dass nähere Aussagen hier nicht möglich sind. Dies liegt vermutlich an den starken Abweichungen von der Normalverteilung in der Normstichprobe. Daher ist die „Analyse dieser Skalen ... eher als eine Zusatzinformation zu betrachten" (Hackfort & Nitsch, 1988, S. 82). Ob die Veränderungen als günstig oder ungünstig galten, ergab sich aus einer Annäherung oder Entfernung bzgl. den jeweiligen Zielwerten (siehe nächster Punkt).

(2) *Zielwerte* (Zw) sowie dazu berechnete z-Schranken als kritischen Intervallen für den *Zielbereich* (Schack, 1997).

Die Zielwerte wurden aufgrund psychologisch-inhaltlicher Kriterien für jede Angstdimension gesondert für die *Rohwerte* abgeleitet. Dabei ging Schack (1997) davon aus, dass *vollständige Angstlosigkeit nicht erstrebenswert* ist, sondern beispielsweise eine gewisse Angst vor Verletzung zur Prävention von Unfällen beiträgt, ebenso wie eine gewisse Angst vor Misserfolg vermutlich der Leistungsmotivation zuträglich ist (daher in diesen beiden Dimensionen etwas höhere Zielwerte als in den übrigen, Tab. 2-21). Die entsprechenden Parameter liegen auf der *Stanine-Skala* um den Wert 2 herum, was „dem mittleren Wert des *unterdurchschnittlichen Skalenbereichs* entspricht und daher ebenfalls als sinnvolles Basisniveau [...] angesehen werden kann" (Schack, 1997, S.149, Hervorhebung im Original).

Tabelle 5-21: Wichtige Parameter zur Analyse der Rohwerte im SAD

Parameter	Blamage	Konkurrenz	Misserfolg	Unbekanntes	Verletzung
Kritische Differenz d_{krit}	7.4	6.7	9.0	6.1	9.3
Zielwert (Zw)	3.0	2.0	4.0	2.0	4.0
z-Schranke für Zielwert	3.0	2.4	1.7	1.0	1.5
	Ballspiele	Kampfspiele	Leicht-athletik	Schwimmen/ Tauchen	Turnen/ Gymnastik
Zielwert (Zw)	1.0	1.0	1.0	0.0	3.0
z-Schranke	1.5	1.6	1.7	0.9	2.3

Dargestellt sind im folgenden zunächst die anhand der *kritischen Differenzen* abzusichernden Veränderungen in Richtung jeweiligem Zielwert bei den fünf Angstdimensionen (Tab. 5-22), anschließend die Veränderungen, die eine *Verschiebung in den Zielbereich* bedeuten und zwar erst für die Angstdimensionen (Tab. 5-23), dann für die Tätigkeitsbereiche (Tab. 5-24).

Tabelle 5-22: Intraindividuelle Veränderungen in Richtung Zielwert bei den SAD-Angstdimensionen, basierend auf den kritischen Differenzen $d_{krit,,}$

Sportangst	Blamage		Konkurrenz		Misserfolg		Unbekanntes		Verletzung	
	n	%	n	%	n	%	n	%	n	%
Günstig (5)[1]	1	3	1	3	1	3	0	0	3	10
Konstant günstig (4)	19	66	13	45	5	17	2	7	2	7
Konstant (3)	7	24	12	41	21	72	27	93	24	83
Ungünstig[2] (2)	1	3	2	7	0	0	0	0	0	0
Ungünstig[3] (1)	1	3	1	3	2	7	0	0	0	0
Summe	29	99[4]	29	99[4]	29	99[4]	29	100	29	100

[1] Scores für die Veränderungsrichtung, wichtig für zusammenfassende Analyse
[2] Ausgangswert im Zielbereich
[3] Ausgangswert nicht im Zielbereich
[4] <100 bedingt durch Rundungen

Bei der Angst vor Blamage dominierten konstante Ergebnisse aus günstigem Ausgangsniveau heraus (n = 19). Bei der Angst vor Konkurrenz wiesen etwa gleich viele Kinder Konstanz aus günstigem und aus ungünstigem Ausgangsniveau heraus auf (n = 13 bzw. 12). In den übrigen drei Angstdimensionen überwog eindeutig die letztgenannte Kategorie (n = 21-27). Günstige und ungünstige Veränderungen traten insgesamt selten auf (maximal 3-mal), weshalb hier auf eine statistische Überprüfung verzichtet wurde, zumal es keine Kriterien gibt, ab welcher Gesamtanzahl Veränderungen als günstig anzusehen sind. Bei keinem Kind haben sich in mehr als der Hälfte der Angstdimensionen ungünstige Veränderungen ergeben. Ein Kind erreichte bei mehr als der Hälfte – nämlich drei – der Angstdimensionen günstige Veränderungen, die über der jeweiligen kritischen Differenz lagen.

Tabelle 5-23: Intraindividuelle Veränderungen in den SAD-Angstdimensionen, basierend auf dem Zielbereich (Zielwert Zw $\pm$ z-Schranke) nach Schack (1997);
letzte Zeile: Kritische Differenz überschritten *und* Zielbereich erreicht (vgl. Tab. 5-22)

Sportangst	**Blamage**		**Konkurrenz**		**Misserfolg**		**Unbekanntes**		**Verletzung**	
	n	%	n	%	n	%	n	%	n	%
Nie Zielbereich	5	17	8	28	20	69	22	76	22	76
Nur VT: Zielbereich	2	7	4	14	4	14	2	7	2	7
Nur NT: Zielbereich	5	17	7	24	4	14	5	17	5	17
VT u. NT: Zielbereich	17	59	10	34	1	3	0	0	0	0
Summe	29	100	29	100	29	100	29	100	29	100
Veränderung > d_{krit} und Zielbereich	1	3	1	3	0	0	0	0	2	7

VT = Vortest   NT = Nachtest

Bezüglich der Angst vor Misserfolg war die Anzahl der Kinder, die beim Nachtest im Zielbereich lagen, identisch mit der im Vortest (Tab. 5-23). In den übrigen Angstdimensionen erreichten nach dem Programm drei Kinder mehr den Zielbereich als vorher. Nur sehr wenige Kinder (n = 1-3) überschritten beim Erreichen des Zielbereichs im Nachtest *auch die kritische Differenz* vom Vortest-Wert. Alle diese Unterschiede sind so gering, dass sich eine statistische Überprüfung erübrigt.

Tabelle 5-24 enthält analog zu Tabelle 5-23 die intraindividuellen Veränderungen für die SAD-*Tätigkeitsbereiche*. Die Angst vor Ballspielen lag bei über einem Drittel, die vor Kampfspielen bei über einem Viertel der Kinder zu beiden Messzeitpunkten im Zielbereich. Eine Zunahme der insgesamt im Zielbereich liegenden Werte vom Vor- zum Nachtest zeigt sich in den Bereichen „Schwimmen/Tauchen" (von 42 auf 52%) sowie Turnen/Gymnastik (von 21 auf 31%); beide Unterschiede sind nicht signifikant, der letztgenannte verfehlt knapp die Signifikanzgrenze knapp, $\chi(1) = 1.77, p.= 18$ (Mantel-Haenszel test), $\chi(1) = 4.33, p = .056$ (Fisher's Exact Test).

Tabelle 5-24: Intraindividuelle Veränderungen in den SAD-Tätigkeitsbereichen, basierend auf dem Zielbereich (Zielwert Zw ± z-Schranke, vgl. Tab. 5-21) nach Schack (1997)

Sportangst	Ballspiele		Kampf-spiele		Leicht-athletik		Schwimmen/Tauchen		Turnen/Gymnastik	
	N	%	n	%	n	%	n	%	n	%
VT u. NT: Zielbereich	12	41	8	28	4	14	8	28	4	14
Nur VT: Zielbereich	6	21	7	24	5	17	4	14	2	7
Nur NT: Zielbereich	7	24	7	24	6	21	7	24	5	17
Nie Zielbereich	4	14	7	24	14	48	10	34	18	62
Summe	29	100	29	100	29	100	29	100	29	100

VT = Vortest, NT = Nachtest

In einer der zur allgemeinen Orientierung dienenden Gesamtauswertung wurden die auf den kritischen Differenzen basierenden Veränderungsscores (vgl. Tab. 5-22) für die einzelnen Angstdimensionen aufsummiert. Da die Werte für jede Dimension zwischen 1 und 5 schwanken können, kann der Summenscore zwischen 5 und 25 variieren. Aus Tabelle 5-25 wird ersichtlich, dass die beiden Extrembereiche, d.h. zahlreiche ungünstige oder günstige Veränderungen, nicht vorkommen (5 bis 10 und 22 bis 25 Punkte). Die überwiegende Mehrzahl der Scores (24 von 29, 83%) liegt im mittleren Bereich. Diese Werte können durch eine Vielzahl von Variationen zustande kommen, z.B.

- zwei bis drei günstige und ebenso viele ungünstige Veränderungen
- durchgängige Konstanz vom Vor- zum Nachtest
- Mischungen zwischen günstigen und ungünstigen Veränderungen sowie Konstanz

Tabelle 5-25: Verteilung der auf den kritischen Differenzen basierenden fünfstufigen Summenscores für Veränderungen in den SAD-Angstdimensionen (hohe Werte = günstige Veränderungen)

Veränderungen	Eher ungünstig	Eher konstant			Eher günstig
Punkte	11-14	15-16	17	18-19	20-21
Anzahl der Kinder	3	11	7	6	2

Da die auf den kritischen Differenzen basierende Gesamtanalyse wegen der Heterogenität der Werte mit mittlerer Ausprägung zu grob erscheint, wurden in einem zweiten Auswertungsschritt die SAD-Gesamtveränderungen anhand der Zielwertdifferenzen berechnet vgl. für beide Parameter Tab. 2-21). Das Vorgehen entspricht ungefähr dem bei der Aussagenliste zum Selbstwertgefühl für Kinder und Jugendliche (ALS), deren Optimalwert wie beim SAD auch nicht an einem Ende der Skala liegt. Das konkrete Prozedere war folgendermaßen:

(1) Bestimmung der absoluten Abweichung von dem jeweiligen Zielwert (vgl. Tab. 5-21) für jede Angstdimension beim Vor- und Nachtest. Die Mittelwerte unterschieden sich zu beiden Messzeitpunkten nicht signifikant voneinander, $t(28) = |-.16|$, $p = .87$, d.h. sie lagen beim Nachtest *nicht näher am Zielwert* als beim Vortest.

(2) Bildung der Vortest-Nachtest-Differenz dieser beiden Abweichungen. Wenn im Vortest höhere Zielwert-Differenzen erreicht werden als im Nachtest, ergibt sich ein positiver Wert, was für günstige Veränderungen spricht.

(3) Aufsummierung der Gesamtdifferenzen für alle fünf Angstdimensionen.

Tabelle 5-26 zeigt die Verteilung dieses Parameters. Die Werte streuen sehr breit, was sich auch in der Standardabweichung von 18.3 ausdrückt. Nur vier Werte kommen zweimal vor, so dass beinahe jedes Kind „seinen eigenen" Veränderungswert hat. Da sich hier keine objektiven Cut-Off-Werte heranziehen lassen, bleibt die Darstellung rein deskriptiv. Um eine Vorstellung von der Höhe dieses Summenscores zu bekommen, kann man die Summe aller kritischen Differenzen für Vortest-Nachtest-Veränderungen heranziehen; sie beträgt 38.5 (vgl. Tab. 5-21). Dieser Wert wird von einem Kind mit günstigen Veränderungen fast erreicht. Der Trennwert von 16 zu den beiden Extrembereichen entspricht etwa der Hälfte dieser Summe und impliziert erhebliche Veränderungen, z.B. für den günstigen Pol das Erreichen der – hier sehr hoch angesetzten – kritischen Differenz in zwei bis drei Bereichen.

Tabelle 5-26: Verteilung der auf den Zielwert-Differenzen basierenden fünfstufigen Summenscores für Veränderungen in den SAD-Angstdimensionen (Berechnung siehe oben)

Veränderungen	Eher ungünstig		Eher konstant	Eher günstig	
Werte	-32 bis -16	-12 bis -6	-4 bis 5	6 bis 15	16 bis 38
Anzahl der Kinder	6	5	7	6	5

Dass beide Auswertungsarten, basierend auf den kritischen oder den Zielwert-Differenzen – insbesondere im Bereich mittlerer Ausprägung – einen unterschiedlichen Differenzierungsgrad haben, zeigt sich auch in der zwar signifikanten aber niedrigen Korrelation von .28, $p = .041$ (Kendall's tau). Da offensichtlich der Summenscore für die Zielwert-Differenzen das aussagekräftigere Maß für Vortest-Nachtest-Veränderungen zum Zielwert hin darstellt, wird dieser später für die Konstrastgruppenanalysen herangezogen (vgl. Kap. 5.1.6.4).

5.1.3.3 Fazit zum emotionalen Bereich

Die Ausgangswerte zum *Selbstwertgefühl* lagen nach den älteren altersunabhängigen und den neueren altersspezifischen Normen für alle Bereiche (Schule, Freizeit, Familie) und für den Gesamtwert *signifikant über dem Normmittelwert*, was für ein hohes Selbstwertgefühl spricht. Die weiteren Ergebnisse basieren auf den neueren altersspezifischen Normen. Hier ergaben sich im Verlaufe des motorischen Förderprogramms keine Veränderungen im Selbstwertgefühl. Bezüglich eines im oberen Durchschnittsbereich angenommenen Idealwertes zeigten sich ebenfalls keine Unterschiede zwischen beiden Messzeitpunkten; es kam also nicht häufiger zu einer Annäherung an diesen Idealwert. Demzufolge müssen sowohl *Hypothese 1* (das Ausgangsniveau betreffend) als auch *Hypothese 2* (Veränderungen betreffend) für den Bereich des Selbstwertgefühls zurückgewiesen werden.

Bezüglich der sportbezogenen Ängstlichkeit lagen die Ausgangswerte in drei der fünf Angstdimensionen (Angst vor Blamage, Konkurrenz, Misserfolg) signifikant unter dem Normmittelwert; dies traf auch für zwei der fünf Tätigkeitsbereiche zu (Ballspiele, Turnen/Gymnastik). Demgegenüber zeigte sich bezüglich Schwimmen/Tauchen sowohl im Vor- als auch im Nachtest verglichen mit der Norm eine signifikant erhöhte Ängstlichkeit. Herzkranke Kinder und Jugendliche scheinen also mit Ausnahme des Wassersports eine eher geringe Angst vor sportlichen Aktivitäten zu haben. Signifikante Veränderungen ergaben sich weder in den Angstdimensionen noch in den Tätigkeitsbereichen. Die *Hypothesen 1 und 2* sind also auch für die sportbezogene Ängstlichkeit zurückzuweisen.

5.1.4 Sozialer Bereich (I)
5.1.4.1 Verhaltensbesonderheiten (MVL, I)

Die Dimensionen der Marburger Verhaltensliste (MVL, Ehlers, Ehlers & Makus, 1978) reichen zum Teil in den emotionalen Bereich hinein, z.B. „Emotionale Labilität" (EL), „Kontaktangst" (KA) und „Unrealistisches Selbstkonzept" (US). Sie sollen dennoch hier als geschlossenes Ganzes dargestellt werden, weil der Schwerpunkt dieses Fragebogens auf nach außen hin sichtbaren und somit überwiegend sozial relevanten Verhaltensbesonderheiten[3] liegt. Dies steht auch in Einklang mit dem zugrundeliegenden Konzept von Bullinger und Ravens-Sieberer (1995a), die von der sozialen *und verhaltensbezogenen* Komponente der gesundheitsbezogenen Lebensqualität sprechen.

Die Ergebnisse lagen beim Vor und Nachtest für alle Dimensionen sowie für den Gesamtwert signifikant über dem Normwert von T = 50, $t(37) \geq 2.4, p \leq .02$ (Standardabweichungen siehe Tabelle 5-31 in Kapitel 5.1.5.), vgl. Abb. 5-10. Die zahlenmäßig größte, aber nichtsignifikante Veränderung betraf das unrealistische Selbstkonzept (US, Zunahme um T = 2.3),

---

[3] Hier wird für die allgemeine Darstellung der Begriff „Verhaltensbesonderheiten" vor dem der „Verhaltensauffälligkeiten" bevorzugt, da erst wirklich hohe Ausprägungen als auffällig zu klassifizieren sind.

$t(37) = -1.4$, $p = .18$ (hier aufgrund der Unklarheit der Befundlage zweiseitige Fragestellung). Die zweitgrößte ebenso nicht signifikante Veränderung bezog sich auf die Kontaktangst (KA, Abnahme um T = 1.8), $t(37) = 1.5$, p=.07. Bezüglich emotionaler Labilität (EL), unangepasstem Sozialverhalten (US) und instabilem Leistungsverhalten (IL) traten nur minimale Unterschiede zutage. Es ergaben sich weder für die einzelnen Dimensionen noch für den Gesamtwert signifikante Alters-, Geschlechts- oder Interaktionseffekte (ANOVA mit Messwiederholung).

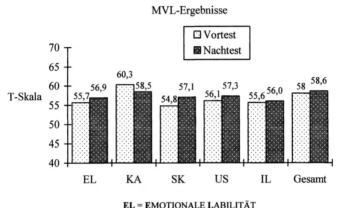

EL = EMOTIONALE LABILITÄT
KA = KONTAKTANGST
SK = UNREALISTISCHES SELBSTKONZEPT
US = UNANGEPASSTES SOZIALVERHALTEN
IL = INSTABILES LEISTUNGSVERHALTEN

Abbildung 5-10: Mittlere T-Werte für altersspezifische Normen in der Marburger Verhaltensliste (MVL) beim Vor- und Nachtest ($n = 38$); $p > .05$ (ANOVA)

Beim Vor- und Nachtest korrelierte der Gesamtwert am höchsten mit dem instabilen Leistungsverhalten (IL, jeweils r=.86, p<.001) gefolgt von Kontaktangst (KA, $r = .81$ bzw. .85, $p <.001$), wobei beim Nachtest auch das unrealistische Selbstkonzept zu .85 mit dem Gesamtwert zusammenhing.

In Tabelle 5-27 findet sich die Klassifikation der MVL-Vortest-Ergebnisse nach Ehlert et al. (1978, S. 28). Die Erwartungswerte liegen für die drei Kategorien von „unauffällig" bis „Problemkind" bei 38, 42 und 20%. Während in der Stichprobe die mittlere Stufe (zweifelhaft) mit Ausnahme der Dimension „instabiles Leistungsverhalten" (IL, 60%) recht gut mit dem Erwartungswert übereinstimmte (34 - 47%), war der Anteil so genannter Problemkinder mit 29 bis 47% deutlich höher und der Anteil unauffälliger Kinder mit 11 bis 24 % deutlich niedriger, , $\chi^2(2) \geq 11.03$, $p \leq .044$. Insgesamt waren also die Vortestwerte im Vergleich mit den Normen in Richtung von mehr Verhaltensbesonderheiten verlagert.

Tabelle 5-27: Klassifikation der MVL-Ergebnisse nach Ehlers et al. (1996, S. 29) – Vortest

Verhalten	EL		KA		SK		US		IL		Gesamt	
	n	%	n	%	n	%	n	%	n	%	n	%
Unauffällig (T <47)	9	24	2	5	8	21	8	21	4	11	9	24
Zweifelhaft (T 47-59)	14	37	18	47	17	45	14	37	23	60	13	34
Problemkind (T > 59)	15	39	18	47	13	34	16	42	11	29	16	42
Summe	38	100	38	99*	38	100	38	100	38	100	38	100

< 100 bedingt durch Rundungen

EL = EMOTIONALE LABILITÄT
KA = KONTAKTANGST
SK = UNREALISTISCHES SELBSTKONZEPT
US = UNANGEPASSTES SOZIALVERHALTEN
IL = INSTABILES LEISTUNGSVERHALTEN

Tabelle 5-28 enthält die entsprechende Klassifikation der MVL-Nachtest-Ergebnisse. In der Stufe „Unauffällig" fanden sich für die einzelnen Dimsionen nur noch 13 bzw. 18% der Kinder, für den Gesamtwert 24%. Demgegenüber wurden zahlreiche Probanden als Problemkinder klassifiziert (37% bis 55%). Die Unterschiede zwischen beobachteten und erwarteten Häufigkeiten waren durchgängig hoch signifikant, $\chi^2(2) \geq 17.09$, $p \leq .001$. Die schon für den Vortest festgestellte Verlagerung in Richtung von mehr Verhaltensbesonderheiten trat beim Nachtest also noch deutlicher zutage. Es zeigten sich allerdings keine signifikanten Vortest-Nachtest-Unterschiede bei der Verteilung auf die drei Kategorien, $Z \geq |-1.42|$, $p \leq .156$ (Wilcoxon-Test, zweiseitig).

Tabelle 5-28: Klassifikation der MVL-Ergebnisse nach Ehlers et al. (1996, S. 29) – Nachtest

Verhalten	EL		KA		SK		US		IL		Gesamt	
	n	%	n	%	n	%	n	%	n	%	n	%
Unauffällig (T<47)	5	13	7	18	5	13	5	13	5	13	9	24
Zweifelhaft (T 47-59)	15	40	10	27	19	50	16	42	16	42	9	24
Problemkind (T>59)	18	47	21	55	14	37	17	45	17	45	20	52
Summe	38	100	38	100	38	100	38	100	38	100	38	100

EL = EMOTIONALE LABILITÄT
KA = KONTAKTANGST
SK = UNREALISTISCHES SELBSTKONZEPT
US = UNANGEPASSTES SOZIALVERHALTEN
IL = INSTABILES LEISTUNGSVERHALTEN

Auf Item-Ebene finden sich nur für vier der insgesamt 80 Aussagen signifikante Veränderungen (Tab. 5-29). Die Mittelwerte bedeuten die Anzahl von Tagen in den letzten zwei Wochen, an denen das jeweilige Verhalten beobachtet wurde. Während die ersten drei eher ungünstigen Verhaltensweisen (Nr. 7, 11 und 12) beim Nachtest signifikant häufiger von den Eltern anggeben wurden als beim Vortest, gilt das Umgekehrte für Item Nr. 37: die Kinder kommen nach Einschätzung der Eltern beim Nachtest signifikant *seltener* allein von der Schule nach Hause. Dieses Item ist der Dimension „Kontaktangst" zugeordnet. Der Unterschied bleibt auch dann signifikant, wenn man den Jungen, der erst im Verlaufe des Programms in die Schule kam und für den das Item beim Vortest daher nicht zutraf (beide Male Score 0 angegeben), ausschließt, $Z = -2.52$, $p = .012$ (Wilcoxon-Test, zweiseitig).

Tabelle 5-29: MVL-Items mit signifikanten Vortest-Nachtest-Unterschieden auf 5%-Niveau (Wilcoxon-Test); Median (Med), arithmetisches Mittel der eigenen Stichprobe beim Vortest / Nachtest (M_{eS}) sowie Mittelwert der Normstichprobe (M_{NS})

Nr.	Dimension	Bezeichnung	Med	M_{eS}	M_{NS}	p
7	SK	Erzählt, daß andere es in der Schule meiden, daß niemand neben ihm sitzen will.	0 / 0	0.22 / 0.42	0.13	.028
11	IL	Muß (auch bei kleineren Einkäufen) mit einem Zettel einkaufen gehen.	0 / 0	0.44 / 1.0	0.61	.025
12	IL	Hält beim Spielen nicht lange durch und gibt schnell auf.	0 / 0	0.68 / 1.66	1.13	.030
37	KA	Kommt alleine, ohne Begleitung anderer Kinder, von der Schule nach Hause.	2 / 0	4.37 / 1.76	0.99	.009

SK = UNREALISTISCHES SELBSTKONZEPT
KA = KONTAKTANGST
IL = INSTABILES LEISTUNGSVERHALTEN

Die Analyse intraindividueller Veränderungen basiert wegen eher niedriger Retest-Reliabilitäten auf hohen kritischen Differenzen, so dass Veränderungen auf dieser Basis nur selten abgesichert werden können. Dies gilt insbesondere für die Dimension „Emotionale Labilität" und „Unrealistisches Selbstkonzept.

Die kritischen Differenzen für die übrigen Dimensionen liegen bei
21.3 T-Punkten für „Emotionale Labiltät" (EL, $r_{tt} = .41$),
12.4 T-Punkten für „Kontaktangst"(KA, $r_{tt} = .80$),
17.9 T-Punkten für „Unrealistisches Selbstkonzept" (SK, $r_{tt} = .57$),
11.1 T-Punkten für „Unangepasstes Sozialverhalten" (US, $r_{tt} = .84$),
12.4 T-Punkten für „Instabiles Leistungsverhalten" (IL, $r_{tt} = .80$)
12.1 T-Punkten für den Gesamtwert ($r_{tt} = .81$).

Bei EL hat sich auf dieser Basis kein Individuum verändert, bei SK gab es nur eine signifikante Veränderung, und zwar in Richtung höherer Auffälligkeiten (von T = 20 nach T = 54). Die übrigen Veränderungen betrafen jeweils maximal vier Kinder und verteilten sich einigermaßen gleichmäßig auf beide Richtungen (Tab. 5-30). Der Anteil der Heranwachsenden, die insgesamt Konstanz zeigten, lag mit 89 bis 95% sehr hoch; darunter waren nur wenige mit günstigem Ausgangsniveau ($n = 2 - 5$).

Tabelle 5-30: Klassifikation intraindividueller Veränderungen basierend auf den kritischen Differenzen für ausgewählte MVL-Dimensionen und den Gesamtwert

Veränderungen	Kontaktangst		Unangepasstes Sozialverhalten		Instabiles Leistungsverhalten		Gesamtwert	
	n	%	n	%	n	%	n	%
Günstig	3	8%	1	3%	0	0%	1	3%
Konstant günstig[1]	2	5%	4	10%	5	13%	3	8%
Konstant sonstig[2]	32	84%	32	84%	31	82%	32	84%
Ungünstig	1	3%	1	3%	2	5%	2[3]	5%
Summe	38	100%	38	100%	38	100%	38	100%

[1] Ausgangsniveau von T < 47

[2] Ausgangsniveau von T ≥ 47

[3] ein Kind mit günstigem Ausgangsniveau

Knapp drei Viertel der Kinder waren in allen vier in Tabelle 5-30 dargestellten Bereichen gleichermaßen durch Konstanz gekennzeichnet (28 von 38 = 74%, davon ein Kind bei günstigem Ausgangsniveau); die übrigen 10 verteilten sich folgendermaßen:
- 4-mal Konstanz auf günstigem Ausgangsniveau in 1, 2 oder 3 Bereichen;
- 2-mal günstige Veränderungen nur bei KA;
- 2-mal eher ungünstige Veränderungen (bei IL bzw. Gesamtwert);
- 1-mal eher günstige Veränderung (bei KA und US, ansonsten konstant bei günstigem Ausgangsniveau);
- 1-mal durchgängig ungünstige Veränderung.

Bei der Auswahl einer MVL-Dimension für die zusammenfassenden Analysen waren folgende Überlegungen maßgeblich. Zwar korreliert die Dimension „Instabiles Leistungsverhalten" beim Vor- und Nachtest am höchsten mit dem Gesamtwert ($r = .86, p < .001$), aber hier gab es nur zwei Veränderungen, also eine sehr geringe intraindividuelle Variabilität. Außerdem stand das Leistungsverhalten nicht im Zentrum der Fragestellung. Auch die Dimension „Unangepasstes Sozialverhalten sowie der Gesamtwert zeigten nur wenig

Veränderungen und kamen daher kaum in Frage. Die Entscheidung wurde daher *zugunsten der Dimension „Kontaktangst"* getroffen, weil
- sich hier verglichen mit den anderen Bereichen die meisten Veränderungen ergaben,
- sie ziemlich hoch mit dem Gesamtwert korreliert und von daher als „pars pro toto" gesehen werden kann,
- sie in besonders hohem Maße *von inhaltlichem Interesse für die Fragestellung* ist (siehe Kapitel 2.3.2.6, Befunde zur sozialen Komponente).

5.1.4.2 Befragung der Kinder und Eltern (I)

Bei der Nachuntersuchung wurden die Kinder und der anwesende Elternteil – meist die Mutter – getrennt befragt, welche Veränderungen sich im Verlaufe des Sportkurses ergeben hatten. Nach einer offenen Beantwortungsphase gaben wir den Eltern falls noch nicht angesprochen folgende Bereiche vor: Sportliche Kompetenz, soziale Kompetenz, Selbstwertgefühl, Ängstlichkeit. Bei den Kindern beschränkte ich mich auf Spontannennungen, da ansonsten, vor allem bei den jüngeren, eine Überforderungssituation hätte entstehen können.

Zwar reicht diese Befragung ähnlich wie die MVL in die anderen Lebensqualitätskomponenten hinein, die Ergebnisse sollen jedoch aufgrund ihrer speziellen Fokussierung zusammen hier bei der sozialen Komponente behandelt werden.

Gut die Hälfte der befragten *Kinder* (53%) nannte spontan Fortschritte im sportlichen Bereich, meist anhand konkreter Beispiele, z.B. Bockspringen oder an den Tauen hochklettern. Ein Fünftel der Kinder erlebte eine verminderte Ängstlichkeit, ein Achtel ein gesteigertes Selbstwertgefühl. Die expliziten „Nein-Antworten" (keine Veränderung) lagen zwischen 10 und 37%.

Die *Eltern* gaben in den Bereichen soziale Kompetenz und Selbstwertgefühl mehr Fortschritte als die Kinder an. Insgesamt schwankten die Angaben zu beobachteten Verbesserungen zwischen 22 und 42%. Darüber hinaus hatte nach Einschätzung der Eltern ca. ¼ der Kinder in den vier explizit umschriebenen Bereichen schon zu Beginn des Sportprogramms keine Probleme. Der Anteil von Eltern, die Verbesserungen explizit verneinten, lag zwischen 3 und 11%, also niedrig und unter dem entsprechenden Anteil der Kinder.

Unter „Sonstiges" wurde von 37% der Eltern eine Vielzahl positiver Veränderungen genannt, die folgende Bereiche betrafen: Unbeschwertheit, emotionale Ausgeglichenheit, Konzentrationsfähigkeit, Selbständigkeit, Erkennen eigener Grenzen, Hineinversetzen in andere, Integration in die Gruppe, Freude an Bewegung.

Der Anteil derer, die in mindestens einem Bereich Fortschritte angaben bzw. aufgrund einer günstigen Ausgangslage nicht für möglich hielten, lag bei 60% für die Kinder und bei 92% für die Eltern.

5.1.4.3. Fazit zum sozialen Bereich

Bei der Marburger Verhaltensliste waren die Ausgangswerte in allen fünf Dimensionen (Emotionale Labilität, Kontaktangst, Unrealistisches Selbstkonzept, Unangepasstes Sozialverhalten, Emotionale Labilität) und im Gesamtwert verglichen mit der Normstichprobe signifikant erhöht und sprachen für ungünstige Besonderheiten in allen Bereichen. Daher kann die auf das Ausgangsniveau bezogene *Hypothese 1* als bestätigt angesehen werden. Im Verlaufe des motorischen Förderprogramms konnten keine statistisch signifikanten Verbesserungen festgestellt werden, so dass die Veränderungen betreffende *Hypothese 2* zurückzuweisen ist. Allerdings nannten die Kinder selbst und deren Eltern in der Nachbefragung zahlreiche positive Veränderungen im sozioemotionalen Bereich, oder sie relativierten fehlende Verbesserungen dadurch dass diese aufgrund von günstigen Ausgangsbedingungen kaum noch möglich waren. Auch wenn die Interviewangaben einer statistischen Absicherung nicht zugänglich waren, so deuten sie – konträr zu den MVL-Ergebnissen – in Richtung von Hypothese 1 und 2.

5.1.5 Gesamtüberblick zur Lebensqualität (I)

Aus Tabelle 5-31 ergibt sich ein Überblick zu den gesamten Ergebnissen von Phase I, also bezogen auf 38 Kinder und Jugendliche im Alter von 7 bis 14 Jahren, die an einem von drei Sportkursen in den Jahren 1994, 1995 oder 1996 teilgenommen haben. Während die Ergebnisdarstellung zu der Marburger Verhaltensliste aus Gründen der Geschlossenheit unter der sozialen Lebensqualitätskomponente erfolgte, sind jetzt drei MVL-Skalen aus inhaltlichen Erwägungen dem emotionalen Bereich zugeordnet.

Im Verlaufe des motorischen Förderprogramms konnten bei der Körperkoordination (körperliche LQ-Komponente) und beim Auffassungstempo (mentale LQ-Komponente) signifikante Verbesserungen erzielt werden. In den beiden übrigen LQ-Komponenten (emotional und sozial) ergaben sich keine signifikanten Verbesserungen. Die mit der MVL erfassten Verhaltensmerkmale mussten zu beiden Messzeitpunkten als auffälligen klassifiziert werden. Das mittlere Selbstwertgefühl bewegte sich durchgängig im oberen Durchschnittsbereich.

Abbildung 5-11 enthält eine graphische Darstellung der Veränderungen in den fünf Hauptbereichen (für MVL: nur Kontaktangst), basierend auf den jeweiligen kritischen Differenzen. Die *grüne* Fläche markiert *günstige*, die *rote ungünstige* Veränderungen. In diesem Überblick wird deutlich, dass sich bis auf eine Ausnahme (Kontaktangst, MVL) jeweils über ein Fünftel der Kinder im Verlaufe des motorischen Förderprogramms in positiver Richtung verändern konnten. Allerdings wurden diese Verbesserungen bei der Körperbilddifferenziertheit und dem Selbstwertgefühl durch nahezu ebenso viele Verschlechterungen aufgewogen, so dass nur für Körperkoordination und Auffassungstempo die Verbesserungen eindeutig überwogen. Zu beachten ist auch der relativ breite Bereich konstanter Ergebnisse, wobei für Körperkoordination, Auffassungstempo und Selbstwertgefühl bei einem beträchtlichen Anteil bereits günstige Ausgangswerte vorlagen.

Tabelle 5-31: Überblick zu den Ergebnissen der psychologischen Vor- und Nachuntersuchung in Phase I (38 Kinder und Jugendliche von 7 bis 14 Jahren)

Komponenten der gesundheits-bezogenen Lebensqualität	Vortest M	SD	Nachtest M	SD
Körperlich: Gesamtkörperkoordination (KTK, IQ[1], n = 31)	83.0<	16.4	92.9<	18.2
Mental: Auffassungstempo (ZVT; IQ[1], n=31)	102.2=	17.4	110.0>	16.7
Differenziertheit des Körperbilds (MZT, IQ-Normen[1], n = 33)	90.3<	15.2	89.0<	16.9
Emotional: Selbstwertgefühl (ALS, T[2], n = 30) Gesamtwert	55.7>	10.4	52.2=	9.5
Schule, T[2]	54.2>	10.8	50.0=	10.9
Freizeit, T[2]	55.8>	10.0	50.8=	10.8
Familie, T[2]	56.2>	8.7	54.0>	8.9
Emotionale Labilität (MVL-EL) T[2]	55.7>	8.8	56.9>	9.5
Unrealistisches Selbstkonzept (MVL-SK) T[2]	54.8>	12.1	57.1>	8.1
Instabiles Leistungsverhalten (MVL-IL); T[2]	55.6>	9.1	55.9>	9.6
Sozial: Verhaltensauffälligkeiten (MVL, T[2]; n = 38) Gesamtwert	58.0>	9.0	58.6>	9.4
Kontaktangst (MVL-KA), T[2]	60.3>	8.3	58.5>	10.1
Unangepasstes Sozialverhalten (MVL-US), T[2]	56.1>	9.9	57.3>	9.9

Vergleich mit der jeweiligen Normstichprobe:
< signifikant niedrigerer Wert
= gleicher Wert
> signifikant höherer Wert

Zugrunde liegende Normskalen:
[1] IQ-Normen: $M = 100$, $SD = 15$
[2] T-Normen:: $M = 50$, $SD = 10$
fett: signifikant günstige Veränderung

Weiterhin ist die individuelle Anzahl der jeweiligen Veränderungen beschrieben. Das Sportangst-Deutungsverfahren (SAD) wird hier als einziger Test nicht berücksichtigt, da die Autoren eine Gesamtauswertung über alle Angstdimensionen bzw. Tätigkeitsbereiche nicht für sinnvoll erachten. Es gehen also die Ergebnisse von fünf Testverfahren ein: KTK, ZVT, MZT, ALS-Gesamtwert, MVL-Kontaktangst. Zwei Probanden, für die nur bei zwei Testverfahren komplette Daten vorliegen, sind hier ausgeschlossen. Der Vortest-Nachtest-Vergleich anhand der jeweiligen kritischen Differenzen für die fünf Testverfahren von Phase I ergab folgende Durchschnittswerte:

- Verschlechterungen in 0.5 Tests ($SD = 0.88$);
- Konstanz bei nicht hohem Ausgangsniveau in 2.4 Tests ($SD = 1.10$);
- Konstanz bei hohem Ausgangsniveau in 0.7 Tests ($SD = 0.79$);
- Verbesserungen in 1.1 Tests ($SD = 0.92$).

Dass die Mittelwerte nicht ganz die Summe „5" ergeben (nur: 4.7), liegt an der Einbeziehung der elf Kinder mit einem bzw. zwei fehlenden Testergebnissen.

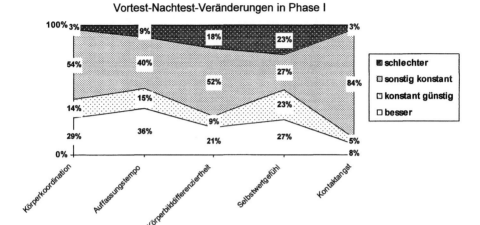

Abbildung 5-11: Graphische Darstellung der Vortest-Nachtest-Veränderungen in Phase I, basierend auf den jeweiligen kritischen Differenzen

Tabelle 5-32 enthält eine Kreuztabellierung der individuellen Anzahl von Veränderungen in positiver oder negativer Richtung. Nur acht Kinder weisen *mehr ungünstige als günstige Veränderungen* auf (vier Kinder eine, zwei Kinder drei vs. null, zwei Kinder zwei vs. eine). Über die Hälfte der Stichprobe ist durch günstige Veränderungen in mindestens einem Testverfahren ohne jegliche nachteilige Entwicklung gekennzeichnet (56%, Tab. 5-31, kursiv). Bei zwei Heranwachsenden fielen sogar drei der fünf Tests nach dem motorischen Förderprogramm günstiger als vorher aus; in den übrigen beiden Tests zeigten sie eine altersgerechte Weiterentwicklung

Tabelle 5-32: Individuelle Anzahl von günstigen und ungünstigen Veränderungen bei fünf Testverfahren in Phase I (KTK, ZVT, MZT, ALS-Gesamtwert, MVL-Kontaktangst)

Tests mit ungünstigen Veränderungen	günstigen Veränderungen								
	0		1		2		3		Summe
	n	%	N	%	n	%	n	%	n	%
0	5	14%	9	25%	9	25%	2	6%	25	69%*
1	4	11%	1	3%	1	3%	0	0%	6	17%
2	0	0%	2	6%	1	3%	0	0%	3	8%
3	2	6%	0	0%	0	0%	0	0%	2	6%
Summe	11	31%	12	34%	11	31%	2	6%	36	100%*

* Abweichungen in den Zeilensummen (70% bzw. 102%) bedingt durch Rundungen

kursiv: Veränderung: ≥ 1-mal günstig, 0-mal ungünstig

Abschließend ist die Anzahl von Probanden nach der Summe ihrer günstigen bzw. ungünstigen Veränderungen graphisch dargestellt (Abb. 5-12). Die Häufigkeit der Probanden nahm mit zunehmender Anzahl von ungünstigen Veränderungen stark ab, d.h. die meisten Heranwachsenden wiesen im Verlaufe des motorischen Förderprogramms keine oder höchsten eine ungünstige Veränderung auf. Demgegenüber zeigte sich für die positiven Veränderungen ein anderer Verlauf: Jeweils ein knappes Drittel des Samples erreicht in keinem, einem oder zwei Tests günstige Veränderungen. Die übrigen beiden Probanden konnten sich bei drei Tests deutlich verbessern. *Die günstigen Veränderungen überwiegen in ihrer Anzahl sehr signifikant die ungünstigen Veränderungen, Z = –2.3, p = .008* (Wilcoxon-Test). Zu berücksichtigen ist zusätzlich, dass die Hälfte der Kinder in mindestens einem Testverfahren eine altersgerechte Weiterentwicklung bei hohem Ausgangsniveau zeigt (vier Kinder in zwei und eines in drei Tests), d.h. sich aufgrund günstiger Ausgangswerte in diesen Bereichen ohnehin kaum noch verbessern konnte.

Abbildung 5-13 enthält einen graphischen Überblick zu den Ausgangswerten und Veränderungen in den verschiedenen Lebensqualitätskomponenten. Hierbei sind die Ergebnisse in einen für alle Testverfahren einheitlichen Durchschnittsbereich, den man sich als z-Normierung vorstellen kann, anhand von Pfeilen eingezeichnet. Diese geben sowohl die Lage der Ausgangswerte als auch die Richtung der Veränderungen im Verlaufe des motorischen Förderprogramms an. Da die MVL-Skalen, bei denen hohe Werte in ungünstige Richtung weisen, umgepolt wurden, ist eine einheitliche Interpretation möglich.

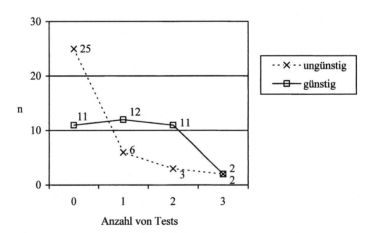

Abbildung 5-12: Anzahl von günstigen und ungünstigen Veränderungen bei fünf Testverfahren in Phase I (außer SAD)

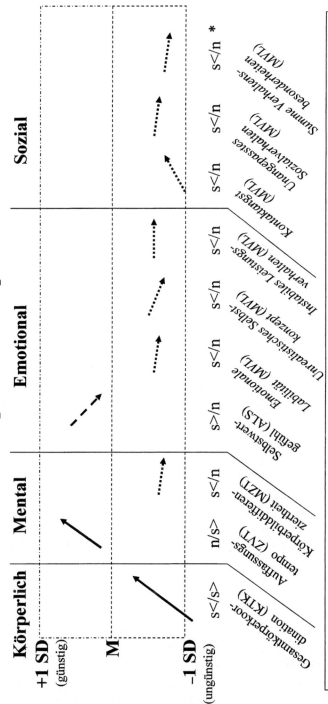

Abbildung 5-13: Graphische Darstellung der Ausgangswerte und Veränderungen in Phase I, basierend auf dem Vergleich mit Testnormen

Die Vortestwerte fallen bis auf zwei Ausnahmen (ZVT und ALS) signifikant ungünstiger als die Normmittelwerte des jeweiligen Testverfahrens aus; dies trifft in besonderem Maße auf die Körperkoordination und die Kontaktangst zu. Die gelben Pfeile bezeichnen „schlechte" Ausgangswerte ohne signifikante Veränderungen; hiervon sind alle fünf MVL-Skalen und der MVL-Gesamtwert sowie der Mann-Zeichen-Test (MZT) betroffen. Der graue Pfeil steht für ein hohes Ausgangsniveau ohne Veränderungen, wie es sich im Selbstwertgefühls (ALS) zeigte, wobei noch zu diskutieren ist, inwieweit dies wirklich durchgehend als günstig betrachtet werden kann. Die blauen Pfeile kennzeichnen signifikante Leistungssteigerungen, wie sie im motorischen (KTK) und im mentalen (ZVT) Bereich nachweisbar waren.

5.1.6 Bedeutung von Moderatorvariablen für das Ausgangsniveau und Veränderungen (I)

5.1.6.1 Entwicklung von Risikoindizes (I)

Die differenziellen Analysen basieren auf dem selbst modifizierten Modell psychosozialer Adaptation bei chronisch kranken Kindern und Jugendlichen nach Steinhausen (Abb. 2-10). Es enthält insgesamt 16 Moderatorvariablen, die in Richtung Risikoausprägung formuliert sind, in umgekehrte Ausprägung aber teilweise auch als Schutzfaktoren verstanden werden können (z.B. genügend Bewegung, großer Freundeskreis).

Aus Tabelle 5-33 gehen Einzelheiten zu den ausgewählten Moderatorvariablen hervor. Neun Merkmale lagen von vornherein in dichotomer Form vor (z.B. Dauermedikation ja – nein, zyanotischer Herzfehler ja – nein). Bei fünf der übrigen sieben Merkmale wurde anhand von Mediansplit dichotomisiert (z.B. Alter, Anzahl und Dauer stationärer Aufenthalte; für „Stunden pro Woche in Bewegung" vom oberen günstigen Pol aus berechnet), ansonsten nach psychologisch-inhaltlichen Gesichtspunkten (höchstens geringer vs. bedeutungsvoller postoperativer Restbefund, Grundschicht vs. Rest). In der rechten Spalte („dichotom") ist jeweils zuerst die Merkmalsausprägung angeführt, die als *eher günstige Voraussetzung* angesehen wird.

Tabelle 5-33 vermittelt einen Eindruck vom Ausmaß der Belastung durch den Herzfehler. Die Kinder hatten im Durchschnitt etwa vier Krankenhausaufenthalte (maximal 10) von insgesamt 78 Tagen, das sind 11 Wochen (maximal 27 Wochen) hinter sich. Die Hauptoperation fand durchschnittlich im Alter von ca. 2 ½ Jahren statt (Maximum: 8 Jahre). Eine körperliche Einschränkung hatten acht Kinder. Von familiärem Stress oder einer Sport(teil)befreiung waren nur sechs bzw. fünf Kinder betroffen. Ebenfalls nur fünf Kinder wuchsen ohne Geschwister auf. Die mittlere Anzahl von Stunden, die die Kinder in ihrer Freizeit „in Bewegung" verbrachten (regelrechter Freizeitsport und Bewegungsspiele im Freien) lag zu beiden Messzeitpunkten gleich bleibend bei 11.6 bzw. 11.2 Stunden pro Woche ($SD = 9$ bzw. 7). Die Werte streuten allerdings jeweils sehr stark, und zwar von 1 bis 35 Stunden vor und von 0 bis 30 Stunden nach dem Förderprogramm.

Tabelle 5-33: Moderatorvariablen für die differenziellen Analysen
(kursiv: Dichotomisierung über Mediansplit)

Risiken	Merkmal	Verteilungskennzeichen	Dichotom
Biologisch:			
Allgemein (Kind)	Geschlecht	./.	Mädchen: $n = 13$ Jungen: $n = 25$
	Alter	$M = 10.4$ Jahre, $SD = 1.7$ Range 7 – 14	< 10 Jahre: $n = 18$ ≥ 10 Jahre: $n = 20$
Allgemein (Krankheit)	Dauermedikation nötig?	./.	Nein: $n = 29$ Ja: $n = 9$
	Anzahl stationärer Aufenthalte	$M = 4.6$, $SD = 2.5$ Range 0 – 10	< 5: $n = 22$ ≥ 5: $n = 16$
	Dauer stationärer Aufenthalte	$M = 78$ Tage, $SD = 51$, Range 0 – 189	< 71 Tage: $n = 19$ ≥ 71 Tage: $n = 19$
Spezifisch			
	Zyanotischer Herzfehler?	./.	Nein: $n = 22$ Ja: $n = 16$
	Körperliche Einschränkung?	./.	Nein: $n = 30$ Ja: $n = 8$
	Alter bei Hauptoperation	$M = 2.6$ Jahre, $SD = 2.7$ Range 0 – 8	< 2 Jahre: $n = 17$ ≥ 2 Jahre: $n = 19$
	Bedeutungsvoller Restbefund?	./.	Nein: $n = 19$ Ja: $n = 19$
Sozial			
Allgemein	Niedriger väterlicher Sozialstatus?	$M^1 = 3.1$, $SD = 1.0$ Range 1 – 4	Nein: $n = 22$ Ja: $n = 16$
	Familiärer Stress?	Chaos, Überforderung, Psychische Störung	Nein: $n = 32$ Ja: $n = 6$
	Einzelkind?		Nein: $n = 33$ Ja: $n = 5$
Spezifisch	*Stunden pro Woche in Bewegung*	$M = 11.7$, $SD = 9.2$ Range 1 – 35	≥ 8 Stunden: $n = 20$ < 8 Stunden: $n = 16$
	Sport(teil)befreiung?	./.	Nein: $n = 31$ ja: $n = 5$
	Laufbahnverzögerung?		Nein: $n = 28$ Ja: $n = 10$
	Anzahl Freunde	$M = 11.1$, $SD = 10.6$ Range 1 – 50	≥ 7: $n = 17$ < 7: $n = 19$

[1] basierend auf fünfstufiger Skala nach Jürgens (1971) von 1 = Oberschicht bis 5 = Grundschicht (dichotom: Score 1-3 vs. 4-5)

Die dichotomen Variablen wurden durchgängig so kodiert, dass bei Fehlen eines Risikos null Punkte und bei Vorliegen ein Punkt gegeben wurde. Anschließend wurden die Punkte für den biologischen und den sozialen Bereich getrennt (beim biologischen Bereich zunächst ohne Alter und Geschlecht) und schließlich insgesamt aufsummiert. Aus Tabelle 5-34 ergeben sich die Ausprägungen der verschiedenen Risikoindizes. Der Mittelwert bei den neun biologischen Risiken (einschließlich Alter und Geschlecht) lag bei $M = 4.0$ (SD = 2.4) und schwankte zwischen 1 und 9. Bei den insgesamt 7 sozialen Risiken ergab sich ein Mittelwert von $M = 2.0$ ($SD = 1.3$) mit einer Variationsbreite von 0 bis 5.

In der rechten Spalte von Tabelle 5-34 sind die cut-off-Werte für die ungünstige Ausprägung angegeben, wobei die Dichotomisierung durchgängig über Mediansplit erfolgte. Allerdings entstanden wegen Sprüngen in der Verteilung nicht immer ungefähr gleich große Gruppen (z.B. für allgemeine soziale Risiken, $n = 33$ vs. 5). Es wurde aber nicht für sinnvoll gehalten, vom Mediansplit-Kriterium abzugehen, weil sonst Kinder mit geringeren Risiken der Risikogruppe zugeordnet würden.

Tabelle 5-34: Ausprägung der Risikoindizes (Ermittlung des Cut-Off-Scores für ungünstige Ausprägung über Mediansplit)

Bereich	Mittelwert	SD	Range	ungünstig
Biologisch				
Allgemein (Kind)	1.2	0.65	0 – 2	>1: $n = 12$
Allgemein (Krankheit)	1.2	1.1	0 – 3	>1: $n = 15$
Spezifisch	1.6	1.3	0 – 4	>1: $n = 17$
Summe biologisch				
Ohne Kindmerkmale	2.8	2.3	0 – 7	>2: $n = 16$
Mit Kindmerkmalen	4.0	2.4	1 – 9	>3: $n = 17$
Sozial				
Allgemein	0.7	0.7	0 – 2	>1: $n = 5$
Spezifisch	1.3	1.0	0 – 4	>1: $n = 14$
Summe sozial	2.0	1.3	0 – 5	>2: $n = 13$
Gesamtsumme				
Ohne Kindmerkmale	4.7	2.5	0 – 10	>4: $n = 17$
Mit Kindmerkmalen	5.9	2.6	1 – 11	>6: $n = 13$

Drei der sieben einbezogenen intervallskalierten Einzelmerkmale (Bewegungsmangel, Anzahl von Freunden, Sozialschicht) sowie alle fünf Risikobereiche waren nicht normalverteilt, $Z \geq$ 1.23, $p \leq .10$ sowie $Z \geq 1.41$, $p \leq .038$ (Kolmogorov-Smirnov-Test). Daher geschah die Zusammenhangsanalyse nur für normalverteilte Merkmale anhand von Pearsons r, ansonsten überwiegend mit nichtparametrischen Korrelationen (Kendall's tau). Bei genuin dichotomen Risiken wurden punktbiseriale Korrelationen (für Zusammenhänge mit intervallskalierten Merkmalen) und Kontingenzkoeffizienten (für Zusammenhänge mit anderen dichotomen Risiken) berechnet. Aufgrund der eher unklaren Erwartungslage wurde hier *grundsätzlich die zweiseitige Fragestellung* zugrunde gelegt

5.1.6.2 Interkorrelationen der Risikoindizes und der Einzelrisiken (I)

Es ergab sich eine hochsignifikante Korrelation zwischen den allgemeinen Krankheitserfahrungen und den spezifischen Krankheitsaspekten, also bezogen auf allgemeine und spezifische biologischen Risiken, $tau = .65$, $p < .001$. Die übrigen in dem Modell von Steinhausen angenommenen Zusammenhänge waren bei weitem nicht signifikant (Abb. 5-14); letzteres ist für die Brauchbarkeit des Modells als nicht so gravierend zu bewerten, da in Steinhausens neueren Darstellungen von 1996 und 2001 alle diese Zusammenhänge weggelassen wurden, also offenbar als nicht so entscheidend zu betrachten sind.

Die Auswahl der Korrelationsmaße für die Zusammenhänge zwischen den einzelnen Risiken richtete sich jeweils nach dem Merkmal mit dem niedrigsten Skalenniveau; Zusammenhänge zwischen nicht normalverteilten und normalverteilten Intervallskalen wurden anhand von Kendall's tau berechnet.

Die biologischen Kindmerkmale (Geschlecht und Alter) korrelierten nur mit der Notwendigkeit einer Dauermedikation, einem allgemeinen biologischen Risiko: Dauerhaft Medikamente nehmen mussten demzufolge eher ältere Kinder ($r_{bis} = .37$, $p = .021$) und ausschließlich Jungen ($C = .37$, $p = .013$). Zwar wiesen beide Arten von biologischen Risiken nicht die im Modell angenommenen Zusammenhänge mit den speziellen sozialen Risiken (Einschränkung gewöhnlicher Lebenserfahrungen) auf, aber es zeigten sich außer für das Alter bei der Korrekturoperation nahezu durchgängig signifikante Zusammenhänge *zwischen* diesen den allgemeinen und den spezifischen biologischen Risiken (Tab. 5-35). Sie sprechen für ein häufiges gemeinsames Vorliegen von problematischen allgemeinen Krankheitserfahrungen und spezifischen Krankheitsaspekten. So sind beispielsweise bei einem zyanotischen Herzfehler und bei körperlichen Einschränkungen häufigere und längere stationäre Aufenthalte nötig gewesen.

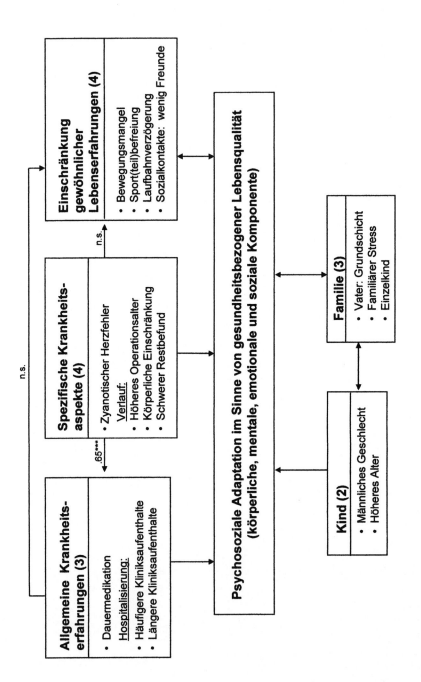

Abbildung 5-14: Zusammenhänge der Risiken untereinander im Modell der psychosozialen Adaptation von herzkranken Heranwachsenden in Phase I *** p<.001   n.s. *nicht signifikant (Kendall's tau)*

Tabelle 5-35: Interkorrelationen zwischen allgemeinen Krankheitserfahrungen und spezifischen Krankheitsaspekten in Phase I

Spezifische Krankheitsaspekte	Allgemeine Krankheitserfahrungen					
	Dauer-medikation[1]		Anzahl Kliniks-aufenthalte		Dauer Kliniks-aufenthalte	
	r / C	p	r_{bis}	p	r_{bis}	p
Zyanotischer Herzfehler[1]	$C = .47$	.001	$r_{bis} = .59$	<.001	$r_{bis} = .75$	<.001
Körperliche Einschränkung			$r_{bis} = .36$	.029	$r_{bis} = .68$	<.001
Schwerer Restbefund[1]	$C = .49$	<.001			$r_{bis} = .40$	.014

[1] Dichotomes Merkmal, Kontingenzkoeffizient C für Zusammenhang mit anderem dichotomen Merkmal

5.1.6.3 Zusammenhänge zwischen Risiken und Lebensqualität (I)

Um für die weiteren Schritte die Vorzeichen der Korrelationen einheitlich interpretieren zu können, wurden die wenigen Merkmale, die ihren günstigen Pol bei niedriger Zahlenausprägung haben, durch Multiplikation mit minus 1 umgepolt. Dabei handelt es sich um

- die beiden Einzelrisiken „Bewegungsstunden" und „Anzahl von Freunden"
- die mit der Marburger Verhaltensliste (MVL) erfassten Verhaltensauffälligkeiten

Bzgl. der Aussagenliste zum Selbstwertgefühl wurde keine Umpolung vorgenommen, da die Idealausprägung wenn auch nicht im extrem hohen Bereich so doch im *gut durchschnittlichen* Bereich angenommen wurde.

Nach den Umpolungen können die *Korrelationen einheitlich interpretiert* werden, und zwar bedeuten *negative Vorzeichen* einen Zusammenhang zwischen *hohen Risiken* und *ungünstigen Ausgangswerten* (erwartungskonform bzgl. Hypothese 5) bzw. *Veränderungen in ungünstiger Richtung* (erwartungswidrig bzgl. Hypothese 6). Um aber auch umgekehrte Konstellationen entdecken zu können, liegt die zweiseitige Fragestellung zugrunde.

Bei der auf den *Risikoindizes* basierenden Korrelationsanalyse fanden sich bzgl. der *Ausgangswerte* vier signifikante Zusammenhänge, die alle erwartungskonform ausfielen (negatives Vorzeichen, vgl. Abb. 5-15). Bei höheren kindbezogenen biologischen Risiken (männliches Geschlecht oder/und höheres Alter) war das freizeitbezogene Selbstwertgefühl niedriger und die Kontaktangst höher, $tau = -.33$ bis $-.35, p \leq .025$. Weiterhin fanden sich bei vermehrten allgemeinen und spezifischen biologischen Risiken niedrigere *Ausgangswerte* in der *Gesamtkörperkoordination* (KTK). Dies galt im Übrigen auch für die Summe aller biologischen Risiken sowie die Summe aller Risiken insgesamt (jeweils mit und ohne Kindmerkmale), $tau = -.27$ bis $-.31, p = \leq.040$.

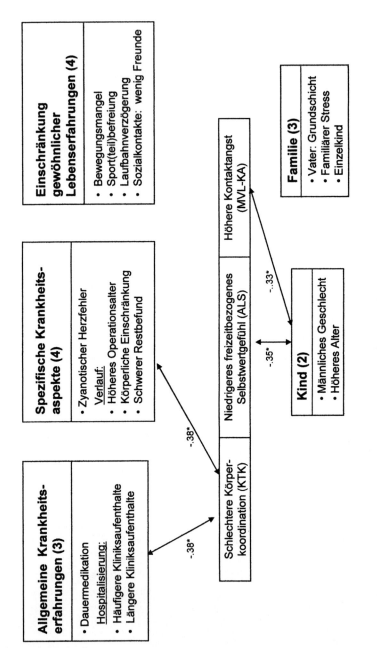

Abbildung 5-15: Korrelationen zwischen Risikobereichen und **Ausgangswerten** zur psychosozialen Adaptation bei herzkranken Kindern und Jugendlichen in Phase I
Negative Korrelationen: Ungünstigere Ausgangswerte bei höheren Risikoscores (erwartungskonform)
* p<.05 (Kendall's tau)

Für die *Veränderungen* wurden insgesamt fünf signifikante Zusammenhänge mit den Risikoindizes erkennbar, die alle erwartungskonform ausfielen (Abb. 5-16). Drei Korrelationen mit der *Marburger Verhaltensliste* (MVL, EL, KA, IL) betrafen die Kindmerkmale (Alter und Geschlecht als Risiken zusammengefasst). Außerdem hing eine stärkere Verminderung der *emotionalen Labilität* (EL), im Verlaufe des motorischen Förderprogramms mit höheren allgemeinen biologischen Risiken zusammen, also Merkmalen wie notwendiger Dauermedikation und intensiveren Krankenhauserfahrungen, $tau = .27, p = .031$.

Für das *familiäre Selbstwertgefühl* zeigte sich ein Zusammenhang zwischen günstigen Veränderungen und hohen spezifischen sozialen Risiken, also eingeschränkter motorischer Expansion, Laufbahnverzögerung sowie verminderten Sozialkontakten, $tau = .33, p = .030$.

Keine signifikanten Zusammenhänge bzgl. Risikoindizes und Zusammenhängen ergaben sich
- auf Seite der Risiken der spezifisch biologische und der allgemein soziale Bereich,
- auf Seite der psychosozialen Anpassung Körperkoordination (KTK), kognitive Leistungsgeschwindigkeit (ZVT, Differenziertheit des Körperbildes (MZT) sowie Gesamtsumme der Veränderungen in Richtung idealem Zielwert bzgl. Sportangst (SAD).

Eine Reihe signifikanter Korrelationen gibt näheren Aufschluss darüber, auf welche *konkreten Einzelrisiken* die bisherigen Befunde zurückgehen. Sie betreffen zum einen die Ausgangswerte (15 Korrelationen, Abb. 5-17, Anhang 11,), zum andern die Veränderungen (17 Korrelationen, Abb. 5-18, Anhang 12).

Was die *Ausgangswerte* angeht, so fanden sich Zusammenhänge zwischen der psychosozialen Adaptation und Einzelrisiken aus allen Risikobereichen. Für allgemeine Krankheitserfahrungen und Einschränkung gewöhnlicher Lebenserfahrungen gab es jeweils nur eine signifikante Korrelation (Abb. 5-17, Anhang 11): Bei Kindern mit längeren Krankenhausaufenthalten oder einer so genannten Laufbahnverzögerung (verspäteter Kindergarten-, Schuleintritt, Klassenwiederholungen) war das *Auffassungstempo* (ZVT) zu Beginn des Sportkurses niedriger als bei den anderen Kindern. Die übrigen Korrelationen betrafen die meisten Merkmale der psychosozialen Adaptation. Nur für vier Lebensqualitätsvariable fanden sich keinerlei signifikante Korrelationen mit Einzelrisiken:
- Differenziertheit des Körperbildes (MZT),
- Familiäres Selbstwertgefühl (ALS),
- Sportangst-Deutungsverfahren (SAD),
- Instabiles Leistungsverhalten (MVL).

In erwarteter Richtung, d.h. bei höheren Risiken ungünstigere Ausgangswerte, lagen 11 der 15 signifikanten Korrelationen. Eine schlechtere Körperkoordination zeigte sich z.B. bei Kindern, die später operiert wurden oder die länger andauernd zyanotisch waren. Ein unrealistischeres Selbstkonzept fand sich vermehrt bei älteren Kindern, ein unangepassteres Sozialverhalten bei später operierten Kindern. Ein niedriges Auffassungstempo hing mit längeren stationären Aufenthalten zusammen.

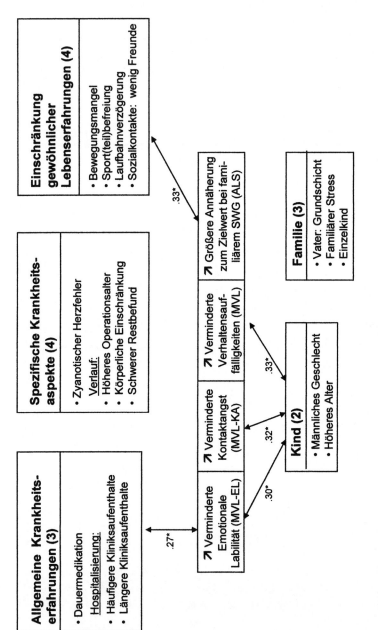

Abbildung 5-16: Korrelationen zwischen Risikobereichen und **Veränderungen** der psychosozialen Adaptation bei herzkranken Kindern und Jugendlichen nach einem 8-monatigen motorischen Förderprogramm in Phase I ↗ *positive Korrelation, d.h. stärkere Veränderung in günstiger Richtung bei höherem Risikoscore (erwartungskonform)* * *p<.05 (Kendall's tau)*

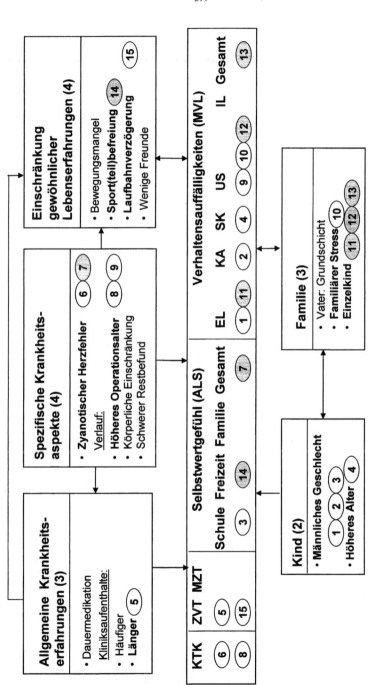

Abb. 5-17: Korrelationen der Einzelrisiken mit den **Ausgangswerten** in Phase I (Nummern von Anhang 11); grau unterlegt: *ungünstigere* Ausgangswerte bei *niedrigerem* Risiko (erwartungswidrig)

KTK = Körperkoordinations-Test **ZVT** = Zahlen-Verbindungs-Test **ALS** = Aussagenliste zum Selbstwertgefühl für Kinder und Jugendliche **MVL** = Marburger Verhaltensliste **EL** = Emotionale Labilität **KA** = Kontaktangst **SK** = Unrealistisches Selbstkonzept **US** = Unangepasstes Sozialverhalten **IL** = Instabiles Leistungsverhalten

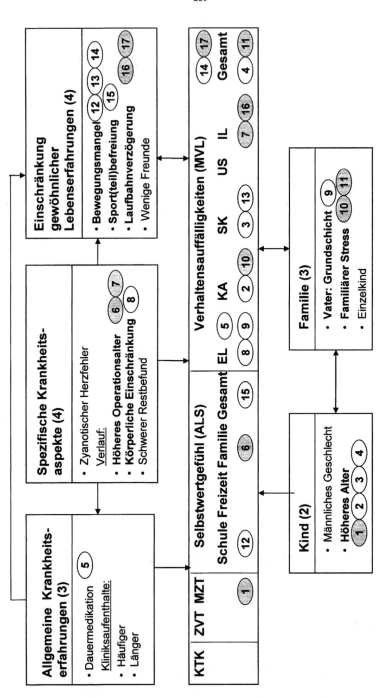

Abb. 5-18: Korrelationen der Einzelrisiken mit den **Veränderungen** in Phase I (Nummern von Anhang 12); grau unterlegt: *günstigere* Veränderung bei *niedrigerem* Risiko (erwartungswidrig)

KTK = Körperkoordinations-Test **ZVT** = Zahlen-Verbindungstest **ALS** = Aussagenliste zum Selbstwertgefühl für Kinder und Jugendliche
MVL = Marburger Verhaltensliste **EL** = Emotionale Labilität **KA** = Kontaktangst **SK** = Unrealistisches Selbstkonzept **US** = Unangepasstes Sozialverhalten **IL** = Instabiles Leistungsverhalten

Die fünf erwartungswidrigen signifikanten Korrelationen sprechen für ungünstigere Ausgangswerte beim *Fehlen* von Risiken, und zwar
- höhere *Verhaltensauffälligkeiten* bei Kindern *mit Geschwistern* (emotionale Labilität, unangepasstes Sozialverhalten, MVL-Gesamtwert),
- *niedrigeres Selbstwertgefühl* (ALS),
bezogen auf Freizeit bei Kindern *ohne Sportbefreiung*
bezogen auf den Gesamtwert bei Kindern *ohne zyanotischen Herzfehler.*

Hinsichtlich *Veränderungen* fanden sich 17 signifikante Korrelationen mit den Einzelrisiken (Abb. 5-18, Anhang 12). Sie betrafen ebenfalls alle Bereiche, bezogen sich aber bis auf eine Ausnahme (MZT, s.u.) auf die *emotionale und soziale Lebensqualitätskomponente* (ALS, SAD, MVL). Sieben der 17 Korrelationen waren erwartungswidrig, d.h. günstige Veränderungen hingen hier mit einer *niedrigen* Risikoausprägung zusammen, z.B.
- stärkere *Verbesserungen* der Differenziertheit des Körperbildes (MZT) bei *niedrigerem Alter,*
- deutlichere *Erhöhung* des familiären Selbstwertgefühls (ALS) und Stabilisierung des Leistungsverhaltens (MVL) bei *niedrigerem Operationsalter,* letzteres auch bei *regelrechter Schullaufbahn.*

5.1.6.4 Interaktion von Risiken bzgl. der abhängigen Variablen (AID-Analysen, I)

Die Automatic Interaction Detector (AID)-Analysen zur Ermittlung von Kontrastgruppen wurden für die Ausgangs- und Veränderungswerte folgender sieben Merkmale durchgeführt: KTK, ZVT, MZT, ALS-Gesamtwert, SAD-Zielwertdifferenz, aufsummiert für alle fünf Angstdimensionen, MVL-Gesamtwert (MVL-Su) und MVL-Skalenwert für Kontaktangst (MVL-KA). Bei den Veränderungen sprechen *hohe Werte* aufgrund der vereinheitlichten Polung *grundsätzlich für eine günstige Richtung.*

Von den insgesamt 14 Analysen erfüllten acht (jeweils vier für Ausgangswerte und Veränderungen) das festgelegte Kriterium einer „*Varianzaufklärung von insgesamt mindestens 40% und durchschnittlich mindestens 8% pro Analyseschritt*" (genauer siehe Kap. 4-5) und galten auf dieser Basis als aussagekräftig. Für die übrigen sechs Analysen werden hier keine Baumdiagramme vorgelegt, sie sind aber in den zusammenfassenden Tabellen 5-36 und 5-37 berücksichtigt, so dass sich dort feststellen lässt, welche Einzelrisiken welche Anteile zur Varianzaufklärung leisten. Im Ergebnisteil sind nur die Baumdiagramme für die beiden Bereiche mit signifikanten Verbesserungen im Verlaufe des motorischen Förderprogramms enthalten, also Körperkoordination (KTK) und kognitive Leistungsgeschwindigkeit (ZVT); die übrigen finden sich in Anhang 13, sofern sie das obige Kriterium erfüllen.

Abbildung 5-19 zeigt das anhand des AID-Verfahrens ermittelte Baumdiagramm für die *Ausgangswerte zur Gesamtkörperkoordination* (KTK). Es ergaben sich sechs Gruppen mit jeweils vier bis sechs Kindern (fett gedruckt), die sich bzgl. vier Risiken unterschieden.

Anhand dieser Konstellation von Risiken ließen sich 54.1% der Varianz für die KTK-Ausgangswerte aufklären.

Die beiden Gruppen mit den *niedrigsten KTK-Quotienten* zu Beginn des motorischen Förderprogramms (gestrichelte Pfeile bis zu MQ 69 bzw. 70) sind durch folgende Risikokonstellationen gekennzeichnet:

(1) *Kein* zyanotischer Herzfehler, aber *hohes* Operationsalter (ab 2 Jahre) und *niedrige* Sozialschicht, d.h. Grundschicht (MQ = 69, n = 4);

(2) *Zyanotischer Herzfehler* und *höhere* Sozialschicht d.h. mindestens Mittelschicht (MQ = 70, n = 6).

Demgegenüber bestand die Gruppe mit dem *höchsten KTK-Quotienten* (MQ = 103, n = 6) aus Kindern mit *nicht-zyanotischem Herzfehler, niedrigem Operationsalter* und *zahlreichen Freunden* (mindestens 7). Erwähnenswert erscheint, dass hier die Standardabweichung nur bei vier liegt, die Gruppe also in dieser Hinsicht ausgesprochen *homogen* ist.

Aus Abbildung 5-20 ist das Baumdiagramm für die *Veränderungen bei der Gesamtkörperkoordination* (KTK) im Verlaufe des motorischen Förderprogramms ersichtlich. Aufgrund der mittleren KTK-MQ von 83 bzw. 93 vor bzw. nach dem Programm ist der Ausgangspunkt der AID-Analyse eine mittlere Steigerung um 10 MQ-Punkte. Anhand von vier Risiken (Sozialschicht, Alter des Kindes, Dauer und Anzahl stationärer Aufenthalte) ergaben sich fünf Gruppen von vier bis neun Kindern. Diese Risikointeraktionen klärten 48.1% der Varianz bei den Veränderungswerten auf. Die geringste Veränderung (+2 MQ-Punkte) betraf neun jüngere Kinder aus höheren Sozialschichten. Die größte Veränderung (+20 MQ-Punkte) vollzog sich bei Kindern mit niedrigem sozioökonomischen Hintergrund, die längere stationäre Aufenthalte (über 70 Tage) hinter sich hatten.

Die AID-Analyse für die *Ausgangswerte des Zahlen-Verbindungs-Tests* (ZVT) kam anhand von nur drei Risiken (Schullaufbahnverzögerung, Einzelkindsituation, Dauermedikation) zu vier Gruppen mit fünf bis sechs bzw. einmal 14 Probanden (Abb. 5-21). Dennoch wurde mit 49.3% ein hoher Varianzanteil aufgeklärt, darunter vor allem durch das Merkmal „*Verzögerung der Schullaufbahn*" (31.3%); die hiernach vorgenommene Kontrastgruppenbildung führte zu einem Unterschied von 24 IQ-Punkten (IQ 83 vs. 107, Abb. 5-21); hierbei kristallisierten sich schon im ersten Schritt die sechs *Kinder mit einem Schullaufbahndefizit als schlechteste Gruppe* heraus. Den höchsten Durchschnittswert erreichten die *Kinder mit altersgerechter Schullaufbahn, ohne Geschwister und ohne Dauermedikation* (IQ = 114).

Die *Veränderungen in der kognitiven Leistungsgeschwindigkeit* (ZVT) hingen der AID-Analyse zufolge vor allem mit drei Risiken zusammen: niedrige Sozialschicht, Bewegungsmangel, höheres Alter (letzteres zweimal vorkommend, Abb. 5-22). Es ergaben sich fünf Gruppen von fünf bis acht Personen bei einer Varianzaufklärung von 40.7%. Die *stärkste Verbesserung* erzielten die Kinder, deren Eltern der Grundschicht angehörten, und die selbst aus der jüngeren Altersgruppe kamen.

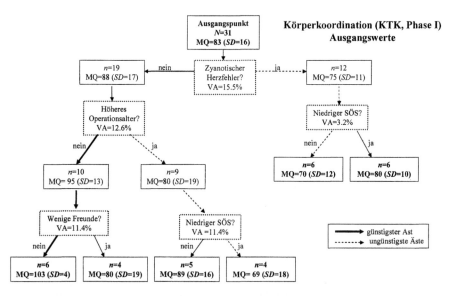

Abbildung 5-19: Baumdiagramm zur Bedeutung verschiedener Risiken für die Gesamtkörperkoordination (Körper-Koordinations-Test KTK) vor dem motorischen Förderprogramm in Phase I; Ausgangs- und Endpunkte **fett** markiert, Risiken gepunktet; MQ: Mittlerer Motorischer Quotient; VA: Varianzaufklärung (lt. AID insgesamt 54.1%)

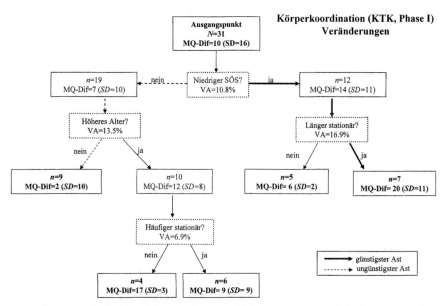

Abbildung 5-20: Baumdiagramm zur Bedeutung verschiedener Risiken für Veränderungen in der Gesamtkörperkoordination (Körper-Koordinations-Test KTK) im Verlaufe des motorischen Förderprogramms in Phase I; Ausgangs- und Endpunkte **fett** markiert, Risiken gepunktet; MQ-Dif: Differenz im Motorischen Quotienten für Nachtest minus Vortest;VA: Varianzaufklärung (lt. AID insgesamt 48.1%)

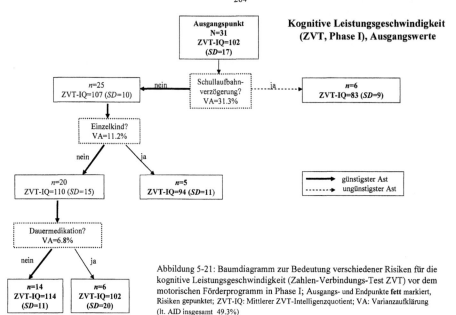

Abbildung 5-21: Baumdiagramm zur Bedeutung verschiedener Risiken für die kognitive Leistungsgeschwindigkeit (Zahlen-Verbindungs-Test ZVT) vor dem motorischen Förderprogramm in Phase I; Ausgangs- und Endpunkte **fett** markiert, Risiken gepunktet; ZVT-IQ: Mittlerer ZVT-Intelligenzquotient; VA: Varianzaufklärung (lt. AID insgesamt 49.3%)

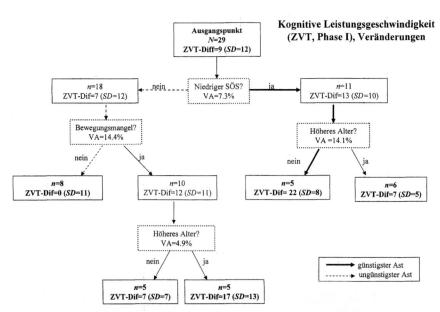

Abbildung 5-22: AID-Baumdiagramm zur Bedeutung verschiedener Risiken für Veränderungen in der kognitiven Leistungsgeschwindigkeit (Zahlen-Verbindungs-Test ZVT) im Verlaufe des motorischen Förderprogramms in Phase I; Ausgangs- und Endpunkte **fett** markiert, Risiken gepunktet; ZVT-Dif: Nachtest-Vortest-Unterschied im ZVT-IQ; VA: Varianzaufklärung (lt. AID insgesamt 40.7%)

Die *geringste Verbesserung* hinsichtlich des *Auffassungstempos* (ZVT) zeigten Kinder aus höheren Sozialschichten, die sich in ihrer Freizeit in stärkerem Maße bewegten ($\geq$ 8 Stunden pro Woche); hier kam es aber nicht etwa zu einem Leistungsabfall, sondern nur zu einer Stagnation der Werte, was immerhin einen altersgerechten Fortschritt bedeutete.

Im Folgenden sind Ergebnisse *aller* AID-Analysen tabellarisch zusammengefasst. Der Überblick für die *Ausgangswerte* (Tab. 5-36) – wiederum beschränkt auf die den Mindestkriterien genügenden Interaktionsstrukturen – zeigt, dass sich auch bzgl. *Selbstwertgefühl* und *Kontaktangst* aussagekräftige Risikokombinationen bilden ließen. Hierbei handelte es sich ausschließlich um *biologische Risiken* (einschließlich Alter und Geschlecht des Kindes, während der *psychosoziale Bereich* – anders als bei der Körperkoordination (KTK) und der kognitive Leistungsgeschwindigkeit (ZVT) – *nicht von Bedeutung* war.

Insgesamt spielte die Tatsache, ob körperliche Einschränkungen vorhanden waren oder nicht, beim Zustandekommen der Ausgangswerte *keine Rolle*. Das Gleiche galt für drei psychosoziale Risiken, nämlich „familiären Stress", „Bewegungsmangel" und „Sport(teil)befreiung". Selbst wenn man berücksichtigt, dass nur sieben psychosoziale, aber neun biologische Risiken geprüft wurden, dominierte der biologische gegenüber dem psychosozialen Bereich (12 vs. 5).

Auch bzgl. *Veränderungen* (Tab. 2-37) ergaben sich noch zwei weitere Interaktionsstrukturen als besonders aussagekräftig, und zwar für Kontaktangst (MVL-KA) und die Summe von Verhaltensbesonderheiten (MVL-Su). Insgesamt ist die Verteilung zwischen bedeutsamen biologischen und psychosozialen Risiken einigermaßen ausgewogen (10 vs. 7). Die Anzahl entstandener Gruppen schwankt nur zwischen fünf und sechs (Ausgangswerte: 4 – 6), die Gruppengröße nur zwischen vier und acht Personen (Ausgangswerte: 4 – 14).

Entsprechend den Vorannahmen sollten Kinder mit höheren Risiken *ungünstigere Ausgangswerte* (Hypothese 3) und *günstigere Veränderungen* (Hypothese 4) als die übrigen Kinder aufweisen (siehe Kap. 3). Dies trifft auch in der Mehrzahl der jeweils 17 bedeutsamen AID-Splittings zu, und zwar je 12-mal. Die wenigen eher erwartungswidrigen Zusammenhänge (Tab. 5-36 und 5-37, kursiv gesetzt) beziehen sich überwiegend (4- bzw. 3-mal) auf biologische Risiken. Erwähnenswert erscheint noch, dass die *Kontaktangst* (MVL-KA) und *Verhaltensauffälligkeiten* insgesamt (MVL-Su) im Verlaufe des motorischen Förderprogramms entgegen der Erwartung *abnehmen, sich also in günstige Richtung verändern*, wenn *kein* familiärer Stress besteht.

Nur zweimal kam dasselbe Risiko bei den Ausgangwerten *und* den Veränderungen desselben Bereichs vor, und zwar *die Sozialschicht* bezogen auf die Körperkoordination (KTK, siehe Abb. 5-19) sowie das *Alter des Kindes* bezogen auf die Kontaktangst (MVL-KA, siehe Anhang 13-3A und B); in beiden Fällen trat bei den Ausgangswerten ein erwartungswidriger (für den KTK auch noch ein erwartungskonformer) Zusammenhang auf (Tab. 5-36, 5-37). Überwiegend waren also jeweils *andere* Risiken für Ausgangswerte und Veränderungen bedeutsam.

Tabelle 5-36: Rangfolge der Bedeutung von Risiken für die **Ausgangswerte** in Phase I (AID-Analysen); Varianzaufklärung (VA) a: nach „Nein", b: nach „Ja" auf vorheriges Risiko; *kursiv*: günstigere (bzw. für die ALS höhere) Ausgangswerte bei *vorhandenem* Risiko (eher erwartungswidrig); kleine Schrift: Merkmal mit geringer Varianzaufklärung (Summe < 40% oder Mittelwert für die einzelnen Schritte < 8%), daher kein Baumdiagramm im Anhang

Bereich	Risiko	KTK N=31	ZVT N=31	MZT N=33	ALS N=30	SAD N=29	MVL-KA N=38	MVL-Su N=38
Kindmerkmale	Männliches Geschlecht				2a: 13.4%		1: 11.3%	
	Höheres Alter						2b: 15.1%	
Allgemein biologisch	Dauermedikation		3a: 6.8%		2b: 3.4%			
	Häufiger stationär			2b: 14.1%				2a: 8.4%
	Länger stationär			1: 7.3%	4a: 7.0%	1: 6.8%		
Spezifisch biologisch	Zyanotischer Herzfehler	1: 15.5%			*1: 13.6%*			
	Höheres Op-alter	2a: 12.6%		2a: 10.5%		*2b: 5.7%*	3a: 8.2%	
	Körperliche Einschränkung						*3b: 13.3%*	
	Schwerer Restbefund				3b: 4.5%			
Allgemein psychsozial	Vater Grundschicht	*2b: 3.2%*						
		3b: 11.4%						
	Familiärer Stress							
	Einzelkind		2a: 11.2%					
Spezifisch psychosozial	Bewegungsmangel							
	Sport(teil)befreiung							
	Schullaufbahnverzögerung		1: 31.3%					
	Wenige Freunde	3a: 11.4%		3b: 4.6%				*1: 12.5%*
	Summe VA	54.1%	49.3%	31.1%	41.9%	12.5%	47.9%	20.9%
	Mittlere VA	13.5%	16.4%	10.4%	8.4%	6.3%	12.0%	10.5%
	Gruppenanzahl (-größe)	6 (4-6)	4 (5-14)	5 (5-10)	6 (4-6)	3 (5-15)	5 (5-13)	3 (5-16)

Tabelle 5-37: Rangfolge der Bedeutung von Risiken für **Veränderungen** im Verlaufe des motorischen Förderprogramms in Phase I (AID-Analysen); a: nach „Nein", b: nach „Ja" auf vorheriges Risiko; *kursiv*: günstigere Veränderungen (bzw. für die ALS Erhöhung) bei *fehlendem* Risiko (eher erwartungswidrig); in Klammern: Merkmal mit geringer Varianzaufklärung (Summe < 40% oder Mittelwert für die einzelnen Schritte < 8%); daher keine Baumdiagramme im Anhang

Bereich	Risiko	KTK N=31	ZVT N=29[1]	MZT N=33	ALS N=30	SAD N=29	MVL-KA N=38	MVL-Su N=38
Kindmerkmale	Männliches Geschlecht							
	Höheres Alter	2a: 13.5%	3a: 4.9% 2b: 14.1%	1: 6.4%		3b: 8.2%	3b: 5.5%	2a: 14.9%
Allgemein biologisch	Dauermedikation							
	Häufiger stationär	3b: 6.9%			3a: 10.9%	1: 13.0%		
	Länger stationär	2b: 16.9%		3b: 4.9%		2a: 14.9%	4a: 7.1%	
Spezifisch biologisch	Zyanotischer Herzfehler							
	Höheres Op-alter							3b: 12.6%
	Körperliche Einschränkung						3a: 7%	
	Schwerer Restbefund			2b: 5.2%	2a: 5.7%			
Allgemein psychsozial	Vater Grundschicht	1: 10.8%	1: 7.3%					
	Familiärer Stress						1:19.1%	1: 14.5%
	Einzelkind							
Spezifisch psychosozial	Bewegungsmangel		2a: 14.4%				2a:15.5%	3a: 7.6%
	Sport(teil)befreiung				1: 14.2%			
	Schullaufbahn-Verzögerung							
	Wenige Freunde			2a: 6.8%				
	Summe Varianzaufklärung	48.1%	40.7%	23.3%	30.8%	35.7%	54.2%	49.6
	Mittlere Varianzaufklärung	13.5%	16.4%	10.4%	8.4%	6.3%	12.0%	10.5%
	Gruppenanzahl (-größe)	5 (4-9)	5 (5-8)	5 (5-9)	4 (4-12)	4 (4-12)	6 (4-9)	5 (6-9)

[1] Die beiden nicht operierten Kinder (für Operationsalter nicht verscored) wurden hier im ersten Analyseschritt separiert, daher weggelassen

5.1.7 Fazit zu den Hypothesen 1 bis 4 (Phase I)

Es sei daran erinnert, dass die Prüfung der Hypothesen nicht primär unter rein *quantitativer Perspektive* (Bestätigung nach dem „Mehrheitsprinzip") sondern entsprechend der differenzierten Fragestellung im Sinne von *Teilhypothesen* getrennt für die einzelnen Lebensqualitätsmerkmale und Risiken erfolgte.

Tabelle 5-37 enthält die Ergebnisse der Hypothesentestung in Phase I bei Schulkindern mit angeborenem Herzfehler. *Hypothese 1* (ungünstige Ausgangswerte) konnte für die Merkmale Körperkoordination (KTK) aus dem körperlichen Bereich, Differenziertheit des Körperbildes (MZT) aus dem mentalen Bereich und Verhaltensauffälligkeiten (MVL) aus dem sozialen Bereich bestätigt werden. *Hypothese 2* (Verbesserungen) konnte für die Körperkoordination (KTK) und das Auffassungstempo (ZVT, mentaler Bereich) bestätigt werden.

Zu Beginn lag bei *risikohaften Kindmerkmalen* (männliches Geschlecht und höheres Alter kombiniert) das freizeitbezogene Selbstwertgefühl niedrig und die Kontaktangst hoch; bei zahlreicheren *biologischen Risiken* ergab sich eine schlechtere Körperkoordination. Bzgl. dieser Risikoindizes ist Hypothese 3 (negativer Zusammenhang zwischen Risiken und Ausgangswerten) bestätigt.

Ein Zusammentreffen von höheren Risiken und günstigeren *Veränderungen* im Verlaufe des Sportprogramms und damit eine Teilbestätigung von Hypothese 4 fand sich für

- risikohaften Kindmerkmale und emotionale Labilität, Kontaktangst, Gesamtwert (MVL),
- allgemeine biologische Risiken und emotionale Labilität (MVL),
- spezielle soziale Risiken und familiäres Selbstwertgefühl (ALS).

Tabelle 5-38 basiert bzgl. Hypothese 3 und 4 auf den Ergebnissen der *Korrelationsanalysen* für die *Einzelrisiken* (vgl. Abb. 5-17 und 5-18). Risiken bzw. Merkmale der psychosozialen Anpassung (kurz: Outcome-Merkmale), die *keinerlei oder eher erwartungswidrige* (d.h. nicht überwiegend erwartungskonforme) *Korrelationen* aufwiesen, wurden der Rubrik „Hypothese verworfen" zugeordnet. Insgesamt korrelieren für die *Ausgangswerte* knapp die Hälfte (6 von 13) der Outcome-Merkmale und gut ein Drittel (6 von 16) der Risiken erwartungskonform miteinander, wodurch *Hypothese 3 unterstützt wird*. Für die *Veränderungen* traf dies wiederum auf sechs Risiken, aber nur auf vier Merkmale der Adaptation zu, so dass Hypothese 4 in etwas geringerem Ausmaß bestätigt wurde als Hypothese 3.

Die im vorangegangenen Kapitel dargestellten Ergebnisse der AID-Analysen sollten nicht primär zum Hypothesentesten herangezogen werden, sondern eher der anschaulichen Zusammenfassung dienen. In Tabelle 5-38 ist daher nur vermerkt, wenn die *Interaktionsdiagramme* mit substanzieller Varianzaufklärung ebenso für Hypothese 3 oder 4 sprechen wie die einzelnen Korrelationsanalysen. Dies trifft immerhin für jeweils vier der sechs Risiken zu. Bzgl. der Merkmale zur psychosozialen Adaptation wurden die Hypothesen nur in drei Fällen auch durch die AID-Analysen unterstützt (allesamt das Ausgangsniveau betreffend).

Tabelle 5-38: Hypothesen 1 bis 4 für Ausgangs- und Veränderungswerte in Phase I bei Schulkindern mit angeborenem Herzfehler im Verlaufe des motorischen Förderprogramms (SWG = Selbstwertgefühl)

	Hypothesen (H)	
Unabhängige Variable	**Entwicklungsstand vor dem Sportprogramm**	**Veränderungen nach dem Sportprogramm**
(1) Lebensqualität allgemein	Nicht normgerecht (H 1)	Verbesserung (H 2)
bestätigt für	KTK, MZT, MVL	KTK, ZVT
verworfen für	ZVT, ALS, SAD,	MZT, ALS, SAD, MVL
(2) Risiken (biologisch und psychosozial)	Negativer Zusammenhang (H 3)	Positiver Zusammenhang (H 4)
bestätigt für	*6 von 16 Risiken:* *(1) Höheres Alter* *(2) Männliches Geschlecht** *(3) Längere Kliniksaufenthalte** *(4) Höheres Operationsalter** *(5) Familiärer Stress* *(6) Schullaufbahnverzögerung**	*6 von 16 Risiken:* *(1) Höheres Alter** *(2) Dauermedikation* *(3) Niedrige Sozialschicht** *(4) Körperliche Einschränkung** *(5) Bewegungsmangel** *(6) Sport(teil)befreiung*
	6 von 13 Merkmalen der psychosozialen Anpassung: *(1) Körperkoordination (KTK)** *(2) Auffassungstempo (ZVT)** *(3) Schul-SWG (ALS)* *(4) Kontaktangst (MVL-KA)** *(5) Selbstkonzept (MVL-SK)* *(6) Sozialverhalten (MVL-US)*	*4 von 13 Merkmalen der psychosozialen Anpassung:* *(1) Schul-SWG* *(2) Gesamt-SWG,* *(3) Emot. Labilität (MVL-EL)* *(4) Selbstkonzept (MVL-SK)*
verworfen für	*alle übrigen Risiken (10) und Anpassungsmerkmale (7)*	*alle übrigen Risiken (10) und Anpassungsmerkmale (9)*

* zusätzlich unterstützt durch Ergebnisse der AID-Analysen (Tab. 5-41 und 5-42; dort für ALS und MVL allerdings nur Gesamtwert und Kontaktangst einbezogen)

5.2 Phase II (1996 – 1999): Altersgruppe der 4- bis 8-Jährigen

5.2.1 Körperlicher Bereich (II)

5.2.1.1 Herz-Kreislauf-Situation (II)

Die Herz-Kreislauf-Situation ist bei 30 Kindern konstant geblieben, davon hatten 22 ein normales Ausgangsniveau (Tab. 5-39); bei acht Kindern[1] hat sich die kardiale Situation im Verlaufe des motorischen Förderprogramms verbessert, und zwar auch hier – wie schon in Phase I – überwiegend im Sinne einer Ökonomisierung der Herz-Kreislauf-Funktion (Schickendantz et al., 1999, pers. Mitt.). Das im kardiologischen Bereich angestrebte Ziel, dass *kein Kind sich in ungünstiger Richtung verändern sollte*, wurde auch in Phase II erreicht.

Tabelle 5-39: Klassifikation intraindividueller Veränderungen bzgl. der Herz-Kreislauf-Situation

Veränderungen der Herz-Kreislauf-Situation	Anzahl	Anteil
Günstig bei normalem Ausgangsniveau	1	3%
Günstig bei schlechterem Ausgangsniveau	7	18%
Konstant bei normalem Ausgangsniveau	22	58%
Konstant bei schlechterem Ausgangsniveau	8	21%
Ungünstig bei normalem Ausgangsniveau	0	0%
Ungünstig bei schlechterem Ausgangsniveau	0	0%
Summe	38	100%

5.2.1.2 Allgemeine motorische Grundfähigkeiten (MOT 4-6, II)

Hier waren von 37 Kindern komplette Vor- und Nachtestergebnisse vorhanden. Zu *Beginn des Sportprogramms* lag der mittlere motorische Quotient (MQ, IQ-Skala) des MOT 4-6 mit 96.0 (SD = 16.5) nicht signifikant unter dem Test-Mittelwert von 100, $t(36) = -1.5; p = .15$ (Einstichproben-t-Test, zweiseitig). Das Nachtest-Ergebnis wich mit MQ = 95.5 (SD = 15.0) ebenfalls nicht signifikant vom mittleren Normwert ab, $t(36) = -1.8, p=.077$. Zwischen beiden Testzeitpunkten fanden sich weder signifikante Veränderungen über die Zeit, noch Geschlechts-, Alters- oder Interaktionseffekte.

---

[1] Auch hier liegt wie für Phase I eine grobe Einschätzung anhand des Arztbriefes zugrunde, die nicht – wie im psychologischen Bereich anhand der kritischen Differenz praktiziert – statistische Kriterien erfüllen kann.

Tabelle 5-40 zeigt die Klassifikation der MOT-Ergebnisse nach Zimmer und Volkamer (1987). Motorische Defizite wiesen im Vor- und Nachtest jeweils 8 der 37 untersuchten Kinder (22%) auf, während mehr als drei Viertel der Probanden (78%) ein mindestens durchschnittliches Ergebnis erreichten (Erwartungswert: 85%). Basierend auf einer dreistufigen Klassifikation (unterdurchschnittlich, durchschnittlich, überdurchschnittlich) gab es zu beiden Messzeitpunkten keine signifikanten Unterschiede zu den erwarteten Anteilen, $\chi^2(2) = 5.1, p = .077$ bzw. $\chi^2(2) = 3.0, p = .22$ (zweiseitig).

Zu beiden Testzeitpunkten *durchschnittliche* Werte erreichten 25 Kinder. Ansonsten zeigte sich eine leichte Verschiebung von den unteren in die oberen Kategorien, die allerdings nicht ganz die Signifikanzgrenze erreichte, $Z = -1.47, p = .071$ (Wilcoxon-Test): Extrem niedrige MQ (<71) hatten im Vortest drei Kinder, während im Nachtest nur ein Kind davon betroffen war. Einen überdurchschnittlichen MQ (>115) hatte im Vortest nur ein Kind, während es nach dem motorischen Förderprogramm drei Kinder waren.

Tabelle 5-40: Klassifikation der MOT 4-6-Ergebnisse nach Zimmer und Volkamer (1987)

Körperkoordination	Vortest		Nachtest	
	n	%	N	%
Hoch (MQ = 131 – 145)	0	0%	0	0%
Gut (MQ = 116 – 130)	1	2%	3	8%
Normal (MQ = 86 – 115)	28	76%	26	70%
Auffällig (MQ = 71 – 85)	5	14%	7	19%
Gestört (MQ = 56 – 70)	2	5%	1	3%
Extrem gestört (MQ < 56)	1	3%	0	0%
Summe	37	100%	37	100%

Fünf Kinder wechselten im Verlaufe des motorischen Förderprogramms in die nächsthöhere, ein Kind in die nächstniedrigere Kategorie.

Wie schon für Phase I werden auch hier die Ergebnisse jeweils anhand der kritischen Differenz auf intraindividueller Veränderungen zwischen Vor- und Nachtest analysiert. Der entsprechende Wert liegt beim MOT 4-6 unter Heranziehung der Retest-Reliabilität von .85 (Zimmer & Volkamer, 1987) bei ± 16.1. MQ-Punkten. Diese kritische Differenz wird nur von zwei Kindern überschritten, und zwar einmal in günstiger und einmal in ungünstiger Richtung (Tab. 5-41). Alle anderen Kinder verändern sich um weniger als 16.1 MQ-Punkte, zeigen also eine altersgerechte Weiterentwicklung, etwas häufiger bei ungünstigem, ansonsten bei günstigem Ausgangsniveau.

Tabelle 5-41: Klassifikation intraindividueller Veränderungen im MOT 4-6, basierend auf einer kritischen Differenz von ± 16.1 MQ-Punkten

Veränderung der Motorik-Quotienten	Anzahl	Anteil
Günstig bei hohem Ausgangsniveau (MQ ≥ 100)	0	0%
Günstig bei niedrigerem Ausgangsniveau	1	3%
Konstant bei hohem Ausgangsniveau	16	43%
Konstant bei niedrigerem Ausgangsniveau	19	51%
Ungünstig bei hohem Ausgangsniveau	1	3%
Summe	37	100%

5.1.2.3 Fein- und Grobkoordination (PST, II)

Auch hier lagen jeweils 37 vollständige Ergebnisse vor. Vor dem motorischen Förderprogramm erreichten die Kinder durchschnittlich 23.7 von 27 möglichen Punkten (SD = 3.2). Dieser Wert unterschied sich nicht signifikant von dem in einer Studie mit 116 Schulanfängern (M = 23.4, Dordel et al. 2000), die mangels regelrechter Normierung zum Vergleich herangezogen wird, $t(36)$ = 0.63, p = .531 (Einstichproben-t-Test, zweiseitig). Das Nachtestergebnis von 25.3 Punkten (SD = 2.2) lag signifikant über dem Vergleichswert, $t(36)$ = 5.42, p < .001 (Einstichproben-t-Test, zweiseitig) und über dem Vortestwert, $F(1)$ = 16.28, p < .001 (ANOVA mit Messwiederholung, einseitig). Es ergaben sich keine Geschlechts-, Alters- oder Interaktionseffekte.

Beim Vortest und beim Nachtest erreichten jeweils über 80% der Kinder ein unauffälliges Gesamtergebnis im PST (Tab. 5-42). Vier Kinder wechselten im Verlaufe des Programms in die unauffällige, drei in die auffällige Teilgruppe. Bei dieser *groben Klassifikation* war der Vortest-Nachtest-Unterschied nicht signifikant, $\chi^2(1)$ = 2.34, p = .177 (Fisher's Exact Test). Im Durchschnitt wurden bei deutlich mehr als der Hälfte der neun Kriterien gute und damit *unauffällige* Ergebnisse erzielt (Tab. 5-43). Für die Punktsumme aller drei Kategorien getrennt ergaben sich signifikante Unterschiede in Richtung einer Zunahme von A- und einer Abnahme von B- und C-Ergebnissen, $t(36)$ = ≥ 2.3, p ≤ .027 (Abbildung 5-23).

Tabelle 5-42: Gesamtklassifikation der PST-Ergebnisse nach Mock (1995)

	Vortest		Nachtest	
Fein- und Grobmotorik	**n**	**%**	**n**	**%**
Unauffällig: Überwiegend A-Resultate (gut)	31	84%	32	87%
Auffällig: Überwiegend (> 4) B- und C-Resultate (mittel oder schlecht)	6	16%	5	13%
Summe	37	100%	37	100%

Tabelle 5-43: Anzahl guter, mittlerer und schlechter Ergebnisse in den neun PST-Kriterien zu vier Aufgaben nach Mock (1995)

Grob- und Feinmotorik	Vortest		Nachtest		Unterschied	
	M	*SD*	*M*	*SD*	*t*(36)	*p*
Gut (A)	6.4	2.2	7.5	1.8	-4.14	<.000
Mittel (B)	1.9	1.4	1.3	1.6	2.3	.027
Schlecht (C)	0.7	1.2	0.2	0.6	2.92	.006
Summe	9.0		9.0			

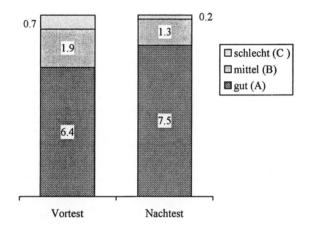

Abbildung 5-23: Mittlere Anzahl guter, mittelmäßiger und schlechter Ergebnisse bei neun Kriterien zu vier fein- und grobmotorischen Aufgaben im Psychomotorischen Screening Test (PST, $n = 37$), signifikante Vortest-Nachtest-Unterschiede zwischen den einzelnen Kategorien (Einzelheiten siehe Tab. 5-43)

Die Berechnung einer kritischen Differenz ist beim PST nicht möglich, da im Handbuch keine Retest-Reliabilität angegeben wird.

Bzgl. der *Feinmotorik* liegen auch eigene Beobachtungen während des Zahlen-Symbol-Tests vor. Die Ergebnisse finden sich in Tabelle 5-44. Zu beiden Zeitpunkten eine gute Feinmotorik wiesen 27 Kinder auf. Wenn man die in der Feinmotorik gebesserten, aber noch nicht ganz unauffälligen Kinder zur Kategorie „gut" hinzurechnet, erreichten im Nachtest immerhin 34 Kinder keine schlechten Ergebnisse mehr (Vortest: 28 Kinder). Dieser Unterschied lässt sich statistisch allerdings nicht absichern, $\chi^2(1) = 3.10, p = .14$ (Fisher's Exact Test).

Tabelle 5-44: Klassifikation der Feinmotorik während des HAWIK-R Untertests
Zahlensymbole

	Vortest		Nachtest	
Gut	28	76%	30	81%
Schlecht	9	24%	3	8%
Gebessert	./.	./.	4	11%
Summe	37	100%	37	100%

5.2.1.4 Fazit zum körperlichen Bereich

Die Herz-Kreislauf-Situation hat sich – wie schon in Phase I – in keinem Fall verschlechtert, womit auch hier die Zielsetzung auf diesem Gebiet erreicht wurde.

Hinsichtlich der motorischen Grundfähigkeiten (MOT 4-6) waren die Leistungen der Vorschulkinder sowohl vor als auch nach dem motorischen Förderprogramm altersgerecht. Die Veränderungen stellen also einen normalen Altersfortschritt dar. Bzgl. Fein- und Grobmotorik (PST) entsprechen die mittleren Ausgangswerte dem Vergleichsmittelwert von Schulanfängern, während die Nachtestwerte sogar signifikant darüber lagen. Hier konnten also positive Veränderungen erzielt werden, die über den normalen Altersfortschritt hinausgingen. Die durchgängig mindestens altersgerechten Ausgangswerte im motorischen Bereich stellen eine *Bestätigung von Hypothese 5* dar. Bzgl. der motorischen Grundfähigkeiten (MOT 4-6) kann auch *Hypothese 6* (keine Veränderungen) als bestätigt betrachtet werden, während dies bezüglich der Fein- und Grobmotorik (PST) nicht gilt, da sich hier trotz mittleren Ausgangsiveaus noch Verbesserungen zeigten.

5.2.2 Mentaler Bereich (II)

5.2.2.1 Merkfähigkeit für Zahlen und Konzentrationsvermögen bei Routineaufgaben (HAWIK-ZS, ZN, II)

Komplette Vor- und Nachtestdaten lagen für den Zahlen-Symbol-Test von 37, für das Zahlennachsprechen von allen 38 Kindern vor. Die Ergebnisse beziehen sich auf die Wertpunktskala ($M = 10$, $SD = 3$). Die Vor- und Nachtest-Mittelwerte dieser beiden HAWIK-R-Untertests, ausgewertet anhand der Version von Tewes (1985), ergeben sich aus Abbildung 5-24. Die Standardabweichungen lagen zwischen 3.5 und 4.1 (genauer siehe Tab. 62 am Ende dieses Kapitels).

HAWIK-R: ZN und ZS

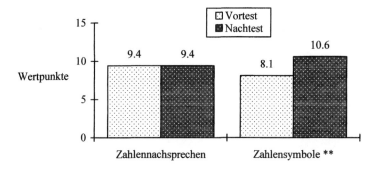

Abb. 5-24: Mittlere Wertpunkte im HAWIK-R-Untertest Zahlennachsprechen und Zahlensymbole beim Vor- und Nachtest (n=38 bzw. 37); ** $p < .01$ (ANOVA)

Die Leistung im *Zahlennachsprechen* unterschied sich zu beiden Testzeitpunkten nicht signifikant vom Normmittelwert, $t(37) = 1.1, p = .28$ bzw. $t(37) = -0.97$, p=.34 (Einstichproben-t-Test, zweiseitig). Dies gilt für den *Zahlen-Symbol-Test* nur *nach* dem motorischen Förderprogramm, $t(36) = 1.1, p = .29$, während die mittleren Ausgangswerte signifikant unter dem Normmittelwert liegen, $t(36) = -2.89, p = .006$ (zweiseitig).

Wie schon bei der Ergebnisdarstellung für Phase I werden auch in Phase II routinemäßig etwaige Geschlechts-, Alters- und Interaktionseffekte mit angeführt. Der Medianwert für das Alter liegt bei 6.55 Jahren, so dass die Kinder bis zu diesem Alter die jüngere Gruppe darstellen (vereinfacht ausgedrückt: bis 6 ½ vs. ab 6 ½ Jahre).

Die ANOVA mit Messwiederholungen ergaben für das *Zahlennachsprechen* weder signifikante Vortest-Nachtestunterschiede noch Geschlechts-, Alters- oder Interaktionseffekte. Bei den *Zahlensymbolen* fand sich ein signifikanter Zeiteffekt, $F(1) = 10.794$, p = .002, der mit einem Eta^2 von .246 für eine hohe Effektgröße spricht. Zusätzlich bestand für den *Vortest* ein signifikanter Alterseffekt mittlerer Effektgröße, demzufolge ältere Kinder bessere Ergebnisse als jüngere erreichten ($M = 9.6$ vs. 6.9), $F(1) = 4.86, p = .034, Eta^2 = .128$ (jeweils zweiseitig).

Tabelle 5-45 zeigt die Klassifikation der HAWIK-R-ZN und ZS-Ergebnisse nach Tewes (1985) für den Vortest. Unterdurchschnittliche Werte hatten 21% bzw. 38% der Kinder. Für ZN entsprach die Verteilung (dreistufig zusammengefasst wegen ansonsten zu geringer erwarteter Häufigkeiten) ungefähr der erwarteten, $\chi^2(2) = 0.74, p = .69$, während bei ZS eine signifikante Verschiebung in Richtung unterdurchschnittlicher Leistungen festzustellen war, $\chi^2(2) = 13.21, p = .001$ (zweiseitig).

Tabelle 5-45: Klassifikation der HAWIK-R-Untertests Zahlennachsprechen und Zahlensymbole nach Tewes (1985) – Vortest

Leistungsniveau	Zahlennachsprechen		Zahlensymbole	
	n	%	n	%
Sehr hoch (> 16 WP)	2	5%	0	0%
Hoch: (14 –16 WP)	4	11%	5	13%
Durchschnittlich (7 –13 WP)	24	63%	18	49%
Niedrig (4 – 6 WP)	7	18%	8	22%
Sehr niedrig (< 4 WP)	1	3%	6	16%
Summe	38	100%	37	100%

WP = Wertpunkte

Aus Tabelle 5-46 ergeben sich die entsprechenden Verteilungen für den Nachtest. Weder für Zahlennachsprechen noch für Zahlensymbole fanden sich signifikante Unterschiede zu den Erwartungswerten, $\chi^2(2) = 0.89, p = .640$ bzw. $\chi^2(2) = 5.2, p = .075$ (zweiseitig). Im *Zahlennachsprechen* verbesserten sich sieben Kinder um eine Leistungsklasse, während sich fünf um eine, und ein Kind um zwei Klassen verschlechtern. Beim *Zahlen-Symbol-Test* verbesserte sich die Hälfte des Samples um mindestens eine Klasse (13 x 1, 5 x 2, 1 x 3 Klassen). Knapp ein Drittel der Kinder erreichte überdurchschnittliche Werte (vorher nur 16%). Insgesamt zeigt sich im Konzentrationsvermögen bei Routineaufgaben also eine deutliche Verschiebung zu besseren Leistungen hin.

Tabelle 5-46: Klassifikation der HAWIK-R-Untertests Zahlennachsprechen und Zahlensymbole nach Tewes (1985) – Nachtest

Leistungsniveau	Zahlennachsprechen		Zahlensymbole	
	n	%	n	%
Sehr hoch (>16 WP)	2	5%	0	0%
Hoch (14-16 WP)	2	5%	11	30%
Durchschnittlich (7-13 WP)	28	74%	21	57%
Niedrig (4-6 WP)	5	13%	4	11%
Sehr niedrig (<4 WP)	1	3%	1	3%
Summe	38	100%	37	101%*

* bedingt durch Rundungen

Zu beiden Testzeitpunkten durchschnittliche Leistungen erzielten 20 Kinder beim Zahlennachsprechen und 8 Kinder bei den Zahlensymbolen. Die Mehrzahl (10 Kinder) wechselte beim Zahlen-Symbol-Test von unterdurchschnittlichen zu durchschnittlichen Leistungen. Die Vortest-Nachtest-Unterschiede in der Besetzung der fünf Kategorien sind für die Zahlensymbole signifikant, $\chi^2(1) = 4.57, p = .033$, während sich beim Zahlennachsprechen statistisch keine Veränderungen nachweisen ließen, $\chi^2(1) = 003, p = .87$. (Friedmans Rangvarianzanalyse, zweiseitig),

Die kritischen Differenzen lagen für Zahlennachsprechen bei 5.6 und für Zahlensymbole bei 3.6 Wertpunkten ($r_{tt}=.81$ bzw. .55). Die auf dieser Basis festgestellten intraindividuellen Veränderungen sind in Tabelle 5-47 dargestellt. Beim Zahlennachsprechen gab es im Verlaufe des motorischen Förderprogramms ebenso viele Verbesserungen wie Verschlechterungen (jeweils $n = 3$), bei den Zahlensymbolen hingegen haben sich erheblich mehr Kinder in günstiger als in ungünstiger Richtung verändert (10 vs. 1).

Tabelle 5-47: Klassifikation intraindividueller Veränderungen im HAWIK-R, basierend auf einer kritischen Differenz von ± 3.6 Wertpunkten (WP) für Zahlennachsprechen und 5.6 WP für Zahlensymbole

Veränderung der HAWIK-R-Leistungen	Zahlennachsprechen		Zahlensymbole	
	Anzahl	Anteil	Anzahl	Anteil
Günstig bei hohem Ausgangsniveau (≥10 WP)	2	5%	1	3%
Günstig bei niedrigerem Ausgangsniveau	1	3%	9	24%
Konstant bei hohem Ausgangsniveau	13	34%	9	24%
Konstant bei niedrigerem Ausgangsniveau	20	53%	17	46%
Ungünstig bei hohem Ausgangsniveau	2	5%	1	3%
Summe	38	100%	37	100%

Um auszuschließen, dass die Veränderungen im Zahlen-Symbol-Test eher einen Regressionseffekt zur Mitte hin als tatsächliche Verbesserungen widerspiegeln, wurde eine Zusatzauswertung ohne die sechs Kinder mit extrem niedrigen Vortestwerten (WP ≤3) durchgeführt; nun standen noch sechs günstige einer ungünstigen Veränderung gegenüber. Ein Vergleich der Verteilung auf die fünf Kategorien ohne diese sechs Kinder ergab dennoch einen signifikanten Unterschied zugunsten der Nachtestergebnisse, $Z = -1.68, p = .047$ (Wilcoxon-Test), so dass sich der Befund günstiger Veränderungen im Zahlen-Symbol-Test auch unter Berücksichtigung möglicher Regressionseffekte aufrechterhalten ließ.

5.2.2.2 Differenziertheit des Körperbildes (MZT, II)

Die Differenziertheit des Körperbildes ergibt sich wie schon in Phase I aus dem Mann-Zeichen-Test (MZT), ausgewertet nach dem 50-Punkte-System von Ziler (1996). Komplette Daten waren von 36 Kindern vorhanden. Die mittleren Mann-Zeichen-Quotienten lagen im Vortest bei 107.1 (SD = 22.3) und im Nachtest bei 103.9 (SD = 20.4). Zu beiden Zeitpunkten fand sich kein signifikanter Unterschied zum Normwert von 100, $t(3)$ = 1.91, p = 064 bzw. $t(35)$ = 1.15, p = .26 (Einstichproben-t-Test, zweiseitig). Die Vor- und Nachtestergebnisse unterschieden sich nicht signifikant, $F(1)$ = 1.21, p =.279 (ANOVA mit Messwiederholung); es konnten aber für die Ausgangswerte ein Geschlechtseffekt festgestellt werden, indem die Mädchen höhere Quotienten als die Jungen erreichten (M = 120.2 vs. 111.3), $F(1)$ = 7.51, p = .010. Es gab keine signifikanten Alters- und Interaktionseffekte.

Verglichen mit den empirisch ermittelten Mann-Zeichen-Quotienten für jährliche Altersklassen bei Jungen und Mädchen nach Ziler (1996, S.27, n = 767 für 4- bis 8-Jährige) lagen die Ergebnisse in unserer Stichprobe sehr ähnlich, und zwar bei 107.1 vs. 106.1 für den Vortest und bei 103.9 vs. 103.6 für den Nachtest. Somit ergaben sich keine signifikanten Unterschiede zu diesen Normen, $t(35)$ = –0.28, p = .784; t(35)=-0.10, p=.921. Auch der Vergleich der jeweiligen Differenzen zwischen erreichtem Wert und Normwert zu beiden Messzeitpunkten erbrachte keine signifikanten Unterschiede, $t(35)$=0.92, p=.365.

Für die 5- bis 7-Jährigen unserer Stichprobe wurde außerdem ein Vergleich mit den geschlechts- und altersspezifischen Rohpunktwerten nach Winkelmann (1972; Basis 1.270 Zeichnungen, jährliche Altersklassen) vorgenommen. Auch hier blieb die Ähnlichkeit mit den Normen bestehen (Vortest: 15.3 vs. 17.4 Punkte, Nachtest: 18.1 vs. 18.4 Punkte) wobei allerdings der Vortestwert in unserer Stichprobe geringfügig niedriger ausfiel, $t(24)$ = –2.03, p = .054; $t(24)$ = –0.37, p =.715). Der Vergleich der Differenzen zwischen erreichter Punktzahl und Normwert im Vor- und Nachtest erbrachte ebenfalls keinen signifikanten Unterschied; allerdings haben sich die Kinder beim Nachtest dem Normwert von unten her etwas stärker angenähert, $t(24)$ = –1.70, p = .101.

Da sich bei diesen beiden komplizierteren Arten der Auswertung keine zusätzlichen Aspekte ergaben, beruhen die weiteren Darstellungen auf dem Konzept des Mann-Zeichen-Quotienten mit einem für alle Altersgruppen und Geschlechter geltenden Mittelwert von 100 wie zu Beginn gehandhabt.

Tabelle 5-48 zeigt die Klassifikation der MZT-Quotienten nach Lienert (1969). Die Verteilung auf die fünf Kategorien ist zu beiden Messzeitpunkten ziemlich ähnlich, so dass sich in einer Rangvarianzanalyse nach Friedman keine signifikanten Unterschiede ergeben, $\chi^2(1)$ = 1.00, p = .32 (zweiseitig).

Tabelle 5-48: Klassifikation der MZT-Quotienten nach Lienert (1969, S.329) in Phase II

Differenziertheit des Körperbildes	Vortest		Nachtest	
	n	%	N	%
Weit überdurchschnittlich (IQ >130)	6	17%	3	8%
Überdurchschnittlich (IQ 116 – 130):	9	25%	8	22%
Durchschnittlich (IQ 86 – 115)	13	36%	16	44%
Unterdurchschnittlich (IQ 71 – 85)	7	19%	7	19%
Weit unterdurchschnittlich (IQ $\leq$ 70)	1	3%	2	6%
Summe	36	100%	36	99%*

* Bedingt durch Rundungen

Bei den intraindividuellen Veränderungen in den Klassifikationsstufen ergab sich für fünf Kinder eine Steigerung um eine Stufe, ein Kind verbesserte sich um zwei Stufen. Neun Kinder wurden beim Nachtest um eine Stufe, drei Kinder um zwei Stufen niedriger klassifiziert. Die kritische Differenz von 15 IQ-Punkten wird von Phase I übernommen (vgl. Darstellung der Schätzung in Kap. 5.1.2.2). Bei knapp zwei Drittel der Kinder (64%) sind die Ergebnisse demzufolge konstant geblieben (Tab. 5-49). Der Anteil von Kindern mit Verbesserungen bzw. Verschlechterungen betrug jeweils ca. ein Fünftel (17 bzw. 19%). Es waren also keinerlei Tendenzen von Veränderungen in eine bestimmte Richtung zu erkennen. Daher erübrigten sich weitere statistische Analysen sowie die Berücksichtigung etwaiger Regressionseffekte.

Tabelle 5-49: Klassifikation intraindividueller Veränderungen basierend auf einer kritischen Differenz von ± 15 MZT-IQ-Punkten in Phase II

Veränderung	Anzahl	Anteil
Günstig bei hohem Ausgangsniveau (MQ$\geq$100)	2	6%
Günstig bei nicht hohem Ausgangsniveau (MQ<100)	4	11%
Konstant bei hohem Ausgangsniveau	15	42%
Konstant bei niedrigerem Ausgangsniveau	8	22%
Ungünstig bei hohem Ausgangsniveau	7	19%
Summe	36	100%

Abschließend hierzu werden noch die Ergebnisse des teilweise einbezogenen Visuomotorischen Schulreifetests (VSRT) dargestellt, der ebenfalls auf der Mensch-Zeichnung basiert. Bei sechs der acht ausgewählten Merkmale bekamen im Nachtest weniger Kinder einen Fehlerpunkt als im Vortest (Tab. 5-50). Der Unterschied mit der absolut größten Differenz betraf die vertikale Verschiebung der Figur (Merkmal 2) und war nicht signifikant, $\chi^2(1) = 1.25, p = .13$, so dass für die übrigen Merkmale von fehlender Signifikanz auszugehen ist, auch wenn dort aufgrund geringer erwarteteter Häufigkeiten beim χ^2-Test keine statistisch gesicherte Aussage möglich erscheint. Durch Akkumulierung der ähnlichen Tendenzen bei fast allen Fehlermerkmalen war die Gesamtfehlersumme im Nachtest verglichen mit dem Vortest signifikant niedriger ($M = 2.4$ vs. 1.8, SD = 1.7 vs. 1.3), $t(35) = 2.33, p = .013$.

Tabelle 5-50: Anzahl von Kindern mit Fehlerpunkten im VSRT in Phase II ($n = 36$)

Merkmale der Mensch-Zeichnung	Vortest		Nachtest	
nach dem VSRT	n	%	n	%
1. Horizontale Verschiebung der Figur	19	53%	19	53%
2. Vertikale Verschiebung der Figur	21	58%	16	44%
3. Überschneiden und Nichtschließen der Körperkonturen	15	42%	11	31%
4. Grobe Schwankungen und Verzitterungen im Linienverlauf	4	11%	1	3%
5. Eckiges Körperschema	6	17%	6	17%
6. Kritzliger Malstil	5	14%	5	14%
7. Fehlende Plastizität der Körperteile	11	31%	7	19%
8. Schräglage der Figur	6	6%	3	8%

Die durchschnittliche *Größe der gezeichneten Figuren* lag vor dem Sportprogramm bei 9.7 und hinterher bei 10.5 cm – ein nicht signifikanter Unterschied, $t(35) = -0.68, p = .50$ (zweiseitig). Es gab weder deutliche Veränderungen in den Proportionen der gezeichneten Figur noch im Gesichtsdruck (5-stufig von freundlich bis grimmig), $Z = -1.0$, p = .307 bzw. $Z = -1.39, p = .16$ (Wilcoxon-Test, zweiseitig).

5.2.2.3 Fazit zum mentalen Bereich (II)

Beim Untertest „Zahlennachsprechen" des HAWIK-R und beim Mann-Zeichen-Test konnten keinerlei signifikante Veränderungen festgestellt werden. Hier wich das Ausgangsniveau allerdings auch nicht signifikant vom Normmittelwert ab, so dass die Kinder hinsichtlich der Merkfähigkeit für Zahlen und der Differenziertheit des Körperbildes bereits zu Beginn des motorischen Förderprogramms altersgerecht entwickelt waren. Hierdurch werden die *Hypothesen 5 und 6 bestätigt*, die speziell für die jüngeren Kinder in Phase II ein altersgerechtes Ausgangsniveau ohne signifikante Veränderungen im Verlaufe des Programms postulieren.

Für den Zahlen-Symbol-Test des HAWIK-R fanden sich bei insgesamt niedrigem Ausgangsniveau signifikante Verbesserungen, die sowohl unter Berücksichtigung der kritischen Differenzen als auch eines möglichen Regressionseffekts zur Mitte hin statistisch abgesichert werden konnten. Dieses Testverfahren erfasst die allgemeine psychomotorische Geschwindigkeit, die visuell-motorische Koordination und das Konzentrationsvermögen bei Routineaufgaben und stellt das Gegenstück des Zahlen-Verbindungstests von Phase I dar. Die *Hypothesen 5 und 6* konnten für diesen Bereich *nicht bestätigt* werden; hingegen fielen die Ergebnisse eher so aus, wie man sie für die älteren Kinder von Phase I erwartet hätte (niedriges Ausgangsniveau und Verbesserungen), wie sie aber nebenbei bemerkt bzgl. des Ausgangsniveaus bei dem inhaltlich ähnlichen Zahlen-Verbinden *nicht* eingetreten sind.

5.2.3 Emotionaler Bereich (II)
5.2.3.1 Emotionale Labilität (HT, II)

Zur emotionalen Labilität, erfasst anhand des projektiven Hamster-Test-Verfahrens (HT), lagen von 37 Probanden zu beiden Messzeitpunkten komplette Daten vor. Die Kinder bekamen im Durchschnitt beim Vortest 4.7 ($SD = 3.0$) und beim Nachtest 4.2 ($SD = 2.1$) von 35 möglichen Punkten für Auffälligkeiten. Dieses Ergebnis fiel mitten in den „normalen" Bereich, der laut Angabe der Autoren bis zu 10 Punkten reicht. Nach der selbst erstellten Normtabelle – kombiniert aus den Ergebnissen zweier Studien (vgl. Kap. 4.2.3.6) – lagen die Ergebnisse für den Vortest bei T = 45.3 *($SD = 6.8$)* und für den Nachtest bei T = 44.3 ($SD = 5.7$) und damit jeweils sehr signifikant unter dem mittleren T-Wert von 50, $t(36) = -.421$ bzw. $t(36) = -6.04$, $p < .001$ (Einstichproben-t-Test, zweiseitig), d.h. sie sprachen zu beiden Messzeitpunkten für deutlich niedrigere emotionale Auffälligkeiten als in der Vergleichsgruppe. Um Unterschiede in beiden Richtungen berücksichtigen zu können, wurden auch die folgenden Analysen anhand der zweiseitigen Fragestellung durchgeführt.

Es ergaben sich weder signifikante Vortest-Nachtestveränderungen, $t(1) = 0.79$, $p = .381$ (ANOVA mit Messwiederholung), noch Alters-, Geschlechts- oder Interaktionseffekte.

Der dreistufigen Interpretation der Autoren zufolge wiesen beim Vortest nur drei Kinder und beim Nachtest kein Kind erhöhte Werte auf und diese waren auch nur als leicht und nicht als stark problematisch zu betrachten (Tab. 5-51). Die Verteilung unterschied sich für den Vortest signifikant von den erwarteten Anteilen (75% unauffällig, 25% leicht oder stark problematisch), $\chi^2(1) = 6.18, p = .018$ (zweiseitig), für den Nachtest ist eine statistische Absicherung nicht sinnvoll und nicht möglich, da alle Kinder in dieselbe Kategorie fielen. Aus demselben Grund ließen sich auch die Veränderungen im Verlaufe des motorischen Förderprogramms nicht statistisch überprüfen, es scheint aber nur eine leichte Tendenz zur Verminderung von Auffälligkeiten zu bestehen, wobei durch das ohnehin sehr niedrige Ausgangsniveau kaum noch weitere Verminderungen zu erzielen waren.

Tabelle 5-51: Klassifikation der Ergebnisse im Hamster-Test nach Deegener et al. (1988)

Emotionale Labilität	Vortest		Nachtest	
	n	%	N	%
Normal (0 – 10 Punkte, T < 57)	34	92%	37	100%
Leicht problematisch (11 – 15 Punkte, T = 57 – 63)	3	8%	0	0%
Summe	37	100%	37	100%

Die Analyse der Veränderungen anhand der kritischen Differenz (basierend auf einer Retest-Reliabilität von .67: 13.3 T-Punkte) ergab, dass über drei Viertel der Kinder bei günstigem Ausgangsniveau keine Veränderungen zeigten (Tab. 5-52). Die drei Kinder aus der höheren Kategorie (leicht problematisch) verminderten ihre emotionalen Auffälligkeiten nur um 5, 8 und 10 T-Punkte, so dass sie zwar nach dem motorischen Förderprogramm in die Kategorie „normal" fallen (Tab. 5-51), aber die kritische Differenz nicht erreicht wurde (daher 0-mal Verminderung bei höherem Ausgangsniveau, Tab. 5-52). Die übrigen Kinder verteilten sich etwa gleichmäßig auf die anderen Kategorien, wobei jeweils zwei Kinder eine intraindividuelle Verminderung bzw. Erhöhung emotionaler Auffälligkeiten zeigen. Es zeigte sich also keinerlei Tendenz in eine bestimmte Richtung, so dass eine statistische Überprüfung nicht nötig ist.

Auf Ebene der Einzelitems ergaben sich keinerlei signifikante Vortest-Nachtest-Veränderungen, $Z \leq |-1.82|, p \geq .069$ (Wilcoxon-Test, zweiseitig). Bei der einzigen nach dem Sportprogramm etwas seltener auftretenden Besonderheit handelte es sich um das absichtliche Zerstören von Gegenständen, also um aggressives Verhalten gegenüber der dinglichen Umwelt (Item 15, $M = 0.42$ vs. 0.24, 3-stufige Codierung).

Tabelle 5-52: Klassifikation intraindividueller Veränderungen im Hamster-Test, basierend auf der kritischen Differenz von ± 13.3 T-Punkten

Veränderung von emotionalen Auffälligkeiten	Anzahl	Anteil
Verminderung bei unproblematischem Ausgangsniveau (T < 57)	2	5%
Verminderung bei problematischem Ausgangsniveau (T ≥ 57)	0	0%
Konstanz bei unproblematischem Ausgangsniveau	30	81%
Konstanz bei problematischem Ausgangsniveau	3	8%
Erhöhung bei unproblematischem Ausgangsniveau	2	5%
Summe	36	99%*

* Bedingt durch Rundungen

5.2.3.2 Fazit zum emotionalen Bereich (II)

Nach den Ergebnissen des Hamster-Tests, eines projektiven Geschichten-Ergänzungs-Verfahrens, zeigten Vorschulkinder mit angeborenem Herzfehler im Vor- und Nachtest verglichen mit der Normstichprobe eine signifikant geringere emotionale Labilität. Nicht zuletzt aufgrund des bereits günstigen Ausgangsniveaus ließen sich keine Veränderungen im Verlaufe des motorischen Förderprogramms feststellen. Hierdurch werden *sowohl Hypothese 5* (mindestens normgerechte Ausgangswerte) *als auch Hypothese 6* (keine Veränderungen) unterstützt.

5.2.4 Sozialer Bereich (II)
5.2.4.1 Verhaltensbesonderheiten (VBV 3-6, II)

Die Dimensionen des Verhaltensbeurteilungsbogens für das Vorschulalter (VBV 3-6) reichen zum Teil in den emotionalen Bereich hinein, z.B. „Emotionale Auffälligkeiten" (EMOT). Analog zum Vorgehen in Phase I (Marburger Verhaltensliste, Ehlers et al. 1978) sollen sie dennoch hier als geschlossenes Ganzes dargestellt werden, weil der Schwerpunkt dieses Fragebogens auf sichtbaren und überwiegend sozial relevanten Verhaltensweisen liegt. Dies steht wiederum in Einklang mit dem Konzept von Bullinger und Ravens-Sieberer (1995a), die von der sozialen *und verhaltensbezogenen* Komponente der gesundheitsbezogenen Lebensqualität sprechen.

Abbildung 5-25 zeigt die Vor- und Nachtestergebnisse im VBV 3-6. Die Standardabweichungen ergeben sich aus der Übersichtstabelle in Kapitel 5.2.5. Hohe Werte bedeuten bei der Skala „Soziale Kompetenz" eine günstige, bei den übrigen drei Skalen eine ungünstige Ausprägung. Zu beiden Messzeitpunkten entsprachen die Durchschnittswerte für soziale Kompetenz und Aggressivität dem Normmittelwert von $SN = 5$, $t(37) \leq 0.94$, $p \geq .36$, während sie für Hyperaktivität und emotionale Auffälligkeiten signifikant über der Norm lagen,

$t(37) \geq 2.54, p \leq .015$ (Einstichproben-t-Test, zweiseitig). Im Verlaufe des motorischen Förderprogramms traten keinerlei signifikante Veränderungen auf, $F(1) \leq 0.78, p \geq .192$ (ANOVA mit Messwiederholung). Für die Ausgangswerte zur „sozialen Kompetenz" fand sich ein signifikanter Geschlechtseffekt dahingehend, dass Mädchen höhere Werte aufwiesen als Jungen (M = 6.3 vs. 4.6), $F(1) = 11.1, p = .002$ (zweiseitig); ansonsten waren keine Alters-, Geschlechts-, oder Interaktionseffekte festzustellen.

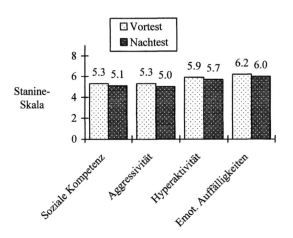

Abbildung 5-25: Mittlere Stanine-Werte des Verhaltensbeurteilungsbogens für das Vorschulalter (VBV 3-6) beim Vor- und Nachtest (n =38); p>.05 (ANOVA)

Die dreistufige Klassifikation der Testergebnisse nach den Testautoren ergibt sich aus Tabelle 5-53 für den Vortest und Tabelle 5-54 für den Nachtest (anders als beim SAD in Phase I: SD = 2, vgl. Fußnote dort). Bzgl. Aggressivität fiel die Klassifikation zu beiden Messzeitpunten gleich aus. Es lagen jeweils über drei Viertel der Kinder im Durchschnittsbereich, was gut mit dem erwarteten Anteil von 78% übereinstimmte. Dennoch unterschieden sich die Ergebnisse für emotionale Auffälligkeiten zu beiden Messzeitpunkten wegen der fehlenden Besetzung der unauffälligen Kategorie signifikant von der erwarteten Verteilung, $\chi^2(2) \geq 8.0, p \leq .05$ (zweiseitig); beim Fehlen unterdurchschnittlicher Werte erfolgten die Berechnungen wieder „von Hand", weil das SPSS-Programm vor solchen „Nullbesetzungen" kapituliert (anstatt sie automatisch auf 0.1 zu setzen); einschränkend für die Aussagekraft ist zu berücksichtigen, dass die erwartete Häufigkeit in den Extremkategorien nur bei 4.2, d.h. etwas unter fünf wie eigentlich gefordert, liegt.

Tabelle 5-53: Klassifikation der VBV-Ergebnisse nach Döpfner et al. (1993) – Vortest

Verhaltensdimension	Soziale Kompetenz		Aggressivität		Hyperaktivität		Emotionale Auffälligk.	
	n	%	n	%	n	%	n	%
Überdurchschnittlich (SN > 7)	1	3%	5	13%	5	13%	8	21%
Durchschnittlich (SN = 3 – 7)	34	89%	31	82%	31	82%	30	79%
Unterdurchschnittlich (SN < 3)	3	8%	2	5%	2	5%	0	0%
Summe	38	100%	38	100%	38	100%	38	100%

Tabelle 5-54: Klassifikation der VBV-Ergebnisse nach Döpfner et al. (1993) – Nachtest

Verhaltensdimension	Soziale Kompetenz		Aggressivität		Hyperaktivität		Emotionale Auffälligk.	
	n	%	n	%	n	%	n	%
Überdurchschnittlich (SN > 7)	2	5%	5	13%	5	13%	9	24%
Durchschnittlich (SN = 3 – 7)	33	87%	31	82%	33	82%	29	76%
Unterdurchschnittlich (SN < 3)	3	8%	2	5%	0	0%	0	0%
Summe	38	100%	38	100%	38	100%	38	100%

Auf Einzelitemebene ergaben sich für die 53 Aussagen zu den vier Verhaltensdimensionen und die Zusatzaussagen zu 17 Symptomen nur drei signifikante Vortest-Nachtest-Unterschiede (Tab. 5-55), wobei alle Dimensionen außer der sozialen Kompetenz hiervon betroffen sind. Im Bereich emotionaler Auffälligkeiten (EMOT) fand sich eine deutliche Verminderung von Trennungsängstlichkeit, die den Autoren zufolge der sozialen Ängstlichkeit gegenüber Erwachsenen zuzuordnen ist. Bzgl. Aggressivität (AGGR) konnte die Wunscherfüllung im Verlaufe des motorischen Förderprogramms signifikant länger aufgeschoben werden, ein Merkmal, das impulsives/oppositionelles Verhalten gegenüber Eltern betraf. Was die Skala Hyperaktivität (HYP) anging, konnten sich die Kinder nach dem Sportprogramm deutlich länger als vorher mit einem Spiel beschäftigen, zeigten also eine größere Spielausdauer (Tab. 5-55).

Die kritischen Differenzen für die VBV Dimensionen liegen bei
3.6 SN-Punkten für soziale Kompetenz ($r_{tt} = .57$),
3.8 SN-Punkten für Aggressivität ($r_{tt} = .52$),
3.9 SN-Punkten für Hyperaktivität ($r_{tt} = .51$)
3.4 SN-Punkten für emotionale Auffälligkeiten ($r_{tt} = .62$)

Tabelle 5-55: VBV-Items mit signifikanten Vortest-Nachtest-Unterschieden auf 5%-Niveau
M = Arithmetisches Mittel beim Vortest / Nachtest Z = Prüf-Parameter des Wilcoxon-Tests

Item	Bezeichnung	Skala	M	Z	p
6	Hat Schwierigkeiten, sich von der Mutter oder dem Vater zu trennen (z.B. im Kindergarten, bei Bekannten oder Verwandten)	EMOT	0.71/0.40	-2.03	.043
13	Kann nicht abwarten. Seine Wünsche müssen sofort erfüllt werden, quengelt und lässt nicht locker	AGGR	2.2/1.7	-2.17	.030
37	Bleibt 15 Minuten oder länger an einem Spiel	HYP	2.3/2.8	-2.52	.012

Bei allen vier Skalen spricht also ein Unterschied um mindestens 4 Stanine-Punkte für eine signifikante individuelle Veränderung (Tab. 5-56). Hinsichtlich sozialer Kompetenz und Aggressivität überwogen konstante Werte bei günstigem Ausgangsniveau, während die meisten Kinder in den Bereichen Hyperaktivität und emotionalen Auffälligkeit ausgehend von einem hohen Ausgangsniveau unverändert blieben. Da nur jeweils maximal zwei Kinder günstige oder ungünstige Veränderungen aufwiesen, erübrigte sich eine Signifikanzprüfung.

Tabelle 5-56: Klassifikation intraindividueller Veränderungen basierend auf den kritischen Differenzen (d_{krit} < 4 SN-Punkte) für die Dimensionen des VBV

Veränderungen	Soziale Kompetenz		Aggressivität		Hyperaktivität		Emotionale Auffälligkeiten	
	N	%	N	%	N	%	N	%
Günstig[1]	1	3%	0	0%	2	5%	1	3%
Konstant günstig[2]	22	58%	21	55%	12	32%	14	37%
Konstant sonstig	13	34%	16	42%	24	63%	23	60%
Ungünstig	2	5%	1	3%	0	0%	0	0%
Summe	38	100%	38	100%	38	100%	38	100%

[1] Ungünstige Ausgangswerte

[2] Ausgangswerte von $\geq$ 5 SN für soziale Kompetenz; $\leq$ 5 SN für übrige Dimensionen

5.2.4.2 Soziales Netzwerk (NSV, II)

Beim Netzwerkskulpturverfahren (NSV) sollten die Kinder Personen aus ihrem Umfeld nennen, die sie auf ein Märchenschloss mitnehmen würden, sie diese Personen so aufstellen, dass die Distanz die Enge der Beziehung repräsentiert. Die Verteilung der ausgewählten Personen ergibt sich aus Tabelle 5-57. Da die Ergebnisse bei den einzelnen Altersgruppen im Vor- und Nachtest nicht normal verteilt waren, $Z \geq 1.5, p \leq .029$ (Kolmogorov-Smirnov-Test), wurden die entsprechenden Unterschiede nicht mit dem Einstichproben-t-Test, sondern mit dem Wilcoxon-Test auf Signifikanz überprüft. Für die zusammengefassten Altersgruppen lag Normalverteiltheit vor, daher wurde hier der t-Test angewandt.

Den größten zahlenmäßigen Anteil bei den Auswahlen machten zu beiden Messzeitpunkten die Gleichaltrigen aus ($M = 3.1$ bzw. 3.2). Beim *Vortest* haben sich die Kinder für insgesamt knapp acht Personen entschieden. Dies war signifikant weniger als in der Vergleichsstichprobe von Gödde (1996), $t(36) = -5.8, p < .001$ (Einstichproben-t-test, zweiseitig). Signifikant erniedrigt war sowohl die Anzahl von Peers, $t(36) = -2.7, p = .010$, als auch die von Erwachsenen, $t(36) = -5.3, p < .001$. Beim *Nachtest* hat sich die Anzahl von Erwachsenen und Personen insgesamt signifikant erhöht (von 2.7 auf 3.9 bzw. von 7.8 auf 9.7), sie liegt aber immer noch deutlich unter der Norm, $t(36) = -2.3, p = .027$ bzw. $t(36) = -2.0, p = .049$. Bezogen auf die einzelnen Altersgruppen fand sich eine signifikante Steigerung der Anzahl von Erwachsenen aus der Elterngeneration und der von jüngeren Kindern (Tab. 5-57).

Tabelle 5-57: Verteilung der im Netzwerkskulpturverfahren (NSV) ausgewählten Personen nach Altersgruppen (n=37)

Altersgruppe		Vortest		Nachtest		Test	
		M	SD	M	SD	Z^1	P
(1) Jüngere Kinder		0.7	0.9	1.2	1.5	-1.9	**.027**
(2) Gleichalte Kinder		3.1	2.3	3.2	2.7	-0.1	.464
(3) Ältere Kinder		1.2	1.4	1.4	1.3	-0.5	.307
(4) Jugendliche		0.1	0.3	0.1	0.4	-1.2	.110
(5) Elterngeneration		2.0	2.0	3.0	2.6	-2.1	**.019**
(6) Großelterngeneration		0.7	1.2	0.9	1.1	-1.0	.153
	Norm²					t	
Peers³ (1 – 4)	6.2	*5.1*	2.5	5.8	3.3	-1.3	.110
Erwachsene (5 – 6)	5.1	*2.7*	2.8	*3.9*	3.2	-2.2	**.018**
Personen insgesamt (1– 6)	11.3	*7.8*	3.7	*9.7*	4.8	-2.4	**.011**

Fett: signifikant höherer Nachtestwert (einseitig) *Kursiv:* Signifikant niedriger als in Vergleichsstichprobe
[1] Prüfparameter des Wilcoxon-Tests
[2] Norm: Vergleichswerte von Gödde (1996)
[3] Laut Gödde (1996) alle Nichterwachsenen (Gödde, 1996)

Von den 32 Nicht-Einzelkindern wählten im Vortest zwei Drittel und im Nachtest drei Viertel die ganze Geschwisterschar zum Mitnehmen auf das Schloss aus. Bis auf eine Ausnahme beim Nachtest (ein Mädchen nannte nur seine Zwillingsschwester und nicht seine anderen beiden Geschwister) entschieden sich alle übrigen Kinder (darunter drei der acht Kinder mit mehreren Geschwistern) *generell gegen* die Mitnahme von Geschwistern. Der Vortest-Nachtest-Unterschied in der Vierfeldertafel zwischen der Mitnahme der kompletten vs. höchstens unvollständigen Geschwisterschar ist nicht signifikant, $\chi^2(1) = 1.12$, $p = .40$ (Fisher's Exact Test, zweiseitig).

Tabelle 5-58 enthält einen Überblick über weitere wichtige Merkmale beim NSV. Für die Mitnahme der *Mutter* entschieden sich im Vortest 19 (51%) und im Nachtest 28 (76%) Kinder; beim Vater war es jeweils ein Kind weniger ($n = 18$, 49% bzw. $n = 27$, 73%). Weder für die Rangfolge beider Elternteile noch für diesbezügliche Veränderungen im Verlaufe des motorischen Förderprogramms bestanden signifikante Unterschiede, $Z = -1.34$, $p = .18$, zweiseitig, Wilcoxon-Test).

Tabelle 5-58: Rangfolge bei der Nennung von Vater und Mutter, Kontakthäufigkeit und Blickrichtung bei den im NSV ausgewählten Personen

Merkmal	Vortest		Nachtest		Wilcoxon-Test	
	M	*SD*	*M*	*SD*	*Z*	*p**
Rangfolge bei Nennung der Mutter ($n = 20$ von 28)	37.4	22.5	39.1	28.8	-0.7	.467
Rangfolge bei Nennung des Vaters ($n = 19$ von 27)	44.0	27.1	33.3	23.4	-0.7	.445
Seltene Kontakte ($\leq$ 2-3 mal jährlich)	0.3	0.9	0.6	1.2	-1.4	.151
Häufige Kontakte ($\geq$ mehrmals wöchentlich)	6.4	2.8	6.9	3.2	-0.7	.456
Abgewandter Blick	1.8	2.6	3.1	3.4	-2.3	.057

* zweiseitige Fragestellung

Es wurden nur wenige Personen ausgewählt, mit denen die Kinder höchstens zwei- bis dreimal jährlich Kontakt hatten (Tab. 5-58). Hingegen nannten die Kinder zu beiden Messzeitpunkten überwiegend Personen, die sie mindestens mehrmals wöchentlich sahen (Vortest: 6.4 von insgesamt 7.8 Personen, Nachtest: 6.9 von insgesamt 9.7 Personen). Interessanterweise wurden beim Nachtest etwas mehr Figuren mit abgewandter Blickrichtung aufgestellt (3.5 vs. 1.8), wobei allerdings das Signifikanzniveau knapp verfehlt wurde, $Z = -1.90$, $p = .057$.

Die Distanzen werden nur exemplarisch am Beispiel des Peer-Netzwerks dargestellt, da sich im Verlaufe der Untersuchung der Eindruck verdichtete, dass eine Reihe von Kindern nur unzureichend dazu in der Lage war, die Enge ihrer emotionalen Beziehung durch räumliche Distanzen zu repräsentieren. Der mittlere Abstand zu den Peers betrug im Vortest 4.3 und im Nachtest 3.6 Noppen auf der Duplo-Platte, ein nicht signifikanter Unterschied, $t(33) = 1.0$, $p = .31$ (zweiseitig); allerdings lag die Distanz beim Nachtest *signifikant niedriger* als in der *Vergleichsstichprobe* (4.5 Noppen), $t(34) = -2.3, p = .031$ (Einstichproben-t-Test).

Die Muster der Anordnungen ergeben sich aus Tabelle 5-59. Die Mehrzahl der Kinder bildete zu beiden Messzeitpunkten aus den Figuren eine Kreisform. Jeweils um die 10 Prozent formierte einen Halbkreis, eine Reihe oder eine Kombination aus Kreis und Reihe(n). Die Aufstellungsmuster beim Vor- und Nachtest waren sehr ähnlich, so dass sich eine Signifikanzprüfung erübrigt.

Tabelle 5-59: Anordnungsmuster im NSV ($n = 37$)

Muster		Vortest		Nachtest	
		N	%	N	%
(1)	Kreis	20	54%	21	57%
(2)	Halbkreis	4	11%	5	13%
(3)	Reihe	5	13%	3	8%
(4)	Kreis und Reihe(n)	3	8%	3	8%
(5)	Halbkreis und Reihen(n)	2	3%	0	0%
(6)	Sonstiges	2	5%	3	8%
(7)	Kein Muster erkennbar	1	3%	2	3%
	Summe	37	100%	37	1005

Tabelle 5-60 enthält die Position der Hauptfigur im Vor- und Nachtest, wie sie sich nach Aufstellung der übrigen Figuren darstellte. Zu beiden Messzeitpunkten dominierte die zentrale Position mit eng darum herumstehenden Personen. Locker umschlossen war die zentrale stehende Hauptfigur im Vortest bei sechs und im Nachtest bei acht Kindern. Die als günstig betrachteten Positionierungen (2, 4 und 5) machten zusammen im Vortest 29% und im Nachtest 41% aus, ein nicht signifikanter Unterschied, $\chi^2(1) = 1.2, p = .29$ (Mantel-Haenszel-Test, zweiseitig).

Tabelle 5-60: Position der Hauptfigur im NSV (*n* = 37)

Muster		Vortest		Nachtest	
		N	%	N	%
(1)	Zentral, eng umschlossen	22	60%	21	57%
(2)	Zentral, locker umschlossen	6	16%	8	22%
(3)	Vor Reihe(n)	2	5%	1	3%
(4)	In Reihe mit zugewandten Blicken	2	5%	1	3%
(5)	Nebengeordnet (z.b. in Kreisperipherie)	3	8%	6	16%
(6)	Außenstehend	2	5%	0	0%
	Summe	37	99%*	37	100%

* < 100% bedingt durch Rundungen

Um die Figurenverteilung in dem Schloss zu analysieren, wurde das Spielbrett in insgesamt 16 gleiche Parzellen aufgeteilt. Im Vortest waren durchschnittlich 4.4 (SD = 1.8) und im Nachtest 5.2 (SD = 2.2) Parzellen besetzt, was eine signifikante Zunahme bedeutet, Z = –1.96, p = .0495 (Wilcoxon-Test, zweiseitig).

Da es sich beim NSV um ein relativ unbekanntes Verfahren handelt, seien abschließend zwei Beispiele zur Veranschaulichung dargestellt.

(1) Der 8-jährige tunesische Junge *Mohammed* war lernbehindert und körperlich deutlich eingeschränkt. Er hat die ersten anderthalb Lebensjahre wegen seines schweren Herzfehlers in der Kölner Klinik für Kinderkardiologie verbracht. Beim Vortest wählte er im NSV neun Personen aus (8 Peers, darunter Bruder und Schwester sowie einen Erwachsenen aus dem Bekanntenkreis). Die Anordnung entspricht keinem speziellen Muster (kreis-, reihenförmig usw.), sondern erscheint eher wahllos. Es fällt allerdings auf, dass Mohammed keine Figur allein positioniert, sondern sie zu Pärchen verband („Kira kriegt Kalid", ...). Die Distanzen zur Hauptfigur waren ebenfalls eher wahllos gewählt und von daher nicht zu interpretieren.

Nach Ablauf des motorischen Förderprogramms dokumentierte Mohammed ein wesentlich differenzierteres Bild von seinem sozialen Netzwerk. Zu unserem Erstaunen ging er bei der Positionierung der 10 Personen abstrahierend vor, indem er nach subjektivem Erleben bzgl. der Integriertheit in Deutschland differenzierte: „Das ist die deutsche Reihe - das ist die tunesische Reihe". In die deutsche Reihe positionierte er seine Eltern, und eine tunesische Freundin mit deren Eltern. In die tunesische Reihe kamen seine Schwester, sein Bruder, eine Freundin des Bruders, deren Mutter, sowie ein tunesischer erwachsener Bekannter. Während seine eigene Familie auf beide Reihen verteilt war, wurden Verwandte ansonsten nicht getrennt.

Mohammed besuchte bisher eine Sonderschule für geistig Behinderte und war dort deutlich unterfordert. Unsere NSV-Beobachtungen gaben den Anlass für eine ausführlichere Testdiagnostik. Dies hatte zur Folge, dass er auf eine Körperbehindertenschule wechselte, wo er besser gefördert werden konnte. Ohne die beim Netzwerkskulpturverfahren gemachten Beobachtungen wäre das geistige Potenzial des Jungen vielleicht nicht so deutlich geworden und er hätte nicht einer seinen Begabungen entsprechenden Schule zugeführt werden können.

(2) Die Aufstellungen der 6-jährigen *Dorothea* zeigten eine deutliche Erweiterung des sozialen Netzwerks (Abb. 5-26). Beim Vortest entschied sie sich für die Mitnahme von sieben Peers (ein jüngeres, 4 gleich alte, 2 ältere). Beim Nachtest nannte Dorothea 13 Peers (5 jüngere und 8 gleich alte) sowie vier Erwachsene (Erzieherinnen aus dem Kindergarten). Die Figuren wurden jeweils überwiegend in engem Abstand um die Hauptfigur positioniert (je nach Netzwerk durchschnittlich 2.8 bis 3.8 Noppen auf der Duplo-Platte), und zwar beim Vortest im Halbkreis, beim Nachtest im Kreis und in einer Reihe; hier wurden zusätzlich ein jüngerer und ein gleich alter Junge jeweils abseits in eine Ecke gestellt. Bei diesem Verlauf war also eine Zunahme von 7 auf 17 Personen festzustellen, die sich gleichermaßen auf Peers wie auf Erwachsene erstreckte.

Als weiteres Merkmal zur Kennzeichnung des sozialen Netzwerks wurde die *Anzahl von Freunden* zu beiden Messzeitpunkten ausgewertet, wie sie sich aus dem Interview ergab. Die Kinder gaben vor dem motorischen Förderprogramm 5.3 und hinterher 8.6 Freunde an ($SD = 3.5$ bzw. 6.4), was einer signifikanten Zunahme entsprach, $t(30) = -2.7$, $p = .011$, (t-Test, zweiseitig).

5.2.4.3 Befragung der Eltern (II)

Den Eltern wurde beim Nachgespräch zunächst spontan Gelegenheit gegeben, ihre Beobachtungen bzgl. Veränderungen bei den Kindern zu schildern. Diese Möglichkeit wurde nur von wenigen Eltern genutzt (je nach Bereich bis zu 3-mal). Anschließend fragte ich verschiedene Bereiche systematisch ab; die Antworten hierauf ergeben sich aus Tabelle 5-61. Wichtig zu bemerken ist, dass die Frage nach Veränderungen offen gestellt wurde, um auch Raum für eine negative Richtung zu lassen; da aber keinerlei ungünstige Veränderungen berichtet wurden, ist die Tabelle in positive Richtung formuliert.

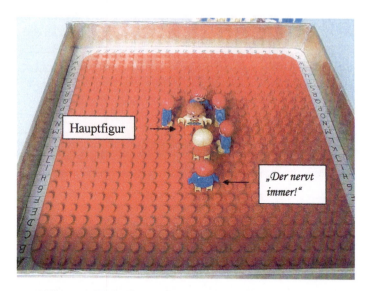

Abbildung 5-26a: NSV-Aufstellung *vor* dem Sportprogramm; Dorothea, 5;11 Jahre

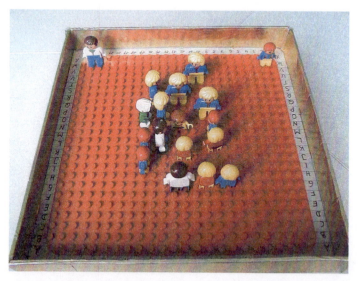

Abbildung 5-26b: NSV-Aufstellung *nach* dem Sportprogramm; Dorothea, 6;8 J.

Tabelle 5-61: Von den Eltern beobachtete günstige Veränderungen im Verlaufe des motorischen Förderprogramms in Phase II (*n* = 36 – 37)

Bereich	Günstige Veränderungen beobachtet?							
	Nein		Ja		War nie Problem		Sonstiges	
	N	%	n	%	n	%	n	%
Sportliche Kompetenz	8	22%	12	32%	16	43%	1	3%
Soziale Kompetenz	9	25%	12	33%	14	39%	1	3%
Selbstsicherheit	7	19%	8	22%	19	53%	2	6%
Ängstlichkeit	8	22%	8	21%	21	57%	0	0%
Ausgeglichenheit	7	19%	3	8%	23	64%	3	8%
Selbständigkeit	6	17%	12	33%	17	47%	1	3%
Erkennen körperlicher Grenzen	7	19%	6	17%	21	58%	2	6%

Ein recht hoher Anteil von Eltern gab an, dass es in dem jeweiligen Bereich schon zu Beginn des motorischen Förderprogramms keine Probleme gegeben habe; am häufigsten galt dies für Ausgeglichenheit (64%), Erkennen körperlicher Grenzen (58%) und Ängstlichkeit (57%). Nur jeweils ein Fünftel bis ein Viertel (17-25%) verneinte die Frage auf Veränderungen in den ausgewählten Bereichen. Positive Veränderungen wurden je nach Bereich von 8 bis 33% der Eltern angegeben, und zwar am häufigsten bzgl. sportlicher und sozialer Kompetenz sowie Selbständigkeit (32 bzw. 33%).

Zusätzlich zu den abgefragten Bereichen nannten die Eltern günstige Veränderungen in einem (11-mal) zwei (4-mal) oder drei (3-mal) anderen Gebieten. Hierbei handelte es sich beispielsweise um Fortschritte wie besserer Überblick, größere Wissbegierde, mehr Phantasie (mentaler Bereich), geringere Schüchternheit bei unbekannten Aufgaben, deutlicheres Ausdrücken der eigenen Meinung (emotionaler Bereich) und besseres Verhältnis zum jüngeren Bruder (sozialer Bereich).

5.2.4.4 Fazit zum sozialen Bereich

Die Befunde zum sozialen Bereich basieren auf der VBV, dem NSV und den Interviewangaben zur Anzahl von Freunden. Bzgl. sozialer Kompetenz und Aggressivität wichen die Ausgangswerte nicht von der Normstichprobe ab und zeigten keine Veränderungen im Verlauf des motorischen Förderprogramms; wodurch *Hypothese 5 und 6 bestätigt* werden. Anders verhielt es sich mit emotionalen Auffälligkeiten und Hyperaktivität, die beide durchgängig erhöht ausfielen. Auch hinsichtlich des sozialen Netzwerks wichen die Befunde von den Hypothesen ab, denn die Ausgangswerte lagen unter dem Normbereich und veränderten sich signifikant nach oben hin. Inwieweit die anfängliche Anzahl von Freunden altersentsprechend und damit hypothesenkonform ist, lässt sich aufgrund von fehlenden Vergleichswerten nicht feststellen, wohl aber spricht die signifikante Erweiterung des Freundeskreises *gegen* Hypothese 6, derzufolge keine Veränderungen erwartet wurden.

5.2.5 Gesamtüberblick zur Lebensqualität (II)

Aus Tabelle 5-62 ergibt sich ein Überblick über die gesamten Ergebnisse von Phase II, also bezogen auf 38 Kinder im Alter von 4 bis 8 Jahren, die an einem von drei Sportkursen in den Jahren 1997, 1998 oder 1999 teilgenommen haben. Während die Darstellung zum VBV für Vorschulkinder bisher aus Gründen der Geschlossenheit unter der sozialen Lebensqualitätskomponente erfolgte, ist eine VBV-Skala (EMOT) aus inhaltlichen Erwägungen hier dem emotionalen Bereich zugeordnet. Signifikante Verbesserungen im Verlaufe des motorischen Förderprogramms konnten in der körperlichen Lebensqualitätskomponente bei der Fein- und Grobmotorik und in der mentalen Komponente bei der Konzentration bzgl. Routineaufgaben erzielt werden. Die mit dem VBV 3-6 erfassten Verhaltensauffälligkeiten blieben vor und nach dem motorischen Förderprogramm unverändert. Hierbei lagen die Ergebnisse bzgl. emotionaler Auffälligkeiten (EMOT) und Hyperaktivität (HYP) durchgängig im auffälligen Bereich, während soziale Kompetenz und Aggressivität unauffällig ausgeprägt waren. Die Gesamtzahl von Personen aus dem sozialen Netzwerk lag vor dem motorischen Förderprogramm deutlich unter der der Vergleichsstichprobe, was auf eine verminderte Zahl von Peers und Erwachsenen zurückging. Im Nachtest war das soziale Netzwerk nur noch durch weniger Erwachsene gekennzeichnet, während die Anzahl von Peers und Personen insgesamt mit der Vergleichsgruppe gut übereinstimmte. Außerdem vergrößerte sich in der sozialen Lebensqualitätskomponente die Anzahl von Freunden signifikant.

Abbildung 5-27 enthält eine graphische Darstellung der Veränderungen in fünf Bereichen (ohne VBV, da unverändert), basierend auf den jeweiligen kritischen Differenzen. Die grüne Fläche markiert günstige, die rote ungünstige Veränderungen. Es wird deutlich, dass jeweils die Mehrzahl der Kinder im Verlaufe des motorischen Förderprogramms *keine Veränderungen* zeigte (gelbe und orange Fläche zusammen); in dieser Teilgruppe dominierte bei der Körperbilddifferenziertheit und der emotionalen Labilität ein günstiges Ausgangsniveau (gelbe Fläche). Der einzige Bereich, in dem die günstigen Veränderungen die ungünstigen übergewogen, war die Konzentration bei Routineaufgaben (HAWIK-ZS). Hier standen 27% Verbesserungen nur 3% Verschlechterungen gegenüber.

Tabelle 5-62: Überblick zu den Ergebnissen der psychologischen Vor- und Nachuntersuchung in Phase II (38 Kinder von 4 bis 8 Jahren)

Komponenten der gesundheits-bezogenen Lebensqualität	Vortest M	Vortest SD	Nachtest M	Nachtest SD
Körperlich: Motorische Grundfähigkeiten (MOT 4-6, MQ^1, n = 37)	96.0 =	16.5	95.5 =	15.0
Fein- und Grobmotorik (PST, Punktsumme, n = 37)	23.7 =	3.2	25.3 >	2.2
Mental: Konzentration bei Routineaufgaben (HAWIK-ZS, WP^4, n = 37)	8.1 <	4.1	10.6 =	3.7
Merkfähigkeit (HAWIK-ZN, WP^4, n = 38)	9.4 =	3.6	9.4 =	3.5
Differenziertheit des Körperbilds (MZT, IQ^5, n = 36)	107.1 =	22.3	103.9 =	20.4
Emotional: Emotionale Labilität (HT, T^2, n = 37)	45.0 <	7.1	44.4 <	5.7
Emotionale Auffälligkeiten (VBV-EMOT, SN^3, n = 38)	6.1 >	1.6	6.0 >	1.7
Sozial und verhaltensbezogen:				
Soziale Kompetenz (VBV-KOMP, SN^3, n = 38)	5.3 =	1.7	5.1 =	1.9
Aggressivität (VBV-AGGR, SN^3, n = 38)	5.2 =	1.8	5.0 =	2.0
Hyperaktivität (VBV-HYP, SN^3, n = 38)	5.9 >	1.6	5.7 >	1.7
Soziales Netzwerk (NSV):				
Anzahl Peers (n = 37)	5.1 <	2.5	5.8 =	3.3
Anzahl Erwachsener (n = 37)	**2.7 <**	**2.8**	**3.9 <**	**3.1**
Anzahl Personen insgesamt (n = 37)	**7.8 <**	**3.7**	**9.7=**	**3.2**
Distanz Peers (Duplo- Noppen) (n = 20)	4.3 =	2.7	3.7 <	2.2
Anzahl Freunde (Interview, n = 31)	**5.3**	**3.5**	**8.6**	**6.4**

Vergleich mit der jeweiligen Normstichprobe:
< signifikant niedrigerer Wert
= gleicher Wert
> signifikant höherer Wert

fettgedruckt: signifikant günstige Veränderung

Zugrunde liegende Normskalen:
^{1} MQ: M = 50, SD = 10
^{2} T: M = 50, SD = 10
^{3} Stanine: M = 5, SD = 2
^{4} Wertpunkte: M = 10, SD = 3
^{5} IQ-Normen: M = 100, SD = 15

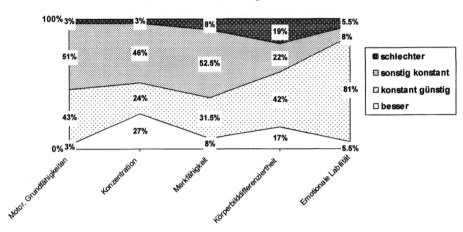

Abbildung 5-27: Graphische Darstellung der Vortest-Nachtest-Veränderungen in Phase II, basierend auf den jeweiligen kritischen Differenzen

Weiterhin ist die individuelle Anzahl der jeweiligen Veränderungen dargestellt. Der Verhaltensbeurteilungsbogen (VBV 3-6) ist als einziger Test wiederum nicht berücksichtigt, da eine Gesamtauswertung nicht vorgesehen ist, und sich ohnehin nur sehr wenig Veränderungen ergaben (vgl. Kap. 5.2.4.1). Es gehen also die Ergebnisse von fünf Testverfahren ein: MOT 4-6, HAWIK-ZN, HAWIK-ZS; MZT, HT. Ein Proband, für den nur bei einem Test komplette Daten vorliegen, ist hier ausgeschlossen. Der Vortest-Nachtest-Vergleich anhand der jeweiligen kritischen Differenzen für die fünf Testverfahren von Phase I ergibt folgende Durchschnittswerte:

- Verschlechterungen bei 0.4 Testverfahren (SD = 0.59),
- Konstanz bei nicht hohem Ausgangsniveau in 1.8 Tests (SD = 1.32),
- Konstanz bei hohem Ausgangsniveau in 2.2 Tests (SD = 1.2),
- Verbesserungen bei 0.6 Testverfahren (SD = 0.76).

Es dominieren also auch hinsichtlich der Mittelwerte wie schon Abbildung 5-27 gezeigt hat die konstanten Ergebnisse, und zwar hier insbesondere solche bei *günstigem* Ausgangsniveau.

Tabelle 5-63 enthält eine Kreuztabellierung der individuellen Anzahl von Veränderungen in positiver oder negativer Richtung. Nur neun Kinder wiesen *mehr ungünstige als günstige Veränderungen* auf (acht Kinder eine, ein Kinder zwei gegenüber null). Gut ein Drittel der Stichprobe (35%) war durch Verbesserungen in ein bis drei Testverfahren ohne jegliche Verschlechterungen gekennzeichnet (Tab. 5-63, kursiv).

Tabelle 5-63: Individuelle Anzahl von günstigen und ungünstigen Veränderungen bei insgesamt fünf Testverfahren in Phase II (MOT 4-6, HAWIK-ZN, -ZS, MZT, HAT, ohne VBV3-6)

Tests mit ungünstigen Veränderungen	günstigen Veränderungen								
	0		1		2		3		Summe
	n	%	N	%	n	%	n	%	n	%
0	11	30%	*10*	*27%*	*2*	*5%*	*1*	*3%*	24	65%
1	8	22%	3	8%	1	3%	0	0%	12	33%
2	1	3%	0	0%	0	0%	0	0%	1	3%
Summe	20	55%	13	35%	3	8%	1	3%	37	101%

* Abweichungen in der Gesamtsumme (101 bzw. 102%) bedingt durch Rundungen

kursiv: Veränderung: ≥ 1-mal günstig, 0-mal ungünstig

Abschließend ist die Anzahl von Probanden nach der Summe ihrer günstigen bzw. ungünstigen Veränderungen graphisch dargestellt (Abb. 5-28). Beide Kurven fallen stark ab und verlaufen sehr ähnlich, $Z = -1.1$, $p = .26$ (Wilcoxon-Test, zweiseitig). Zu berücksichtigen ist, dass knapp zwei Drittel der Kinder (65%) in mindestens zwei Testverfahren eine altersgerechte Weiterentwicklung bei günstigem Ausgangsniveau zeigen (elf Kinder in drei, vier in vier und eines in allen fünf Tests), sich also in diesen Bereichen kaum noch verbessern konnten.

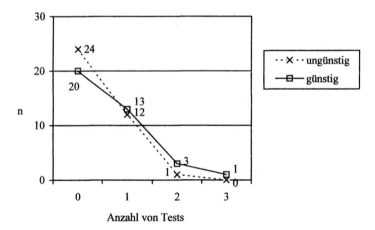

Abbildung 5-28: Anzahl von günstigen und ungünstigen Veränderungen bei fünf Testverfahren (außer VBV 3-6) in Phase II

Die folgende Abbildung enthält einen Überblick zu den Befunden bzgl. der verschiedenen Lebensqualitätskomponenten, basierend auf den Testnormen (Abb. 5-29). Hierbei sind die Ergebnisse wie schon in Phase I (Abb. 5-13) in einen für alle Testverfahren einheitlichen Durchschnittsbereich, den man sich als z-Normierung vorstellen kann, anhand von Pfeilen eingezeichnet. Diese geben sowohl die Lage der Ausgangswerte als auch die Richtung der Veränderungen im Verlaufe des motorischen Förderprogramms an. Da die drei VBV-Skalen, bei denen hohe Werte in ungünstige Richtung weisen, umgepolt wurden, ist eine einheitliche Interpretation möglich. Die Anzahl der Freunde ist rechts von dem grau markierten Durchschnittsbereich eingezeichnet, da keine Vergleichswerte vorliegen.

Die Hälfte der zwölf Ergebnisse, ein bis zwei aus jeder Lebensqualitätskomponente, lag zu beiden Messzeitpunkten unverändert im Durchschnittsbereich (graue Pfeile). Zwei Befunde, beide das Verhalten betreffend (EMOT und HYP), fallen im Vor –und Nachtest signifikant ungünstiger als in der Normstichprobe aus (gelbe Pfeile). In den übrigen vier Fällen war eine signifikante Steigerung zu verzeichnen, zweimal aus unterdurchschnittlichem (HAWIK-ZS, NSV), einmal aus mittlerem (PST) und einmal aus unbekanntem Ausgangsniveau (Anzahl von Freunden, jeweils blaue Pfeile). Die günstigen Veränderungen fielen insbesondere in den sozialen Bereich (zweimal), aber auch in den körperlichen und mentalen (je einmal), während sich im emotionalen Bereich keine positive Entwicklung feststellen ließ.

5.2.6. Bedeutung von Moderatorvariablen für Ausgangsniveau und Veränderungen (II)

5.2.6.1 Entwicklung von Risikoindizes (II)

Die differenziellen Analysen basieren auch für Phase II auf dem selbst modifizierten Modell psychosozialer Adaptation bei chronisch kranken Kindern und Jugendlichen nach Steinhausen (Abb. 2-13). Es unterschied sich von dem in Phase I verwendeten in drei Punkten:
1. Der Bereich „*Kindmerkmale*" (Kombination von höherem Alter und männlichem Geschlecht als Risikokonstellation) wurde weggelassen, da sich bei den jüngeren Kindern von Phase II keine Evidenzen für eine Wirksamkeit dieser Konstellation ergaben.
2. Anstelle der *Sport(teil)befreiung* in der Schule, die hier noch nicht vorkam, wurden fehlende oder mangelhafte sportliche Erfahrungen als Risiko betrachtet, also wenn das Kind bisher noch nicht an Sportangeboten teilgenommen oder nur eingeschränkt beim Kindergartensport mitgemacht hat. Dieses Merkmal wird im Folgenden kurz als „*Sportdefizit*" bezeichnet.
3. Das so genannte „*Schullaufbahnverzögerung*" wurde inhaltlich etwas anders gefasst, da die Kinder von Phase II gerade meist noch nicht in der Schule waren. Stattdessen galt jetzt als „*Laufbahnverzögerung*" der verspätete (ab 5 Jahre) oder fehlende Kindergartenbesuch, die Zurückstellung von der Einschulung oder die Versetzung in den Schulkindergarten nach der Einschulung.

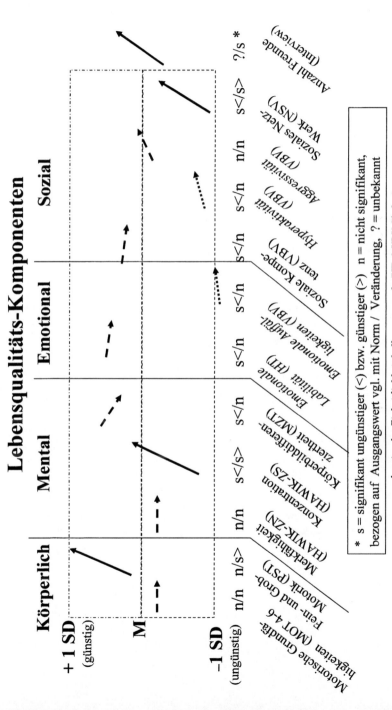

Abbildung 5-29: Graphische Darstellung der Ausgangswerte und Veränderungen in Phase II, basierend auf dem Vergleich mit Testnormen

Das Modell enthält nun also vier Merkmalsgruppen mit insgesamt 14 Merkmalen. Aus Tabelle 5-64 gehen Einzelheiten zu den ausgewählten Moderatorvariablen hervor. Acht Variablen lagen von vornherein in dichotomer Form vor (z.B. Dauermedikation ja – nein, zyanotischer Herzfehler ja – nein) und bei fünf der übrigen sechs Merkmale wurde anhand von Mediansplit dichotomisiert (z.B. Alter, Anzahl und Dauer stationärer Aufenthalte; für Stunden pro Woche in Bewegung wieder vom oberen günstigen Ende aus gerechnet), ansonsten nach inhaltlichen Gesichtspunkten (höchstens geringer vs. bedeutungsvoller postoperativer Restbefund, Grundschicht vs. Rest). In der rechten Spalte („dichotom") ist wieder jeweils zuerst die Merkmalsausprägung angeführt, die als eher günstige Voraussetzung angesehen wird.

Tabelle 5-64 vermittelt auch einen Eindruck vom Ausmaß der Belastung durch den Herzfehler für Phase II. Die Kinder haben im Durchschnitt 4.7 Krankenhausaufenthalte (maximal 30, Median 3.0) von insgesamt 81 Tagen, das sind knapp 12 Wochen (maximal 440 Tage, d.h. ein Jahr und 11 Wochen, Median 53.5 Tage) hinter sich. Vier Kinder haben insgesamt deutlich länger als ein halbes Jahr im Krankenhaus gelegen (250-440 Tage). Für beide Merkmale liegt der Median aufgrund der rechtsschiefen Verteilung unter dem arithmetisches Mittel.

Die Hauptoperation fand durchschnittlich im Alter von 2.0 Jahren statt (maximal 6 Jahre). Eine körperliche Einschränkung hatten 16 Kinder. Von familiärem Stress und einem Erfahrungsmangel im Bereich Sport („Sportdefizit") waren jeweils 10 Kinder betroffen. Nur sechs Kinder hatten zu Beginn des motorischen Förderprogramms keine Geschwister; zwei dieser Familien bekamen im Verlauf des Projekts Nachwuchs, was aber nicht berücksichtigt wird, da der Status zu Beginn als entscheidend betrachtet wird. Die mittlere Anzahl von Stunden „in Bewegung" lag beim Vortest mit 27.8 Stunden pro Woche signifikant höher als beim Nachtest mit 22.2 Stunden (SD = 13 vs. 8), $t(35)$ = 2.3, p = .027). Die Werte streuten hier sogar noch stärker als bei den älteren Kindern, und zwar von 4 bis 56 Stunden vor und von 9 bis 42 Stunden nach dem Förderprogramm.

Die dichotomen Variablen wurden wiederum durchgängig so kodiert, dass bei Fehlen eines Risikos null Punkte und bei Vorliegen ein Punkt gegeben wurde. Anschließend erfolgte die Aufsummierung für den biologischen und den sozialen Bereich getrennt und schließlich für den Gesamtindex. Aus Tabelle 5-65 ergeben sich die Ausprägungen der verschiedenen Risikoindizes. Da die sechs nicht operierten Kinder nur maximal ein spezifisches biologisches Risiko hatten (zweimal körperliche Einschränkungen) wurden sie hier der Gruppe mit niedriger Risikoausprägung zugeordnet, zumal sie auch (noch) keine – mit Risiken behaftete – Operation durchgemacht hatten.

Tabelle 5-64: Moderatorvariablen für die differenziellen Analysen in Phase II
(kursiv: Dichotomisierung über Mediansplit)

Risiken	Merkmal	Verteilungskennzeichen	Dichotom
Biologisch:			
Allgemein (Krankheit)	Dauermedikation nötig?	./.	Nein: $n = 25$ Ja: $n = 13$
	Anzahl stationärer Aufenthalte	$M = 4.7, SD = 5.9$ Range 0 – 30	<4: $n = 21$ ≥4: $n = 17$
	Dauer stationärer Aufenthalte	$M = 81$ Tage, $SD = 99$ Range 0 – 440 Tage	<54 Tage: $n = 19$ ≥54 Tage: $n = 19$
Spezifisch			
	Zyanotischer Herzfehler?	./.	Nein: $n = 21$ Ja: $n = 17$
	Körperliche Einschränkung?	./.	Nein: $n = 22$ Ja: $n = 16$
	Alter bei Hauptoperation	$M = 2.0$ Jahre, $SD = 2.0$ Range 0 – 6	< 2 Jahre: $n = 17$ ≥ 2 Jahre: $n = 15$
	Bedeutungsvoller Restbefund?	./.	Nein: $n = 16$ Ja: $n = 22$
Sozial			
Allgemein	Niedriger Sozialstatus?	$M^1 = 3.1, SD = 1.1$ Range 1 – 5	Nein: $n = 22$ Ja: $n = 16$
	Familiärer Stress?	Chaos, Überforderung, Psychische Störung	Nein: $n = 28$ Ja: $n = 10$
	Einzelkind?		Nein: $n = 32$ Ja: $n = 6$
Spezifisch	*Stunden pro Woche in Bewegung*	$M = 27.8, SD = 13.4$ Range 4 – 56	≥ 25 Stunden: $n = 21$ < 25 Stunden: $n = 17$
	Sportdefizit?	./.	Nein: $n = 28$ ja: $n = 10$
	Laufbahnverzögerung?		Nein: $n = 31$ Ja: $n = 7$
	Anzahl Freunde[2]	$M = 5.3, SD = 3.5$ Range 1 – 17	≥ 5: $n = 17$ < 5: $n = 14$

[1] basierend auf fünfstufiger Skala nach Jürgens (1971) von 1 = Oberschicht bis 5 = Grundschicht, bei den drei allein Erziehenden für die Mütter; ansonsten für die Väter (dichotom: Score 1-3 vs. 4-5).

[2] Hier sieben Kinder fehlend, da bei den ersten Untersuchungen die Frage nach der Anzahl von Freunden nicht gestellt wurde.

Tabelle 5-65: Ausprägung der Risikoindizes in Phase II

Bereich		Mittelwert	SD	Range	ungünstig
Biologisch	Allgemein	1.3	1.2	0 – 3	>1: n = 19
	Spezifisch	1.8	1.3	0 – 4	>2: n = 11
Summe biologisch		3.1	2.3	0 – 7	>3: n = 17
Sozial	Allgemein	0.8	0.8	0 – 3	>1: n = 6
	Spezifisch[1]	1.5	1.0	0 – 3	>1: n = 16
Summe sozial[1]		2.4	1.0	1 – 5	>2: n = 13
Gesamtsumme[1]		5.5	2.5	1 – 10	>5: n = 15

[1] Basis n=31 (fehlende Angaben zur Anzahl von Freunden bei 7 Kindern)

Der Mittelwert bei den sieben biologischen Risiken lag bei 3.1 (SD = 2.3) und schwankte zwischen 0 und 7. Bei den insgesamt sieben sozialen Risiken ergab sich ein Mittelwert von 2.4 (SD = 1.0) mit einer Variationsbreite von 1 bis 5. In der rechten Spalte sind die cut-off-Werte für die ungünstige Ausprägung angegeben, wobei die Dichotomisierung durchgängig über Mediansplit erfolgte. Allerdings entstanden dadurch wegen Sprüngen in der Verteilung nicht immer etwa gleichgroße Gruppen (z.B. für allgemeine soziale Risiken, n=6 vs. 32). Es wurde aber nicht für sinnvoll gehalten, vom Mediansplit-Kriterium abzugehen, weil sonst Kinder mit geringeren Risiken der Risikogruppe zugeordnet würden.

Vier der sechs einbezogenen intervallskalierten Einzelmerkmale (Anzahl und Dauer stationärer Aufenthalte, Operationsalter, Sozialschicht des Vaters) sowie zwei der vier Risikobereiche waren nicht normalverteilt, $Z \geq 1.23$, $p \leq .10$ bzw. $Z \geq 1.47$, $p \leq .026$ (Kolmogorov-Smirnov-Test). Die Zusammenhangsanalyse geschah nur für normalverteilte Merkmale anhand von Pearsons r, ansonsten mit nichtparametrischen Korrelationen (Kendall's tau). Bei genuin dichotomen Risiken wurden punktbiseriale Korrelationen (für Zusammenhänge mit intervallskalierten Merkmalen) und Kontingenzkoeffizienten (für Zusammenhänge mit anderen dichotomen Risiken) berechnet. Die Interkorrelationsanalysen (Risikoindizes und Risiken untereinander, folgendes Kapitel) erfolgten anhand von Pearsons r. Aufgrund der eher unklaren Erwartungslage wurde hier *grundsätzlich die zweiseitige Fragestellung* zugrunde gelegt.

5.2.6.2 Interkorrelationen der Risikoindizes und der Einzelrisiken II)

Es ergab sich eine hochsignifikante Korrelation zwischen den allgemeinen Krankheitserfahrungen und den spezifischen Krankheitsaspekten, *tau* = .55, $p < .001$. Die übrigen in dem Modell angenommenen Zusammenhänge waren wie schon in Phase I bei weitem nicht signifikant (Abb. 5-30).

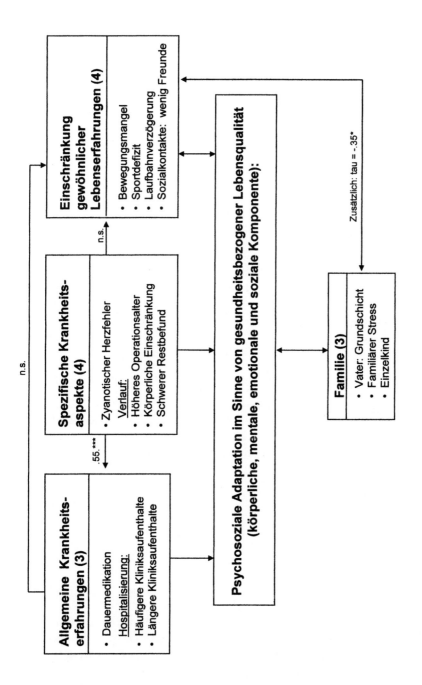

Abbildung 5-30: Zusammenhänge der Risiken untereinander im Modell der psychosozialen Adaptation von herzkranken Vorschulkindern in Phase II *** $p<.001$, * $p<.05$ *(Kendall's tau)*

Darüber hinaus zeigte sich eine *negative* Korrelation zwischen den beiden psychosozialen Risikoindizes, also der Einschränkung gewöhnlicher Lebenserfahrungen und den familiären Merkmalen, *tau* = −.35, p = .029. Weiteren Aufschluss gibt hier die Analyse der Zusammenhänge zwischen den einzelnen zugrunde liegenden Risiken. Hier zeigt sich nämlich, dass Kinder aus niedrigeren Sozialschichten in ihrer Freizeit *signifikant mehr Bewegung* hatten als Kinder aus höheren Schichten, r = .44, p = .005. Das Fehlen von Zusammenhängen bzw. die gerade dargestellte negative Korrelation schränkt die Brauchbarkeit des Modells nicht gravierend ein, da in Steinhausens neueren Darstellungen von 1996 und 2001 all diese Zusammenhänge weggelassen wurden, also von ihm selbst offenbar als nicht so entscheidend betrachtet werden.

Die Auswahl der Korrelationsmaße für die Zusammenhänge zwischen den einzelnen Risiken richtete sich wie schon bei Phase I jeweils nach dem Merkmal mit dem niedrigsten Skalenniveau; Zusammenhänge zwischen nicht normalverteilten und normalverteilten Intervallskalen wurden anhand von Kendall's tau berechnet.

Zwar wiesen beide Arten von medizinischen Risiken nicht wie im Modell angenommen einen Zusammenhang mit den speziellen sozialen Risiken (Einschränkung gewöhnlicher Lebenserfahrungen) auf, aber es zeigten sich außer für das Alter bei der Korrekturoperation nahezu durchgängig signifikante Korrelationen *zwischen* den allgemeinen und den spezifischen Krankheitsbedingungen (Tab. 5-66).

Tabelle 5-66: Interkorrelationen zwischen allgemeinen Krankheitserfahrungen und spezifischen Krankheitsaspekten in Phase II

	Allgemeine Krankheitserfahrungen					
	Dauer-medikation[1]		Anzahl Kliniksaufenthalte		Dauer Kliniksaufenthalte	
Spezifische Krankheitsaspekte	r/C	p	r	p	r	p
Zyanotischer Herzfehler[1]	C = .32	.034			r = .49	.002
Körperliche Einschränkung			r = .40	.014	r = 36	.025
Schwerer Restbefund[1]	C = .55	< .001	r = .43	.007	r = .51	.001

[1] Dichotomes Merkmal, Kontingenzkoeffizient C für Zusammenhang mit anderem dichotomen Merkmal

Die Ergebnisse sprechen für ein häufiges gemeinsames Vorliegen von problematischen allgemeinen Krankheitserfahrungen und spezifischen Krankheitsaspekten. So sind beispielsweise bei einem zyanotischen Herzfehler und bei körperlichen Einschränkungen zwar nicht häufigere aber doch längere Krankenhausaufenthalte nötig gewesen. Der Schweregrad des postoperativen Restbefundes hing signifikant mit allen drei allgemeinen Krankheitsrisiken zusammen. Dauerhaft Medikamente nehmen mussten vor allem Kinder mit zyanotischem Herzfehler) und mindestens bedeutungsvollem postoperativen Restbefund (Tab. 5-66. Außerdem gab es innerhalb der krankheitsspezifischen Risiken Zusammenhänge. So hatten Kinder mit schwererem Restbefund häufiger einen zyanotischen Herzfehler ($C = .53$, $p = .001$) und waren häufiger körperlich eingeschränkt ($C = .46$, $p = .002$).

5.2.6.3 Zusammenhänge zwischen Risiken und Lebensqualität (II)

Um für die weiteren Schritte die Vorzeichen der Korrelationen einheitlich interpretieren zu können, wurden die wenigen Merkmale, die ihren günstigen Pol bei niedriger Zahlenausprägung haben, durch Multiplikation mit minus 1 umgepolt. Dabei handelt es sich um
- die beiden Einzelrisiken „Bewegungsstunden" und „Anzahl von Freunden",
- das Ergebnis im Hamster-Test,
- die Skalen des VBV (außer soziale Kompetenz).

Nach den Umpolungen können auch hier die *Korrelationen einheitlich interpretiert* werden, und zwar bedeuten *negative Vorzeichen* wiederum einen Zusammenhang zwischen *hohen Risiken* und *ungünstigen Ausgangswerten* bzw. *Veränderungen in ungünstiger Richtung*. Um aber auch umgekehrte Konstellationen entdecken zu können, liegt die *zweiseitige Fragestellung* zugrunde. Zu beachten ist, dass die Hypothesen 7 und 8 für die Vorschulkinder *fehlende Zusammenhänge* implizieren, also bei Auftreten von signifikanten Korrelationen – anders als für die Schulkinder – gerade *nicht* bestätigt werden. Um Verwirrung zu vermeiden, wird im Folgenden auf die Verwendung des Begriffs „erwartungskonform" verzichtet.

Bzgl. der *Ausgangswerte* fanden sich vier signifikante Zusammenhänge mit den vier einzelnen Risikoindizes (Abb. 5-31) sowie fünf mit den Summenscores:
- Ein niedrigeres Motorik-Ergebnis zeigte sich bei zahlreicheren allgemeinen und spezifischen biologischen Risiken, $tau = -.32$ bzw. $-.36$, $p = .014$ bzw. $.010$.; es ging ebenso einher mit einer höheren Ausprägung des biologischen Risikoindexes sowie des Gesamtrisikoindexes, $tau = -.33$, bzw. $-.43$, $p = .007$ bzw. $.002$.
- Die emotionale Labilität anhand des Hamster-Tests fiel *höher* aus, wenn *weniger* krankheitsspezifische sowie Gesamtrisiken vorlagen, $tau = .37$, bzw. $.29$, $p = .010$ bzw. $.040$.
- Eine geringere Anzahl ausgewählter Peers im Netzwerkskulpturverfahren (NSV) hing mit stärkeren Einschränkungen gewöhnlicher Lebenserfahrungen zusammen, $tau = -.31$, $p = .036$. Dieser Zusammenhang schlug sich auch im Gesamtindex für den psychosozialen Bereich entsprechend nieder, $tau = -.35$, $p = .020$.
- Die Gedächtnisleistung (HAWIK-ZN) war *schlechter*, wenn die Kinder einen *hohen* Risikoscore für den sozialen Bereich und für den Gesamtindex aufwiesen, $tau = -.32$ bzw. $-.29$, $p = .027$ bzw. $.036$. Die höchste Korrelation mit den Einzelbereichen betraf hier die allgemeinen sozialen Merkmale (Sozialschicht, familiären Stress, Geschwisterkonstellation), verfehlte aber die Signifikanzgrenze knapp, $tau = -.24$, $p = .075$.

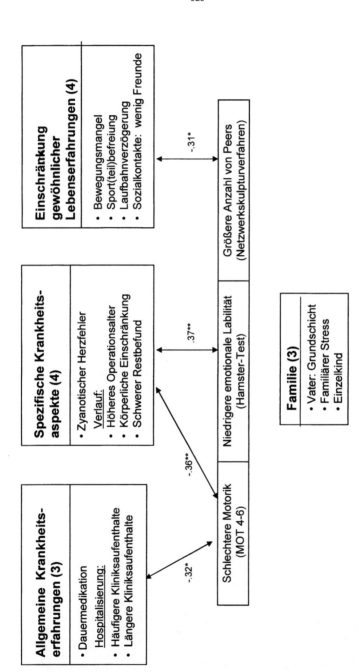

Abbildung 5-31: Korrelationen zwischen Risikobereichen und **Ausgangswerten** zur psychosozialen Adaptation bei herzkranken Vorschulkindern in Phase II
Negative Korrelationen sprechen für niedrigere Ausgangswerte bei höheren Risikoscores (erwartungskonform)
* p<.05   ** p<.01   n.s. nicht signifikant   (Kendall's tau)

Für die *Veränderungen* fanden sich insgesamt nur zwei signifikante Zusammenhänge mit den vier Risikobereichen und zwei weitere mit den entsprechenden Summenscores (Abb. 5-32). Eine Erweiterung des sozialen Netzwerks im Sinne von mehr ausgewählten Personen im Netzwerkskulpturverfahren ergab sich bei Vorliegen von zahlreichen allgemeinen biologischen Risiken, $tau = .27$, $p = .043$, und schlug sich auch in dem Summenscore für die biologischen Risiken nieder, $tau = .29$, $p = .023$. Weiterhin ging eine stärkere Verbesserung der Merkfähigkeit einher mit größeren familiären und psychosozialen Risiken insgesamt, $tau = .29$ bzw. $.35$, $p = .034$ bzw. $.016$.

Von signifikanten Zusammenhängen bzgl. Veränderungen nicht betroffen waren
- der jeweils spezifische biologische und soziale Risikobereich
- auf Seite der psychosozialen Anpassung Motorik, Konzentration bei Routineaufgaben (HAWIK-ZS), Differenziertheit des Körperbildes (MZT), emotionale Labilität (HT) sowie Verhalten (VBV).

Es ergaben sich eine Reihe signifikanter Korrelationen, die näheren Aufschluss darüber geben, auf welche konkreten *Einzelrisiken* die bisherigen Befunde zurückgehen. Sie betrafen überwiegend die Ausgangswerte (14 Korrelationen, Abb. 5-33, Anhang 15,), und seltener die Veränderungen (8 Korrelationen, Abb. 5-34, Anhang 16).

Was die *Ausgangswerte* angeht, so fanden sich Korrelationen zwischen der psychosozialen Adaptation und Einzelrisiken aus allen Bereichen. Für jeden Risikobereich gab es mindestens zwei signifikante Korrelationen; die speziellen biologischen Risiken dominierten mit 7 Signifikanzen. Unter den Merkmalen der psychosozialen Adaptation war die Motorik am häufigsten vertreten (6-mal), und zwar ausschließlich in Zusammenhang mit biologischen Risiken. Während bei fünf dieser Korrelationen höhere Risiken mit ungünstigeren Ausgangswerten einhergingen, ergab sich bzgl. des Operationsalters ein umgekehrter Zusammenhang; hier erreichten früh operierte Kinder schlechtere motorische Leistungen (Abb. 5-33, Anhang 15). Keinerlei signifikante Korrelationen mit Einzelrisiken fanden sich lediglich für die Differenziertheit des Körperbildes, erfasst anhand des Mann-Zeichen-Tests.

Hinsichtlich *Veränderungen* zeigten sich nur acht signifikante Korrelationen mit den Einzelrisiken (Abb. 5-34, Anhang 16,), darunter zwei eher erwartungswidrige. Sie betrafen wiederum Einzelrisiken aus allen Bereichen. Unter den Merkmalen der psychosozialen Adaptation dominierten hier Veränderungen im sozialen Netzwerk (5-mal), während die motorischen Leistungen gar nicht von Zusammenhängen betroffen waren.

Last not least soll auch für Phase II kurz auf Zusammenhänge zwischen *Veränderungen in der kardialen Situation und im psychosozialen Bereich* eingegangen werden. Hier fand sich für die Motorik eine signifikante positive Korrelation von $tau = .39$, $p = .012$; sie spricht dafür, dass Kinder, die sich im Verlaufe des motorischen Förderprogramms in kardialer Hinsicht verbessert haben, beim Nachtest im MOT 4-6 auch einen höheren Motorik-Quotienten erzielen konnten als vorher.

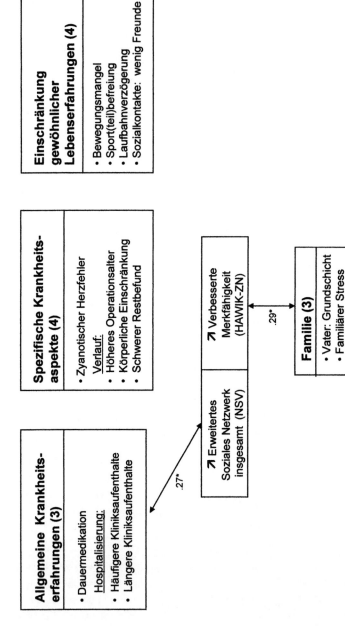

Abbildung 5-32: Korrelationen zwischen Risikobereichen und **Veränderungen** der psychosozialen Adaptation bei herzkranken Vorschulkindern nach einem 8-monatigen motorischen Förderprogramm in Phase II ↗ *positive Korrelation, d.h. stärkere Veränderung in günstiger Richtung bei **höherem** Risikoscore (erwartungskonform)* * *p<.05 (Kendall's tau)*

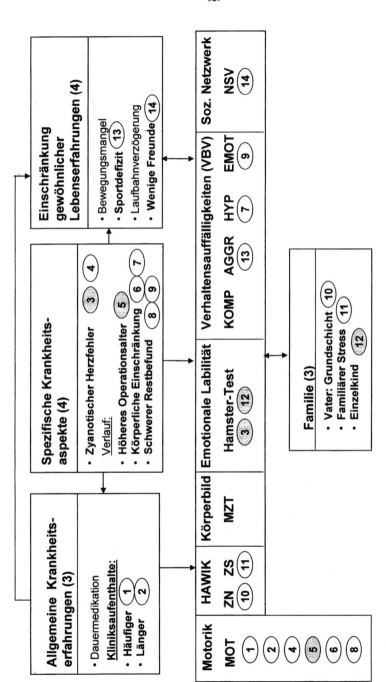

Abb. 5-33: Korrelationen der Einzelrisiken mit den **Ausgangswerten** in Phase II (Nummern von Anhang 14); grau unterlegt: *ungünstigere* Ausgangswerte bei *niedrigerem* Risiko (erwartungswidrig)

MOT = Motoriktest für vier- bis sechsjährige Kinder **HAWIK ZN / ZS** = Untertest Zahlennachsprechen / Zahlensymbole des Hamburg-Wechsler-Intelligenztests für Kinder **MZT** = Mann-Zeichen-Test **KOMP** = Soziale Kompetenz **VBV** = Verhaltensbeurteilungsbogen für das Vorschulalter **AGGR** = Aggressivität **HYP** = Hyperaktivität **EMOT** = Emotionale Labilität **NSV** = Netzwerkskulpturverfahren

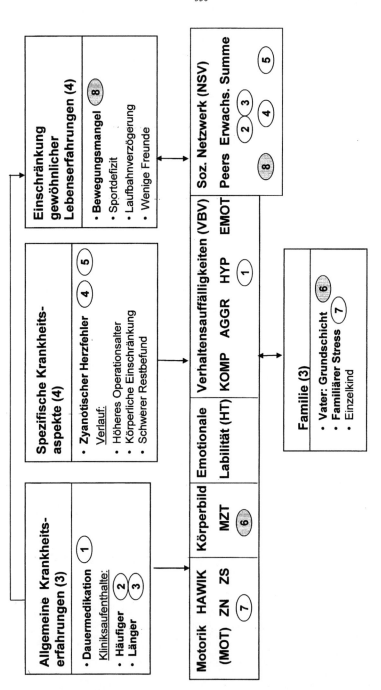

Abb. 5-34: Korrelationen der Einzelrisiken mit den **Veränderungen** in Phase II (Nummern von Anhang 15); grau unterlegt: *günstigere* Veränderungen bei *niedrigerem* Risiko (erwartungswidrig)

MOT = Motoriktest für vier- bis sechsjährige Kinder **HAWIK ZN / ZS** = Untertest Zahlennachsprechen / Zahlensymbole des Hamburg-Wechsler-Intelligenztests für Kinder **MZT** = Mann-Zeichen-Test **HAT** = Hamster-Test **KOMP** = Soziale Kompetenz **VBV** = Verhaltensbeurteilungsbogen für das Vorschulalter **AGGR** = Aggressivität **HYP** = Hyperaktivität **EMOT** = Emotionale Labilität **NSV** = Netzwerkskulpturverfahren

5.2.6.4 Interaktion von Risiken bzgl. der abhängigen Variablen (AID-Analysen, II)

Die Automatic Interaction Detector (AID)-Analysen wurden in Phase II für die Ausgangs- und Veränderungswerte folgender zehn Merkmale durchgeführt: MOT 4-6, HAWIK-ZS, HAWIK-ZN, MZT, HT, NSV-Summe, alle vier VBV-Skalen (KOMP, AGGR, HYP, EMOT). Bei den Veränderungen sprechen wiederum *hohe Werte* unabhängig von der Polung der Merkmale *für eine günstige Richtung*. Entsprechend den für Phase II spezifischen Vorannahmen sollten für Vorschulkinder aufgrund ihres geringeren Alters und der damit verbundenen kürzer andauernden negativen Krankheitsfolgen *keine Zusammenhänge* zwischen Risiken und *Ausgangswerten* sowie *günstigere Veränderungen* bestehen.

Von den insgesamt 20 Analysen erfüllen neun (fünf für Ausgangswerte und vier für Veränderungen) das festgelegte Kriterium einer „*Varianzaufklärung von insgesamt mindestens 40% **und** durchschnittlich mindestens 8% pro Analyseschritt*" (genauer siehe Kap. 4-6) und sind auf dieser Basis als aussagekräftig zu betrachten. Für die übrigen elf Analysen werden auch hier wieder keine Baumdiagramme vorgelegt, sie sind aber in den zusammenfassenden Tabellen 5-67 bis 5-69 berücksichtigt, so dass sich feststellen lässt, welche Einzelrisiken welche Anteile zur Varianzaufklärung leisten. Im Ergebnisteil sind nur die Baumdiagramme für die allgemeinen motorischen Grundfähigkeiten (MOT, nur Ausgangswerte) und die kognitive Leistungsgeschwindigkeit (HAWIK-ZS) enthalten, weil diese sich besonders gut mit den entsprechenden Befunden von Phase I vergleichen lassen. Die übrigen Baumdiagramme finden sich in Anhang 16, sofern sie das festgelegte Kriterium erfüllen.

Für die sechs nicht operierten Kinder ließ sich bzgl. des Risikos „höheres Operationsalter" noch keine klare Entscheidung treffen. Die Kinder, die weiterhin ohne Operation zurechtkommen, hätten ein niedriges Risiko, die Kinder, die später noch operiert werden müssen, fielen in die Gruppe mit höherem Operationsalter. In beiden Teilgruppen kann aufgrund der Unsicherheit bzgl. des Verlaufs eine relativ hohe psychische Belastung bestehen, indem die drohende Operation wie ein Damokles-Schwert über den Betroffenen schwebt. Die Daten wurden folglich als fehlend deklariert. Um diese Kinder jedoch nicht ganz aus der Analyse auszuschließen, konnte das Rechenprogramm angewiesen werden, sie bzgl. des Operationsalters entweder als Extra-Gruppe zu behandeln oder jeweils der Risikoausprägung zuzuordnen, zu der sie von den Daten her am besten passten. In manchen Fällen waren diese Kinder auch bei den ersten Splittings anderen Teilgruppen zugeordnet worden, so dass nur noch operierte Kinder für das Splitting zum Operationsalter übrig blieben. Aus Gründen der Übersichtlichkeit ist die jeweilige Zuordnung nur in den zusammenfassenden Tabellen 5-67 bis 5-69 vermerkt, aber weder bei den Baumdiagrammen selbst noch im Text erwähnt.

Abbildung 5-35 zeigt das anhand des AID-Verfahrens ermittelte Baumdiagramm für die *Motorik* (MOT 4-6). Es ergaben sich in fünf Schritten sechs Gruppen mit vier bis elf Kindern (fett gedruckt), die sich bzgl. fünf Risiken unterscheiden.

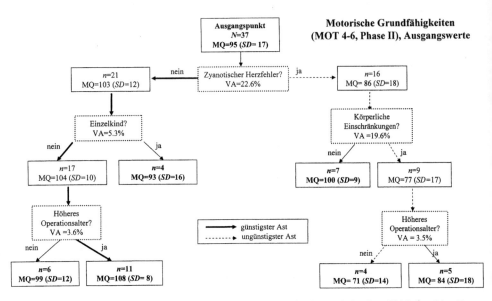

Abbildung 5-35: Baumdiagramm zur Bedeutung verschiedener Risiken für die motorischen Grundfähigkeiten (Motorik-Test für vier- bis sechsjährige Kinder MOT 4-6) vor dem motorischen Förderprogramm in Phase II; Ausgangs- und Endpunkte **fett** markiert, Risiken gepunktet; MQ: Mittlerer Motorischer Quotient; VA: Varianzaufklärung (lt. AID insgesamt 54.6%)

Die Gruppe mit dem niedrigsten Motorik-Quotienten zu Beginn des motorischen Förderprogramms (gestrichelte Pfeile bis zu MQ = 71, $n = 4$) war durch folgende Risikokonstellation gekennzeichnet: Zyanotischer Herzfehler, körperliche Einschränkung, niedriges Operationsalter (bis 2 Jahre). Demgegenüber besteht die Gruppe mit dem höchsten Motorik-Quotienten (MQ = 108, $n = 11$) aus Kindern mit azyanotischem Herzfehler, mit Geschwistern und höherem Operationsalter. Bzgl. der Bedeutung von Einzelrisiken für die *Veränderungen* unterschreitet das Strukturdiagramm beide festgelegten Kriterien und wird daher nicht interpretiert (vgl. Tab. 5-68).

Abbildung 5-36 und 5-37 enthalten die Baumdiagramme für den *Zahlen-Symbol-Test* (HAWIK-ZS). Für die *Ausgangswerte* ergeben sich in sechs Schritten anhand von vier Risiken (familiärer Stress, wenige Freunde, höheres Operationsalter, Sportdefizit) sieben Gruppen mit vier bis neun Probanden (Abb. 5-36). Durch diese Struktur werden 44.93% Varianz aufgeklärt. Den *höchsten Durchschnittswert* erreichten die Kinder, die ohne familiären Stress aufwuchsen, wenige Freunde hatten und später operiert wurden ($M = 11.1$ Wertpunkte). Das *schlechteste Ergebnis* bezog sich ebenfalls auf Kinder, die ohne familiären Stress aufwuchsen, aber dann auf die Teilgruppe derer, die viele Freunde hatten, kein Sportdefizit aufwiesen und ebenfalls später operiert wurden ($M = 4.0$ Wertpunkte).

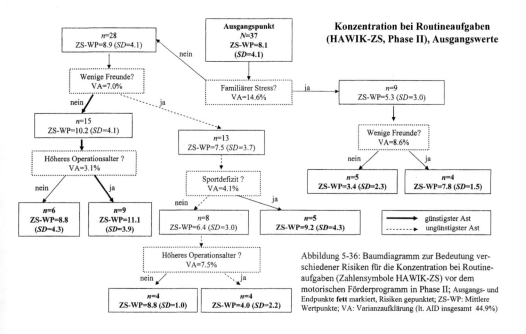

Abbildung 5-36: Baumdiagramm zur Bedeutung verschiedener Risiken für die Konzentration bei Routineaufgaben (Zahlensymbole HAWIK-ZS) vor dem motorischen Förderprogramms in Phase II; Ausgangs- und Endpunkte **fett** markiert, Risiken gepunktet; ZS-WP: Mittlere Wertpunkte; VA: Varianzaufklärung (lt. AID insgesamt 44.9%)

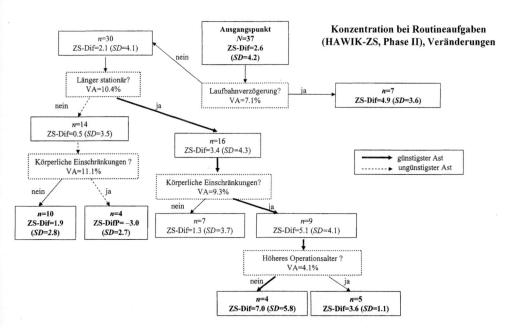

Abbildung 5-37: Baumdiagramm zur Bedeutung verschiedener Risiken für Veränderungen in der Konzentration bei Routineaufgaben (Zahlensymbole HAWIK-ZS) im Verlaufe des motorischen Förderprogramms in Phase II; Ausgangs- und Endpunkte **fett** markiert, Risiken gepunktet; ZS-Dif: Nachtest-Vortest-Unterschied in den ZS-Wertpunkten; VA: Varianzaufklärung (lt. AID insgesamt 42.0%)

Die *Veränderungen in der kognitiven Leistungsgeschwindigkeit* (HAWIK-ZS) hingen der AID-Analyse zufolge vor allem mit vier Risiken zusammen: Laufbahndefizit, Dauer stationärer Aufenthalte, körperliche Einschränkung (zweimal vorkommend) und höheres Operationsalter. (Abb. 5-37). Es ergaben sich sechs Gruppen von vier bis zehn Personen bei einer Varianzaufklärung von 42.0%. Die stärkste Verbesserung erzielten die Kinder mit regelrechter Schullaufbahn, die länger stationär gelegen haben, körperlich eingeschränkt waren und früh operiert wurden (Verbesserung um 7.0 Wertpunkte). Die ungünstigste Veränderung zeigten Kinder mit regelrechter Schullaufbahn, die aber kürzer stationär gelegen haben und körperlich eingeschränkt waren (Verschlechterung um 3.0 Wertpunkte).

Im Folgenden sind Ergebnisse *aller* AID-Analysen getrennt nach Verhalten insgesamt (Tab. 5-69) und nach den übrigen Bereichen (Tab. 5-67 für Ausgangswerte und Tab. 5-68 für Veränderungen) tabellarisch zusammengefasst; es wird allerdings nur auf die besonders aussagekräftigen Interaktionsstrukturen eingegangen (Einschlusskriterium: insgesamt 40% *und* pro Schritt 8% Mindestvarianzaufklärung). Hier war die Verteilung zwischen bedeutsamen biologischen und psychosozialen Risiken einigermaßen gleich (23 bzw. 19). Die Anzahl entstandener Gruppen schwankte zwischen fünf und sieben, die Gruppengröße zwischen vier und zwölf Personen. Bei den Strukturdiagrammen für die *Ausgangswerte* kamen etwa gleichermaßen biologische wie psychosoziale Risiken zum Tragen (13 bzw. 9); hier spielte das biologische Risiko „Dauermedikation" *keinerlei Rolle*, während jedes psychosoziale Risiko in mindestens einem Modell von Bedeutung war. Auch hinsichtlich der *Veränderungen* bestand ein Gleichgewicht zwischen der Bedeutung von biologischen und psychosozialen Risiken (je 10). Hier ergaben sich drei Merkmale als generell unbedeutend, und zwar „Dauermedikation", „körperliche Einschränkung" sowie „Geschwisterkonstellation".

Bei den *Ausgangswerten* (Tab. 5-67 und bzgl. VBV Tab. 5-69) ließen sich für *Merkfähigkeit (HAWIK-ZN,) emotionale Labilität laut Hamster-Test (HT) und emotionale Auffälligkeiten im VBV* weitere Risikokombinationen mit hoher Varianzaufklärung bilden. Bei *Veränderungen* (Tab. 5-67 und bzgl. VBV Tab. 5-68) ergaben sich noch drei zusätzliche Interaktionsstrukturen als besonders aussagekräftig, und zwar was *Merkfähigkeit* (HAWIK-ZN), *Aggressivität* (VBV-AGGR) und *Netzwerkgröße* (NSV) anging. Das Strukturmodell für die Veränderungen der Netzwerkgröße erscheint aufgrund seiner besonderen Sparsamkeit erwähnenswert. Anhand von drei Risiken ergaben sich vier Gruppen aus 6 bis 11 Personen; demzufolge findet sich die stärkste Vergrößerung des Netzwerks (um 6.4 Personen) bei Kindern mit zyanotischem Herzfehler und höherem sozioökonomischen Status, die ungünstigste Veränderung (Abnahme um 1.6 Personen) bei früh operierten Kindern mit azyanotischem Herzfehler.

Tabelle 5-67: Rangfolge der Bedeutung von Risiken für die **Ausgangswerte** in Phase II (AID-Analysen); Varianzaufklärung (VA) a: nach „Nein", b: nach „Ja" auf vorheriges Risiko; *kursiv*: günstigere Ausgangswerte bei *vorhandenem* Risiko; kleine Schrift: Merkmal mit geringer Varianzaufklärung (Summe < 40% oder Mittelwert für die einzelnen Schritte < 8%); daher kein Baumdiagramm im Anhang

Bereich	Risiko	MOT[1] N=37	ZS[2] N=37	ZN[1] N=33	MZT N=36	HT[1] N=28	NSV N=38
Allgemein biologisch	Dauermedikation						
	Häufiger stationär			3b: 9.7%	2a: 5.0%		4a: 4.0%
	Länger stationär						
Spezifisch biologisch	Zyanotischer Herzfehler	1 22.6%				*1: 20.5%*	*4b: 3.5%*
	Höheres Operationsalter	*3a: 3.6%*[3] *3b: 3.5%*[3]	3a:3.1%[3] 4a: 7.5%[4]	2a: 14.7%[3]		3b: 4.3%[4]	2: 8.3%[5]
	Körperliche Einschränkung	2b:19.6%			1: 6.3%	3a: 2.8%	
	Schwerer Restbefund						
Allgemein psychsozial	Vater Grundschicht						
	Familiärer Stress		1: 14.6%	1: 13.7%	3a: 4.9%	2a: 7.8%	
	Einzelkind	2a: 5.3%					
Spezifisch psychosozial	Bewegungsmangel			2b: 8.6% 4a: 4.1%	4a: 5.7%		5a: 0.4% 5b: 2.5%
	Sportdefizit		3b: 4.1%		5b: 3.2%		3: 3.8%[5]
	Laufbahnverzögerung						
	Wenige Freunde		2a:7.0% 2b: 8.6%		2b: 8.0% 3b: 9.8%	2b: 7.2%	1: 8.2%[6]
	Summe VA	54.6%	44.9%	50.8%	42.9%	42.6%	30.7%
	Mittlere VA	10.9%	9.0	10.2%	7.2%	8.5%	4.4%
	Gruppenanzahl (-größe)	6 (4-11)	7 (4-9)	6 (4-12)	8 (4-5)	6 (5-8)	8 (4-6)

[1] Letzten Schritt weggelassen, da < 3% VA
[2] Kriterium „mittlere VA ≥ 8%" nur ohne letzte Analyseschritte erreicht
[3] Nicht Operierte bei höherem Operationsalter zugeordnet
[4] Nicht Operierte bei niedrigerem Operationsalter zugeordnet
[5] Operationsalter gesplittet in Operierte und nicht Operierte (*n* = 6), daher betrifft der nächste Schritt (3) *alle* Operierten
[6] Anzahl von Freunden gesplittet in Missings (*n* = 5 bzw. 6) und Rest, daher betrifft der nächste Schritt (2) *alle* Kinder mit Angaben zu Freunden.

Tabelle 5-68: **Rangfolge der Bedeutung von Risiken** für **Veränderungen** im Verlaufe des motorischen Förderprogramms in Phase II (AID-Analysen); Varianzaufklärung (VA) a: nach „Nein", b: nach „Ja" auf vorheriges Risiko; *kursiv*: günstigere Veränderungen bei *vorhandenem* Risiko (eher erwartungswidrig); kleine Schrift: Merkmal mit geringer Varianzaufklärung (Summe < 40% oder Mittelwert für die einzelnen Schritte < 8%), daher kein Baumdiagramm im Anhang

Bereich	Risiko	MOT N=31	ZS[1] N=29[1]	ZN N=33	MZT N=30	HT N=29	NSV[1] N=38
Allgemein Biologisch	Dauermedikation						
	Häufiger stationär	4b: 2.1%					
	Länger stationär		2b: 10.4%	2a: 4.3%	2a: 5.0%		
Spezifisch Biologisch	Zyanotischer Herzfehler					*1: 8.6%*	1: 19.1%
	Höheres Operationsalter	2a:7.9%	4b: 4.1%	4a: 3.4%[2]	3b: 4.4%		2b: 8.8%[3]
	Körperliche Einschränkung		3a: 11.1%				
			3b: 9.3%				
	Schwerer Restbefund				3a: 3.7%		
					3a: 1.7%		
Allgemein psychsozial	Vater Grundschicht	4a: 9.5%			*1: 14.2%*	2a: 6.1%	2a: 14.0%
	Familiärer Stress			1: 14.6%		3a: 2.2%	
						4a: 2.1%	
	Einzelkind	*1: 5.7%*			2b: 10.8%		
Spezifisch psychosozial	Bewegungsmangel			2b: 4.4%			
	Sportdefizit	3a: 7.8%		3b: 9.7%		2a:10.5%	
	Laufbahnverzögerung		1: 7.1%			*3a; 5.4%*	
	Wenige Freunde			3a: 15.4%			3a: 2.2%
	Summe Varianzaufklärung	36.6%	42.0%	51.8%	39.8%	34.9%	41.9%
	Mittlere Varianzaufklärung	6.1%	8.4%	8.6%	8.0%	7.0%	14.0%
	Gruppenanzahl (-größe)	7 (4-6)	7 (4-6)	7 (4-6)	7 (4-6)	7 (4-7)	5 (4-11)

[1] Kriterium „mittlere VA ≥ 8%" nur ohne letzte Analyseschritte erreicht
[2] Nicht Operierte bei höherem Operationsalter zugeordnet
[3] Nicht Operierte bei niedrigerem Operationsalter zugeordnet

Tabelle 5-69: Rangfolge der Bedeutung von Risiken für **Ausgangswerte und Veränderungen** im Verhaltensbeurteilungsbogen für Vorschulalter (VBV, $n = 38$) in Phase II (AID-Analysen); Varianzaufklärung (VA) a: nach „Nein", b: nach „Ja" auf vorheriges Risiko; *kursiv*: günstigere Veränderungen bei *vorhandenem* Risiko; kleine Schrift: Merkmal mit geringer Varianzaufklärung (Summe < 40% oder Mittelwert für die einzelnen Schritte < 8%), daher kein Baumdiagramm im Anhang

Bereich	Risiko	Ausgangswerte				Veränderungen			
		KOMP	AGGR[2]	HYP	EMOT[2]	KOMP	AGGR[2]	HYP	EMOT
Allgemein	Dauermedikation	4b: 8.0%		2b: 4.0				1: 18.2%	3b: 4.2%
Biologisch	Häufiger stationär	2b:2.2%							
	Länger stationär			3a: 3.2%			2b: 7.1%		
Spezifisch	Zyanotischer Herzfehler								
Biologisch	Höheres Op-alter	2a: 3.0%[4]	1: 15.7%[5]	3a: 6.2%	3b: 5%		1: 13.1%[4]	3a: 3.7%[5]	2a: 5.5%[4]
								3b: 2.1%[5]	
	Körperliche Einschränkung		2a: 6.9%	1: 13.9%		1: 7.5%			
	Schwerer Restbefund				1: 14.6%			4a: 1.1%	
Allgemein	Vater Grundschicht			4b: 6.1%	3a: 3.5%	2a: 9.7%	3b: 3.5%	2a: 8.5%	
psychsozial						4a: 3.0%			
	Familiärer Stress			3b₂: 1.4%		3a:16.4%			
	Einzelkind								1: 11.2%
Spezifisch	Bewegungsmangel						3a: 9.1%	2b: 6.8%	
psychosozial	Sportdefizit		2b: 12.1%	2a: 6.5	2b: 7%		2a: 7.7%		3a: 3.7%
	Laufbahnverzögerung					3b: 3.0%			
	Wenige Freunde	1: 7.6%	2a: 5.1%	3b₁: 3.2%	2a: 11%	2b:5.4%			4a₁: 5.1%
		3a: 3.0[3]							4a₁: 7.4%
	Summe VA	23.8%	39.8%	44.5%	41.1%	45.0%	40.5	40.4%	37.1%
	Mittlere VA	4.0%	10.0	5.5%	8.2%	7.5%	8.1	6.7%	6.2%
	Gruppenanzahl (-größe)	7 (4-9)	8 (4-6)	9 (4-6)	6 (4-12)	7 (4-8)	6 (4-9)	7 (4-7)	7 (4-7)

[1] Letzten Schritt weggelassen, da <3% VA   [2] Kriterium „mittlere VA ≥ 8%" nur *ohne* letzte Analyseschritte erreicht bzw. – für AGGR-Ausgangswert – dennoch *nicht* erreicht
[3] Anzahl von Freunden gesplittet in Missings ($n = 5$ bzw. 6) und Rest, daher betrifft der nächste Schritt (4) *alle* Kinder mit Angaben zu Freunden.
[4] Nicht Operierte bei höherem Operationsalter zugeordnet   [5] Nicht Operierte bei niedrigerem Operationsalter zugeordnet

Strukturgleichheit bestand nur in folgenden beiden Fällen:
- Ausgangswerte zur emotionalen Labilität (Hamster-Test) und Skala „Emotionale Auffälligkeiten" des VBV; hier kam das Risiko „wenige Freunde" an *identischer* Stelle vor, und zusätzlich trat jeweils das höhere Operationsalter an unterschiedlicher Stelle auf.
- Ausgangswerte im Zahlen-Symbol-Test und Veränderungen im Zahlennachsprechen; hier fanden sich sogar drei Risiken an identischer Stelle (1. Ebene: Familiärer Stress, 2. Ebene: Sportdefizit, 3. Ebene: Höheres Operationsalter). Zusätzlich enthielten diese beiden Modelle noch den Mangel von Freunden als Risiko an jeweils anderer Position.

Ansonsten fielen die Modelle von ihrer Struktur her sehr unterschiedlich aus. Bzgl. *Gleichheit von Risiken* für Ausgangswerte *und* für die Veränderungen ließen sich nur zwei Merkmale der psychosozialen Anpassung (HAWIK-ZS und -ZN) prüfen, da nur hierfür *beide Male* die Einschlusskriterien erfüllt wurden.

Beim Zahlen-Symbol-Test erzielten später operierte Kinder bessere Ausgangswerte *und* größere Verbesserungen. Beim Zahlennachsprechen (HAWIK-ZN) waren sogar drei Risiken gleich, wobei auch die gleichen Zusammenhänge für das Operationsalter galten wie beim Auffassungstempo (HAWIK-ZS). Weiterhin fanden sich bei häufigeren stationären Aufenthalten und bei Bewegungsmangel *niedrigere* Ausgangswerte *und geringere* Verbesserungen.

Insgesamt betrachtet sprechen die Ergebnisse der AID-Analysen für die Vorschulkinder aufgrund der *zahlreichen bedeutsamen Risikokonstellationen gegen die Vorannahme fehlender Zusammenhänge* zwischen Risiken und Ausgangswerten sowie Veränderungen.

5.2.7 Fazit zu den Hypothesen (Phase II)

Es sei daran erinnert, dass die Prüfung der Hypothesen *nicht primär quantitativ* (nach dem „Mehrheitsprinzip") sondern der differenzierten Fragestellung entsprechend im Sinne von *Teilhypothesen* erfolgt. Tabelle 5-70 enthält die Ergebnisse der Hypothesentestung in Phase II. Hypothese 5 (altersgerechte Ausgangswerte) konnte bestätigt werden für
- Motorische Grundfähigkeiten sowie Fein- und Grobmotorik (*körperlicher* Bereich),
- Merkfähigkeit für Zahlen sowie Differenziertheit des Körperbildes (*mentaler* Bereich),
- Emotionale Labilität (*emotionaler* Bereich),
- Soziale Kompetenz sowie Aggressivität (*sozialer* Bereich).

Hypothese 6 (altersgerechte Weiterentwicklung) konnte bis auf zwei Ausnahmen für alle Bereiche bestätigt werden. Die erste Ausnahme stellt die Fein- und Grobmotorik (PST) dar, die sich trotz altersgerechter Ausgangswerte im Verlaufe des Programms signifikant verbesserte. Die zweite Ausnahme betrifft die Konzentrationsfähigkeit bei Routineaufgaben (HAWIK-ZS), die sich bei niedrigem Ausgangsniveau signifikant verbesserte.

Tabelle 5-70: Hypothesen für Ausgangs- und Veränderungswerte in Phase II bei Schulkindern mit angeborenem Herzfehler im Verlaufe des Sportkurses

Unabhängige Variable	Hypothesen (H)	
	Entwicklungsstand vor Sportprogramm	Veränderungen nach Sportprogramm
(1) Lebensqualität allgemein	Mindestens normgerecht (H5)	Konstanz (H6)
bestätigt für	MOT 4-6, PST, MZT HAWIK-ZN, MZT, HT VBV-KOMP, -AGGR	MOT 4-6, HAWIK-ZN, MZT, HT VBV-KOMP, -AGGR VBV-EMOT, -HYP
verworfen für	HAWIK-ZS, VBV-EMOT, -HYP	PST, HAWIK-ZS
(2) Risiken	Kein Zusammenhang (H7)	Kein Zusammenhang (H8)
bestätigt für	<u>3 von 14 Risiken:</u> (1) Dauermedikation* (2) Bewegungsmangel (3) Laufbahnverzögerung	<u>7 von 14 Risiken:</u> (1) Operationsalter (2) Körperl. Einschränkung (3) Restbefund (4) Sportdefizit (5) Laufbahnverzögerung (6) Anzahl von Freunden (7) Geschwisterkonstellation
	<u>2 von 10 Merkmalen der psychosozialen Anpassung:</u> (1) Körperbild (MZT)* (2) Soziale Kompetenz (KOMP)*	<u>6 von 10 Merkmalen der psychosozialen Anpassung:</u> (1) Motorik (MOT) (2) Auffassungstempo (ZS) (3) Emotionale Labilität (HT) (4) Soziale Kompetenz (KOMP)* (5) Aggressivität (AGGR)* (6) Emot. Auffälligkeiten (EMOT)
verworfen für	übrige 11 Risiken übrige 8 Merkmale der psychosozialen Anpassung	übrige 7 Risiken, übrige 4 Merkmale der psychosozialen Anpassung

* zusätzlich unterstützt durch Ergebnisse der AID-Analysen (Tab. 5-67 bis 5-69)

Bzgl. Hypothese 7 und 8 (fehlende Zusammenhänge bzgl. Ausgangswerten und Veränderungen) basiert die Tabelle 5-70 auf den Ergebnissen der *Korrelationsanalysen* für die *Einzelrisiken* (vgl. Abb. 5-33 und 5-34). Hier ist auch vermerkt, wenn die anhand der AID-Technik ermittelten *Strukturdiagramme* mit substanzieller Varianzaufklärung diese Annahme ebenfalls unterstützen.

Die postulierten fehlenden *Zusammenhänge zwischen Risiken* und *Ausgangswerten* (Hypothese 7) ließen sich nur selten bestätigen, und zwar für das Körperbild (MZT) und die soziale Kompetenz (VBV-KOMP). Für die übrigen Merkmale der psychosozialen Anpassung ergab sich jeweils mindestens ein Zusammenhang mit Einzelrisiken, wobei hier zahlenmäßig die spezifischen Krankheitsaspekte dominierten (7 signifikante Korrelationen). Bzgl. *Veränderungen* (Hypothese 8) gab es für gut die Hälfte der Teilhypothesen (7 von 14 Risiken, 6 von 10 Outcome-Merkmale) *keine* Zusammenhänge und damit erwartungskonforme Ergebnisse. Rein quantitativ betrachtet spricht also eine deutliche Mehrzahl von Befunden *gegen Hypothese 7*, während sich eine knappe Mehrheit *für Hypothese 8* ergibt.

6. Diskussion der Ergebnisse
6.1 Reflexion der Methodik

Zunächst soll darauf eingegangen werden, inwieweit die folgenden methodischen Empfehlungen aus der Studie von Fredriksen et al. (2000) zu den Osloer Kinderherzsportgruppen in unserem Projekt realisiert werden konnten.

(1) Keine Beschränkung auf klinisch orientierte psychologische Methoden.

Bei uns wurden z.B. für den emotionalen und sozialen Bereich keine klinischen Methoden wie z.b. die CBCL, sondern allgemeiner gehaltene Fragebögen zu Verhaltensbesonderheiten verwendet, um auch niederschwelligere Auffälligkeiten nicht zu übersehen und um die Eltern mit Fragen von psychiatrischem Stellenwert nicht evtl. unnötig zu ängstigen.

(2) Anzielen eines niedrigen Dropouts bzw. zumindest Durchführung von vergleichenden Analysen der Merkmale von Dropouts und Absolventen.

Der Dropout lag bei uns insgesamt bei 18% (16 von 92), in Phase I bei 28% (15 von 53), in Phase II nur bei 3% (1 von 39). Die relativ zahlreichen Ausfälle in Phase I wurden hinsichtlich möglicher intervenierender Variablen mit den Absolventen der Gruppen verglichen (Tab. 4-6), wobei sich für *keines* der 22 untersuchten Merkmale *signifikante Unterschiede* ergaben. Es kann also weitgehend davon ausgegangen werden, dass das *Sample der Teilnehmer* verglichen mit den Dropouts *nicht selektiv* ist. Allerdings – und das muss relativierend berücksichtigt werden – unterscheiden sich die Absolventen von den Dropouts dahingehend, dass diese Familien die Bedeutung von Sport für ihr Kind stärker betonten und über größere zeitliche und organisatorische Ressourcen verfügten, um dieses zeitlich aufwendige Projekt in ihren Alltag zu integrieren.

(3) Kein Ausschließen von Probanden mit guter körperlicher Fitness.

In unserem Projekt wurden auch Kinder und Jugendliche mit leichterem Herzfehler, die nicht körperlich eingeschränkt waren, einbezogen. Auch in den Empfehlungen zur Leitung von Kinderherzgruppen (DGPR, 2000, 2001, siehe auch Kap. 2.1.4) werden nicht nur medizinische, sondern auch psychosoziale Indikationen dargestellt. Dies gilt insbesondere für Kinder mit nicht operationsbedürftigen oder mit leichteren Herzfehlern, deren Eltern aufgrund einer subjektiv höheren Schweregradeinschätzung zur Überbehütung neigen. Es kann zu Angstabbau und damit zu verminderter Überbehütung führen, wenn solche Eltern beobachten, dass ihre Kinder unter ärztlicher Obhut unbeschadet Sport treiben können. Dies war zwar nicht Gegenstand unserer Befragungen, wurde aber von einigen Eltern im Nachgespräch spontan genannt.

In unserem Projekt ist es also gelungen, alle drei o.g. methodischen Empfehlungen zu beherzigen. Was allerdings nicht realisiert werden konnte, war die *Einbeziehung einer Kontrollgruppe*. Es wurden verschiedene Varianten in Erwägung gezogen, aber alle aus triftigen Gründen wieder verworfen:

(1) Eine *zufallsmäßige Zuteilung* der Kinder zu einer Gruppe ohne und einer mit Intervention, die sich unserer Annahme zufolge als nützlich erweisen würde, erschien uns *aus ethischen Gründen nicht vertretbar.* Das entspräche dem Vorenthalten eines neuen Medikamentes, von dem man basierend auf Voruntersuchungen eine hohe Wirksamkeit gegen eine bestimmte schwere Erkrankung vermutet.
(2) Für den Vergleich eines motorischen Förderprogramms mit einem *anderen Interventionsprogramm,* z.B. Beratung der Eltern bzgl. des erzieherischem Umgangs mit den Kindern verbunden mit einem Bewältigungstraining für die Kinder, fehlten nicht nur personelle und zeitliche Ressourcen, sondern auch Evidenzen aus der bisherigen Forschung. So war die Zielgruppe eines Computer-Interventionsprogramms zur gesunden emotionalen Verarbeitung der Krankheit auf Eltern von Kindern im Krankenhaus beschränkt (DeMaso et al., 2000).
(3) Die Variante einer so genannten *Wartekontrollgruppe,* die das Interventionsprogramm einen 8-Monats-Zyklus später mitmacht, war in unserem Projekt wegen der geringen Anzahl von Kindern, deren Eltern sich für das Projekt interessierten, nicht durchführbar.
(4) Die Heranziehung von Kontrollkindern, deren Eltern die *Teilnahme ablehnten,* scheiterte daran, dass der hohe zeitliche Aufwand der Vor- und Nachuntersuchungen für diese Familien nicht zumutbar erschien. Häufig waren gerade zeitliche und organisatorische Gründe für die Verweigerung.

Allerdings können die *jüngeren in Phase II einbezogenen Kinder* (kurz: Vorschulkinder) *als Quasi-Kontrollgruppe* betrachtet werden. Denn sie unterscheiden sich hinsichtlich der Dauer der Herzkrankheit und der damit verbundenen entwicklungserschwerenden Umstände von den durchschnittlich um knapp vier Jahre älteren in Phase I einbezogenen Heranwachsenden (kurz: Schulkinder) in günstiger Richtung. Wenngleich es sich auch nicht um eine „richtige" Kontrollgruppe handelt, so ist doch ein *gewisser Kontrolleffekt gegeben,* der auch in der unterschiedlichen Ergebnisstruktur erkennbar wird (überwiegend ungünstige Ausgangswerte und einige günstige Veränderungen in Phase I, überwiegend altersgerechte Ausgangswerte und wenig Veränderungen in Phase II).

Das zweiphasige „Quasi-Kontrollgruppen-Design" impliziert, dass für die Vorschulkinder (Quasi-Kontrollgruppe, Phase II) *von fehlenden Unterschieden bezogen auf* Ausgangswerte und Veränderungen *und fehlenden Zusammenhängen mit Risiken ausgegangen wird* (Hypothese 5-8). Dies stellt das theoretisch begründbare Gegenstück der als signifikant postulierten Unterschiede und Veränderungen in Phase I dar. Anders als in Studien, bei denen sich *entgegen der Erwartung* keine Signifikanzen ergeben, kann hier unter diesen Bedingungen eine sinnvolle Interpretation vorgenommen werden.

In einer kritischen Diskussion verschiedener Methoden zur Schätzung von Trainingseffekten verweist Klauer (2002) zunächst auf die Bedeutung einer Kontrollgruppe, um auszuschließen, dass normale Entwicklungs- und Lernfortschritte als Trainingseffekte klassifiziert werden.

Die Gründe, warum in unserem Projekt keine echte Kontrollgruppe herangezogen wird, sind gerade eingehend dargelegt worden. Weiterhin schlägt Klauer verschiedene Schätzmaße für die Effizienz von Trainingseffekten vor, von denen die folgenden auch für Designs ohne Kontrollgruppen herangezogen werden können und in unserer Auswertung durchgängig einbezogen wurden:

(1) Zusätzlich zu Mittelwertsvergleichen Schätzung der Effektstärken.

Die jeweiligen Effektgrößen bei signifikanten Veränderungen in den ANOVA mit Messwiederholung waren weit überwiegend mittel oder hoch.

(2) Auf Einzelfallebene Prüfung, welche Probanden sich signifikant verbessert haben.

Die intraindividuellen Veränderungen wurden anhand der jeweiligen kritischen Differenz klassifiziert; diese stellt ein sehr konservatives Maß dar, wodurch der Anteil derer, die *fälschlich* als vom Training profitierend klassifiziert werden (falsch Positive) minimiert wird.

(3) Prüfung, ob eine Regression zur Mitte bei extrem niedrigen und extrem hohen Werten gleich häufig vorkommt.

Die Anzahl von Probanden mit extremen Ausgangswerten ist jeweils angegeben. Ggf. erfolgte eine zusätzliche Signifikanzprüfung ohne diese Probanden.

Auf dem Hintergrund der soeben dargestellten Sichtweise, dass die Stichprobe in Phase II hinsichtlich der Dauer erlebter negativer Krankheitsfolgen als „Quasi-Kontrollgruppe" für Phase I betrachtet werden kann, erfolgt die Diskussion nicht für beide Erhebungsphasen getrennt, sondern gemeinsam, um so unmittelbar Vergleiche anstellen zu können. Am Ende jedes Gliederungspunktes erfolgt eine Anbindung der Befunde an die Hypothesen, die sich auf Ausgangswerte und Veränderungen in den jeweiligen Bereichen der verschiedenen LQ-Komponenten beziehen (für Phase I: Hypothese 1 und 2, für Phase II: Hypothese 5 und 6). Die Hypothesen, die sich auf die Bedeutung der biologischen und psychosozialen Risiken beziehen, kommen „en bloc" am Ende von Kapitel 6.2.6 zur Sprache. Eine zusammenfassende Diskussion zu den Ergebnissen findet sich in Leurs et al. (2001) bzgl. der Motorischen Entwicklung und in Sticker (2001a) im Hinblick auf die übrigen LQ-Komponenten.

6.2 Befunde zur Lebensqualität
6.2.1 Körperliche Komponente
6.2.1.1 Herz-Kreislauf-Situation und körperliche Belastbarkeit

Anders als bei Koronarsportgruppen für Erwachsene, waren Verbesserungen der kardialen und der körperlichen Belastbarkeit in unserem Trainingsprogramm für Heranwachsende mit angeborenem Herzfehler nicht intendiert. Es wurde bewusst auf ein Ausdauertraining mit Elementen wie Dauerlauf oder Joggen verzichtet, da dies bei einigen Diagnosen kontraindiziert ist und außerdem nicht zu den bevorzugten Bewegungsformen von Heranwachsenden gehört (Wydra, 2001).

Die kardiale *Ausgangssituation* wurde in Phase I bei nur 5, in Phase II aber bei 15 Kindern als eher schlecht eingeschätzt, d.h. die gesundheitliche Belastung der jüngeren Kinder war offensichtlich etwas größer als die der älteren. Dies wurde auch schon beim Vergleich der Merkmale beider Stichproben deutlich, demzufolge etwas mehr Vorschulkinder mindestens bedeutungsvolle Restbefunde oder die schwere Diagnose einer TGA aufwiesen (vgl. Kap. 4.4.3, Tab. 4-8). Außerdem litten doppelt so viele jüngere wie ältere Kinder unter körperlichen Einschränkungen (vgl. Kap. 5.1.6.1, Tab. 5-33 und 5.2.6.1., Tab. 5-64).

Die Analyse der Gesamteinschätzungen von kardialen *Veränderungen* in beiden Phasen macht deutlich, dass es *bei keinem Kind zu einer gesundheitlichen Verschlechterung* gekommen ist. Hiermit ist das für den kardiologischen Bereich gesetzte Ziel erreicht worden. Darüber hinaus zeigte sogar jeweils knapp ein Viertel der Kinder in beiden Phasen günstige Veränderungen. Aufgrund der geringeren Anzahl von Kindern mit schlechter kardialer Ausgangssituation in Phase I erscheint nachvollziehbar, dass die Verbesserungen hier bei einer *guten* Ausgangslage auftraten, während sich in Phase II mehr Kinder aus einer *schlechten* Ausgangslage heraus verbesserten (vgl. Kap. 5.1.1.1.und 5.2.1.1).

6.2.1.2 Motorische Entwicklung

Die Ergebnisse zur Motorik sollen hier nur kurz diskutiert werden, da dieser Bereich eher in den „Wirkungskreis" der Deutschen Sporthochschule fällt und dort schon in zahlreichen Diplomarbeiten beleuchtet wurde. Weiterhin steht hierzu die Dissertation der Sportpädagogin aus (Leurs, in Vorbereitung). Eine ausführliche Diskussion, auch unter Bezugnahme auf Interventionsstudien bei anderen chronischen Erkrankungen, findet sich in dem von unserem Team herausgegebenen Buch (Leurs et al., 2001).

<u>Schulkinder (Phase I): Ausgangswerte zur Gesamtkörperkoordination (KTK)</u>

Der mittlere Ausgangswert im Körper-Koordinations-Test lag signifikant unter der Norm, spricht also für das Bestehen von anfänglichen Defiziten in der Gesamtkörperkoordination. Dies steht in gewissem Widerspruch zu einigen wenigen Befunden von Shida et al. (1981), sowie Veelken et al. (1992), die bei Stichproben mit breiter Altersspanne anhand nicht näher spezifizierter bzw. eher grober Testverfahren *keine motorischen Defizite* feststellen konnten. Meijer (2000) zufolge ergab sich bei Kleinkindern eine regelrechte motorische Entwicklung, allerdings auf der Basis von Elterneinschätzungen; hier muss die Möglichkeit von Fehleinschätzungen im Sinne von Wunschdenken in Betracht gezogen werden. Dass dies allerdings nicht generell der Fall sein muss, zeigt die Untersuchung von Krol et al. (2002); hier schätzten Eltern herzkranker Heranwachsender verglichen mit Eltern Gesunder die motorischen Funktionen in einem Lebensqualitätsfragebogen häufiger als reduziert ein.

In der Kölner Reihenuntersuchung (motorischer Teil: Nuhn, 2000) entsprach das KTK-Ergebnis, basierend auf einer ähnlich großen Stichprobe, genau dem in unserem Vortest. Dort wiesen die Kinder mit leichterem Herzfehler eine bessere Körperkoordination auf als die mit schwererem (Ventrikelseptumdefekt, VSD vs. Fallot'sche Tetralogie, ToF). In unserem Projekt macht der Unterschied zwischen den beiden Diagnosen fast zwei Standardabweichungen zugunsten der VSD-Kinder aus, lässt sich aber – nicht zuletzt aufgrund der kleinen Teilgruppen – statistisch nicht absichern.

In der groß angelegten Aachener Studie zur Langzeitprognose von Kindern mit einer Transposition der großen Gefäße (TGA), die anhand der arteriellen Switch-Operation anatomisch korrigiert wurde (vgl. Kap. 2.1.3.8), ergaben sich für das Follow-up mit drei bis vier Jahren trotz eingehender differenzieller Analysen *keine motorischen Defizite*. Bei der letzten Nachuntersuchung der überwiegend schulpflichtigen Kinder lag der mittlere KTK-Quotient allerdings unter dem Normwert (Hövels-Gürich, pers. Mitt. 25.5.2000), wenn auch etwas höher als unser Ausgangswert; eine gestörte Koordination ($\leq$ minus 2 SD) hatte in Aachen nur knapp ein Achtel der Kinder, im Kölner Projekt war es knapp ein Viertel. Hövels-Gürich et al. (2002) zufolge betrafen die motorischen Defizite vor allem Kinder mit *schwerer Hypoxie* vor bzw. Herz-Kreislauf-Insuffizienz nach der Operation. Derartige Daten standen in unserem Projekt nicht zur Verfügung, allerdings hatten Kinder mit *zyanotischem Herzfehler* – nur dann kann eine Hypoxie auftreten – eine schlechtere Körperkoordination als die übrigen Kinder (vgl. Kap. 5.1.6.3, Abb. 5-17 und 5-19), was in Richtung der Befunde von Hövels-Gürich weist. Auch in der Kieler Studie (Stieh et al., 1993, 1999) fand sich anhand des KTK eine *schlechtere Körperkoordination* bei zyanotischem verglichen mit azyanotischem Herzfehler. Probanden mit harmlosen Herzgeräuschen erreichten insgesamt ein altersgerechtes Ergebnis, was zeigt, dass die Normen des KTK im Laufe der Jahre nicht etwa „zu streng" geworden sind, wie die Befürworter der These von der zunehmenden motorischen Verarmung der Kinder behaupten (vgl. Kap. 2.4.2).

Übereinstimmung mit der Kieler Studie findet sich weiterhin bzgl. des signifikanten Zusammenhangs zwischen höherem KTK-MQ und niedrigerem *Operationsalter*. Auch Newburger et al. (1983) fanden eine schlechtere Körperkoordination vor allem bei später operierten TGA-Kindern. Hierdurch wird die Bedeutung einer möglichst frühen Operation für die motorische Entwicklung unterstrichen. Es ist allerdings zu berücksichtigen, dass das Operationsalter mit dem Schweregrad des Herzfehlers konfundiert ist; meist müssen gerade die Kinder mit *schwerem* Herzfehler früh operiert werden, während bei den anderen noch abgewartet werden kann, ob sich die hämodynamische Situation bessert, z.B. durch Spontanverschluss eines VSD, und eine Operation dadurch vermieden werden kann.

Unverdorben et al. (1997) stellten unter Verwendung eines anderen Testverfahrens bei herzkranken Schulkindern übereinstimmend mit unseren Befunden eine deutlich reduzierte Bewegungskoordination fest. Dies galt insbesondere, wenn körperliche Einschränkungen bestanden und wenn ärztlicherseits ein Sportverbot erteilt worden war. Diese beiden Merkmale wiesen in unserem Projekt keine Zusammenhänge zur motorischen Koordination auf, was vielleicht u.a. auf die unterschiedliche Bandbreite des erfassten Leistungsspektrums zurückgeführt werden kann.

Bei Analyse der Interaktion zwischen den einzelnen Risiken (Automatic Interaction Detector, AID) spielte die *Sozialschicht* bzgl. der Körperkoordination eine zweifache Rolle, wobei einmal die Kinder aus der Grundschicht und einmal die übrigen Kinder besser abschnitten (vgl. Abb. 5-19). Es war auch nicht unbedingt eine bessere Körperkoordination bei Kindern aus höheren Sozialschichten zu erwarten; in den Bayley-Skalen (Bayley, 1969) beispielsweise stammten die Kinder der Normstichprobe eher aus *niedrigen Sozialschichten* und erreichten im motorischen Bereich vergleichsweise gute Leistungen, so dass diese Normen für die übrigen Kinder eigentlich etwas „zu streng" sind. Offenbar trifft dies auch auf unsere Teilgruppe mit zyanotischem Herzfehler zu (vgl. Abb. 5-19); hingegen schnitten Kinder mit nicht zyanotischem Herzfehler, die spät operiert wurden, dann günstiger ab, wenn die Eltern nicht der Grundschicht, sondern der Mittel- oder Oberschicht (im Folgenden kurz „höhere Sozialschicht" genannt). Derartige differenzielle Befunde lassen sich nur ermitteln, wenn ein und dasselbe Risiko bei *jedem* Schritt auf seine „trennende Kraft" geprüft wird – zweifellos ein Vorteil der AID-Methode.

Weiterhin interessant erscheint bei den AID-Analysen zum KTK noch, dass früh operierte Kinder mit einfacheren Herzfehlern, die über eine *größere Anzahl von Freunden* verfügten, als einzige Teilgruppe altersgerechte KTK-Ausgangswerte erreichten. Möglicherweise werden Heranwachsende in Gesellschaft von Peers stärker dazu angeregt, sich im Freien viel zu bewegen.

<u>Schulkinder (Phase I): Veränderungen in der Gesamtkörperkoordination (KTK) und im motorischen Leistungsstand (TML)</u>

Im Verlaufe des achtmonatigen motorischen Förderprogramms hat sich die Gesamtkörperkoordination in Phase I signifikant verbessert. Ähnliches ergab sich auch in dem Dortmunder Projekt (Völker, 1998) mit einer allerdings deutlich kleineren Gruppe. Dort fand das Training über 2 ½ Jahre hinweg aber nur alle zwei Wochen statt. In unserem Projekt konnten in kürzerem Zeitraum größere motorische Erfolge erzielt werden. Offensichtlich ist ein zeitlich komprimiertes Training mit mindestens einer Übungseinheit pro Woche effektiver als ein sich länger erstreckendes Programm mit selteneren Trainingszeiten.

Günstigere *KTK-Veränderungen* hingen in der AID-Analyse mit einer niedrigen Sozialschicht zusammen und waren in Verbindung mit *längeren stationären Aufenthalten* am stärksten ausgeprägt (vgl. Abb. 5-20). Kliniksaufenthalte bedeuten auch immer eine Einschränkung des Bewegungsspielraumes. Hinzu kommt, dass das Wohnumfeld in niedrigeren Sozialschichten der freien Entfaltung des Bewegungsdrangs teils entgegenwirkt. Gerade diese durch geringe motorische Vorerfahrungen gekennzeichneten Kinder konnten im Verlaufe des motorischen Förderprogramms motorische Defizite besonders aufholen, was den Nutzen der Gruppen unterstreicht.

Auch bei der Mehrzahl der mit der *Testbatterie zur Erfassung des motorischen Leistungsstandes* (TML) untersuchten motorischen Kompetenzen ergaben sich signifikante Verbesserungen. Allerdings muss der festgestellte „*Leistungsfortschritt*" im Standweitsprung relativiert werden, denn auf der Basis altersspezifischer Vergleichswerte sind die Leistungen durchgängig unterdurchschnittlich (Beck und Bös, 1995), d.h. es handelt es sich also lediglich um altersgerechte Fortschritte. Daher müssen auch die übrigen bei der TML festgestellten „Verbesserungen", für die keine Vergleichswerte vorhanden sind, mit entsprechender Vorsicht betrachtet werden, wobei altersgerechte Fortschritte im Vergleich zu einer stagnierenden und rückläufigen Entwicklung auf jeden Fall positiver zu bewerten sind.

Die Schulkinder verbrachten in ihrer Freizeit zu beiden Messzeitpunkten durchschnittlich 11 ½ Stunden pro Woche „in Bewegung", d.h. trieben Sport oder spielten im Freien, was überwiegend mit Bewegung verbunden ist. Diese Werte liegen nicht unter denen für Unausgelesene (z.B. Blinkert, 1993, zitiert nach Spitthöver, 1999), d.h. offensichtlich hatten die meisten Kinder trotz ihrer Herzerkrankung *genügend Bewegungsanregungen*. Allerdings muss auch in Betracht gezogen werden, dass die Fragestellung einen gewissen Interpretationsspielraum offen ließ und somit Übertreibungen aufgrund von Verleugnungstendenzen und Wunschdenken und geleistet haben könnte. In gleiche Richtung interpretieren Biondi et al. (1996) ein Ergebnis ihrer Befragung, demzufolge fast alle Eltern ihren herzkranken Kindern mindestens die gleiche körperliche Aktivität attestieren wie Geschwistern und Peers.

<ins>Vorschulkinder (Phase II): Motorische Grundfähigkeiten (MOT 4-6)</ins>

Die Vorschulkinder bewegten sich nach Angaben der Eltern ausgesprochen viel im Freien, nämlich ca. 4-mal so viel wie Unausgelesene (Blinkert, 1993, zitiert nach Spitthöver, 1999). Möglicherweise spielt auch hier – wie schon in Phase I diskutiert – eine durch Verleugnungstendenzen und Wunschdenken geprägte Überschätzung der Eltern eine Rolle (vgl. auch Biondi et al., 1996). Diese wird allerdings wohl nicht so groß sein, dass die Kinder stattdessen in Wirklichkeit ein Bewegungsdefizit aufweisen. Das Absinken der Bewegungszeit vom Vor- zum Nachtest ist durch saisonale Besonderheiten bedingt. Während der Vortest im späten Frühling stattfand, wurde der Nachtest im Winter durchgeführt, wenn die Bewegungsmöglichkeiten im Freien aufgrund niedriger Temperaturen eingeschränkt sind.

Beim MOT 4-6 waren die durchschnittlichen Ergebnisse sowohl vor als auch nach dem motorischen Förderprogramm normgerecht. Möglicherweise hat das Programm dazu beigetragen, dass die Kinder mit zunehmendem Alter keine motorischen Defizite ausbildeten, sondern sich *altersgerecht auf mittlerem Niveau weiterentwickeln* konnten. Dies ließe sich letztlich nur anhand einer Kontrollgruppe überprüfen, was aber in unserem Projekt aus bereits dargestellten Gründen nicht möglich war. Vereinzelt finden sich in der Literatur Hinweise auf motorische

Defizite bei herzkranken Vorschulkindern (Dalery et al., 1986; Brattström & Ellborn-Ek, 2000). Anderen Untersuchungen zufolge erreichten herzkranke Kinder wichtige motorische Entwicklungsmeilensteine allerdings altersgerecht (Jedlicka-Köhler & Wimmer, 1987; Hesz & Clark, 1988), was mit unserem Befund einer unauffälligen Motorik im Vorschulalter eher übereinstimmt.

Auch wenn die Ausgangswerte im motorischen Bereich völlig unauffällig waren, so zeigten sich doch ausgesprochen viele Zusammenhänge mit Risiken, und zwar solchen, die ausschließlich den biologischen Bereich betrafen. Niedrigere Motorik-Quotienten fanden sich demzufolge bei häufigeren und längeren stationären Aufenthalten. Im Bereich der spezifischen Krankheitsaspekte gab es für jedes der vier Risiken eine signifikante Korrelation, die allerdings für das Operationsalter auf den ersten Blick – wie schon in Phase I diskutiert – erwartungswidrig ausfiel. Kinder, die früh operiert worden waren, erreichten zu Beginn des Förderprogramms niedrigere Motorik-Werte, und das, obwohl das Bestreben heutzutage grundsätzlich in Richtung möglichst frühzeitiger operativer Korrektur von Herzfehlern geht. Allerdings betrifft dies überwiegend Herzfehler von höherem Schweregrad, während bei leichteren Herzfehlern häufig noch abgewartet werden kann. Auf diesem Hintergrund betrachtet stützt das Ergebnis die übrigen Zusammenhänge zwischen Motorik und krankheitsspezifischen Risiken (Zyanose, körperliche Einschränkungen, schwerer Restbefund).

In der AID-Analyse spielen überwiegend biologische Risiken wie zyanotischer Herzfehler und körperliche Einschränkung eine Rolle für geringere motorische Kompetenzen (vgl. Kap. 5.2.6.4, Abb. 5-35). Ein höheres Operationsalter ergibt sich übereinstimmend mit o.g. Ergebnis der Einzelanalysen in Verbindung mit besseren motorischen Fähigkeiten.

Bzgl. *Veränderungen* in den allgemein motorischen Grundfähigkeiten ergaben sich in Phase II keinerlei Zusammenhänge mit Risiken, d.h. hier konnte man keine Teilgruppe eruieren, die von einer Förderung besonders profitiert hat. Dies zeigte sich auch unter Berücksichtigung der Interaktion zwischen den Risiken (AID-Analyse) und ist auf dem Hintergrund zu sehen, dass die Ergebnisse zu beiden Messzeitpunkten sehr ähnlich waren.

<u>Vorschulkinder (Phase II): Fein- und Grobmotorik (PST)</u>

Im psychomotorischen Screening-Test konnten die Vorschulkinder im Verlaufe des motorischen Förderprogramms trotz eines unauffälligen Ausgangsniveaus noch signifikante Verbesserungen erzielen. Offensichtlich war das Programm nicht nur dazu geeignet, etwaige Defizite zu kompensieren, sondern auch Kinder mit unauffälliger Motorik so zu fördern, dass sie über den normalen Altersfortschritt hinaus davon profitieren konnten. Hierzu hat sicherlich die große Breite des Angebotes (variierende Schwierigkeitsgrade in vielfältigen Bewegungsanregungen anhand unterschiedlichster Geräte) in Verbindung mit dem Eingehen auf die Bedürfnisse jedes einzelnen Kindes beigetragen.

Zusammenfassend betrachtet ergaben sich bei den Schulkindern (Phase I) für die Körperkoordination (KTK) niedrige Ausgangswerte und deutliche Verbesserungen im Verlaufe des motorischen Förderprogramms. Hierdurch werden *Hypothese 1 und 2* speziell für den motorischen Bereich der körperlichen Lebensqualitätskomponente unterstützt (vgl. Kap. 5.1.7, Tab. 5-38). Die Vorschulkinder (Phase zwei zeigten zu Beginn durchschnittliche allgemeine motorische Grundfähigkeiten (MOT 4-6) und eine altersgerechte Weiterentwicklung. Hierdurch werden *Hypothese 5 und 6* speziell für den motorischen Bereich der körperlichen Lebensqualitätskomponente unterstützt (vgl. Kap. 5.2.7, Tab. 5-70). Es sei daran erinnert, dass die Hypothesen für Phase I und II aufgrund der unterschiedlichen Erkrankungsdauer divergieren (vgl. Kap. 3, Tab. 3-1).

6.2.2 Mentale Lebensqualitätskomponente

6.2.2.1 Kognitive Leistungsgeschwindigkeit und Merkfähigkeit

Schulkinder (Phase I): Kognitive Leistungsgeschwindigkeit (ZVT)

In diesem Bereich konnte im Verlaufe des motorischen Förderprogramms – ausgehend von schon altersgerechten Durchschnittswerten – eine signifikante Verbesserung erzielt werden. Zu Beginn lagen die jüngeren Mädchen unter und die älteren über dem Durchschnitt; umgekehrt erreichten bei den Jungen die jüngeren durchschnittliche und die älteren niedrige Werte. Im Verlaufe des motorischen Förderprogramms glichen sich diese Unterschiede aus, d.h. die Leistungen bzgl. des Auffassungstempos sind homogener geworden, und es hat sich nicht etwa der so genannte „Matthäus-Effekt" eingestellt (Wer hat, dem wird gegeben werden, ...).

Eine höhere kognitive Leistungsgeschwindigkeit vor dem Sportkurs hing in den Einzelanalysen zusammen mit kürzeren stationären Aufenthalten und einer altersgerechten Schullaufbahn. Bzgl. Veränderungen im Verlaufe des Projektes zeigten sich keinerlei Zusammenhänge mit einzelnen medizinischen oder psychosozialen Risiken.

Das AID-Modell zur Interaktion von Risiken *vor dem motorischen Förderprogramm* zeichnet sich durch Sparsamkeit (nur drei Risiken bedeutsam) bei dennoch hoher Varianzaufklärung aus (vgl. Kap. 5.1.6.4, Abb. 5-21). Dies liegt zum großen Teil an dem Risiko der Schullaufbahnretardierung, das im ersten AID-Analyseschritt bereits knapp zwei Drittel der Varianz aufklärt. Die Werte der Kinder, die aufgrund von Zurückstellungen oder Klassenwiederholungen überaltert waren, lagen um mehr als 1 ½ Standardabweichungen unter denen der übrigen Kinder. Hieran wird auch deutlich, dass die beim Zahlenverbinden geforderte Fähigkeit, ein begrenztes Wahrnehmungsfeld rasch zu überschauen und eine relativ monotone Aufgabe durchzuhalten, für die schulische Laufbahn wichtig ist. Die auf *Veränderungen* bezogene Analyse zeigt, dass gerade *jüngere Kinder aus niedrigeren Sozialschichten* ihre kognitive Leistungsgeschwindigkeit im Verlaufe des Sportprogramms besonders steigern konnten, also offensichtlich in dieser Hinsicht stark *profitierten* (Anstieg um ca. 1 ½ SD, vgl. Kap. 5.1.6.4,

Abb. 5-21). Eine solche Interaktion zwischen mehreren Risiken ließ sich bei Beschränkung auf die Untersuchung von Zusammenhängen mit Einzelrisiken nicht feststellen, so dass auch hier die AID-Analyse zusätzliche Erkenntnisse ermöglicht.

Im Vergleich mit den ZVT-Ergebnissen der einmaligen Erhebung von Floquet et al. (1999) stimmt unser *Ausgangswert* gut mit dem der *herzkranken Heranwachsenden* und unser *Nachtestwert* mit dem der *Kontrollgruppe* überein. Das Ergebnis der Kontrollgruppe zeigt, dass offensichtlich aufgrund einer Akzelerierung in diesem Funktionsbereich die Normierung nicht mehr ganz aktuell und der Mittelwert um ca. 2/3 Standardabweichungen angestiegen ist. Auf diesem Hintergrund betrachtet hat sich das Auffassungstempo in unserer Stichprobe im Verlaufe des motorischen Förderprogramms bis zu dem inzwischen erhöhten Normmittelwert verbessert. Während bei Floquet et al. (1999) der Unterschied zur Kontrollgruppe vor allem für die Heranwachsenden, die durch eine Zyanose gekennzeichnet waren, ließ sich ein solcher Zusammenhang in unserer Stichprobe nicht absichern, wohl auch deshalb, weil in unserem Sample nur drei Probanden postoperativ noch zyanotisch waren – bei Floquet et al. (1999) waren es mehr als die Hälfte.

In der Kölner Reihenuntersuchung lag die durchschnittliche kognitive Leistungsgeschwindigkeit signifikant unter dem Normwert und damit niedriger als in unserem Projekt (Nießen, 1999). Dort basierten die Ergebnisse allerdings auch auf älteren Jugendlichen und Erwachsenen, für die aber ebenso altersspezifische Normen vorhanden sind. Das schlechtere Abschneiden in der Kölner Reihenuntersuchung kann nicht auf einen höheren Anteil von Probanden mit schwerem Herzfehler zurückgehen, denn Kinder mit TGA und komplexen Herzfehlern, die kardial noch schwerer belastet sind, wurden nur in unserem Projekt berücksichtigt. In der Reihenuntersuchung kam allerdings eine noch umfangreichere Testbatterie als in unserem Projekt zur Anwendung. Zwar wurde der ZVT dort gleich zu Beginn des Testblocks durchgeführt, um Ermüdungseffekten vorzubeugen, aber vielleicht beeinträchtigte die Antizipation der Anstrengungen bei den noch ausstehenden Tests teilweise die Motivation und damit auch die Leistungen bzgl. des Auffassungstempos.

<u>Vorschulkinder (Phase II): Konzentrationsvermögen bei Routineaufgaben und Merkfähigkeit für Zahlen (HAWIK-ZN/ZS)</u>

Der revidierte Hamburg-Wechsler-Intelligenztest für Kinder (HAWIK-R) reagiert „sensibel auf krankheitsbedingte Veränderungen" (Willich & Friese, 1994 S. 181), z.B. bei Asthma und Diabetes. Dies zeigte sich weniger in den Gesamttestwerten als in den differenziellen Profilverläufen. Die ausgewählten Untertests ZN und ZS erfassen beide bestimmte Wahrnehmungsverarbeitungsfunktionen. Es könnte daher davon ausgegangen werden, dass gerade die beiden ausgewählten Untertests bei Kindern mit einem angeborenen Herzfehler schlechter ausfallen als bei gesunden Kindern. Hinsichtlich der Merkfähigkeit für Zahlen, erfasst durch das Zahlennachsprechen, konnte diese Vermutung nicht bestätigt werden, wohl aber für die *Konzentrationsfähigkeit bei Routineaufgaben*, erfasst mit dem Zahlen-Symbol-Test; hier lagen die

Vortestwerte signifikant unter dem Mittelwert der Normstichprobe, stiegen allerdings im Verlauf des motorischen Förderprogramms signifikant an. Offensichtlich ist die mit diesem Untertest erfasste psychomotorische Geschwindigkeit *ebenso trainierbar wie störanfällig*.

In der Kölner Reihenuntersuchung lagen die Ergebnisse zur *Merkfähigkeit* signifikant über dem Durchschnitt der Altersnorm (Nießen, 1999). Allerdings wurden dort die älteren Normen von 1966 (Hardesty & Priester, 1966) zugrunde gelegt. Auf dieser Basis ausgewertet lag in unserem Projekt der Vortestwert um ein Drittel, der Nachtestwert um eine halbe Standardabweichung höher, aber immer noch unter dem Mittelwert bei Nießen (1999).

Zu berücksichtigen ist, dass unsere Ergebnisse nur auf jüngeren Kindern basieren, während bei Nießen (1999) auch die Jugendlichen und Erwachsenen einbezogen wurden, deren Leistungen nur mit der höchsten Altersgruppe des HAWIK verglichen werden konnten (15 Jahre). Da aber die Entwicklung dieser Funktion später vielleicht noch fortschreitet, könnte es bei den älteren Probanden zu einer *Überschätzung* der Merkfähigkeit gekommen sein, so dass der tatsächliche Durchschnittswert etwas niedriger und somit ähnlich wie bei uns liegt. Auch hinsichtlich der *Konzentration bei Routineaufgaben* schnitten die Probanden bei Nießen signifikant überdurchschnittlich ab. Demgegenüber fand sich in unserem Projekt, allerdings wiederum basierend auf den aktuelleren Normen von 1985, ein unterdurchschnittlicher Ausgangswert. Hier stieg der Wert bei Konvertierung in die alten Normen um eine Standardabweichung und näherte sich somit dem Ergebnis von Nießen (1999) an. Nießen fand in diesen beiden Funktionen keine Unterschiede zwischen Kindern mit leichterem und schwererem Herzfehler (VSD, ToF) sowie zwischen Jungen und Mädchen. Dies trifft auch auf unsere Daten zu, und zwar basierend auf den neueren und älteren Normen (1966).

Höhere Ausgangswerte in diesen beiden mentalen Funktionen gingen bei der Analyse der *einzelnen Risiken* einher mit günstigeren allgemeinen psychosozialen Merkmalen, und zwar bzgl. Auffassungstempo (ZS) mit einer höheren Sozialschicht und bzgl. Merkfähigkeit (ZN) mit dem Fehlen von familiärem Stress, gekennzeichnet durch Überforderung oder psychische Störung der Eltern bzw. chaotische Organisation, d.h. zu wenig Halt gebende Strukturen (vgl. Kap. 5.2.6.3, Abb. 5-33). Eine *Verbesserung der Merkfähigkeit* gelang vor allem Kindern, die unter familiärem Stress aufwuchsen, die also im Vortest eher schlecht abgeschnitten hatten (vgl. Kap. 5.2.6.3, Abb. 5-34). Dies konnte auch in den Interaktionsanalysen (AID) bestätigt werden (vgl. Kap. 5.2.6.4, Abb. 5-37). Interessanterweise hat sich das Familienklima in Phase II ausschließlich für den *kognitiven* Bereich als bedeutsam erwiesen, obwohl eigentlich eher Zusammenhänge mit Verhaltensauffälligkeiten erwartet wurden, die im übrigen in Phase I auch nachgewiesen werden konnten (vgl. hinten, Kap. 6.2.4.1).

Das Strukturdiagramm zur Bedeutung von Risiken für die *kognitive Leistungsgeschwindigkeit* (vgl. Kap. 5.2.6.4, Abb. 5-36) *vor dem motorischen Förderprogramm* enthält überwiegend psychosoziale Risiken (familiärer Stress, wenige Freunde, Sportdefizit) und nur das Operationsalter als biologisches Merkmal. Bei dem entsprechenden Modell für die *Veränderungen* hingegen finden sich drei biologische Merkmale gegenüber nur einem psychosozialen (Laufbahndefizit), das auch nicht zwischen den günstigsten und ungünstigsten Ästen differenziert (vgl. Abb. 5-37). Für das Konzept von Interventionsmaßnahmen ist diese Akzentverschiebung insofern relevant als die biologischen Risiken, die schwerpunktmäßig für die Veränderungen bedeutsam waren, nicht so leicht beeinflussbar sind wie die – hauptsächlich für die Ausgangswerte wichtigen – psychosozialen Risiken. Dies deutet auf eine *stärkere Notwendigkeit präventiver Interventionen* hin, d.h. durch *Optimierung der psychosozialen Bedingungen* den Weg für eine altersgerechte Entwicklung der Kinder zu bereiten.

Zusammenfassend betrachtet ergab sich für die kognitive Leistungsgeschwindigkeit (ZVT) bei den Schulkindern (Phase I) trotz altersgerechter Ausgangswerte eine deutliche Verbesserung im Verlaufe des motorischen Förderprogramms. Hierdurch wird speziell für diesen Teilbereich der mentalen Lebensqualitätskomponente *Hypothese 2* (Verbesserungen im Verlaufe des Sportprogramms) unterstützt, während *Hypothese 1* (nicht normgerechte Ausgangswerte) keine Bestätigung erfährt (vgl. Kap. 5.1.7, Tab. 5-38); letzteres ist allerdings für die betroffenen Kinder als uneingeschränkt positiv zu bewerten und spricht für die Wirksamkeit der zahlreichen Bemühungen um diese Zielgruppe seitens Eltern, Ärzten, Schwestern und Ehrenamtlichen aus Elternvereinen.

Bei den Vorschulkindern (Phase II) fanden sich für die *Konzentration bei Routineaufgaben* (HAWIK-ZS) niedrige Ausgangswerte und deutliche Verbesserungen, wodurch für diesen Teilbereich der mentalen Lebensqualitätskomponente *Hypothese 5 und 6 nicht bestätigt werden*. Bzgl. der *Merkfähigkeit für Zahlen* (HAWIK-ZN) entwickelten sich die Vorschulkinder bei durchschnittlichen Ausgangswerten altersgerecht weiter, was die Hypothesen 5 und 6 unterstützt (vgl. Kap. 5.2.7, Tab. 5-70).

6.2.2.2 Differenziertheit des Körperbildes

Kunick (1994, S. 107) empfiehlt den betreuenden Kinderkardiologen und Hausärzten, darauf zu achten, „daß das herzkranke Kinder im Rahmen seiner Möglichkeiten regelmäßig sportlichen Aktivitäten zur Verbesserung seines Körpergefühles und Körperbildes nachgeht". Auch wenn das Körpergefühl als der eher emotionale Aspekt der Körperwahrnehmung wegen des ohnehin schon sehr umfangreichen Testprogramms nicht eingehend untersucht werden konnte, wurden die *Mensch-Zeichnung* der Kinder anhand von relevanten Merkmalen des Visuomotorischen Schulreifetests (VSRT, z.B. eckiges Körperschema, sich überschneidende oder offene Konturen, fehlende Plastizität) untersucht. Auf dieser – zugegebenermaßen relativ schmalen – Basis ergaben sich *keine* Hinweise auf eine Störung des Körpergefühls.

Im Folgenden werden die für beide Phasen vorliegenden Ergebnisse zu den Mensch-Zeichnungen, ausgewertet nach Ziler (1996) hinsichtlich der Differenziertheit der Darstellung, diskutiert.

Schulkinder (Phase I):

Bei den *Schulkindern* lag der Quotient im Mann-ZeichenTest (MZT) vor und nach dem motorischen Förderprogramm auf gleich bleibend niedrigem Niveau; etwaige intraindividuelle Veränderungen bewegten sich gleichermaßen nach unten wie nach oben, was mit der starken Motivationsabhängigkeit dieses Verfahrens zusammenhängen kann. Außerdem zeigt der signifikante Alterseffekt im Vortest, dass – querschnittlich betrachtet – ältere Kinder (ab Sekundarstufe), darunter auch die Jugendlichen, niedrigere Werte erreichen als jüngere; dasselbe Phänomen findet sich ebenso in der längsschnittlichen Betrachtung, indem ein Drittel der Kinder beim Nachtest – hier waren sie um ca. 9 Monate älter – einen weniger differenzierten Menschen zeichneten als beim Vortest. Bei der Analyse von Zusammenhängen mit Einzelrisiken bzgl. *Veränderungen* fand sich eine negative Korrelation mit dem Alter, d.h. je älter die Kinder waren, umso weniger hat sich das Ergebnis des Mann-Zeichen-Tests vom Vor- zum Nachtest verbessert (vgl. Kap. 5.1.6.3, Abb. 5-18). Das erscheint zwar der allgemeinen Hypothese zufolge (stärkere Veränderungen bei höherem Risiko, das hier in höherem Alter zu sehen ist) auf den ersten Blick erwartungswidrig, muss aber speziell für diesen Test relativiert werden: Jüngere Kinder haben meist eine höhere Motivation zum Malen und ihre zeichnerische Entwicklung ist noch ausbaufähig, während ältere Kinder sich vor allem bei wiederholter Testung häufig gerade in diesem Bereich nicht mehr so viel Mühe geben. Offensichtlich ist der MZT für die älteren Kinder nur bedingt geeignet. Dies unterstützt die empirisch gewonnene Erkenntnis von Regel und Noack (1970), wonach die Aussagekraft des MZT auf Schulkinder bis zum Grundschulalter begrenzt ist.

In einer älteren Untersuchung zum Körperbild malten die Kinder mit angeborenem Herzfehler signifikant kleinere Selbstbilder als Unausgelesene (Green & Levitt, 1962) und als die Kinder unseres Projekts. Eventuell konnten sich die Herzkinder damals durch eine insgesamt ungünstigere Prognose aufgrund schlechterer Behandlungsmöglichkeiten in psychosozialer Hinsicht nicht optimal entfalten. Dies könnte sich auch negativ auf die Größe der Selbstbilder ausgewirkt haben.

Am Ende eines zwölfmonatigen intensiven Belastungstrainings in einer sehr kleinen Gruppe wurden deutlich größere Selbstbilder gezeichnet als zu Beginn (Donovan et al., 1983). Die Tatsache, dass dies in unserem Projekt nicht in signifikantem Ausmaß der Fall war, kann vielleicht am engeren Bezug zur eigenen Person durch die Instruktionen in der amerikanischen Studie liegen (Zeichne ein Selbstbild vs. einen Menschen).

Vorschulkinder (Phase II)

Bei den Vorschulkindern unterschied sich der mittlere MZT-Quotient vor und nach dem motorischen Förderprogramm nicht von den verschiedenen herangezogenen Normen nach Ziler (1996) und nach Winkelmann (1972), d.h. die Kinder zeigten eine altersgerechte Weiterentwicklung bei durchschnittlichem Ausgangsniveau.

Die Analyse von Zusammenhängen mit den einzelnen Risiken erbrachte *nur eine signifikante Korrelation*, und zwar eine Erhöhung des Mann-Zeichen-Quotienten im Verlaufe des Sportkurses für Kinder aus höheren Sozialschichten. Offensichtlich gelang es den übrigen Kindern aufgrund weniger günstiger Rahmenbedingungen nicht in dem Maße, die vielfältigen Anregungen im Rahmen des Programms in diesem Bereich nutzbar zu machen.

Beide Phasen im Vergleich:

Der Befund niedrigerer Mann-Zeichen-Quotienten bei den älteren verglichen mit den jüngeren Kindern stellt eine gewisse Replikation der Ergebnisse von Meyendorf et al. (1980) dar. Dort wurden die Daten allerdings wenige Tage vor und nach der Herzoperation erhoben; bei den Schulkindern verminderte sich die Differenziertheit des Körperbildes trotz niedrigen Ausgangsniveaus weiter, während die Vorschulkinder in dieser Hinsicht konstant auf höherem Niveau lagen.

Die Tatsache, dass sich für die Vorschulkinder anders als für die Schulkinder keine Alterseffekte hinsichtlich der *Differenziertheit des Körperbildes* zeigten, kann an deren durchgängig höherer Motivation liegen; sie widmeten sich der Mensch-Zeichnung unseren Beobachtungen zufolge meist eifriger, ausdauernder und mit mehr Liebe zum Detail als die Schulkinder. Aus diesem Grunde sollten die niedrigen Mann-Zeichen-Quotienten der Schulkinder (Phase I) mit Vorsicht interpretiert werden. Um hier eine besser abgesicherte Aussage machen zu können, müssten Verfahren angewandt werden, die dem höheren Alter dieser Kinder stärker Rechnung tragen als dieser Zeichen-Test.

Zusammenfassend betrachtet ergaben sich für die Differenziertheit des Körperbildes bei den *Schulkindern* gleich bleibend niedrige Werte, wodurch *Hypothese 1* unter obigem Vorbehalt unterstützt wird, während *Hypothese 2* (Verbesserungen) keine Bestätigung erfährt. Die Vorschulkinder erreichten gleich bleibend altersgerechte Ergebnisse, was für Hypothese 1 und 2 spricht.

6.2.3 Emotionale Komponente

6.2.3.1 Selbstwertgefühl (Phase I)

Zunächst stehen die *Ausgangswerte* in der Aussagenliste zum Selbstwertgefühl im Vordergrund, und es werden einige allgemeinere, anschließend herzspezifische Studien zum Selbstwertgefühl vergleichend diskutiert. Anschließend geht es um die Veränderungen im Verlaufe des motorischen Förderprogramms, wobei einige Erklärungen für die Tatsache, dass sich keine Erhöhung des Selbstwertgefühls ergab, zur Sprache kommen.

Seiffge-Krenke (2002, S. 147) schreibt in ihrem Editorial zu dem Sonderheft „Körperbild und Körperbeschwerden" der Zeitschrift „Praxis der Kinderpsychologie und Kinderpsychiatrie", dem auch die beiden anschließend zitierten Publikationen entstammen: „Für Kinder und Jugendliche zählt die Akzeptierung der eigenen körperlichen Erscheinung und die effektive

Nutzung des Körpers zu den zentralen Entwicklungsaufgaben". Hier sind enge Zusammenhänge mit dem Selbstwertgefühl zu vermuten. Dies dürfte in besonderem Maße gelten, wenn diese „effektive Nutzung des Körpers" durch eine chronische Erkrankung erschwert ist.

Die Kinder und Jugendlichen unserer Studie wiesen weit überwiegend ein mindestens durchschnittliches Selbstwertgefühl auf. Dies steht in gewissem Gegensatz zur Untersuchung von Boeger, Mülders und Mohn (2002), die ein niedrigeres Selbstwertgefühl bei Körperbehinderten im Vergleich zu gesunden Jugendlichen ergab. Zu berücksichtigen ist allerdings, dass unsere Stichprobe wesentlich jünger war, so dass die niedrigeren Werte der körperbehinderten Stichprobe vielleicht zum Teil durch die Pubertät und spezifische Umstände des Erwachsenwerdens bedingt sind. Weiterhin könnte das verminderte Selbstwertgefühl auf die Sichtbarkeit der Gesundheitsstörung zurückgehen; die Probanden besuchten überwiegend Körperbehindertenschulen und waren zu einem Viertel auf den Rollstuhl angewiesen, d.h. sie hatten weitgehend gravierende und somit sichtbare Behinderungen.

Roth (2002) stellte bei einer Untersuchung an unausgelesenen Heranwachsenden fest, dass Mädchen stärker als Jungen dazu neigen, ihr Selbstwertgefühl vom körperlichen Erscheinungsbild abhängig zu machen. Demzufolge könnte man bei subjektiv wahrgenommenen Beeinträchtigungen im körperlichen Bereich, wie sie ein angeborener Herzfehler darstellt, ein niedrigeres Selbstwertgefühl bei Mädchen verglichen mit Jungen erwarten. Auch dies ließ sich in unserer Studie nicht erhärten, vielleicht aus zwei Gründen: Zum einen waren unsere Probanden wiederum jünger, zum anderen lagen meist keine sichtbaren Einbußen des körperlichen Erscheinungsbildes vor; hingegen spielte vielleicht das Erleben körperlicher Einschränkungen im Sinne von verminderter Sportlichkeit eine größere Rolle für Jungen als für Mädchen. So ergab sich in unserer Untersuchung für den Vortest ein signifikanter Geschlechtseffekt, der insgesamt sowie bzgl. Schule und Familie für ein niedrigeres Selbstwertgefühl bei Jungen spricht; dies ist allerdings durch das insgesamt hohe Niveau der Werte zu relativieren. Ein niedrigeres freizeitbezogenes Selbstwertgefühl fand sich bei Sport(teil)-befreiung; allerdings war diese Gruppe insgesamt so klein, dass sich geschlechtsspezifische Unterschiede statistisch nicht absichern ließen.

Floquet et al. (1999) und Salzer-Muhar et al. (2002) fanden anhand eines anderen Fragebogens bei Jungen ein niedrigeres Selbstwertgefühl als bei Mädchen, und zwar vor allem, wenn ihnen ärztlicherseits Sporteinschränkungen auferlegt worden waren. Resch et al. (1993) zufolge wiesen herzkranke Schulkinder Störungen des Selbstwertes auf, und zwar Jungen generell und Mädchen, wenn sie körperlich eingeschränkt waren. Da in unserer Stichprobe nur Jungen unter körperlichen Einschränkungen litten, ließ sich diesbezüglich kein Vergleich mit Resch et al. (1993) anstellen. Diese Befunde aus anderen Untersuchungen stimmen nicht nur mit den o.g. Geschlechtseffekten überein, sondern es finden sich auch in den Strukturdiagrammen (AID)Parallelen bzgl. Risiken für ein *niedriges* Selbstwertgefühl: Zyanotischer

Herzfehler, wiederum männliches Geschlecht, schwerer Restbefund, längere stationäre Aufenthalte.

Kellermann et al. (1980) zufolge war das Selbstwertgefühl Jugendlicher mit angeborenem Herzfehler *nicht niedriger als in der Kontrollgruppe* und – wie bei uns – als in den Testnormen. Allerdings lagen dort die *Mädchen etwas niedriger* als die Jungen, und zwar nicht nur bei angeborenem Herzfehler, sondern auch bei anderen einbezogenen Erkrankungen wie Zystischer Fibrose, Diabetes und Krebserkrankungen. Auch in weiteren Studien mit herzkranken Kindern fanden sich – übereinstimmend mit unserer Untersuchung – *keine Nachteile* bei herzkranken Kindern bezüglich folgender Aspekte des Selbstwertgefühls:
- Selbstbewusstsein (Biondi et al., 1996),
- Ideales Selbst verglichen mit einer Kontrollgruppe ein Jahr vor und ein Jahr nach der Herzoperation (Wray & Sensky, 1998),
- Selbstakzeptanz, unabhängig von Alter und Geschlecht (Milusheva et al. 2002),
- Wertschätzung durch andere bei älteren Jugendlichen und jungen Erwachsenen, wiederum unabhängig von Schweregrad und Geschlecht (Nießen, 1999),
- Selbstwertgefühl bzgl. Schule, Freizeit und Familie sowie insgesamt bei Heranwachsenden bis 15 Jahre, unabhängig von zyanotischem vs. azyanotischem Herzfehler (VSD vs. ToF) und Geschlecht (Nießen, 1999).

Bei einem direkten rechnerischen Vergleich unserer Ausgangswerte (einschließlich Dropouts) mit denen *adipöser Heranwachsender* aus einer Rehabilitationsklinik in Bad Kreuznach ergab sich für die Adipösen im Freizeitbereich ein signifikant niedrigeres Selbstwertgefühl (Sticker, Schmidt & Steins, 2003). Verglichen mit Kindern und Jugendlichen, die von anderen sichtbaren oder unsichtbaren chronischen Erkrankungen betroffen waren, schnitten diese Adipösen bzgl. ihres schulischen und freizeitbezogenen Selbstwertgefühls, also der beiden öffentlichen Bereichen, ebenfalls deutlich schlechter ab (Schmidt & Steins, 2000). Die Ergebnisse der *Adipösen* setzen sich also von denen der beiden anderen Gruppen (angeborene Herzfehler, andere chronische Erkrankungen) deutlich ab, was auf eine *Sonderstellung* dieser Erkrankungsart hindeutet.

In unserer Untersuchung ergab sich – eher unerwartet – der Gesamtwert für das Selbstwertgefühl *bei zyanotischen Herzfehlern als erhöht* (vgl. Kap. 5.1.6.3, Abb. 5-17), was in gewissem Widerspruch zu Nießen (1999, s.o.) steht. Es wäre denkbar, dass gerade Eltern, die ihre Kinder, wenn sie einen zyanotischen Herzfehler hatten, an dem Sportprogramm teilnehmen ließen, sich auch ansonsten stark um eine Optimierung von deren Entwicklung, also auch bzgl. des Selbstwertgefühls bemühten. Inwieweit das Ziel einer *unbedingten Erhöhung* des Selbstwertgefühls gelegentlich kontraproduktiv sein kann, wird noch diskutiert.

Auf Teilgruppen beschränkte Nachteile zeigten sich in anderen Studien ausschließlich bei *körperlich eingeschränkten* Kindern (Kramer et al., 1989, 1992). Dieses Merkmal ergab bei uns – nicht zuletzt aufgrund der geringen Anzahl Betroffener – keinen Zusammenhang.

Mutschlechner et al. (1996) fanden bei der überwiegenden Mehrzahl herzkranker Schulkinder Selbstwertprobleme, und zwar unabhängig von der Diagnose und dem Schweregrad des Restbefundes. Vielleicht spielt für dieses Ergebnis der hohe Jungenanteil eine Rolle, da Jungen in dieser Hinsicht etwas häufiger beeinträchtigt zu sein scheinen. Allerdings war auch in Phase I unserer Studie der Jungenanteil ähnlich hoch, ohne dass sich dadurch das Selbstwertgefühl insgesamt als schlecht erwies. Beide Studien stimmen auch von der Altersstruktur her gut überein, so dass eigentlich nur die unterschiedliche Erhebungsmethode zur Erklärung für die Diskrepanz in Frage kommt; möglicherweise kommen *Tendenzen zu sozialer Erwünschtheit* bei den von uns angewandten *Fragebögen* aufgrund der größeren Augenscheinvalidität stärker zum Tragen als bei den in der Wiener Studie angewandten projektiven Tests (siehe auch Punkt 4 der folgenden Diskussion bzgl. Veränderungen des Selbstwertgefühls).

Einige *Veränderungen* des Selbstwertgefühls gingen unter bestimmten Risikokonstellationen in Richtung des als optimal angesehenen Zielwertes im oberen Durchschnittsbereich, und zwar für

- das *schulbezogene* Selbstwertgefühl bei größerem *Bewegungsmangel vor dem motorischen Förderprogramm*
- das *familiäre* Selbstwertgefühl bei *niedrigerem* Operationsalter (bei Berücksichtigung der Konfundierung mit dem Schweregrad des Herzfehlers nicht unerwartet),
- den *Gesamtwert* bei Heranwachsenden mit *Sport(teil)befreiung*.

Aufschluss über die Tatsache, ob ein hohes Selbstwertgefühl eher unrealistisch ist oder nicht, sollte die Analyse des Zusammenhangs mit der MVL-Dimension „unrealistisches Selbstkonzept" nach mütterlicher Einschätzung geben. Hier fanden sich bei einem stark unrealistischen Selbstkonzept

(1) entgegen der Erwartung tendenziell *niedrigere ALS-Werte*, im Vortest für den familiären, im Nachtest für den schulischen Bereich;
(2) erwartungskonform tendenziell *höhere Abweichungen vom ALS-Idealwert nach oben*, und zwar im Vortest bzgl. Freizeit, im Nachtest bzgl. Schule.

Da das Selbstwertgefühl nicht nur durch die Selbstwahrnehmung, sondern auch durch die erlebte Fremdbewertung und durch soziale Vergleiche gespeist wird (Schütz, 2000), wurde auch der Zusammenhang mit der Anzahl von Freunden als Indikator für die Größe des sozialen Netzwerks analysiert: Kinder mit einem höheren freizeitbezogenen Selbstwertgefühl und einem höheren ALS-Gesamtwert im Nachtest gaben *zu beiden Messzeitpunkten* eine geringere Anzahl von Freunden an. Dies stützt unsere Vermutung, dass ein *hohes Selbstwertgefühl* eher bei einem *ungünstigen sozialen Kontext* vorkommt, und auch daher als unrealistisch eingeschätzt werden könnte.

Weiterhin entscheidend für die Tatsache, ob ein hohes Selbstwertgefühl als unrealistisch zu betrachten ist, könnte auch sein, ob die Kinder mit höherem Selbstwertgefühl seltener *einen besten Freund oder eine beste Freundin* haben. Diese Frage konnte bei uns statistisch nicht überprüft werden, da die überwiegende Mehrzahl der Kinder über einen besten Freund verfügte.

Im *Verlaufe des Sportprogramms* hat sich das Selbstwertgefühl nicht signifikant verändert. Auf jeden Fall lassen sich keine Steigerungen, allenfalls leichte Tendenzen für eine Verminderung feststellen. Die Interpretation dieser Veränderungen ist schwierig, da – wie bereits deutlich gemacht wurde – ein steigendes Selbstwertgefühl nicht unbedingt einer positiven Entwicklung entspricht. Die Erwartung ging eigentlich in die Richtung, dass zu Anfang niedrige Werte dominieren und im Verlaufe des motorischen Förderprogramms eine Steigerung zum Durchschnittswert hin stattfindet. Stattdessen zeigte sich zu Beginn des Programms eine bimodale Verteilung. Einige Kinder wiesen zunächst tatsächlich ein sehr niedriges, andere – die größere Zahl – ein extrem hohes Selbstwertgefühl auf. Folglich veränderten sich die Werte im Verlaufe des Förderprogramms wenn auch nicht signifikant, so doch überwiegend nach unten hin. Für dieses den Erwartungen nicht entsprechende Ergebnis sind folgende Erklärungen denkbar:

(1) Regressionseffekt zur Mitte hin

Die Selbstwerteinschätzungen im Vortest lagen insgesamt ziemlich hoch, so dass kaum noch Schwankungsmöglichkeiten nach oben hin gegeben waren. Von daher könnte ein Regressionseffekt zur Mitte hin aufgetreten sein. Auch Klauer (2002) weist darauf hin, dass man solche Phänomene bei der Evaluation von Interventionsprogrammen in Betracht ziehen sollte; er stellt aber auch fest, dass eine praktikable Lösung zur validen Schätzung dieses Effekts noch fehlt. Bei signifikanten Veränderungen, z.B. KTK, ZVT, wurde versucht, den Regressionseffekt durch Weglassen der Probanden mit Extremwerten zu minimieren, wobei jeweils die Signifikanzen dennoch erhalten blieben. Diese Erklärung scheint folglich nicht zuzutreffen.

(2) Unrealistisch hohes Selbstwertgefühl im Vortest

Die Kinder stammen nahezu alle aus behüteten Verhältnissen. Die Eltern legten Wert darauf, dass ihr Kind sich trotz seines Herzfehlers optimal entwickeln kann und haben sicherlich daher auch das Selbstwertgefühl besonders gefördert. Dies schlägt sich in den Vortestergebnissen nieder. Im Laufe des achtmonatigen Sportkurses könnte es durch die Kontakte mit anderen herzkranken Kindern und durch das Erleben körperlicher Grenzen zu einer vermehrten Auseinandersetzung mit dem eigenen Selbst gekommen sein; dies hat möglicherweise eine Selbstreflexion in Gang gesetzt und zu einer Absenkung des Selbstwertgefühls in einen realistischeren Bereich geführt. Beobachtet wurde ein solches Phänomen insbesondere, wenn Aorthenisthmusstenose vorlag. Diese Kinder hatten bisher kaum Anlass zur Auseinandersetzung mit ihrem Herzfehler, weil sie schon in den ersten Lebenswochen operiert werden mussten und anschließend beschwerdefrei waren.

Über ein ähnliches Phänomen bei Jugendlichen mit schweren Herzfehlern berichten auch Kahlert et al. (1985, 1987a, b); als Erklärung betrachten sie im Adler'schen Sinne auf

Verleugnung basierende Kompensationsmechanismen, und zwar als eine extreme Reaktion auf „Organminderwertigkeit" in einem *anderen* Lebensbereich. Dies wird als eine effektive Bewältigungsstrategie angesehen, auf die ihren Befunden zufolge vor allem bei schwerem Krankheitsbild zurückgegriffen wird. Auch in anderen Studien ergaben sich Hinweise auf diese Form von Coping:

- Krebskranke Kinder betrachteten sich selbst verglichen mit Gesunden als signifikant freundlicher gegenüber anderen Kindern, was als Kompensation des Entfremdungsgefühls interpretiert wird (Burns & Zweig, 1980).
- Jugendliche mit verschiedenen chronischen Erkrankungen zeigten, selbst wenn sie von einer Krebserkrankung betroffen waren, kein schlechteres Selbstwertgefühl als Gesunde. Auch hier wird auf Verleugnung als adaptive Strategie geschlossen (Zeltzer et al., 1980).

Auch der Befund von Wray und Sensky (1998) zur Diskrepanz zwischen Ideal- und Realselbst ist in diesem Zusammenhang aufschlussreich. Herzkinder schrieben dort – anders als gesunde Kontrollen – ihrem Idealselbst eine größere „Ärgerlichkeit" als dem Realselbst zu, d.h. sie drückten ihren Ärger nicht so deutlich und häufig aus, wie sie sich das wünschten. Möglicherweise mischten sich bei unserer Untersuchung, die eigentlich auf das Realselbst zielte, Elemente des idealen Selbst in die Beantwortung des Fragebogens ein, was die Werte etwas in die Höhe getrieben haben könnte.

In einer neueren Studie von Rudolph, Petermann, Laß-Lentzsch, Warnken und Hampel (2002) zur Stressverarbeitung bei 60 krebskranken Kindern und Jugendlichen ergaben sich demgegenüber *keine* Hinweise auf repressive, leugnende oder vermeidende Verhaltensweisen. Stattdessen wiesen die Betroffenen verglichen mit der Normstichprobe bzgl. schulischer und sozialer Belastungen sogar mehr günstige und weniger ungünstige Stressverarbeitungsmethoden auf (z.B. mehr positive Selbstinstruktion, weniger Resignation).

Varianten hoher Selbsteinschätzung bei Erwachsenen analysierte Schütz (2000). Eine davon wurde „egozentrische Selbstaufwertung" genannt und mit „hoch positiver Selbstbeschreibung und Negation eigener Schwächen" charakterisiert (Schütz, 2000, S. 174). Außerdem wird die Frage aufgeworfen, ob sich dahinter „teils ein insgeheim unsicheres Selbstwertgefühl verbirgt, das durch Abwertung anderer stabilisiert wird" (Schütz, 2000, S. 167). Verhalten sich Kinder und Jugendliche auf diese Weise, so besteht die Gefahr, dass sie von ihren Peers als eingebildet und überheblich eingeschätzt werden und durch den Entzug der Sympathien in die Isolation geraten.

(3) Geringere soziale Erwünschtheit im Nachtest
Vielleicht trauten sich manche Kinder nach Ablauf des Sportkurses eher, negativere Äußerungen bezüglich ihres Selbstbildes zu machen, während sie vorher eher in Richtung sozialer Erwünschtheit geantwortet haben. Durch den Kontakt und Vergleich mit anderen herz-

kranken Kindern haben sie evtl. bemerkt, dass auch diese gesundheitliche Probleme haben, und brauchten so etwaige Zweifel an ihrem Selbst nicht mehr zu unterdrücken.

(4) Höhere sprachliche Differenziertheit im Nachtest
Ein Teil der Kinder betrachtete beim Nachtest die Formulierungen der einzelnen Fragen wesentlich differenzierter, indem sie mehr auf Einzelheiten achteten (z.B. Ich habe *manchmal* Angst, Fehler zu machen, ich fühle mich *ab und zu* wertlos). Derartige Formulierungen wurden unter diesen Bedingungen aufgrund der Berücksichtigung der Zeitbestimmungen nicht mehr wie beim Vortest als eher unzutreffend, sondern als zutreffend eingeschätzt, was zu niedrigeren Selbstwertscores führte.

(5) Eintritt in die Pubertät
Ein Teil der Kinder trat im Verlaufe des Sportkurses in die Vorpubertät bzw. in die Pubertät ein, was erfahrungsgemäß ebenfalls mit einer Verschlechterung des Selbstbildes einhergeht. Insofern könnten die Testergebnisse natürliche entwicklungsmäßige Veränderungen widerspiegeln.

Auf dem Hintergrund der ausführlich erörterten zweiten möglichen Begründung für eine fehlende Steigerung des Selbstwertgefühls kann davon ausgegangen werden, dass extrem hohe Werte in diesem Bereich nicht günstig sondern eher unrealistisch sind. Offensichtlich setzten sich gerade diese Kinder im Rahmen ihrer Identitätssuche kritisch mit ihrem Selbstkonzept auseinander und konnten ihr Selbstwertgefühl im Laufe des motorischen Förderprogramms auf ein altersangemessenes Niveau „herunterfahren". Dies erleichtert die Akzeptanz durch Gleichaltrige – eingebildete Angeber sind wenig beliebt. Die im Nachtest festgestellten etwas niedrigeren Werte für das Selbstwertgefühl können also mit gebotener Vorsicht im Sinne einer positiven Entwicklung interpretiert werden.

Biondi et al. (1993) fanden demgegenüber bei herzoperierten Kindern eine Erhöhung des Selbstwertgefühls nach einem dreimonatigen Sport-Rehabilitationsprogramm. Die Ergebnisse sind also inkonsistent, zumal auch die Verhaltensbeobachtungen im Verlaufe des motorischen Förderprogramms und die mütterlichen Einschätzungen auf eine *Steigerung anderer Aspekte des Selbstwertgefühls* bei den meisten Kindern hindeuten, z.B. was das Zutrauen zu ihrer sportlichen Kompetenz und ihre Fähigkeit zum Äußern eigener Bedürfnisse angeht. Offensichtlich bestehen bezüglich des Selbstwertgefühls Unterschiede zwischen beobachtetem Verhalten während des Sportkurses und Selbsteinschätzungen, wie sie sich in dem hier verwendeten Fragebogen (ALS) manifestieren.

Zwei der fünf erwartungswidrigen signifikanten Korrelationen zwischen Einzelrisiken und Merkmalen der psychosozialen Adaptation vor dem motorischen Förderprogramm sprechen für ein *höheres Selbstwertgefühl* (ALS) beim Vorhandensein von Risiken, und zwar
- Bezogen auf den Gesamtwert bei Kindern *mit zyanotischem Herzfehler*.
- Bezogen auf Freizeit bei Kindern *mit Sportbefreiung*.

Bzgl. *Veränderungen im Selbstwertgefühl* findet sich in unserem Projekt *nur eine* signifikante Korrelation mit den Ergebnissen anderer Tests, die dazu noch erwartungswidrig ausfällt: Ungünstige Veränderungen im familiären Selbstwertgefühl (d.h. Entfernung vom Idealwert) gehen einher mit einem zunehmend realistischem Selbstkonzept aus Sicht der Eltern, erfasst anhand der MVL, also. Nimmt man den direkten Nachtest-Vortest-Unterschied als Berechnungsgrundlage, so ergibt sich keine Signifikanz. Möglicherweise ist dies ein Zeichen dafür, dass der Idealwert vielleicht noch etwas höher anzusiedeln ist, und nur die Extremwerte (T = 70 bis 80) als ungünstig zu betrachten sind.

Offensichtlich lassen sich die Ergebnisse zum Selbstwertgefühl aufgrund des nicht ganz am oberen Ende liegenden Optimalwertes – wie wir zumindest annehmen – nicht mit denselben Maßstäben betrachten wie bei den anderen Testverfahren. Eventuell liegt bei den Kindern mit *höheren* Risiken ein *extrem* hohes und damit möglicherweise problematisches Selbstwertgefühl vor. Tatsächlich hatten vier der fünf Kinder mit einem *extrem hohen Selbstwertgefühl* einen *zyanotischen Herzfehler*, was von der Verteilung in den übrigen Feldern signifikant abwich. Auch in der AID-Analyse zur Interaktion von Risiken ergab sich ein *zyanotischer* Herzfehler, hier vor allem in Verbindung mit *weiblichem* Geschlecht, als bedeutsam für ein höheres Selbstwertgefühl zu Beginn des Sportkurses (vgl. Anhang 13.2).

Bei herzkranken Kindern findet sich also gelegentlich ein vermindertes, häufiger aber ein überhöhtes SWG, was zu Problemen im Umgang mit Gleichaltrigen führen kann. Der Focus der Förderung sollte daher individuell angepasst sein:
- Bei Kindern mit *niedrigem Selbstwertgefühl* ist eine *Erhöhung* anzuzielen, die sich zum Beispiel durch häufige Bestärkung und Lob bei kleinen Erfolgen sowie durch Ermutigung, sich mit neuen Bewegungsanreizen auseinanderzusetzen, erreichen lässt.
- Bei Kindern mit *extrem hohem Selbstwertgefühl* erscheint als Ziel bzgl. dieses Merkmals eine *Verschiebung in den Durchschnittsbereich* sinnvoller. Hierfür stellt das gemeinsame Sporttreiben in der Gruppe einen sehr günstigen Rahmen dar. Es können soziale Vergleiche angestellt werden, so dass bei unrealistischer Selbsteinschätzung eine Anpassung an die realistischere Fremdeinschätzung erfolgen kann.

Auf diese Weise werden für beide Teilgruppen günstige Voraussetzungen für eine erhöhte Akzeptanz in der Gleichaltrigengruppe geschaffen.

Zusammenfassend betrachtet ergaben sich für das Selbstwertgefühl aus Perspektive der Betroffenen selbst im Verlaufe des motorischen Förderprogramms gleich bleibend hohe Werte. Hierdurch werden *Hypothese 1 und 2* speziell für diesen Bereich der emotionalen Lebensqualitätskomponente *nicht unterstützt* (vgl. Kap. 5.1.7, Tab. 5-38). Relativierend ist allerdings zu berücksichtigen, dass ein extrem hohes Selbstwertgefühl, wie es sich häufiger zeigte, vermutlich eher als ungünstig zu betrachten ist. Dies spricht zumindest in gewisser Weise für Hypothese 1.

6.2.3.2 Unrealistisches Selbstkonzept (Phase I)

Das Selbstkonzept war nach Einschätzung der Eltern sowohl vor als auch nach dem motorischen Förderprogramm *signifikant unrealistischer als in der Normstichprobe*. Für die Ausgangswerte galt dies vor allem bezogen auf die älteren Kinder. Insgesamt traten zwar keine signifikanten Veränderungen zwischen beiden Messzeitpunkten auf, wohl aber Zusammenhänge mit bestimmten Risiken: Das Selbstkonzept wurde im Verlaufe des Programms umso realistischer, je älter die Kinder waren und je größer ihr Bewegungsmangel verglichen mit den übrigen Kindern – verglichen mit Unausgelesenen waren die Werte unauffällig – zu Beginn des Projekts war (vgl. Kap. 5.1.6.3, Abb. 5-18). Gerade Probanden der *höheren Altersstufe* konnten also offenbar ihre *anfänglichen Nachteile* in dieser Hinsicht zumindest nach der Einschätzung durch die Mütter *ausgleichen*.

Die Anpassung des Selbstkonzepts an die Realität stellt für Heranwachsende eine wichtige Entwicklungsaufgabe im Rahmen der Identitätsentwicklung dar (Silbereisen & Schmitt-Rodermund (1998). Es spricht für Transfereffekte des *motorischen* Förderprogramms auf *andere Entwicklungsbereiche*, wenn gerade auf diesem zentralen Gebiet des Selbstkonzepts Kinder, die ihre Freizeit zunächst eher bewegungsarm verbringen, bei *gezielten Bewegungsanregungen eine günstige Entwicklung* zeigen. Hieran zeigt sich auch die Richtigkeit der Entscheidung, das *Psychomotorik-Konzept* als Grundlage für das Programm zu nehmen.

In der Reihenuntersuchung von Nießen (1999) entsprach das mittlere Selbstkonzept exakt dem Normmittelwert, ohne dass sich Unterschiede zwischen beiden Geschlechtern und beiden Arten von Herzfehlern ergaben. In der fehlenden Bedeutung dieser beiden Merkmale stimmen die Ergebnisse überein. Das in unserem Projekt durchgängig höhere Maß von Verhaltensauffälligkeiten nach elterlicher Einschätzung wird in Kapitel 6.2.4 zusammenfassend diskutiert (auch bezogen auf die beiden folgenden MVL-Skalen).

Zusammenfassend betrachtet war das *Selbstkonzept* der Schulkinder (Phase I) zu Beginn und nach Beendigung des motorischen Förderprogramms *auffällig unrealistisch*. Dies spricht speziell in diesem Teilbereich der emotionalen Lebensqualitätskomponente für Hypothese 1 und gegen Hypothese 2.

6.2.3.3 Instabiles Leistungsverhalten (Phase I)

Auch in der MVL-Dimension „Instabiles Leistungsverhalten" ergaben sich vor und nach dem motorischen Förderprogramm gleichbleibend hohe und somit *für Auffälligkeiten* sprechende Werte. Im Vergleich dazu war das Leistungsverhalten in der Untersuchung von Nießen (1999) unabhängig vom Geschlecht unauffällig, allerdings schnitten hier die Kinder mit dem schwereren Herzfehler (ToF) signifikant schlechter ab als die mit dem leichteren (VSD). Dies trifft der Tendenz nach auch bei uns für diese beiden allerdings relativ kleinen Teilstichproben zu.

Die Ausgangswerte zum instabilen Leistungsverhalten zeigten keinerlei Zusammenhänge mit Risiken. *Günstige Veränderungen* traten in dieser Dimension nicht wie erwartet bei den stärker risikobelasteten Kindern auf, sondern umgekehrt bei solchen, die *keine Schullaufbahnretardierung* hatten oder *früher* operiert worden waren (vgl. Kap. 5.1.6.3, Abb. 5-18). Zu berücksichtigen ist wiederum, dass eine frühere Operation aufgrund der Konfundierung mit einem meist schwereren Herzfehler doch ein gewisses Risiko bedeutet.

Zusammenfassend betrachtet war das *Leistungsverhalten* der Schulkinder (Phase I) zu Beginn und nach Beendigung des motorischen Förderprogramms *auffällig instabil*. Dies spricht speziell in diesem Teilbereich der emotionalen Lebensqualitätskomponente für Hypothese 1 und gegen Hypothese 2.

6.2.3.4 Emotionale Labilität

Schulkinder (Phase I): Emotionale Labilität (MVL-EL)

Die emotionale Labilität lag – insgesamt unverändert – vor und nach dem motorischen Förderprogramm *signifikant über dem Normwert*. In der Untersuchung von Nießen (1999) war das Ergebnis unabhängig von Geschlecht und Diagnose normgerecht. Bei uns betraf diese Auffälligkeit häufiger *Jungen* als Mädchen und *Geschwisterkinder* verglichen mit Einzelkindern (vgl. Kap. 5.1.6.3, Abb. 5-17). Eine Verminderung der emotionalen Labilität im Verlaufe des Programms kam entsprechend der Erwartung häufiger vor bei Kindern, die sich in einer *ungünstigeren medizinischen Situation und einer unterprivilegierten sozialen Lage* befanden (regelmäßig Medikamenteneinnahme, körperliche Einschränkung, niedrige Sozialschicht; vgl. Kap. 5.1.6.3, Abb. 5-18).

Vorschulkinder (Phase II): Hamster-Test (HT)

Auch wenn beim Hamster-Test „nichts Signifikantes" herauskommt – verglichen mit der Norm gleichbleibend unauffällige Werte – so widerspricht dieses Ergebnis doch nicht unseren Erwartungen, sondern geht sogar in günstiger Richtung darüber hinaus: Die Vorschulkinder weisen in der projektiven Selbsteinschätzung eine *hohe emotionale Stabilität* auf, was sich im Verlaufe des motorischen Förderprogramms nicht ändert. Zu diesem Bereich liegen speziell für Vorschulkinder keine anderen empirischen Befunde vor, so dass hier kein Vergleich möglich ist.

Eine höhere emotionale Stabilität ging einher mit dem Vorliegen eines zyanotischen Herzfehlers und dem Aufwachsen als Einzelkind (vgl. Kap. 5.2.6.3, Abb. 5-33). Gerade diese beiden Merkmale ergaben sich auch schon in Phase I häufiger als Korrelat günstigerer psychosozialer Anpassung, und zwar bzgl. Selbstwertgefühl (bei zyanotischem Herzfehler) und Verhaltensbesonderheiten, insbesondere emotionaler Labilität und Sozialverhalten (bei Einzelkindern; vgl. Kap. 5.1.6.3, Abb. 5-17, Korrelation 7, 11-13). Dass speziell Kinder mit einem schwereren

Herzfehler erstaunlich gut mit ihrer Situation zurechtkommen wurde beispielsweise auch von Petermann et al. (1987) betont.

Zusammenfassend betrachtet wiesen Schulkinder (Phase I) zu Beginn und nach Beendigung des motorischen Förderprogramms eine *hohe emotionale Labilität* auf. Dies spricht speziell in diesem Teilbereich der emotionalen Lebensqualitätskomponente für Hypothese 1 und gegen Hypothese 2. Demgegenüber ergab sich die emotionale Labilität bei den Vorschulkindern (Phase II) durchgängig als niedrig ausgeprägt, was Hypothese 5 und 6 unterstützt.

6.2.3.5 Sportangst (Phase I)

Im Sportangst-Deutungs-Verfahren (SAD) fielen die Ergebnisse im Wesentlichen unauffällig aus und stimmen gut mit den Normwerten überein. Dies gilt zu beiden Messzeitpunkten für alle fünf Angstdimensionen und alle fünf Tätigkeitsbereiche. Zu berücksichtigen ist bei der Interpretation, dass das optimale Angstniveau nicht ganz am unteren Ende der Skala liegt, denn ein extrem niedriges Angstniveau begünstigt wagemutiges Verhalten und bedeutet somit ein erhöhtes Verletzungsrisiko. Umgekehrt entspricht ein extrem hohes Angstniveau einer „Stressemotion" (Hackfort & Nitsch, 1988, S. 32) und kann lähmend auf den Bewegungsdrang wirken. Daher wurden die intraindividuellen Veränderungen anhand des Vergleichs mit Zielwerten analysiert, die aufgrund psychologisch-inhaltlicher Kriterien für jede Angstdimension gesondert abgeleitet waren (Schack, 1997). Auf dieser Grundlage ergaben sich keinerlei Evidenzen für Veränderungen im Verlaufe des motorischen Förderprogramms. Dies war aber auch anhand der im Vortest völlig normgerechten Werte nicht zu erwarten gewesen. Insofern lässt sich festhalten, dass die Kinder mit angeborenem Herzfehler hinsichtlich ihrer sportbezogenen Ängstlichkeit *zu beiden Messzeitpunkten*, also auch schon vor Beginn des Programms, *gut mit den Kindern der Normstichprobe* übereinstimmen.

Im Detail betrachtet gehen die Unterschiede zur erwarteten Antwortverteilung für die *Einzelitems* durchgängig in Richtung *geringerer Angstwerte in unserer Stichprobe*. Sie betreffen interessanterweise ausschließlich den Tätigkeitsbereich Turnen / Gymnastik, der auch bei dem motorischen Förderprogramm im Vordergrund stand. Beim Nachtest war das Schwingen am Tau von Kasten zu Kasten mit signifikant geringerer Angst besetzt als in der Normstichprobe. Gerade solche Übungen wurden häufig in den verschiedensten Varianten angeboten und von den Kindern mit viel Freude immer wieder durchgeführt. Dass keine signifikante Verminderung der diesbezüglichen Angstskala (Turnen/Gymnastik) gefunden wurde, liegt an dem niedrigen Ausgangsniveau, das kaum noch Schwankungen nach unten zuließ.

Für beide Messzeitpunkte fällt auf, dass die unauffällige Ausprägung der Ängstlichkeit bzgl. Schwimmen / Tauchen fehlt. Offensichtlich sind mit diesem Bereich zu beiden Testzeitpunkten relativ betrachtet die stärksten Ängste verbunden. Aufgrund einer erhöhten Infektanfälligkeit bei vielen angeborenen Herzfehlern haben die Betroffenen oft wenig Gelegenheit, hier Erfahrungen zu sammeln. Die meisten Eltern vermeiden es aus verständlicher Sorge, ihr herzkrankes Kinder an den Wassersport heranzuführen, da Krankenhausaufenthalte drohen, wenn ein Infekt sich nicht rasch eindämmen lässt. Außerdem ist im Rahmen des motorischen Förderprogramms nicht mit dem Element Wasser gearbeitet worden, so dass es verständlich ist, wenn hier keine Fortschritte erzielt wurden.

Anders als im Kölner Modellprojekt zeigten die Kinder in der Dortmunder Sportgruppe zu Beginn (Nachtestwerte wurden nicht erhoben) eine stärkere Angst vor Verletzung und Misserfolg sowie bezogen auf die Tätigkeitsbereiche Turnen / Gymnastik und Leichtathletik (Völker, 1998). Während bei der Normstichprobe die Häufigkeiten in den vier Angststufen kontinuierlich abnahmen, kreuzten die Kinder im Dortmunder Projekt nicht nur die niedrigste, sondern auch die beiden höchsten Angststufen häufig an (Völker, 1998). Das Antwortmuster in unserer Studie ähnelte eher dem der Normstichprobe. Relativierend ist zu berücksichtigen, dass Völker beim SAD einige als zu schwierig empfundene Items, welche die *Angst vor unbekannten Übungen* erfassen sollten (z.B. Stabhochsprung), durch leichtere ersetzt hat. So wird erklärlich, dass sich in dieser Angstdimension dort keine erhöhten Werte ergaben.

Zusammenfassend betrachtet liegt die *sportbezogene Ängstlichkeit* zu Beginn und nach Ablauf des motorischen Förderprogramms *im Normbereich*, was speziell für diesen Bereich der emotionalen Lebensqualitätskomponente gegen *Hypothese 1 und 2* spricht (vgl. Kap. 5.1.7, Tab. 5-38).

6.2.4 Soziale Komponente

6.2.4.1 Verhaltensauffälligkeiten

<u>Schulkinder (Phase I): Verhaltensauffälligkeiten insgesamt und im sozialen Bereich (MVL)</u>

Die Einschätzungen der Eltern in der Marburger Verhaltensliste (MVL) sprechen vor und nach dem motorischen Förderprogramm in allen fünf Skalen und im Gesamtwert für deutliche Verhaltensauffälligkeiten. *Keine* Verhaltensauffälligkeiten ergaben sich demgegenüber nach Bellinger et al. (1997), Floquet et al. (1998) sowie Stein et al. (1998). Diese Studien basieren allerdings auf der Child Behavior Checklist (CBCL), die aufgrund ihrer stärkeren klinischen Orientierung einen höheren Schwellenwert hat, was den Unterschied zu unseren Befunden relativiert.

Die Ergebnisse von Kramer et al. (1989), ebenfalls auf der MVL basierend, sprechen den Autoren zufolge *nicht für Verhaltensauffälligkeiten*, wobei hier als Vergleichsmaßstab allerdings Kontrollkinder mit harmlosen Herzgeräuschen („innocent murmur") herangezogen wurden. Es zeigten sich dort auch *keine signifikanten Unterschiede zwischen Kindern mit und ohne körperliche Einschränkungen*. Ein selbst durchgeführter Vergleich der angegebenen Medianwerte mit den Normen weist aber doch in Richtung von Auffälligkeiten, denn der mittlere Prozentrang liegt für die beiden Teilstichproben von Kramer et al. (1989) deutlich über dem Cut-off-Punkt für Auffälligkeiten. Basierend auf einer solchen an den Normen orientierten Auswertung besteht eine *ausgesprochen gute Übereinstimmung* mit unseren Befunden. Die Untersuchung von Kramer zeigt weiterhin, dass der Vergleich mit einer ebenfalls – wenn nur in leichter Form – kardial betroffenen Kontrollgruppe zu einer Verschleierung von Unterschieden führen kann, da Kinder aus solchen Kontrollgruppen allein aufgrund der Etikettierung als herzkrank häufig ebenfalls unter erschwerten Bedingungen aufwachsen und von gewissen Beeinträchtigungen bedroht sind. So fanden Caylor et al. (1973) beispielsweise verglichen mit Gesunden einen Intelligenz-Nachteil von über einer Standardweichung bei fälschlich als herzkrank diagnostizierten Kindern mit verordneten Sporteinschränkungen.

In Einklang steht das häufigere Auftreten von Verhaltensbesonderheiten in unserem Projekt mit einigen anderen Ergebnissen, die allerdings auf der CBCL-Elternversion beruhen (Blyth, et al., 2002; Casey et al., 1996; Janus & Goldberg, 1995; Oates et al., 1994; Yang et al., 1994) bzw. auf der für die Jugendlichen selbst (Youth Self Report, YSR; Utens et al., 1993). Offensichtlich erreichen die herzkranken Kinder und Jugendlichen nicht nur in unserem Projekt anhand der MVL ein höheres *vorklinisches Niveau* von Verhaltensauffälligkeiten, sondern werden zumindest in der Mehrzahl der CBCL-basierten Untersuchungen auch in klinisch-psychiatrischer Hinsicht häufiger als auffällig betrachtet.

Ein erhöhter Anteil von Verhaltensauffälligkeiten aus elterlicher Perspektive kann allerdings auch darauf zurückgehen, dass die Eltern ihre teils schwer herzkranken Kinder besonders genau beobachten und daher auch schon leichtere Besonderheiten bemerken, also ihre Auffälligkeitseinschätzung auf einer etwas *niedrigeren Schwelle* basiert. Hinweise dafür finden sich bei Oates et al. (1994) sowie Casey et al. (1996), die bei Eltern, nicht aber bei Lehrern, überhöhte CBCL-Werte für herzkranke Heranwachsende fanden. Als eine mögliche Ursache dafür diskutieren Oates et al. (1994) eine bleibende Angst der Eltern viele Jahre nach der Operation, die zur *Überinterpretation* des kindlichen Verhaltens in Richtung problematischen Verhaltens führen könnte. Möglicherweise sind Eltern, die die Teilnahme ihres Kindes an der Sportgruppe in der Hoffnung auf eine „Normalisierung der Verhältnisse" befürworten, insgesamt besonders kritisch eingestellt und haben daher eine *noch niedrigere „Auffälligkeitsschwelle"*. Dieses Phänomen könnte auch erklären, warum in unserem Projekt von den Eltern durchgängig mehr Verhaltensauffälligkeiten als in der ebenfalls auf der MVL basierenden Studie von Nießen (1999) angegeben wurden.

Während Fredriksen et al. (2000) in ihren Osloer Sportgruppen – wenn auch bei kleiner Effektgröße – eine signifikante Verminderung externalisierender Auffälligkeiten und sozialer Probleme feststellen, zeigten sich in unserem Projekt insgesamt betrachtet *keinerlei signifikante Verminderungen von Verhaltensbesonderheiten*. Zu berücksichtigen ist wieder, dass die von uns verwendete MVL eine niedrigere „Auffälligkeitsschwelle" als die von Fredriksen et

al. (2000) eingesetzte CBCL hat. Für den Befund unveränderter Verhaltensauffälligkeiten in unserem Projekt sind folgende Erklärungen denkbar:
(1) die durchgängig *niedrigen Retestreliabilitäten* der MVL-Skalen, die zu sehr hohen kritischen Differenzen führen, welche nur jeweils von weniger als einem Zehntel der Probanden überschritten werden;
(2) die schon oben für das Ausgangsniveau angesprochene *Tendenz zur Überinterpretation* von Verhalten als auffällig;
(3) der im Manual bzgl. *Veränderungsverläufen* beschriebene *vorübergehenden Anstieg von Auffälligkeiten* im Rahmen einer erfolgreichen Spieltherapie (Ehlers et al., 1978, S. 38). Evtl. lassen sich einige Erhöhungen von Verhaltensbesonderheiten im Rahmen des motorischen Förderprogramms in diesem Sinne als vorübergehend betrachten.

Den *differenziellen Analysen* zufolge bestanden allerdings sowohl für die Ausgangswerte als auch für Veränderungen im MVL-Gesamtwert Zusammenhänge mit einigen biologischen und psychosozialen Risiken. *Weniger Verhaltensauffälligkeiten vor dem motorischen Förderprogramm* fanden sich nicht etwa bei Geschwisterkindern, wie man vielleicht vermuten könnte, sondern bei *Einzelkindern* (vgl. Kap. 5.1.6.3, Abb. 5- 17). Zu einer *Verminderung von Auffälligkeiten* kam es eher,
• wenn die Kinder der älteren Teilgruppe angehörten,
• wenn sie zu Beginn relativ gesehen einen Bewegungsmangel hatten,
• wenn *kein* familiärer Stress vorlag.

Den Interaktionsanalysen (AID) zufolge verminderten sich bei den älteren Probanden, die *keinen familiären Stress* erlebten und *früh operiert* worden waren, *Verhaltensauffälligkeiten insgesamt* besonders deutlich (½ SD, vgl. Anhang 13-4). Die eher unerwartete Richtung des Zusammenhangs zwischen familiärem Stress und eher *ungünstigen* Veränderungen steht in Einklang mit den Ergebnissen der Korrelationsanalysen (vgl. Kap. 5.1.6.3, Abb. 5-18). Offensichtlich gelingt es den Kindern aus schwierigeren Familienverhältnissen nicht, die Anregungen im Verlaufe der Sportgruppe für ihr Verhalten nutzbar zu machen. Hier wäre unter Umständen eine zusätzliche intensivere *Beratung der Eltern* im Hinblick auf Stressmanagement und erzieherische Fragen hilfreich gewesen.

Die Mehrzahl der analysierten Studien stellte Verhaltensauffälligkeiten bei Teilstichproben fest. Diese betrafen nur zweimal ausschließlich medizinische Risiken, ansonsten psychosoziale Risiken oder Kombinationen beider Bereiche. Die bei uns als bedeutsam festgestellte *Geschwisterkonstellation* wurde im Hinblick auf Verhaltensbesonderheiten von anderen Forschern nicht erwähnt. Herzkinder mit ärztlich auferlegten *Sporteinschränkungen* zeigten verglichen mit den übrigen Kindern in der Untersuchung von Mutschlechner et al. (1996) *eher* auffälliges Verhalten. Zwar hingen unsere *Ausgangswerte nicht mit Sporteinschränkungen zusammen*, aber im Verlaufe des motorischen Förderprogramms verminderten sich die Verhaltensauffälligkeiten, wenn zu Beginn ein *Bewegungsmangel* bestand. Spurkland et al. (1993) und O'Dougherty et al.

(1983) fanden vermehrte Verhaltensbesonderheiten *eher*, wenn *familiärer Stress* vorlag. Ein solcher Zusammenhang mit Familienschwierigkeiten zeigte sich bei uns bezogen auf die Dimension „unangepasstes Sozialverhalten" (siehe übernächster Absatz); weiterhin verminderte sich *auffälliges Verhalten eher* bei Kindern mit einem stressfreien Familienleben. Diese Befunde stützen die gerade häufig in Sammeldarstellungen betonte Beobachtung, dass das Familienklima von großer Bedeutung für die psychosoziale Anpassung chronisch kranker Kinder allgemein und herzkranker insbesondere ist (z.b. Bowen, 1985; Emery, 1989; Hassberg & Döttling-Ulrich, 1998; Kunick, 1994; Linde, 1982; Resch, 1995).

Gerade bzgl. der Verhaltensdimension *„Kontaktangst"*, d.h. Hemmungen beim Aufbauen und Aufrechterhalten von Sozialkontakten, wurden bisher häufiger Probleme bei herzkranken Kindern berichtet, und zwar sowohl in Sammelreferaten (Utens & Erdmann, 1992; Kunick, 1994; Resch, 1995), als auch basierend auf einzelnen empirischen Studien (Nießen, 1999; Ratzmann et al., 1991). In der Kölner Reihenuntersuchung beispielsweise lag das Ergebnis zur Kontaktangst wenn auch nicht ganz so hoch, so doch signifikant über der Norm (Nießen, 1999). Die erhöhte Kontaktangst bezog sich dort durchgängig auf beide Geschlechter und beide einbezogene Herzfehler (VSD, ToF), was auch für unsere Untersuchung gilt.

Die Kontaktangst war zu Beginn des motorischen Förderprogramms insgesamt und bei Jungen im Besonderen hoch ausgeprägt. Es zeigt sich zwar eine gewisse Verminderung von *Kontaktängsten*, allerdings verfehlt der Unterschied knapp die Signifikanzgrenze. Möglicherweise war das von uns gewählte Verfahren nicht sensibel genug, um Verbesserungen zu entdecken, oder das Training hat tatsächlich hier zu keiner positiven Veränderungen geführt, weil es entweder zu kurz war, und/oder dieser Bereich nicht ausreichend fokussiert wurde.

Die Kontaktangst verminderte sich allerdings in Teilgruppen signifikant, und zwar bei *älteren Kindern sowie bei der großen Gruppe ohne familiären Stress*. Offensichtlich gelingt es Heranwachsenden in einer durch Dauerstress gekennzeichneten Familie nicht von dem Förderprogramm bzgl. ihrer Kontaktangst zu profitieren. Hier könnte vielleicht eine zusätzliche Elternberatung mit dem vorrangigen Ziel einer Verminderung der Stressfaktoren helfen.

Die anhand der Interaktionsanalyse (AID) ermittelte Teilgruppe mit der *niedrigsten bzw. höchsten anfänglichen Kontaktangst* bestand aus früh operierten *jüngeren bzw. älteren* Jungen (MVL-KA, vgl. Anhang 13-3 A). Demzufolge erscheint es gerade in der einsetzenden Pubertät für Jungen schwierig, Kontakte mit Gleichaltrigen zu knüpfen und aufrecht zu erhalten, vor allem wenn die Operation schon länger zurückliegt. Denn dies bringt durch die zunehmende Fähigkeit zur Selbstreflexion die Auseinandersetzung damit noch einmal auf höherer Ebene, was schmerzlich sein kann. Speziell *ältere Probanden* konnten in Kombination mit fehlendem familiären Stress und mit Bewegungsmangel ihre Kontaktangst im Verlaufe des Sportprogramms *besonders deutlich* vermindern (ca. 1 SD, vgl. Anhang 13-3 B), ähnlich wie anhand der AID-Analyse schon für Verhaltensauffälligkeiten allgemein festgestellt.

Auch hinsichtlich der Dimension „*Unangepasstes Sozialverhalten*" lagen die Ausgangswerte in unserem Projekt deutlich über der Norm. Besonders hohe Werte erreichten Heranwachsende mit höherem Operationsalter, familiärem Stress und mit Geschwistern. Die im Verlaufe des Programms sich vollziehenden Veränderungen ergaben keinerlei Zusammenhänge mit medizinischen oder psychosozialen Risiken. In der Studie von Nießen(1999) entsprach das anhand der MVL erfasste Sozialverhalten genau dem Normmittelwert und zeigte keine Unterschiede für Jungen und Mädchen sowie für die beiden Diagnosegruppen (VSD und ToF).

Aus anderen Untersuchungen lassen sich einige Ergebnisse zur *sozialen Anpassung* zum Vergleich heranziehen. Sie sprechen für Nachteile, die auf Teilgruppen bezogen sind, wobei nur einmal medizinische Merkmale hierfür herangezogen werden (schwere Hypoxie vor der Operation und längerer Kreislaufstillstand während der Operation; Hövels-Gürich et al. 2002). Ansonsten stehen psychosoziale Merkmale zur Beschreibung der von Nachteilen betroffenen Teilgruppen im Vordergrund, und zwar ungünstige mütterliche Einstellungen im Sinne von Verwöhnung, Schuldgefühlen und Angst (Kong et al., 1986) oder stärkere Depressivität und niedrigeres Selbstwertgefühl bei den Heranwachsenden selbst (Youssef, 1988). In unserer Studie ergab sich kein Zusammenhang zwischen unangepasstem Sozialverhalten und niedrigem Selbstwertgefühl, was vielleicht auf das insgesamt hohe Niveau des Selbstwertgefühls zurückgeführt werden kann.

<u>Vorschulkinder (Phase II), Verhaltensbeurteilungsbogen für Vorschulkinder (VBV 3-6)</u>

Die Ergebnisse im VBV – auch dies wie die MVL und in Abweichung von der CBCL *kein klinisch orientiertes Verfahren* – weisen eine Zweiteilung auf. Für Aggressivität und soziale Kompetenz sind die Vor- und Nachtest-Werte gleichbleibend unauffällig. In den Bereichen Hyperaktivität und emotionale Auffälligkeiten ergeben sich zu beiden Messzeitpunkten signifikante Auffälligkeiten, d.h. hier konnten bei ungünstigem Ausgangsniveau keine Verbesserungen erzielt werden. Dass die Ergebnisse bzgl. emotionaler Auffälligkeiten für den VBV und den Hamster-Test verschieden ausfallen, kann an der anderen Perspektive liegen (VBV: Eltern, Hamster-Test: Kind) und wurde in ähnlicher Weise auch schon für das unrealistische Selbstkonzept (MVL-SK: Eltern) und das Selbstwertgefühl (ALS: Kinder) in Phase I beobachtet.

Vermehrte Verhaltensauffälligkeiten zu Beginn des Programms betreffen die Dimension
- Aggressivität bei einem „Sportdefizit", also bei mangelhaften sportlichen Erfahrungen,
- Hyperaktivität bei körperlichen Einschränkungen,
- Emotionale Auffälligkeiten bei schwerem Restbefund.

Interessant ist hier, dass all diese Risiken eine Einschränkung von Bewegungserfahrungen beinhalten. Auf dem Hintergrund der elementaren Wichtigkeit von Bewegung (Dordel & Welsch, 2000) erscheint es gut nachvollziehbar, dass bei entsprechenden Restriktionen

Verhaltensstörungen auftreten, die mit der *emotionalen Verarbeitung* allgemein (emotionale Auffälligkeiten), *Bewegungssteuerung* (Hyperaktivität) oder *Überreaktion auf Frustrationen* (Aggressivität, wenn auch bei insgesamt unauffälligem Niveau) zu tun haben.

Bzgl. Veränderungen im Verhaltensbereich gibt es nur eine signifikante Korrelation mit Einzelrisiken, und zwar konnten Kinder, die dauerhaft Herzmedikamente nehmen müssen, ihre Hyperaktivität vermindern, was zugleich eine Steigerung der Ausdauer beim Spiel bedeutet. Möglicherweise hat das konsequent durchgeführte spielerische Entspannungstraining gerade bei diesen auch mit Nebenwirkungen der Medikamente belasteten Kindern dazu geführt, dass sie ruhiger und ausgeglichener wurden.

Die Interaktionsanalysen ergaben nur für zwei Konstellationen aussagekräftige Risikokombinationen. Die *stärksten emotionalen Auffälligkeiten* wurden Kindern mit leichterem postoperativen Restbefund und einem Laufbahndefizit (verspäteter Kindergarten und/oder Schuleintritt) zugeschrieben, während die Kinder mit schwererem Restbefund, die über mehr Freunde verfügten, emotional als *am wenigsten auffällig* galten (vgl. Anhang 16-4). Hier zeigt sich wieder, dass bei schwererem Restbefund nicht unbedingt eine schlechtere psychosoziale Adaptation vorliegt (Petermann et al., 1987). Die *stärkste Verminderung der Aggressivität* ergab sich bei später operierten Kindern mit *mangelnden Bewegungserfahrungen* (Sportdefizit und Bewegungsmangel), die geringste bei früher operierten Kindern mit längeren stationären Aufenthalten aus *höheren* Sozialschichten. Dass dieses Strukturmodell trotz insgesamt zu beiden Messzeitpunkten konstant bleibender Werte dennoch die festgelegten Kriterien der Mindestvarianzaufklärung erfüllt, spricht für die Bedeutung dieser Merkmale. Insbesondere fällt auf, dass *gerade Kinder mit wenig motorischer Vorerfahrung* nicht nur in *motorischer* Hinsicht, sondern auch in ihrem *Verhalten von dem Programm profitieren*, was dem ganzheitlichen Ansatz entspricht und wiederum auf Transfereffekte hindeutet.

Beide Phasen im Vergleich

Die Eltern aus unserer Stichprobe schätzten in Phase I generell und in Phase II für zwei der vier Dimensionen (emotionale Auffälligkeiten, Hyperaktivität) das Verhalten ihrer Kinder verglichen mit der Norm als *auffälliger* ein. In gewissem Einklang mit unseren Befunden – zeigte sich bei Oates et al., (1994) sowie Casey et al. (1996), dass Eltern ihre Kinder für auffälliger halten als deren Lehrer es tun. Demgegenüber tendierten in anderen Studien gerade die Eltern herzkranker Kindern zur *Unterschätzung* von Verhaltensauffälligkeiten (Mutschlechner et al., 1996; Resch et al. 1993; Spurkland et al., 1993). Möglicherweise hängt gerade die Bereitschaft der Eltern, ihr Kind an einem umfangreichen Projekt wie dem unseren teilnehmen zu lassen, auch mit höheren Erwartungen und einer kritischeren Beobachtung des kindlichen Verhaltens unter Zugrundelegung strengerer, d.h. *realistischerer* Maßstäbe zusammen.

Beim Vergleich mit Ergebnissen, die auf der klinisch orientierten CBCL beruhen, muss berücksichtigt werden, dass unsere Fragebögen eher zur Aufdeckung klinisch nicht relevanter Verhaltensbesonderheiten dienen sollten, also eine niedrigere „Auffälligkeitsschwelle" haben. Insofern steht unser Befund signifikanter Verhaltensbesonderheiten *nicht* direkt in Widerspruch mit CBCL-basierten Studien, die *keine* Verhaltensauffälligkeiten aus Sicht der Eltern fanden (Bellinger et al., 1997; Stein et al., 1998).

Offensichtlich sind medizinische und in besonderem Maße psychosoziale Risiken für die Verhaltensanpassung von Schulkindern bedeutsamer als für die von Vorschulkindern, wie die unterschiedliche Anzahl von korrelierenden Risiken sowohl für die Ausgangswerte als auch für Veränderungen belegt. Dieser Unterschied kann darauf zurückgehen, dass sich bei den Vorschulkindern wie auch in Hypothese 7 und 8 postuliert die negativen Umstände der Erkrankung noch nicht so lange ausgewirkt haben und dadurch die Zusammenhangsmechanismen noch nicht so verfestigt sind.

Zusammenfassend betrachtet ergaben sich für Verhaltensauffälligkeiten bei den Schulkindern durchgängig hohe Ausgangswerte im Verlaufe des motorischen Förderprogramms. Hierdurch erhält *Hypothese 1* Unterstützung, während *Hypothese 2* speziell für den Verhaltensbereich der sozialen Lebensqualitätskomponente nicht zu befürworten ist (vgl. Kap. 5.1.7, Tab. 5-38). Bei den Vorschulkindern lagen *soziale Kompetenz und Aggressivität* durchgängig im Normbereich, wodurch *Hypothese 5 und 6 Unterstützung* erhalten. Demgegenüber fanden sich erhöhte Werte bzgl. *Hyperaktivität und emotionaler Auffälligkeiten*, was *gegen Hypothese 5 und 6* spricht.

6.2.4.2 Soziales Netzwerk (Phase II)

Das Netzwerkskulpturverfahren (NSV) wurde in Ermangelung standardisierter Verfahren für Vorschulkinder zur Erfassung des sozialen Netzwerks herangezogen. Die Coverstory des Prinzen im Märchenschloss, der Menschen aus seinem Alltag dorthin mitnehmen darf, traf auf großes Interesse. Beim Vortest gehörten in unserer Stichprobe signifikant weniger Personen zu dem sozialen Netzwerk der Kinder als in der Vergleichsstichprobe von Gödde (1996). Relativierend zu berücksichtigen, dass wir uns auf die *Spontannennungen* der Kinder beschränkten und – anders als bei Gödde (1996) – keine weiteren Teilnetzwerke abfragten (z.B. Möchtest Du auch noch Deine Oma mitnehmen?), da uns das zu suggestiv erschien. Bei gezielten Nachfragen werden die Netzwerke größer, wie eigene Voruntersuchungen gezeigt haben. Die Netzwerkgröße muss also mit entsprechender Vorsicht interpretiert werden, da durch die abgewandelte Instruktion wahrscheinlich weniger Personen ausgewählt wurden als in der Vergleichsstichprobe.

Die Anzahl jüngerer Kinder und Personen aus der Elterngeneration und somit auch die Anzahl Erwachsener und Personen insgesamt nahmen im Verlaufe des motorischen

Förderprogramms signifikant zu. Außerdem entsprach die Größe des Peer-Netzwerks zuletzt dem Vergleichswert. Offensichtlich ist es also den Kindern gelungen, auch bzgl. ihrer Sozialkontakte von der Teilnahme an dem Sportkurs zu profitieren. Den Interviewangaben zufolge vergrößerte sich auch der Freundeskreis der Vorschulkinder, was die Ergebnisse des Netzwerkskulpturverfahrens unterstützt.

Die *Geschwister* spielen im sozialen Netzwerk offenbar eine große Rolle für die herzkranken Kinder, denn sie wurden zu beiden Messzeitpunkten mindestens genauso häufig ausgewählt wie die Eltern. Auch wenn sich die Aufstellungsmuster und die Stellung der Hauptfigur vom Vor- zum Nachtest nicht signifikant veränderten, so ergibt sich doch eine deutliche räumliche Erweiterung des Musters, indem zuletzt wesentlich mehr Parzellen besetzt waren als vor dem motorischen Förderprogramm. Teilweise könnte das mit der größeren Anzahl verwendeter Figuren zusammenhängen, jedoch lassen sich auch wenige Figuren breit verteilen, so dass dieses Ergebnis vorsichtig im Sinne *eines erweiterten Blickfeldes und eines vergrößerten Aktionsraumes* interpretiert werden kann.

Während sich bei den Ausgangswerten nur eine signifikante – aber sehr plausible – Korrelation mit Einzelrisiken zeigte, nämlich kleineres soziales Netzwerk bei kleinerem Freundeskreis, traten für die Veränderungen insgesamt *fünf* bedeutsame Zusammenhänge auf. Sie betrafen interessanterweise bis auf eine Ausnahme die *biologischen* Risiken. Ein im Verlaufe des Sportprogramms *vergrößertes soziales Netzwerk* von Erwachsenen ergab sich bei *häufigeren und längeren Klinikaufenthalten sowie zyanotischem Herzfehler*. Auch das soziale Netzwerk insgesamt wurde bei zyanotischem Herzfehler größer. Schließlich zeigte sich eine *Erweiterung des sozialen Peer-Netzwerks* gerade dann, wenn die Kinder *genügend Bewegung* hatten. Wenngleich normalerweise günstige Veränderungen eher beim Vorliegen von Risiken postuliert wurden, erscheint es in diesem Fall plausibel, dass die Kinder, die in ihrer Freizeit seltener in Bewegung waren, weniger zusätzliche Freunde gewannen als die bewegungsfreudigeren Kinder.

Der AID-Strukturanalyse zufolge betraf die Netzwerkvergrößerung im Verlaufe des Sportprogramms vor allem Kinder mit zyanotischem Herzfehler (was mit dem Ergebnis der Einzelanalysen übereinstimmt) *und zugleich* aus höheren Sozialschichten.

Zusammenfassend betrachtet ergaben sich für die Größe des sozialen Netzwerks bei niedrigen Ausgangswerten deutliche Verbesserungen im Verlaufe des motorischen Förderprogramms. Hierdurch werden speziell für diesen Bereich der sozialen Lebensqualitätskomponente *Hypothese 1 und 2 nicht* unterstützt (vgl. Kap. 5.2.7, Tab. 5-70):

6.2.5 Einschätzung von Veränderungen durch die Eltern

Schulkinder (Phase I)

Die weit überwiegende Mehrzahl der Eltern gaben an, dass ihr Kind in mindestens einem Bereich deutliche Fortschritte gemacht hat bzw. aufgrund einer günstigen Ausgangssituation („ohnehin keine Probleme damit") keine Fortschritte mehr zu erwarten waren. Auch wenn sich diese Angaben einer statistischen Absicherung entziehen, so sprechen sie doch anders als die Ergebnisse der Fragebogen zu Selbstwertgefühl, Sportangst und Verhalten *für die Wirksamkeit des Sportförderprogramms*.

Die Tatsache, dass die Eltern die Situation in der Nachbefragung offenbar deutlich weniger dramatisch oder sogar positiv beurteilten als in der ebenfalls von ihnen ausgefüllten Marburger Verhaltensliste kann mit folgender methodischer Besonderheit zusammenhängen: Ein strukturierter Fragebogen fokussiert nicht zuletzt durch die erfragten Häufigkeiten („Wie oft in den letzten 14 Tagen ...?") stärker auf problematisches Verhalten als ein offenes Gespräch auf die Frage „Was hat sich ihrer Beobachtung nach verändert?". Vielleicht vollzog sich beim Interview aber auch eine Verschiebung der Maßstäbe von der Idealvorstellung eines „perfekten Kindes" zu relativierenden Vorstellungen wie „Dafür, dass mein Kind so viel mitgemacht hat, entwickelt es sich erstaunlich gut." Auf diesem Hintergrund könnte es sein, dass die Eltern im Fragebogen aufgrund besonders genauer Beobachtung (s.o.) viele Auffälligkeiten angaben, aber im Gespräch stärker auf positive Aspekte abhoben.

Phase II:

Erstaunlich viele Eltern erlebten das Verhalten ihres Kindes zu Beginn des motorischen Förderprogramms als unproblematisch, so dass keine wesentlichen positiven Änderungen mehr zustande kommen konnten. Dies gilt vor allem für Ausgeglichenheit, Erkennen körperlicher Grenzen, Ängstlichkeit und Selbstsicherheit. Bzgl. sozialer und sportlicher Kompetenz sowie Selbständigkeit wurden von ca. einem Drittel der Eltern im Verlaufe des Programms Verbesserungen beobachtet. Diese positive Einschätzung steht allerdings in gewissem Widerspruch zu den durchgängig erhöhten Auffälligkeitswerten bzgl. emotionaler Auffälligkeiten und Hyperaktivität. Möglicherweise nutzten die Eltern – wie schon für Phase I vermutet – die persönliche Befragung zur Abkehrung von den strengen Normvorstellungen und zur stärkeren Fokussierung auf positive Aspekte. Dies ist bei dem Fragebogen, dessen Antwortmöglichkeiten anhand von eindeutigen Häufigkeiten vorgegeben sind (z.B. sehr oft = mehrmals täglich) bei ehrlicher Beantwortung nicht möglich.

Exkurs für Vorschulkinder (Phase II): Elterliche Einschätzungen des Schweregrades

In Phase II wurde der Interviewleitfaden um eine Frage zur Einschätzung des Schweregrades des Herzfehlers auf einer fünfstufigen Skala von sehr leicht bis sehr schwer ergänzt. Reduziert auf eine dreistufige Skala waren die Einschätzungen einigermaßen gleichmäßig verteilt, wobei Median und arithmetisches Mittel genau der mittleren Stufe entsprachen. In der Untersuchung von DeMaso et al. (1991) an einer größeren Stichprobe von Kindern im Vorschul- und Grundschulalter wurde die subjektive Schweregradeinschätzung ebenfalls mit einer fünfstufigen Skala gleicher Polung erfasst. Dort war der arithmetische Mittelwert erstaunlicherweise nahezu identisch mit dem in unserer Studie.

Die subjektive und objektive Schweregradeinschätzung (Mutter – Arzt) zeigte in unserem Projekt zwar einen signifikanten Zusammenhang; jedoch wich bei knapp einem Fünftel der Mütter die subjektive Einschätzung deutlich von der objektiven ab, und zwar stets in Richtung einer *Überschätzung des Schweregrades*. Die Kinder dieser Mütter konnten bzgl. emotionaler Auffälligkeiten und oppositionell-aggressiven Verhaltens im VBV - nicht zuletzt aufgrund etwas ungünstigerer Ausgangswerte (jeweils ein Staninewert höher) - signifikant *günstigere Veränderungen* erzielen als die übrigen Kinder (vgl. genauer in Remmert, 2001). In der älteren Untersuchung von Offord et al. (1972) überschätzte mehr als ein Drittel der Mütter, allerdings basierte deren Studie auf älteren Schülern; ihnen konnte damals noch nicht so gut geholfen werden wie heute, was vielleicht als „schmerzlicher Hintergrundgedanke" bei den Müttern die Einschätzung stärker mitbestimmte als bei den Ärzten. Der von Offord et al. (1972) festgestellte Zusammenhang zwischen Schweregradüberschätzung und familiärem Stress konnte in unserer Untersuchung nicht repliziert werden, was vielleicht daran liegt, dass dieses Merkmal hier nur anhand des Gesamteindrucks und nicht so detailliert wie dort erfasst wurde.

Auf dem Hintergrund dieser Wahrnehmungsverzerrungen werden Fehleinschätzungen auch in anderen Untersuchungen erklärlich. So *unterschätzten* Eltern die *körperliche Leistungsfähigkeit* ihrer herzkranken Kinder (Casey et al., 1994) oder betrachteten den Freizeitsport ihrer Herzkinder als „zu viel", obwohl er nur etwa von einem Fünftel überhaupt betrieben wurde. (Drago et al., 1991). Herzkranke Jugendliche und junge Erwachsene beschönigten ihre kardiale Situation, unterschätzten aber zugleich – wie schon für Eltern festgestellt – ihre körperliche Belastbarkeit (Ferencz et al., 1980). Auf eine Erfassung dieser Merkmale musste in unserem Projekt wegen des ohnehin schon großen Umfangs der Testbatterie leider verzichtet werden.

6.2.6 Zusammenhänge mit medizinischen und psychosozialen Risiken

<u>Exkurs zuvor: Zusammenhänge zwischen kardialen und psychosozialen Veränderungen</u>

Die Zusammenhänge zwischen den Veränderungen im *kardialen und psychosozialen Bereich* fielen für die *Schulkinder* allesamt nicht signifikant aus. Hier spielte es also keine Rolle für die Entwicklung der psychosozialen Anpassung im Verlaufe des motorischen Förderprogramms, ob sich die kardiale Situation verbessert hat oder nicht (Verschlechterungen kamen nicht vor). Bei den *Vorschulkindern* hingegen ging eine *Verbesserung in kardialer Hinsicht mit einer signifikanten Verbesserung der motorischen Grundfähigkeiten* einher, wobei eine

Wechselbeziehung anzunehmen ist: Durch die zunehmende Übung und Steigerung der motorischen Kompetenz konnten vielleicht Anreize zu einer Ökonomisierung des Herz-Kreislauf-Systems gegeben werden. Umgekehrt ermöglichte die verbesserte kardiale Leistungsfähigkeit intensivere Bewegungserfahrungen und somit stärkere Übungseffekte.

Das Risikofaktorenmodell

Mit einem Risikofaktorenmodell arbeiteten auch O'Dougherty et al. (1983). Es wurde allerdings inhaltlich etwas anders gefüllt als bei uns, was nicht zuletzt dadurch bedingt war, dass dort eine eher homogene Stichprobe (TGA-Kinder im Schulalter) zugrunde lag. Das Modell basiert auf zehn *medizinischen Risiken*, wobei nur der Faktor „*Alter bei der Herzoperation*" mit unserem Katalog übereinstimmte (ansonsten: TGA-spezifische Besonderheiten wie assoziierte Herzdefekte im Sinne von zusätzlichem VSD, aber auch allgemeinere Faktoren wie Größe und Gewicht vor der Operation). Diese Faktoren wurden nach einem a priori auf der Basis von Schweregrad und Dauer des Risikos entwickelten Gewichtungsschlüssel aufsummiert. Die Stichprobe konnte dann hinsichtlich ihrer Risikobelastung in niedrig, mittel und hoch eingeteilt werden, wobei die mittlere Gruppe etwa die Hälfte der Probanden und die übrigen beiden etwa ein Viertel enthielten. Im *psychosozialen Bereich* ließen sich bei O'Dougherty et al. (1983) nur zum *sozioökonomischen Status* und *zu aktuellem familiären Stress* aussagekräftige Daten gewinnen; beide Merkmale gingen auch in unsere Analysen ein. Darüber hinaus wurden in unserer Untersuchung basierend auf dem modifizierten Modell von Steinhausen sieben weitere Merkmale zum psychosozialen Bereich einbezogen (vgl. Kap. 2.3.3, Abb. 2-13), so dass diesem Bereich hier mehr Beachtung geschenkt werden konnte als bei O'Dougherty et al. (1983). Diese fanden Verhaltensauffälligkeiten (laut CBCL) eher bei niedrigem sozioökonomischen Status und familiärem Stress. Auch bei unseren Schulkindern zeigte sich der letztgenannte Zusammenhang, und zwar speziell für die Verhaltensdimension „Unangepasstes Sozialverhalten" (vgl. Kap. 5.1.6.3, Abb. 5-17). Es ist also eine gewisse Übereinstimmung mit O'Dougherty et al. (1983) festzustellen, auch wenn unsere Daten auf einer wesentlich heterogeneren Stichprobe und einem weniger klinisch orientierten Verhaltensfragebogen basieren.

Literaturvergleiche bzgl. Herzoperationen und stationären Aufenthalten

Bzgl. einiger allgemeiner und spezifischer biologischer Risiken sind Vergleiche mit der Literatur möglich. Die Kinder in der Studie von DeMaso et al. (1991) hatten durchschnittlich genauso viele Herzoperationen wie die Kinder unserer beiden Projektphasen (jeweils ca. 1 ½), dabei allerdings nur etwa halb so viele stationäre Aufenthalte von nur einem Drittel Dauer. Dieser Zahlenvergleich stützt die bekannte Tatsache, dass die Kinder bei uns in Deutschland bei gleicher Anzahl von Herzoperationen und Herzkatheteruntersuchungen länger im Krankenhaus liegen als in den USA.

Newburger et al. (1983, 1984) fanden für Vorschulkinder keinen Zusammenhang zwischen *Intelligenz* und Anzahl sowie Dauer stationärer Aufenthalte. Dies stimmt überein mit unseren Ergebnissen.

Einzelanalysen allgemein:

In beiden Phasen ließen sich die von Steinhausen angenommenen *Zusammenhänge zwischen den Risikobereichen* nur teilweise bestätigen, und zwar für die medizinischen Risiken bzgl. *allgemeiner und spezifischer Gesundheitsmerkmale*. Zwischen dem medizinischen und dem psychosozialen Bereich gab es keine Zusammenhänge. In Phase II fand sich als unerwartetes Nebenergebnis ein negativer Zusammenhang zwischen dem Risikoindex zur Einschränkung gewöhnlicher Lebenserfahrungen und dem zu familiären Merkmalen (Sozialschicht, familiärer Stress, Geschwisterkonstellation). Dies geht allerdings vor allem darauf zurück, dass Kinder aus *niedrigeren Sozialschichten* in ihrer Freizeit *signifikant mehr Bewegung* haben als Kinder aus höheren Schichten und ist nicht unbedingt als erwartungswidrig zu betrachten.

Für beide Forschungsphasen waren unterschiedliche Hypothesen bzgl. Zusammenhängen mit Risiken aus dem Forschungsstand abgeleitet worden: Bestehen von Zusammenhängen für Phase I, Fehlen von Zusammenhängen für Phase II.

Hypothese 3 für die *Ausgangswerte der Schulkinder (Phase I)* ließ sich nur für gut ein Drittel der 16 einbezogenen Risiken und für gut die Hälfte der 13 Merkmale zur psychosozialen Anpassung (kurz: Outcome-Merkmale) *bestätigen* (vgl. Kap. 5.1.7, Tab. 5-38). Die mit den Ausgangswerten am häufigsten korrelierenden Risiken (je 3-mal) waren
- Zugehörigkeit zum *männlichen Geschlecht*, die mit verschiedenen Verhaltensauffälligkeiten und einem niedrigen schulischen Selbstwertgefühl einherging,
- Aufwachsen *ohne Geschwister*, was erwartungswidrig *mit geringeren Verhaltensauffälligkeiten* in mehreren Bereichen zusammenhing. Offensichtlich konnten die Nachteile des Einzelkinddaseins durch zahlreiche Freundeskontakte weitgehend kompensiert werden.

Bzgl. des Ausmaßes von *Veränderungen* betrafen die signifikanten Zusammenhänge für die *Schulkinder* wiederum knapp die Hälfte der Risiken, aber nur gut ein Viertel der Outcome-Merkmale. Einen Schwerpunkt stellt das *Alter des Kindes* dar, das viermal signifikant korrelierte, darunter überwiegend mit Verhaltensauffälligkeiten (MVL); diese haben sich bei älteren Kindern stärker vermindert als bei jüngeren (Kontaktangst, unrealistisches Selbstkonzept, Gesamtwert, vgl. Kap. 5.1.6.3, Abb. 5-18). Da *Hypothese 4* nur für ca. *ein Drittel* der geprüften Merkmale Bestätigung findet, kann sie insgesamt betrachtet *nicht als bestätigt* gelten.

Bei den *Vorschulkindern* (Phase II) bestanden zu Beginn des motorischen Förderprogramms unerwartet viele Zusammenhänge, die jeweils über drei Viertel der Risiken (ohne besonderen Schwerpunkt) und der Outcome-Merkmale (hier vor allem die Motorik) betreffen (vgl. Kap.

5.2.6.3, Abb. 5-33). Dies spricht *eindeutig gegen Hypothese 7*, in der ein *Fehlen von Zusammenhängen* angenommen wird.

Bei den *Vorschulkindern* bestehende Zusammenhänge bzgl. *Veränderungen* betrafen die Hälfte der Risiken und gut die Hälfte der Outcome-Merkmale (vgl. Kap. 5.2.6.3, Abb. 5-34). Interessanterweise ist hier vor allem das soziale Netzwerk als Outcome-Merkmal durch signifikante Korrelationen gekennzeichnet. Da *Hypothese 8* für die Vorschulkinder in Richtung *fehlender Zusammenhänge* formuliert ist, findet sie insgesamt gesehen durch die etwas größere Anzahl von *nicht* korrelierenden Merkmalen *Bestätigung*.

Unter rein *quantitativer Perspektive* (fokussierend auf die *Mehrzahl* der geprüften Merkmale) würde sich bzgl. der Zusammenhänge also *nur Hypothese 8* (*keine* Zusammenhänge zwischen Risiken und Veränderungen bei den Vorschulkindern) als *bestätigt* ergeben. Betrachtet man aber – der differenzierten Fragestellung angemessener – *jedes Merkmal* im Rahmen von *Teilhypothesen einzeln*, so lässt sich auch unter den übrigen Hypothesen (Nr. 3 und 4 für Schulkinder, Nr. 7 für Vorschulkinder) ein *substanzieller Anteil solcher Teilhypothesen als bestätigt betrachten.*

Insgesamt stützen die zahlreichen Zusammenhänge zwischen vorhandenen Risiken und günstigen Veränderungen die These, dass sich *Entwicklungserschwernisse* nicht unbedingt negativ auswirken müssen, sondern auch *entwicklungsförderlich* sein können, indem bei einer intensiven Auseinandersetzung damit auch ein Kompetenzgewinn resultieren kann (von Hagen & Noeker, 1999).

<u>Strukturanalysen (AID) allgemein:</u>

Die Ergebnisse der *AID-Analysen* (Automatic Interaction Detector) geben Aufschluss über die Bedeutung der Kombination von Risiken für die Outcome-Merkmale. Sie dienten allerdings nicht primär der Hypothesentestung, sondern der anschaulichen Zusammenfassung zu einem Gesamtbild.

In Phase I ergaben sich entsprechend den Kriterien für eine Mindestvarianzaufklärung deutlich über die Hälfte der Baumdiagramme als aussagekräftig. Insgesamt sind die ermittelten *Strukturen sehr vielfältig* (vgl. Kap. 5.1.6.4, Tab. 5-36 und 5-37). Formal gleiche Strukturen finden sich lediglich für KTK- und ZVT-Veränderungen (vgl. Kap. 5.1.6.4, Abb. 5-19 und 5-21), allerdings sind hier jeweils andere Risiken maßgeblich.

Für Phase I waren den AID-Analysen zufolge bei den *Ausgangswerten* eher biologische als psychosoziale Risiken bedeutsam. Drei als wichtig betrachtete *psychosoziale Risiken* kommen hier nicht vor, und zwar familiärer Stress, Bewegungsmangel (* = übereinstimmend mit Korrelationen für Einzelrisiken, vgl. Kap. 5.1.6.3, Abb. 5-17 und 5-18) und Sport(teil)befreiung; bei den *Veränderungen* trifft dies auf das Fehlen von Geschwistern (*) und die Schullaufbahnverzögerung zu. Weiterhin ergaben sich insgesamt nur drei biologische Risiken als unbedeutsam, und zwar körperliche Einschränkungen (*) für die Ausgangswerte und

Dauermedikation sowie zyanotischer Herzfehler (*) für Veränderungen. Die nur teilweise bestehende Übereinstimmung mit den Korrelationen unterstreicht, dass beide Analysearten ihre eigene Berechtigung haben.

In Phase II ergab sich entsprechend den Kriterien für eine Mindestvarianzaufklärung knapp die Hälfte der Baumdiagramme als aussagekräftig. Wiederum sind die ermittelten *Strukturen sehr vielfältig* (vgl. Kap. 5.2.6.4, Tab. 5-67 bis 5-69), wobei sich allerdings in zwei Fällen Strukturgleichheit mit teilweise auch ähnlichen Risiken findet. Dies gilt u.a. bezogen auf die Ausgangswerte für die *emotionale Labilität*, erfasst aus der Sicht der Kinder selbst (Hamster-Test) sowie emotionale Auffälligkeiten, eingeschätzt von den Müttern (vgl. Anhang 16-2 und 16-4).; auch wenn sich jeweils andere Risken als bedeutsam ergeben, so hat doch die Strukturähnlichkeit trotz unterschiedlicher Perspektiven (Kind – Mutter) offensichtlich eine *gemeinsame inhaltliche Basis*.

Beim Risiko „höheres Operationsalter" ist zu berücksichtigen, dass die (noch) nicht operierten Kinder eine eigenen Teilgruppe bildeten, die vom Rechenprogramm je nach Datenlage separiert blieb oder einer der beiden Ausprägungen (höheres vs. niedrigeres Operationsalter) zugeordnet wurde. Durch die vermehrten Wahlmöglichkeiten ist auch erklärlich, dass sich das Operationsalter besonders häufig als bedeutsam erwies. Dieses Vorgehen entspricht aber der *Heterogenität dieser Teilgruppe*. Einige nicht operierte Kinder werden vermutlich ganz ohne Operation auskommen, während andere noch operiert werden müssen, wenn sie beispielsweise eine Herzklappe benötigen. Über *all diesen Kindern* schwebt das *Damokles-Schwert* der drohenden Operation, was psychisch sehr unterschiedlich verarbeitet werden kann, nämlich von Verdrängung bis hin zu permanenter ängstlicher Beobachtung der eigenen Gesundheit.

Biologische und psychosoziale Risiken waren in Phase II – anders als in Phase I - ungefähr gleich bedeutsam. Während hier alle ausgewählten *psychosozialen Risiken* vorkamen, fehlten einige biologische Risiken ganz (insgesamt: Dauermedikation, für Veränderungen zusätzlich: körperliche Einschränkung, Geschwisterkonstellation), was für die Dauermedikation bzgl. Veränderungen mit den Ergebnissen der Korrelationsanalysen in Einklang steht (vgl. Kap. 5.2.6.3, Abb. 5-34). Die zusätzlichen Erkenntnisse aus den AID-Analysen unterstreichen wiederum die Möglichkeiten dieser zusätzlichen Methode.

6.2.7 Zusammenfassender Vergleich beider Phasen
6.2.7.1 Günstige Veränderungen insgesamt

Während bei den Schulkindern (Phase I) die Ergebnisse der Voruntersuchung insbesondere bzgl. Motorik und Verhalten eher in ungünstiger Richtung von der Norm abwichen, also Defizite erkennbar waren, wiesen die meisten Vorschulkinder (Phase II) normgerechte Ausgangswerte auf. In Phase I ließen sich in zwei Bereichen günstige Veränderungen nachweisen, die über eine altersgerechte Weiterentwicklung hinausgingen (Körperkoordination aus niedrigem und Auffassungstempo aus durchschnittlichem Ausgangsniveau), während es in Phase II entgegen der Erwartung sogar in vier Bereichen Verbesserungen gab: für die Konzentration bei Routineaufgaben und das soziale Netzwerk aus niedrigem und für die Fein- und Grobmotorik (PST) aus durchschnittlichem, für die Anzahl von Freunden aus unbekanntem Ausgangsniveau. Hier muss allerdings berücksichtigt werden, dass die Interviewangaben zum sozialen Netzwerk und zur Anzahl von Freunden nicht zu den harten Daten gerechnet werden können. Insgesamt erstaunt aber, dass auch bei den *Vorschulkindern* eine Reihe von Fortschritten erzielt werden konnten, die sich sogar auf den in Phase I nicht von positiven Veränderungen betroffenen *sozialen Bereich* erstrecken.

Der Vergleich zwischen beiden Phasen macht deutlich, dass es bei den *Schulkindern* im Verlaufe des motorischen Förderprogramms gelungen ist, *bestehende motorische Defizite* weitgehend auszugleichen, während die Vorschulkinder in motorischer Hinsicht (noch) nicht retardiert waren und sich im Verlaufe des Programms altersgerecht weiter entwickeln konnten. In der ersten Phase stand also in dieser Hinsicht die *Rehabilitation* im Vordergrund, in der zweiten Phase die *Prävention*.

6.2.7.2. Differenziertheit des Körperbildes und Auffassungstempo

Die in Phase I durchgängig gering ausgeprägte *Differenziertheit des Körperbildes*, erfasst anhand des Mann-Zeichen-Tests (MZT), ist evtl. durch Motivationsprobleme zu erklären. Die älteren Kinder, insbesondere die Jungen, fühlten sich wohl bei dieser Aufgabe unterfordert, was zu lustlosem Zeichnen führte. Die jüngeren Kinder (Phase II) ließen sich besser für diese Aufgabenstellung motivieren, so dass sich im Mittel jeweils altersgerechte Leistungen ergaben.

Der Zahlen-Verbindungs-Test (ZVT, Phase I) und der Zahlen-Symbol-Test (HAWIK-ZS, Phase II) können aufgrund des gemeinsamen zugrunde liegenden Konstrukts „*Auffassungstempo*" bzw. „*kognitive Leistungsgeschwindigkeit*" gut verglichen werden. In diesem Bereich ergab sich ein *zusätzlicher günstiger Nebeneffekt des Trainings*. Hier konnten beide Gruppen signifikante Verbesserungen erzielen, wobei – umgekehrt zur Motorik – die Vorschulkinder ein ungünstigeres Ausgangsniveau hatten. Dies kann an Anfangsschwierigkeiten bezüglich der gerade für die Jüngeren noch ungewohnten Aufgabenstellung liegen. Im Verlaufe des Programms erfolgte jedenfalls eine Angleichung an das durchschnittliche Leistungsniveau, obwohl derartige Funktionen nicht im Zentrum des Programms standen. Die durchgängige Verbesserung des *Auffassungstempos* in *beiden Projektphasen*, die über den normalen Altersfortschritt hinausgeht, dürfte kein reiner Übungseffekt sein, da sie anhand der jeweiligen kritischen Differenzen, die die Retest-Reliabilität berücksichtigen, abgesichert werden konnte. Vielleicht wurden die Kinder im Laufe des motorischen Förderprogramms in die Lage versetzt, gelassener mit Zeitdruck umzugehen; hierzu könnten zum Beispiel das regelmäßig durchgeführte Entspannungstraining beigetragen haben. Weiterhin könnten die in Phase II zusätzlich eingestreuten Übungen zur Feinmotorik gerade bei den jüngeren Kindern zu einem flüssigeren Bewegungsablauf und dadurch zu einem höheren Bearbeitungstempo beigetragen haben. Auf dem Hintergrund einer *systemischen Sichtweise* (Manteufel & Schiepek, 1998) könnte man von einem *Ausstrahlungs- oder Transferphänomen* sprechen, indem sich der Wirkungsbereich von Interventionen, die auf die Motorik und Gesamtpersönlichkeit gerichtet waren, auch auf den kognitiven Bereich ausweitete.

6.2.7.3 Verhaltensauffälligkeiten: Fragebögen im Vergleich zu spontanen Angaben

In beiden Phasen bemerkenswert ist, dass die elterlichen Einschätzungen von *Verhaltensauffälligkeiten* in den *Fragebögen* meist deutlich über dem Mittelwert der Normstichprobe lagen, Dies könnte auf eine Tendenz zur besonders genauen Beobachtung der kindlichen Entwicklung zurückgehen, die bei Eltern mit entwicklungsgefährdeten Kindern durchaus nachvollziehbar erscheint. Offensichtlich nehmen Eltern herzkranker Kinder aber auch die positiven Entwicklungsaspekte ihrer Kinder genau wahr und sind bereit, diese offen zu legen; denn bei der einzigen positiv gepolten, d.h. nicht auf Defizite abhebenden Skala zur Einschätzung von sozialen Kompetenzen (VBV-KOMP), kreuzten sie höhere Werte an, wodurch altersgerechte Ergebnisse zustande kamen. In den Abschlussgesprächen nannten die Eltern häufig spontan Verbesserungen ihrer Kinder im Verlaufe des Sportprogamms, was ebenfalls zeigt, dass nicht nur negative sondern auch positive Verhaltensaspekte beachtet wurden.

6.2.7.4 Struktur bedeutsamer Risiken bezüglich psychosozialer Adaptation

In beiden Phasen erfüllt *knapp die Hälfte* der geprüften Interaktionsstrukturen die Kriterien bzgl. substanzieller Varianzaufklärung und gilt daher als besonders aussagekräftig. Dadurch erhält die *Vorannahme fehlender Zusammenhänge für Phase II keine Unterstützung*. In Phase I dominieren biologische Risiken, während in Phase II nahezu ein Gleichgewicht mit psychosozialen Risiken besteht. Dies spricht dafür, dass *Interventionen in Phase II besonders aussichtsreich sind*, da sich im *psychosozialen Bereich* besser ansetzen lässt als im biologischen.

In beiden Phasen erreichen Kinder mit zyanotischem Herzfehler übereinstimmend niedrigere Motorik-Ausgangswerte (jeweils im ersten Schritt mit hoher Varianzaufklärung, AID) als die übrigen Kinder, was auch in den jeweiligen Korrelationsanalysen zum Ausdruck kommt. Die Feststellung einer für Vorschul- und Schulkinder ähnlichen Bedeutung des Herzfehler-Schweregrades ist insofern erstaunlich, als die Motorikergebnisse in beiden Phasen auf völlig unterschiedlichem Niveau lagen (Phase I niedrig, Phase II altersgerecht) und auch auf unterschiedlichen Testverfahren basieren. Beim Auffassungstempo, das in beiden Phasen ebenfalls anhand unterschiedlicher Verfahren erfasst wurde, ergaben die AID-Analysen *keine Übereinstimmungen* zwischen den bedeutsamen Risiken für Vorschul- und Schulkinder.

6.3 Fazit zu Möglichkeiten der Entwicklungsoptimierung bei herzkranken Kindern und Jugendlichen im Rahmen eines motorischen Förderprogramms

6.3.1 Folgerungen zum zugrunde liegenden theoretischen Modell der psychosozialen Adaptation

Das zugrunde liegende theoretische Modell der psychosozialen Adaptation bei chronischen Erkrankungen (vgl. Kap. 2.3.3, Abb. 2-13) bestand aus fünf wichtigen Determinanten, deren Inhalte basierend auf Steinhausen (1985, 1996, 2001, vgl. Kap. 2.2.1, Abb. 2-10) auf die Situation von herzkranken Heranwachsenden adaptiert wurden (allgemeine und spezifische Krankheitsbedingungen, Einschränkung gewöhnlicher Lebenserfahrungen, Merkmale des Kindes und der Familie); des Weiteren wurde die abhängige Variable „psychosoziale Adaptation", von Steinhausen ganz allgemein verstanden als Lebensbewältigung, im Sinne von Höpner-Stamos (1999) präzisiert. Dies geschah anhand des Konzeptes der multidimensional angelegten gesundheitsbezogenen Lebensqualität (LQ) von Bullinger und Raven-Sieberer (1996a) durch Ausdifferenzierung in die körperliche, mentale, emotionale und soziale Komponente.

Das Modell hat sich im Rahmen unseres Modellprojektes in mehrfacher Weise bewährt.
(1) Es lieferte ein systematisches Raster für die *Darstellung bisheriger Befunde* von gesundheitsübergreifenden und auf herzkranke Kinder bezogenen Studien (vgl. Kap. 2.2.1 und 2.3).
(2) Es diente als Orientierungsrichtlinie für die *Auswahl der Testverfahren*. Auf der Basis des Konzepts der gesundheitsbezogenen Lebensqualität wurden nicht nur *alle LQ-Komponenten*, sondern auch *unterschiedliche Datenquellen* (Betroffene selbst und Eltern) berücksichtigt. Auf diese Weise konnte eine umfangreiche Testbatterie zusammengestellt werden, die jede Lebensqualitätskomponente in jeder unserer Untersuchungsphasen durch mindestens zwei Verfahren abdeckt (vgl. Kap. 4.2.2, Tab. 4-3).
(3) Auch für den *Ergebnisteil insgesamt* diente das Modell als *Systematik*, nach der zunächst jeweils die Bereiche der psychosozialen Adaptation anhand der Ausgangswerte und Veränderungen sowie anschließend die Risiken in ihrer Bedeutung abgehandelt werden konnten.
(4) Weiterhin ließ sich das Modell für die Analyse der Zusammenhänge zwischen den *Determinanten insgesamt* (anhand von Indizes) und der psychosozialen Adaptation verwenden (Phase I: Kap. 5.1.6.3, Abb. 5-15 und 5-16, Phase II: Kap. 5.2.6.3, Abb. 5-31 und 5-32). In beiden Phasen fanden sich die von Steinhausen postulierten Zusammenhänge weitgehend auch in unserer Stichprobe. Für die wenigen Ausnahmebereiche wurden allerdings auf der Ebene der einzelnen Risiken sehr wohl signifikante Korrelationen festgestellt. Daher sollte man sich nicht auf die eher groben Analysen anhand der Indizes beschränken,

weil hier möglicherweise „Aufhebungseffekte" wichtige Zusammenhänge verschleiern, die für Einzelrisiken bestehen.

(5) Die Zusammenhänge zwischen den *einzelnen Risiken* und der Adaptation ließen sich ebenfalls anhand des Modells anschaulich darstellen. Für Phase I wurden bzgl. der Ausgangswerte und Veränderungen zahlreiche erwartungskonforme signifikante Korrelationen (vgl. Kap. 5.1.6.3, Abb. 5-17 und 5-18) festgestellt, die für Nachteile vor allem bei Vorliegen bestimmter biologischer Risiken sprechen. Für Phase II, in der eigentlich keine Zusammenhänge erwartet wurden, zeigten sich dennoch für die Ausgangswerte relativ viele signifikante Korrelationen, wobei hier auch psychosoziale Risiken stärker ins Gewicht fielen (vgl. Kap. 5.2.6.3, Abb. 5-33, 5-34).

(6) Auch für die Analysen der Interaktionen zwischen den Risiken (AID, vgl. Kap. 5.1.6.4 und 5.2.6.4) lieferte das Steinhausen-Modell die Organisationsstruktur. Hier ließen sich insgesamt bei über der Hälfte der Analysen hohe Varianzanteile aufklären (> 40%), so dass gerade diese Methode aufgrund der hierarchischen Einbeziehung *aller* Risiken für die Brauchbarkeit des Modells spricht.

Fazit: Das auf herzkranke Heranwachsende angepasste Modell von Steinhausen war als theoretische Basis von großem Nutzen für unser Projekt. Daher sollte versucht werden, es auch für andere chronische Erkrankungen, z.B. Zystische Fibrose oder Adipositas, zu adaptieren und zu überprüfen. Auf diese Weise könnte man die Belastungen durch verschiedene Arten von Erkrankungen besser als bei Zugrundelegung verschiedener Konzepte vergleichen und *gezieltere Interventionsprogramme entwickeln.*

6.3.2 Praktische Konsequenzen zur Prävention und Rehabilitation im psychosozialen Bereich

Die positiven Resultate des Kölner Modellprojekts „Sport mit herzkranken Kindern" haben inzwischen nicht nur bzgl. der Motorik, sondern auch anderer wichtiger psychosozialer Bereiche Eingang in das Lehrbuchwissen gefunden. Dies zeigt beispielsweise das Werk „Kinder- und Jugendsportmedizin" von Hebestreit et al. (2002). Dort wird unter Bezugnahme auf die erste Projektphase darauf hingewiesen, dass das Erleben von Erfolg und Misserfolg bei Kindern und Jugendlichen mit angeborenen Herzfehlern eine große Rolle für die Entwicklung einer realistischen Selbsteinschätzung spielen kann (Lawrenz, 2002). Solche Publikationen tragen dazu bei, den Gedanken der motorischen Rehabilitation und Prävention für herzkranke Heranwachsende weiter zu verbreiten.

Unsere Befunde können als wissenschaftliche Grundlage für den weiteren Ausbau des Netzes von Kinderherzsportgruppen betrachtet werden. Das durchgeführte achtmonatige Sportprogramm hat sich sowohl bei den Schulkindern als auch bei den Vorschulkindern eindeutig bewährt, und zwar nicht nur *im Hinblick auf die motorische Entwicklung.* Auch hinsichtlich der kognitiven Leistungsgeschwindigkeit konnten die Kinder beider Altersgruppe von dem

Programm profitieren. Im emotionalen und sozialen Bereich ließen sich Verbesserungen weniger anhand von Testergebnissen, sondern eher anhand der Elterneinschätzungen feststellen. So bewegten sich die Fragebogenwerte zu Sozialkontakten und emotionalen Auffälligkeiten in beiden Altersgruppen überwiegend auf unverändert ungünstigem Niveau. Allerdings lagen bei den jüngeren Kindern gerade in motorischer Hinsicht und auch teils im Verhaltensbereich schon die Ausgangswerte im Normbereich, sprachen also nicht für Auffälligkeiten. Im Verlaufe des motorischen Förderprogramms konnten diese Kinder sich altersgerecht weiterentwickeln, so dass bei der jüngeren Altersgruppe der Aspekt der *Prävention* im Vordergrund stand, während bei den älteren Kindern aufgrund der im Laufe der Jahre häufiger aufgetretenen Entwicklungsbeeinträchtigungen eher *rehabilitativ* gearbeitet wurde. Hieraus lässt sich die Konsequenz ziehen, dass die günstigste Zielgruppe Kinder im Vorschulalter sind. Möglicherweise lässt sich auch schon bei Kleinkindern mit angeborenem Herzfehler anhand eines motorischen Förderprogramms in Spielgruppen die Entwicklung optimieren. Hier mangelt es allerdings noch an wissenschaftlichen Daten; die Erfahrungen aus den Gruppen, die Dreijährige bzw. noch jüngere Kinder einbeziehen (z.B. Sankt Augustin, Siegen, Witten bzw. Düsseldorf, Stadtlohn) sind allerdings durchaus positiv.

Es ist schwer vorstellbar, dass das Programm durch eine noch gezieltere Fokussierung auf den sozialen und den emotionalen Bereich weiter an Effizienz gewinnen könnte. Eine Entwicklungsoptimierung in diesen Bereichen ließe sich möglicherweise durch eine engmaschigere psychologische Beratung der Eltern erzielen. Dies wirft aber die Frage nach der Finanzierbarkeit der Gruppen auf. Ein vertretbar niedriger Elternbeitrag von maximal 6 Euro pro Monat sowie der Kassenzuschuss von 5 Euro pro Übungseinheit reichen zur Honorierung einer hoch qualifizierten Sportpädagogin, eines Kinderkardiologen *und* einer Diplom-Psychologin nicht aus. Häufig werden Deckungslücken durch Elternverbände und andere Sponsoren ausgeglichen, so dass bisher keine Gruppe an der Finanzierung gescheitert ist.

Bei der momentanen schlechten Finanzlage im Gesundheitswesen dürfte es schwierig sein, die Krankenkassen davon zu überzeugen, dass kurzfristig ein höherer Zuschuss vonnöten ist und langfristig betrachtet eine früh einsetzende *Prävention* in diesem Bereich *kostengünstiger* ist als *Rehabilitationsmaßnahmen*, „wenn das Kind in den Brunnen gefallen ist". Dennoch sollten solche Gruppen als ein *wichtiger Baustein in einem Gesamtkonzept zur psychosozialen Versorgung* von Patienten mit angeborenen Herzfehlern betrachtet werden. Der Bedarf einer umfassenden psychosozialen Versorgung wurde vom Bundesverband Herzkranke Kinder e.V. nachgewiesen (Kanth, 2002; Kanth, Helms, Sticker & Kusch 2002); inzwischen wird versucht, psychosozialer Stellen an den kinderkardiologischen Zentren zu etablieren. Solche funktionierende Strukturen wären von großem Nutzen für die Erhaltung bestehender und vor allem für den Aufbau weiterer Kinderherzsportgruppen in Deutschland.

Um auf diesem Gebiet weiter voranschreiten zu können, müssen zum einen entsprechende *Rahmenbedingungen* geschaffen werden (z.B. Sicherstellung der Finanzierung, geeignete

Sportstätten, Sportpädagogen und betreuende Ärzte), was oftmals ohne größere Schwierigkeiten gelingt. Zum andern müssen *genügend Teilnehmer* gefunden werden, was sich meist als wesentlich problematischer erweist. Zurzeit gibt es bundesweit ca. 10 Gruppen, die sofort starten könnten, wenn sie genügend Teilnehmer hätten (siehe Auflistung S. 151). Viele betroffene Familien sind kaum von der Nützlichkeit solcher Gruppen zu überzeugen, da deren zeitlichen Ressourcen oftmals eingeschränkt sind und Ängste um das kranke Kind nur schwer überwunden werden können. Möglichkeiten, die Eltern zu erreichen, bestehen anhand von gezielten Broschüren, Elternseminaren, Workshops, Radio- und Fernsehbeiträgen. Wirksamer als solche eher unpersönliche *Öffentlichkeitsarbeit* erscheint jedoch *die persönliche Ansprache* durch andere Betroffene und behandelnde Ärzte, weil in *Einzelgesprächen* gezielt auf etwaige Bedenken der Eltern eingegangen werden kann. Hierfür können die Ergebnisse des Kölner Modellprojekts „Sport mit herzkranken Kindern" als *Argumentationsgrundlage* herangezogen werden.

7. Grenzen der Arbeit und Ausblick

Wie jede empirische Forschung so ist auch unser Projekt durch gewisse Grenzen gekennzeichnet, die im Folgenden dargestellt sind:

(1) Als *wichtigste methodische Einschränkung* der Arbeit ist das *Fehlen einer Kontrollgruppe* anzusehen. So macht das Osloer Sportprojekt von Fredriksen et al. (2000) beispielsweise deutlich, dass nicht nur in der Trainingsgruppe, sondern auch in der Kontrollgruppe ohne Intervention signifikante Verbesserungen auftreten können. Während Rückzugstendenzen nur in der Trainingsgruppe abnahmen, verminderten sich externalisierende und soziale Auffälligkeiten in beiden Gruppen. Günstige Veränderungen können nicht nur unter gezielter Intervention, sondern auch im normalen Alltag auftreten. Allerdings kann die Entwicklung ohne Intervention auch stagnieren, während sich mit gezielter Intervention vielleicht keine übermäßiger Fortschritt, aber immerhin eine altersgerechte Weiterentwicklung erzielen lassen könnte.

Die in Erwägung gezogenen und verworfenen Alternativen (Kontrollgruppe ohne weitere Intervention, Gruppe mit anderer Intervention wie zum Beispiel pädagogisch-psychologische Beratung der Eltern, Wartekontrollgruppe, Gruppe von Verweigerern) sind bereits bei der Reflexion der Methodik diskutiert wurden (vgl. Kap. 6.1) Man könnte aber die in Phase II untersuchten jüngeren Kinder als *Quasi-Kontrollgruppe* verstehen, die sich von den Schulkindern in Phase I durch eine *kürzere Dauer der Erkrankung* und der damit verbundenen Folgeprobleme unterscheiden. Auf diese Weise lässt sich die Kritik etwas abmildern, da durch diese zweite Untersuchungsphase eine gewisse Kontrolle gegeben ist.

(2) Möglicherweise war der *Motoriktest* für die zweite Phase (MOT 4-6) *nicht ganz angemessen*. Die Entscheidung für den MOT 4-6 basierte auf der ursprünglich geplanten *Zielgruppe* von *4- bis 6-jährigen Kindern*. Aus Mangel an solchen jüngeren Kindern wurden später auch Kinder bis zum Alter von 8 Jahren einbezogen, die für den MOT 4-6 eigentlich schon zu alt waren. Die Auswertung anhand einer selbst erstellten Extrapolations-Tabelle für diese älteren Kinder erschien uns unter den gegebenen Umständen die beste vertretbare Lösung, zumal die Ergebnisse ohne diese älteren Kinder nicht anders ausfielen. Nachträglich betrachtet wäre es wahrscheinlich besser gewesen, die Kinder ab 5 Jahre doch mit dem KTK zu untersuchen und nur die jüngeren anhand des MOT 4-6.

(3) Die Nachtests konnten aufgrund fehlender personeller Ressourcen nicht durchgängig von *„blinden" Untersuchern* durchgeführt werden. Ein Teil der Nachtests wurde allerdings von Studierenden durchgeführt, die die Vortestergebnisse nicht kannten. In den letzten beiden Gruppen erfolgte die Auswertung der Vortests erst am Ende, so dass auch ich in dieser Hinsicht beim Nachtest unvoreingenommen war.

(4) Gerade bei den jüngeren Kindern in Phase II könnte möglicherweise die *Anwesenheit der Eltern* während der Untersuchung zu Verfälschungen geführt haben. Dies zeigte sich gelegentlich beim Netzwerkskulpturverfahren, wenn sich Eltern beispielsweise mit suggesti-

ven Äußerungen wie „Deine beste Freundin wirst Du doch aufs Schloss mitnehmen!", die Anfangsphase zu beschleunigen versuchten. Auch verliehen sie manchmal spontan ihrer Verwunderung Ausdruck, dass sie selbst oder ihre anderen Kinder auf dem Märchenschloss nicht vorkamen Um derartige Vorfälle zu vermeiden, hatten wir zwar einen Bogen für die Eltern entwickelt, auf dem sie ihre Einschätzungen notieren konnten, aber nicht immer gelang ihnen die gebotene Zurückhaltung. Bei Einmischungen wurde deutlich gemacht, dass es im Augenblick nur auf die *subjektive Sicht des Kindes* ankommt, und dass ihre Bemerkungen dazu in der Nachbefragung zur Sprache kommen würden.
Eine Alternative wäre gewesen, die Untersuchung *ohne Beisein der Eltern* durchzuführen. Gelegentlich taten die Eltern diesen Schritt von sich aus, wenn zum Beispiel das Kind übermäßig herumalberte oder durch ihre Anwesenheit gehemmt erschien. Andererseits waren die Kinder noch zu jung, um grundsätzlich eine Trennung von den Eltern für diesen Teil der Untersuchung zu verlangen. Außerdem hätten dann die Eltern die Reaktionen ihrer Kinder nicht beobachten und später kommentieren können, wodurch wertvolle Information verloren gegangen wäre. Als praktikable Lösung zu Vermeidung elterliche Einmischung wäre künftig zu empfehlen, den Eltern – wie beim Hamster-Test – einen strukturierten Beobachtungsbogen auszuhändigen, auf dem sie während der Untersuchung ihre Einschätzungen eintragen konnten (z.B. Erstaunen über Mitnahme der Person, unerwartet nahe oder entfernte Positionierung).

(5) Bzgl. des *Selbstwertgefühls* wäre es – nachträglich betrachtet – sinnvoll gewesen, noch zusätzliche Informationen zu erheben, die genaueren Aufschluss über die *Realitätsangemessenheit* in diesem Bereich geben. Auf diese Weise wäre es möglich gewesen, die häufig vorkommenden hohen oder auch nur die extrem hohen Werte besser zu differenzieren in unrealistisch oder realistisch hoch. In Ermangelung solcher Angaben musste in unserem Projekt auf eher indirekt passende Daten wie die MVL-Dimension „unrealistisches Selbstkonzept" nach Einschätzung der Mutter und die Anzahl von Freunden sowie das Vorhandensein eines besten Freundes zurückgegriffen werden.

Neben den Grenzen hat die Arbeit aber auch zahlreiche *Vorzüge*, die hier noch einmal stichwortartig zusammengefasst sind:
(1) Einmaliges umfangreiches *Modellprojekt*, das mittlerweile nicht nur in Deutschland sondern auch in anderen europäischen Ländern eine viel beachtete *Vorreiterfunktion* erfüllt;
(2) Keine Vorab-Selektion der Stichprobe, sondern Angebot an die *Grundgesamtheit aller in Frage* kommenden herzkranken Kinder, behandelt in der Klinik und Poliklinik für Kinderkardiologie der Universität zu Köln;
(3) Eingehende vergleichende *Analyse des Dropouts* in Phase I, die belegt, dass es nicht zu selektiven Ausfällen kam; minimaler Dropout in Phase II (1 von 39);
(4) *Multidimensionale Erfassung* der *Lebensqualität* aus verschiedenen Blickwinkeln im Rahmen einer umfangreichen psychologischen und sportmotorischen Testbatterie;

(5) *Kontinuität des Forschungsteams,* vor allem der durchführenden Sportpädagogin (Sabine Leurs), und dadurch Übereinstimmung bei der Programmdurchführung in allen sechs Gruppen (1994-2000);

(6) *Interdisziplinäre* Ausrichtung mit *Zusammenführung der Daten* aus allen drei beteiligten Disziplinen (Kinderkardiologie, Sportwissenschaft, Psychologie);

(7) *Initialzündung* für den Aufbau anderer Kinderherzsportgruppen in Deutschland, dadurch Erweiterung des Angebots von 7 Gruppen in der Anfangsphase auf ca. 20 Gruppen im Jahr 2002.

In Abwägung der Grenzen und Möglichkeiten der Studie kann unter wissenschaftlichen und anwendungsorientierten Gesichtspunkten festgehalten werden, dass das Projekt sehr lohnenswert war, indem es wesentlich zur *Entwicklungsoptimierung* der herzkranken Kinder und Jugendlichen beitrug.

8. Zusammenfassung

Das Aufwachsen mit einer chronischen Erkrankung stellt aufgrund der damit verbundenen Entwicklungserschwernisse eine besondere *Herausforderung* für die Betroffenen dar. Diese müssen sich zum Beispiel mit vermehrten Krankenhausaufenthalte und unangenehmen Behandlungsprozeduren sowie den entsprechenden Folgen für ihr eigenes Leben und ihre Familie auseinandersetzen. Betrifft die Erkrankung das *Herz* als psychologisch besonderes Organ, so ist die Situation *zusätzlich angstbesetzt* durch die mit dem Herzen verbundene *Symbolik* und die Tatsache, dass Kinder schon sehr früh die lebenswichtige Funktion des Herzens erfassen.

Aufgrund der allgemeinen Krankheitsbelastungen und der herzspezifischen Besonderheiten sind vermehrt Probleme bei der psychosozialen Anpassung von Kindern und Jugendlichen mit einem angeborenen Herzfehler zu erwarten. Erschwerend von außen kommt noch hinzu, dass Heranwachsende mit angeborenem Herzfehler häufig von ihren Betreuungspersonen – aus durchaus verständlichen Gründen, aber dennoch wenig förderlich – überbehütet und dadurch in ihrer freien Entfaltung eingeschränkt werden. Dies kann zu einer Retardierung der motorischen Entwicklung und infolge davon zu Schwierigkeiten im gesamten psychosozialen Bereich führen, z.B. unangemessenes Selbstwertgefühl, soziale Isolation.

Auf diesem Hintergrund entstand die Idee, Heranwachsenden mit angeborenem Herzfehler durch ein motorisches Förderprogramm zu helfen, evtl. vorhandene Defizite im motorischen und psychosozialen Bereich auszugleichen bzw. der Entstehung von Defiziten vorzubeugen. Daraus erwuchs 1994 das von Sportwissenschaftlern, Kinderkardiologen und Psychologen getragene interdisziplinäre *Kölner Modellprojekt „Sport mit herzkranken Kindern"*.

Als *theoretischer Hintergrund* wurde zum einen das *Modell der psychosozialen Adaptation* nach Steinhausen für Kinder und Jugendliche mit angeborenem Herzfehler spezifiziert. Bei den *biologischen Determinanten* werden *allgemeine Krankheitserfahrungen* (Dauermedikation, Anzahl und Dauer stationärer Aufenthalte) und *spezifische Krankheitsaspekte* (Schweregrad von Herzfehler und postoperativem Restbefund, Operationsalter, körperliche Einschränkung) unterschieden. Zu den *psychosozialen Einflussmerkmalen* gehören *Einschränkungen gewöhnlicher Lebenserfahrungen* (Bewegungsmangel, Sportbefreiung, wenig Sozialkontakte) und allgemeine *familiäre Merkmale* (Sozialschicht, Geschwisterkonstellation und familiärer Stress im Sinne von Überforderung oder psychischer Störung der Eltern sowie mangelhafter Strukturiertheit des Familienlebens). Zusätzlich werden mit Alter und Geschlecht *biologische Merkmale des Kindes* als wichtige Bestimmungsstücke für die psychosoziale Adaptation betrachtet, dies allerdings aufgrund von theoretischen Überlegungen nur bei den Schulkindern (Phase I). Das von Steinhausen eher allgemein gehaltene Konstrukt der psychosozialen Adaptation wurde anhand der *körperlichen, mentalen, emotionalen und sozialen Komponente* der *gesundheitsbezogenen Lebensqualität* nach Bullinger und Ravens-Sieberer inhaltlich präzisiert.

Der *empirische Forschungsstand* bzgl. Kinderherzsportgruppen weist *nur eine vergleichbare Studie* aus, in der herzkranke Kinder und Jugendliche *in einer Gruppe* Sport trieben (Osloer Projekt). Hier zeigten sich nicht nur eine Erhöhung der körperlichen Aktivität, sondern auch verminderte Rückzugstendenzen, also positive Verbesserungen im psychosozialen Bereich. Bzgl. der *allgemeinen psychosozialen Situation* von Kindern und Jugendlichen mit angeborenem Herzfehler wurden 78 ab 1980 publizierte Studien zu den Komponenten der gesundheitsbezogenen Lebensqualität *systematisch analysiert*. Während nur jeweils knapp 30% der insgesamt 290 Befunde *eindeutig* für bzw. gegen *generelle* Nachteile bei herzkranken Heranwachsenden sprechen, gehen die Nachteile den übrigen Befunden zufolge *vor allem* oder *nur auf besonders belastete Teilgruppen* zurück (z.B. bei zyanotischem Herzfehler oder körperlicher Einschränkung). Für die emotionale Lebensqualitätskomponente überwogen – in Abweichung zu den in Sammeldarstellungen oft besonders hervorgehobenen Problemen – signifikant häufiger Ergebnisse, die *gegen Nachteile* von herzkranken Heranwachsenden sprechen.

Die allgemeine *Fragestellung* des Projektes bestand darin, festzustellen, ob herzkranke Kinder und Jugendliche heutzutage trotz deutlich verbesserter Behandlungsmöglichkeiten Defizite in ihrer Entwicklung aufweisen und inwieweit diese durch ein motorisches Förderprogramm ausgeglichen werden können.

Die *Teilnahme* an dem Kölner Modellprojekt stand *fast allen* in der Klinik und Poliklinik behandelten Kinder und Jugendliche offen. Es gab nur wenige Ausschlusskriterien wie beispielsweise belastungsinduzierte Herzrhythmusstörungen, Mehrfachbehinderungen, oder zu weite Entfernung von der Sporthochschule, wo die Gruppen stattfanden.

Das Projekt verlief in *zwei Phasen*. In Phase I (1994 bis 1996) bestanden die Gruppen aus 8- bis 14-jährigen Kindern und Jugendlichen (n=38, 25 Jungen, 13 Mädchen, Durchschnittsalter 10 Jahre). Nachdem sehr bald deutlich wurde, dass die meisten Kinder Probleme bei der motorischen Koordination und teils auch im psychosozialen Bereich hatten, wurde das Alter der Zielgruppe für die folgenden Durchgänge gesenkt, um stärker präventiv wirken zu können. In Phase II (1997 bis 1999) bestanden die Gruppen daher aus 4- bis 8-Jährigen (n=38, 23 Jungen, 15 Mädchen, Durchschnittsalter 6 Jahre). Diese Vorschulkinder können auch als eine *Quasi Kontrollgruppe* bzgl. des kürzeren Wirkens der negativen Krankheitsfolgen betrachtet werden.

Einen zyanotischen Herzfehler hatte knapp die Hälfte der Probanden (I: n=16, II: n=17). Mehr als eine Herzoperation hatten 11 bzw. 12 Kinder durchgemacht. Ein schwerer postoperativer Restbefund lag bei 18 bzw. 22 Kindern vor. Im Mittel hatten die Herzpatienten beider Phasen knapp fünf Krankenhausaufenthalte von insgesamt ca. 80 Tagen hinter sich. Der überwiegende Teil der Kinder kam aus vollständigen Familien (35 bzw. 33) und hatte Geschwister (33 bzw. 32). Die Entfernung zur Sporthochschule betrug im Durchschnitt 16 bzw. 22 Kilometer.

Es wurde ein spezielles *motorisches Förderprogramm* entwickelt, das den besonderen Bedürfnissen herzkranker Heranwachsender Rechnung trägt (z.B. Schutz vor Überlastung und Verletzung, Verzicht auf Ausdauertraining und Leistungsprinzip). Es umfasste insgesamt ca. 30 Unterrichtseinheiten von je 75 Minuten Bewegungszeit und gliederte sich in eine Eingewöhnungsphase (ca. 4 Wochen) sowie Übungs- und Spielformen mit Kleingeräten (ca. 13 Wochen) bzw. Großgeräten (ca. 14 Wochen).

Die Kinder und Jugendlichen nahmen vor und nach dem motorischen Förderprogramm an *eingehenden kinderkardiologischen, sportmotorischen und psychologischen Untersuchungen* teil. Hierbei wurden nicht nur alle Komponenten der gesundheitsbezogenen Lebensqualität angemessen berücksichtigt, sondern auch die in unserem Modell enthaltenen biologischen und psychosozialen Risiken erfasst.

Für die *Schulkinder* ging die Erwartung in Richtung *niedriger Ausgangswerte und deutlicher Verbesserungen* im Verlaufe des Sportprogramms (Hypothese 1 und 2), während für die *Vorschulkinder* aufgrund ihres Quasi-Kontrollgruppen-Charakters eine *altersgerechte Ausgangslage und Weiterentwicklung* postuliert wurde (Hypothese 5 und 6). Zusammenhänge zwischen Risiken und Ausgangswerten sowie Veränderungen werden in der Konsequenz dieses Konzepts für Schulkinder (Hypothese 3 und 4), nicht aber für Vorschulkinder angenommen (Hypothese 7 und 8). Die Überprüfung erfolgte getrennt für die verschiedenen Bereiche der Lebensqualität und die Risiken im Sinne von Teilhypothesen. Im folgenden sind die Ergebnisse getrennt für beide Altersgruppen anhand der Hypothesen zusammengefasst.

<u>Schulkinder (Phase I):</u>

Die *erste Hypothese,* dass herzkranke Schulkinder ungünstigere *Ausgangswerte* und eine schlechtere Lebensqualität als gesunde Kinder aufweisen, ließ sich bestätigen für die *Gesamtkörperkoordination,* die *Differenziertheit des Körperbildes* und *Verhaltensauffälligkeiten.* Das *Selbstwertgefühl* lagen zu Beginn des Programms ausgesprochen hoch, was nicht unbedingt als günstig zu bewerten ist, sondern auch in Richtung eines unrealistisch hohen Selbstwertgefühls weisen kann. Demgegenüber ergaben sich für die kognitive Leistungsgeschwindigkeit und die sportbezogene Ängstlichkeit altersgerechte Ausgangwerte.

Die *zweite Hypothese,* dass sich die Lebensqualität herzkranker Schulkinder durch ein motorisches Förderprogramm verbessern lässt, konnte für die Gesamtkörperkoordination und das Auffassungstempo (hier trotz bereits durchschnittlichen Ausgangsniveaus) bestätigt werden, während die Verhaltensauffälligkeiten auf gleich bleibend hohem Niveau bestehen blieben. Auch hinsichtlich Differenziertheit des Körperbildes, Selbstwertgefühl sowie Sportangst ließen sich keine Veränderungen feststellen.

Die *dritte Hypothese,* dass die *anfängliche psychosoziale Anpassung* herzkranker Schulkinder bei Vorliegen von Risiken besonders erschwert ist, konnte für sechs der 16 Risiken und sechs der 13 Merkmale der psychosozialen Anpassung (kurz: Outcome Merkmale) bestätigt werden.

Hier waren vor allem Alter und Geschlecht des Kindes und spezifische Krankheitsaspekte (zyanotischer Herzfehler, Operationsalter) maßgeblich für Zusammenhänge, die bei den Outcome-Merkmalen vor allem das *Verhalten* betrafen.

Die *vierte Hypothese*, dass *Veränderungen* im Verlaufe des motorischen Förderprogramms bei herzkranken Schulkindern mit dem Vorliegen von Risiken zusammenhängen, konnte für sechs Risiken und vier Outcome-Merkmale bestätigt werden. Hier waren vor allem spezifische psychosoziale Risiken (Bewegungsmangel, Sportbefreiung), sowie ein höheres Alter von Bedeutung. Wiederum hing die *Verhaltensanpassung* am häufigsten mit den Risiken zusammen. So ergab sich ein realistischeres Selbstkonzept bei Kindern, die in ihrer Freizeit motorisch weniger aktiv waren.

Vorschulkinder (Phase II):

Die *fünfte Hypothese*, dass herzkranke Vorschulkinder vor Beginn des motorischen Förderprogramms *keine Defizite* aufweisen, konnte weitgehend bestätigt werden. Hier sprachen beim Vortest die Ergebnisse in 8 von 11 erfassten Bereichen für einen mindestens altersgerechten Entwicklungsstand. Entgegen der Erwartung auffällig waren die Kinder hinsichtlich Auffassungstempo, emotionaler Besonderheiten, Hyperaktivität.

Die *sechste Hypothese* einer altersgerechten Weiterentwicklung der Vorschulkinder konnte für alle Bereiche mit *mindestens durchschnittlichem Ausgangsniveau* bestätigt werden. Zusätzlich ergab sich eine signifikante Steigerung des Auffassungstempos aus niedrigem sowie der Fein- und Grobmotorik aus durchschnittlichem Ausgangsniveau.

Die *siebte Hypothese*, dass die psychosoziale Anpassung herzkranker Vorschulkinder *nicht* mit dem Vorliegen von Risiken zusammenhängt, konnte nur für 3 der 14 Risiken und 2 der 10 Outcome-Merkmale bestätigt werden. Anders als erwartet traten *zahlreiche substanzielle Zusammenhänge* auf. Sie bezogen sich bei den Risiken vor allem auf die *spezifischen Krankheitsaspekte* (z.B. körperliche Einschränkung, Schweregrad des Restbefundes) und bei den Outcome-Merkmalen schwerpunktmäßig auf die Motorik.

Die *achte Hypothese*, dass Veränderungen im Verlaufe des motorischen Förderprogramms bei herzkranken Vorschulkindern *nicht* mit dem Vorliegen von Risiken zusammenhängen, konnte für 7 Risiken und 6 Outcome-Merkmale bestätigt werden. Hier bestanden entgegen der Erwartung vor allem Beziehungen zwischen den *allgemeinen und spezifischen Krankheitserfahrungen* und der *Größe des sozialen Netzwerks*.

Zusätzlich wurden mittels Automatic Interaction Detector (AID) *Kontrastgruppenanalysen* zur *Interaktion zwischen den Einzelrisiken* durchgeführt, die allerdings nicht zum Testen der Hypothesen, sondern nur der zusammenfassenden Veranschaulichung dienen sollten. Bestimmte Kriterien zur Mindestvarianzklärung (40%) wurden für Phase I von etwas mehr als der Hälfte, für Phase II von genau der Hälfte der Strukturdiagramme erfüllt. Demzufolge zeigte sich beispielsweise für Phase I im Verlaufe des motorischen Förderprogramms bei folgenden Risikokombinationen besonders günstige Veränderungen, und zwar im Hinblick auf

(1) die *Körperkoordination* bei geringen motorischen Vorerfahrungen;
(2) die *kognitive Leistungsgeschwindigkeit* bei niedrigerem Alter und niedriger Sozialschicht;
(3) die *Kontaktangst* bei fehlendem familiären Stress, eher geringer motorischer Aktivität in der Freizeit und höherem Alter.

Dies unterstreicht den Nutzen der Gruppen, und zwar nicht nur für den im Zentrum stehenden motorischen Bereich, sondern auch im Sinne des Psychomotorik-Konzepts als Transfer auf die anderen Bereiche der psychosozialen Entwicklung.

Die Befunde unserer Untersuchung zeigen insgesamt, dass *Einbußen in der Lebensqualität* von herzkranken Kindern durch *frühzeitige gezielte motorische Förderung* verhindert werden können. In Phase II kristallisierten sich verglichen mit Phase I etwas mehr psychosoziale und damit leichter zu beeinflussende Risiken als bedeutsam heraus. Dies spricht für einen *größeren Aussichtsreichtum* von Interventionen bei den jüngeren Kindern und stützt somit ebenfalls Konzepte, die ein *frühes präventives Eingreifen beinhalten.*

Die Ergebnisse unseres Modellprojektes machen deutlich, dass herzkranke Kinder und Jugendliche, vor allem bei zusätzlichen medizinischen Risiken *in vielfältiger Weise von einer Kinderherzsportgruppe profitieren.* Innerhalb eines relativ kurzen Zeitraums von acht Monaten war eine *Entwicklungsoptimierung* möglich. Daher sollte *allen Betroffenen* die Gelegenheit zur Teilnahme an einer solchen Maßnahme gegeben werden. Hierzu ist der Aufbau eines flächendeckenden Netzes von Gruppen nötig. Es wird empfohlen, derartige Gruppen als Präventions- oder Rehabilitationsmaßnahme in die *Standardversorgung* aufzunehmen. Eine solche offizielle Verankerung im Gesundheitssystem würde auch dazu beitragen, die bisher eher zurückhaltend reagierende Elternschaft stärker vom Nutzen solcher Gruppen zu überzeugen und dadurch mehr Kinder für die Teilnahme zu gewinnen.

Nachwort

Last not least soll die Teilnehmerin Simona[1] zu Wort kommen, deren günstige Entwicklung in Zusammenhang mit dem Sportprogramm bereits von Sticker eingehend (2001b) beschrieben wurde. Simona ist inzwischen 17 Jahre alt, hat im Jahre 1995 im Alter von 10 Jahren die zweite Kinderherzsportgruppe (1995) mitgemacht und anschließend durchgängig die wissenschaftlich nicht mehr begleiteten Nachfolgekurse besucht. Simona wurde mit einer Fallot'schen Tetralogie geboren und litt als Säugling unter sehr häufigen hypoxämischen Anfällen (bis zu 20 pro Tag). Die Korrekturoperation erfolgte mit 1 ½ Jahren.

Es werden Auszüge aus einem Bericht zitiert, den Simona für eine geplante Broschüre des Bundesverbandes über Sport bei angeborenem Herzfehler verfasst hat. Sie beginnen mit ihrer Reaktion auf das Angebot, an einem ersten Treffen der Kinderherzsportgruppe teilzunehmen:

Ich freute mich so auf dieses Treffen, endlich auch Kinder, die meine Probleme mit mir teilen könnten, die mir zuhören, wo ich einfach dazugehöre. Ungelogen konnte ich die Nacht vor dem Treffen nicht schlafen voller Aufregung. […] Ich wurde zum ersten Mal in einer Gruppe akzeptiert, sie wählten mich bei Spielen mit Freude in die Gruppe, es hat einfach Spaß gemacht. Für viele Kinder in meinem Alter war das normal, aber für mich ging ein langersehnter Wunsch in Erfüllung: einfach zu einer Gruppe zu gehören, mit Kindern lachen, Spaß haben!! Ich wünsche mir so sehr, dass dieses Klima und das Umfeld auch in meiner Klasse so wäre. […]. Seit dem Tag hab ich einfach gern Sport gemacht. […] Seit ich den Herzsport angefangen habe, habe ich mich total verändert! Ich wurde freier, habe zu Hause, bei Verwandten und beim Herzsport immer mehr geredet. Ich hatte keine Angst mehr, dass mich irgendeiner auslacht, konnte meine Meinung ohne Probleme äußern. Und eine der wichtigsten Veränderungen für mich und meine Familie war, meine Angst zu überwinden. Wir hatten in meiner Schule an einem Tag im Sportunterricht einen Hindernislauf aufgebaut mit Trampolins, Matten für Rollen, Bänken zum Balancieren und einem Bock. Das einzige, was ich mich nicht getraut habe war, über den Bock zu springen, und wie immer haben mich alle ausgelacht. […].

Wir sollten uns für die nächste Herzsportstunde irgendwas ausdenken, was wir machen wollten, und mir war klar, was ich unbedingt lernen wollte! Damals sind auch meine Eltern mitgekommen, um zu sehen, ob ich meine Ängste überwinden konnte.

Beim Herzsport hatte ich den Vorteil, dass mich keiner auslachte, ganz im Gegenteil, sie fanden die Idee super. Auch alle anderen Kinder waren davon überzeugt, ich könnte es schaffen.

Als ich dann dran war, zeigten mir die Trainer auch, wie ich am Besten springen sollte, wie ich mir nicht wehtue. Alle standen sie hinter mir: Meine Eltern, die Trainer und alle

---

[1] Name aus Datenschutzgründen geändert.

Kinder feuerten mich an. Das gab mir ein tolles Gefühl der Geborgenheit, und ich habe meine Ängste überwinden können, ich bin gesprungen!

Auch in meiner Schule hatten wir nach ein paar Wochen wieder so einen Hindernislauf aufgebaut, und ich bin dann ohne Zögern über den Bock gesprungen. Die Reaktion meiner Klassenkameraden war unbeschreiblich. Alle fragten mich, wo ich das gelernt hätte. Ich erzählte einigen von diesem Sport und sie fanden es ganz gut. Es war zum ersten Mal ein schönes Gefühl, vor meiner Klasse so da zu stehen, ohne dass mich jemand auslachte.

Wenn ich irgendetwas hatte, was ich mich nicht getraut habe, brauchte ich nur an diesen Augenblick beim Herzsport zu denken und konnte Mut fassen. Das war einfach ein tolles Gefühl!

Immer mehr wurden die Trainer zu wichtigen Bezugspersonen nach meinen Eltern. Ich erzählte ihnen meine Probleme in der Schule und sie gaben mir Tipps, wie ich sie am besten lösen konnte. Gaben mir Mut vor wichtigen, schwierigen Klassenarbeiten oder Tests, gaben mir einfach das Gefühl […] ich könnte das schaffen, was ich mir schon mein ganzes Leben zum Ziel gemacht habe: ein ganz normales Leben, eine normale Ausbildung machen zu können und im Beruf mal ganz oben zu stehen, was erleben und alles, was so dazugehört.

9. Literaturverzeichnis

Aeschbach, Y. (1997). Diagnostiziert und operiert – Leben mit dem reparierten Herzen. *Kinderkrankenschwerster, 16*, 503-506.

Aigner, A. (1995). Herz-Kreislauf-Krankheiten und Sport im Kindes- und Jugendalter. *Sozialpädiatrie, 17*, 100-105.

Aisenberg, R., Rosenthal, A., Nadas, A. & Wolff, P.F. (1982). Developmental delay in infants with congenital heart disease. *Pediatric Cardiology, 3*, 133-137.

Aldén, B. (2000). Chronic disease in childhood: mental health and family interaction with special reference to congenital heart disease. *Talk, given at the Meeting of the Working Group for Psychosocial Problems in Congenital Heart Disease of the Association of European Pediatric Cardiologists, 2-3-2000 - 4-3-2000 in Lund.*

Aldén, B., Gilljam, T. & Gillberg, C. (1998). Long-term psychological outcome of children after surgery for transposition of the great arteries. *Acta Pædiatrica, 87*, 405-410.

Amthauer, R. *Der Intelligenz-Struktur-Test (I-S-T 70)*. Göttingen: Hogrefe.

Apitz, J., Steil, E. & Schmaltz, A.A. (1984). Sport bei herzkranken Kindern. *der kinderarzt, 15*, 507-517.

Apitz, J. (1998a). Häufigkeit angeborener und erworbener Herzfehler, Letalität und natürlicher Verlauf angeborener Herzfehler. In J. Apitz (Hrsg.), *Pädiatrische Kardiologie. Erkrankungen des Herzens bei Neugeborenen, Säuglingen, Kindern und Heranwachsenden* (S. 1-4). Darmstadt: Steinkopff.

Apitz, J. (1998b). Ventrikelseptumdefekte. In J. Apitz (Hrsg.), *Pädiatrische Kardiologie. Erkrankungen des Herzens bei Neugeborenen, Säuglingen, Kindern und Heranwachsenden* (S. 304-315). Darmstadt: Steinkopff.

Apitz, J. (1998c). FALLOT-Tetralogie. In J. Apitz (Hrsg.), *Pädiatrische Kardiologie. Erkrankungen des Herzens bei Neugeborenen, Säuglingen, Kindern und Heranwachsenden* (S. 266-279). Darmstadt: Steinkopff.

Apitz, J. (1998c). Geschichte der pädiatrischen Kardiologie. In J. Apitz (Hrsg.), *Pädiatrische Kardiologie. Erkrankungen des Herzens bei Neugeborenen, Säuglingen, Kindern und Heranwachsenden* (S. 1-4). Darmstadt: Steinkopff.

Aram, D.M., Ekelman, B.L., Ben Shachar, G. & Levinson, M. (1985). Intelligence and hypoxemia in children with congenital heart disease: fact or artifact? *Journal of the American College of Cardiology, 6*, 889-893.

Baden, W. (1998a). Anomalien des Aortenbogens und des Aortenisthmus. In J. Apitz (Hrsg.), *Pädiatrische Kardiologie. Erkrankungen des Herzens bei Neugeborenen, Säuglingen, Kindern und Heranwachsenden* (S. 185-202). Darmstadt: Steinkopff.

Baden, W. (1998b). Auswurfbehinderungen des linken Ventrikels. In J. Apitz (Hrsg.), *Pädiatrische Kardiologie. Erkrankungen des Herzens bei Neugeborenen, Säuglingen, Kindern und Heranwachsenden* (S. 169-181). Darmstadt: Steinkopff.

Baer, P.E., Freedman, D.A. & Garson, A. (1984). Long-term psychological follow-up of patients after corrective surgery for tetralogy of Fallot. *Journal of the American Academy of Child Psychiatry, 23*, 622-625.

Bar-Or, O. (1986). *Die Praxis der Sportmedizin in der Kinderheilkunde. Physiologische Grundlagen und klinische Anwendung.* Berlin: Springer-Verlag.

Bartmus, D. (1995). Körperliche Belastbarkeit und sportliche Aktivitäten für Jugendliche und Erwachsene mit angeborenem Herzfehler. Herzkind (Hrsg.), *Kinderkardiologie ade! Was kommt danach?* (S. 10-13). Bericht über das Jugendsymposium vom 23.9.1995 in Goslar.

Bastanier, C. (1997). *Körperliche Belastung bei Kindern mit angeborenem Herzfehler (operiert und nicht operiert).* IDHK-Nachrichten 37, 510-519.

Bayley, N. (1969). *Manual for the Bayley Scales of Infant Development.* New York: The Psychological Corporation.

Beck, J. & Bös, K. (1995): *Normwerte motorischer Leistungsfähigkeit.* Köln: Bundesinstitut für Sportwissenschaft.

Beck, K. (1997). Die Kinderherzsportgruppe der BSG Langenhagen. In K. Traenckner, A. Berg, B.-K. Jüngst, M.-J. Hallhuber & R. Rost ✝ (Hrsg), *Prävention und Rehabilitation im Kindes- und Jugendalter. Bewegungserziehung und Sport bei Herz- und Kreislauferkrankungen* (S. 71-75). Stuttgart: Wissenschaftliche Verlagsgesellschaft.

Beekman, R.H. (1986). Exercise recommendations for adolescents after surgery for congenital heart disease. *Pediatrician, 13,* 210-219.

Beer, U. (1997). Kinderherzsportgruppen in Erlangen. In K. Traenckner, A. Berg, B.-K. Jüngst, M.-J. Hallhuber & R. Rost ✝ (Hrsg), *Prävention und Rehabilitation im Kindes- und Jugendalter. Bewegungserziehung und Sport bei Herz- und Kreislauferkrankungen* (S. 73-74). Stuttgart: Wissenschaftliche Verlagsgesellschaft.

Bein, G. (1996). Körperliche Belastbarkeit vor und nach Herzoperationen. In Kinderherzliga (Hrsg.), *Herzsportgruppen für Kinder und Jugendliche mit angeborenem Herzfehler.* 1. Berliner Arzt-Eltern-Seminar.

Bellinger, D.C., Wernovsky, G., Rappaport, L.A., Mayer, J.E., Castaneda, A.R., Farrell, D.M., Wessel, D.L., Lang, P., Hickey, P.R., Jonas, R.A. & Newburger, J.W. (1991). Cognitive development of children following early repair of transposition of the great arteries using deep hypothermic circulatory arrest. *Pediatrics, 87,* 701-707.

Bellinger, D.C., Jonas, R.A., Rapaport, L.A., Wypij, D., Wernovsky, G., Kuban, D.C.K., Bernes, P.D., Holmes, G.L. Hickey, P.R., Strand, R.D., Walsh, A.Z., Helmers, S.L. Constantinou, J.E., Carrazana, E.J., Mayer J.E., Hanley, F.L., Castaneda, A.R., Ware, J.H. & Newburger, J.W. (1995). Delvelopmental and neurologic status of children after heart surgery with hypothermic circulatory arrest or low-flow-cardioplumonary bypass. *New England Journal of Medicine, 332,* 549-555.

Bellinger, D.C., Rapaport, L.A., Wypij, D., Wernovsky, G. & Newburger, J.W. (1997). Patterns of developmental dysfunction after surgery during infancy to correct transposition of the great arteries. *Developmental and Behavioral Pediatrics, 18,* 75-83.

Benson, D.W. (1989). Changing profile of congenital heart disease. Section Report. *Pediatrics, 83,* 790-791.

Berg, T. (2000). *Das Verhalten der Herzfrequenz bei ausgewählten Übungsformen an Turngeräten im Rahmen eines motorischen Förderprogrammes bei herzkranken Kindern.* Unveröff. Diplomarbeit, Deutsche Sporthochschule Köln.

Bergman, A.B. & Stamm, St.J. (1967). The morbidity of cardiac nondisease in schoolchildren. *New Englang Journal of Medicine, 276,* 1008-1013.

Binet, A. & Simon, T. (1905). Méthodes nouvelles pour le diagnostic du niveau intellectuel des anormaux. *Année Psychologique, 11,* 191-224.

Biondi, G., Mignani, S., Rossi, A., Calzolari, A., Turchetta, A., Drage, F. & Marcelletti, C. (1993). Effects of a motor rehabilitation program at a sports medicine out-patient clinic. Study of 18 children following who have undergone surgery for severe congenital cardiopathies. *Talk, given at the Meetings of the Working Group on Psychosocial Problems in Congenital Heart Disease of the Association of European Pediatric Cardiologists, 25-2-1993 – 27- 2-1993 in Vienna.*

Biondi, G., De Ranieri, C., Calzolari, A., Turchetta, A. & Marcelletti, C. (1996). Quality of diagnosis communication and quality of life in congenital heart disease. In R. Verhaaren (Ed.), Proceedings of the Meeting of of the Working Group on Psychosocial Problems in Congenital Heart Disease of the Association of European Pediatric Cardiologists, 25-2-1993 – 27-2-1993 in Vienna and 23-2-95 – 25-2-1995 in Gent. *LINK. The Communication Bulletin in Psychosocial Research in Congenital Heart Disease. Special issue October 1996.* 41-45.

Birkeland, A.-L., Rydberg, A. & Hägglöff, B. (2000). The need for psychosocial support in children and adolescents with congenital heart disease. In G. Björkhem (Ed.), Proceedings of the Working Group on Psychosocial Problems in Congenital Heart Disease of the Association of European Pediatric Cardiologists, 2-3-2000 – 4-3-2000 in Lund. *LINK. The Communication Bulletin in Psychosocial Research in Congenital Heart Disease,* 9.

Birkeland, A.-L. & Rydberg, A. (2000). Inventory method for psychosocial symptoms in children/adolescents with heart disease. In G. Björkhem (Ed.), Proceedings of the Working Group on Psychosocial Problems in Congenital Heart Disease of the Association of European Pediatric Cardiologists, 2-3-2000 – 4-3-2000 in Lund. *LINK. The Communication Bulletin in Psychosocial Research in Congenital Heart Disease,* 10.

Bjarnason-Wehrens, B. & Dordel, S. (Hrsg.). (2001). *Motorische Förderung von Kindern mit angeborenen Herzfehlern.* Sankt Augustin: Academia Verlag.

Bjarnason-Wehrens, B., Dordel, S. Leurs, S., Lawrenz, W., Sticker, E., Schickendantz, S. Mennicken, U., Rost, R.✝ (1999b) Das Kölner Modellprojekt „Sport mit herzkranken Kindern". In M. Bräutigam, St. Starischka & J. Swoboda (Hrsg.), *Sport – Lehrer – Studium: Bewährtes erhalten und Neues tun.* Dortmunder Schriften Sport, 8, Redaktion (S. 27-45). Erlensee: SFT-Verlag.

Bjarnason-Wehrens, B., Dordel, S., Leurs, S., Schickendantz, S., Lawrenz, W., Sticker, E.J., Mennicken, U. & Rost, R. ✝ (2000). Sport mit herzkranken Kindern. Das Kölner Modellprojekt. *Forschung, Innovation, Technologie, 1,* 14-22.

Blackwood, M.J.A., Haka-Ikse, K. & Steward, D.J. (1986). Developmental outcome in children undergoing surgery with profound hypothermia. *Anesthesiology, 65,* 437-440.

Blanz, B. (1994a). Die psychischen Folgen chronischer Krankheiten im Kindes- und Jugendalter. *Kindheit und Entwicklung, 3,* 6-15.

Blanz, B. (1994b). Die psychischen Folgen chronischer Krankheiten im Kindes- und Jugendalter. In F. Petermann (Hrsg.), *Chronische Krankheiten bei Kindern und Jugendlichen* (S. 11-28). Berlin: Quintessenz.

Blanz, B. (1995). *Psychische Störungen und Compliance beim juvenilen Diabetes mellitus.* Heidelberg: Johann Ambrosius Barth.

Blanz, B. (1996). Psychische Störungen bei chronischen körperlichen Erkrankungen im Kindes- und Jugendalter. In G. Lehmkuhl (Hrsg.), *Chronisch kranke Kinder und ihre Familien* (S. 23-33). München: MMV Medizin Verlag GmbH.

Blyth, J., Wassmer, E., Brawn, W., Wright, J., Jones, C. & Penrose, C. (2002). Neuropsychological and neurodevelopmental functioning of children with congenital heart disease: A British experience. *Talk, given at the Meeting of the Working Group for Psychosocial Problems in Congenital Heart Disease of the Association of European Pediatric Cardiologists, 28-2-2002 - 2-3-2002 in Bilthoven.*

Bode, U. (1990). Psychosoziale Versorgung chronischer Krankheiten im Kindes- und Jugendalter. In F. Petermann, U. Bode & H.G. Schlack (Hrsg.), *Chronisch kranke Kinder und Jugendliche* (S. 17-22). Köln: Deutscher Ärzte-Verlag.

Boeger, A., Mülders, S. & Mohn, A. (2002). Aspekte des Körperbildes bei körperbehinderten Jugendlichen. *Praxis der Kinderpsychologie und Kinderpsychiatrie, 51,* 165-177.

Boehringer (1986). *Das Kind mit angeborenem Herzfehler.* Broschüre. Mannheim.

Boon, A.R. (1972). Tetralogy of Fallot – effect on the family. *British Journal of Preventive and Social Medicine, 26,* 163-168.

Bortz, J. (1993). *Statistik für Sozialwissenschaftlicher* (4. Aufl.). Springer-Verlag: Berlin.

Bortz, J. & Döring, N. (1995). *Forschungsmethoden und Evaluation* (2. vollst. überarb. und aktualisierte Aufl.). Berlin: Springer.

Bös, K. (1987). *Handbuch sportmotorischer Tests.* Göttingen: Hogrefe.

Bös, K. (1990). Körperkoordinationstest für Kinder (KTK). *Diagnostica, 36,* 81-89.

Bowen, J. (1985). Helping children and their families cope with congenital heart disease. *Critical Care Quarterly, 8,* 65-74.

Bradley, L.M, Galioto, F.M., Vaccaro, P., Hansen, D. & Vaccaro, J. (1985). Effect of intense aerobic training on exercise performance in children after surgical repair of tetralogy of fallot or complete transposition of the great arteries (brief report). *American Journal of Cardiology,* 56, 816-818.

Brandt, I., Sticker, E.J. & Höcky, M. (1997). *Lebensqualität von Frühgeborenen und Reifgeborenen bis ins Erwachsenenalter. Auseinandersetzung mit biologischen und sozialen Risiken (prä-, peri und postnatal sowie im Kindesalter).* Schriftenreihe des Bundesministeriums für Gesundheit, Band 84. Baden-Baden: Nomos.

Brattström, C. & Ellborn-Ek, L. (2000). Motor ability and functional performance in a group of preschool children operated for complicated congenital heart disease. In G. Björkhem (Ed.), Proceedings of the Working Group on Psychosocial Problems in Congenital Heart Disease of the Association of European Pediatric Cardiologists, 2-3-2000 – 4-3-2000 in Lund. *LINK. The Communication Bulletin in Psychosocial Research in Congenital Heart Disease,* 99-101.

Breuer, C., Rumpeltin, C. & Schülert, T. (1998). Lebensweltbezogene Ansätze in der Bewegungsförderung von Kindern im Vorschulalter. Evaluation des Projektes "Hüpfdötzchen – Kindergarten in Bewegung". *Praxis der Psychomotorik, 23,* 13-16.

Briedigkeit, W. (1976). Sport des Kindes bei organischen Herzerkrankungen. *Medizin und Sport, 16,* 238-240.

Brode (1994). *Früherkennung/Diagnostik von angeborenen Herzfehlern im Wandel der Zeit.* Vortrag, gehalten auf dem Symposium zum Tag des herzkranken Kindes am 7.5.1994 in Aachen.

Bruhns, Th. (1998). Embryologische Entwicklung des Herzens und Störungen der Herzentwicklung. In J. Apitz (Hrsg.), *Pädiatrische Kardiologie. Erkrankungen des Herzens bei Neugeborenen, Säuglingen, Kindern und Heranwachsenden* (S. 17-23). Darmstadt: Steinkopff.

Buheitel, G. (1999). Herzkrank? Sportverbot meist unbegründet. *Pädiatrie hautnah, 8,* 470-474.

Bühl, A. & Zöfel, P. (1994) *SPSS für Windows Version 6.* Bonn: Addison Wesley Publishing Company.

Bullinger, M. (1991). Quality of life: a definition, conceptualization and implications – a methodologist's view. *Theoretical Surgery, 6,* 143-148.

Bullinger, M. & Ravens-Sieberer, U. (1995a). Stand der Forschung zur gesundheitsbezogenen Lebensqualität von Kindern. Eine Literaturanalyse. *Prävention und Rehabilitation, 7,* 106-121.

Bullinger, M. & Ravens-Sieberer, U. (1995b). Grundlagen, Methoden und Anwendungsgebiete der Lebensqualitätsforschung bei Kindern. *Praxis der Kinderpsychologie und Kinderpsychiatrie, 44,* 391-398.

Bullinger, M., Mackensen, S. von & Kirchberger, I. (1994). KINDL – ein Fragebogen zur Erfassung der gesundheitsbezogenen Lebensqualität von Kindern. *Zeitschrift für Gesundheitspsychologie, 2,* 64-77.

Bullinger, M. & Pöppel, E. (1988). Lebensqualität in der Medizin: Schlagwort oder Forschungsansatz. *Deutsches Ärzteblatt, 85,* 679-680.

Bundesverband Herzkranke Kinder, e.V. (2000). Herzkrank geboren – ein lebenslanger Weg? Broschüre 2000. Aachen.

Bundesverband Herzkranke Kinder, e.V. (2001). Herzkrank geboren – ein lebenslanger Weg? Broschüre 2001/2002. Aachen.

Bundesverband Herzkranke Kinder, e.V. (2002). Herzkrank geboren – ein lebenslanger Weg? Broschüre 2002/2003. Aachen.

Bundesministerium für Familie, Senioren, Frauen und Jugend (1998). *Zehnter Kinder- und Jugendbericht.* Bundestagsdrucksache 13/11368: Bonn.

Burns, W.J. & Zweig, A.R. (1980). Self concepts of chronically ill children. *Journal of Genetic Psychology, 137,* 179-190.

Busch, St. (2002). Kindliche *Konzepte über Aufbau, Funktion und Bestandteile des menschlichen Körpers – Vergleich zwischen gesunden und herzkranken Kindern.* Köln: Unveröff. Diplomarbeit.

Cadman, D., Boyle, M. & Offord, D.R. (1988). The Ontario Child Health Study: Social adjustment and mental health of siblings of children with chronic health problems. *Developmental and Behavioral Pediatrics, 9,* 117-121.

Calzolari, A., Turchetta, A., Biondi, G., Drago, F., De Ranieri, C., Gagliardi, G., Giambini, I., Ginannico, S., Kofler, A.M., Perrotta, F., Santilli, A., Vezzoli, P. Ragonese, P. & Marcelletti, C. (1990). Rehabilitation of children after total correction of tetralogy of Fallot. *International Journal of Cardiology, 28,* 151-158.

Campbell, L.A., Kirkpatrick, S.E., Berry, C.C. & Lamberti, J.J. (1995). Preparing children with congenital heart disease for cardiac surgery. *Journal of Pediatric Psychology, 20,* 313-328.

Campbell, M. & Reynolds, G. (1949). The physical and mental development of children with congenital heart disease. *Archives of Disease in Childhood,, 24,* 294-302.

Candini, L., Bonvicini, M., Gargiulo, G., Picchio, F.M. & Ricci Bitti, P.E. (2002). A new short-time programme to cope with the distress of surgical intervention in adolescents. *Talk, submitted for the Meeting of the Working Group for Psychosocial Problems in Congenital Heart Disease of the Association of European Pediatric Cardiologists, 28-2-2002 - 2-3-2002 in Bilthoven (Abstract).*

Carey, L.K. (1999). Parenting young children with congenital heart disease. *Dissertation Abstracts International: 61 (4-B),.* 2269.

Casey, F.A., Craig, B.G. & Mulholland, H.C. (1994). Quality of life in surgically palliated complex congenital heart disease. *Archives of Disease in Childhood, 70,* 382-386.

Casey, F.A., Mulholland, H.C., Craig, B.G., Power, R. & Rooney, N. (1993). Palliative surgery for complex congenital heart disease. Is it worthwhile? *Talk, given at the Meeting of the Working Group for Psychosocial Problems in Congenital Heart Disease of the Association of European Pediatric Cardiologists, 25-2-1993 - 27-2-1993 in Vienna.*

Casey, F.A., Sykes, D.H., Craig, B.G., Power, R. & Mullholland, H.C. (1996). Behavioral adjustment of children with surgically palliated complex congenital heart disease. *Journal of Pediatric Psychology, 21,* 335-352.

Cattell, R.B. (1971). *Abilities. Their structure, growth, and action.* Boston, MA: Houghton Mifflin.

Caylor, G., Lynn, D. & Stein, E. (1973). Effects of cardiac "nondisease" on intellectual and perceptual motor development. *British Heart Journal, 35,* 543-547.

Clarkson, P.M., MacArthur, B., Barrat-Boyes, B.G., Whitlock, R.M. & Neutze, J. (1980). Developmental progress after cardiac surgery in infancy using hypothermia and circulatory arrest. *Circulation, 62,* 855-861.

Clauß, G. & Ebner, H. (1974). *Grundlagen der Statistik für Psychologen, Pädagogen und Soziologen.* Berlin: Volk und Wissen.

Cumming, G.R. (1989a). Das herzkranke Kind. In J.S. Skinner (Hrsg.), *Rezepte für Sport und Bewegungstherapie* (S. 290-312). Köln: Deutscher Ärzte-Verlag.

Dalery, J., Plathier, J.C., André, M., Champsaur, G., Normand, J. & de Villard, R. (1986). Devenir neuropsychique à long terme des enfants porteurs d'une transposition des gros vaisseaux et opérés sous circulation extracorporelle et hypothermie profonde. *Annales de Pédiatrie, 33,* 745-750.

Deegener, G., Alt, M., Engel-Schmitt, E., Jantur, B. & Lambert, St. (1988). *Hamster-Test. Testmappe.* Weinheim: Beltz.

DeMaso, D.R., Beardslee, W.R., Silbert, A.R. & Flyer, D.C. (1990). Psychological functioning in children with cyanotic heart defects. *Journal of Developmental and Behavioral Pediatrics, 11,* 289-294.

DeMaso, D.R., Campis, L.K., Wypij, D., Bertram, S. Lipshitz, M. & Freed, M. (1991). The impact of maternal perception and medical severity on the adjustment of children with congenital heart disease. *Journal of Pediatric Psychology, 16,* 137-149.

DeMaso, D.R., Gonzalez-Heydrich, J., Erickson, J.D., Grimes, V.P. & Strohecker, C. (2000). The experience Journal: A computer-based intervention for families facing congenital heart disease. *Journal of the American Academy of Child and Adolescent Psychiatry, 39,* 727-734.

Deutsche Gesellschaft für Prävention und Rehabilitation von Herz-Kreislauferkrankungen e.V. (DGPR) (1998). *Leitlinien zur rationalen Diagnostik und Therapie von Erkrankungen des Herzens und des Kreislaufs bei Kindern und Jugendlichen.* Darmstadt: Steinkopff.

Deutsche Gesellschaft für Prävention und Rehabilitation von Herz-Kreislauferkrankungen e.V. (DGPR) (2001). Empfehlungen der Deutsche Gesellschaft für Prävention und Rehabilitation von Herz-Kreislauferkrankungen (DGPR) zur Leitung von Kinderherzgruppen (KHG). In B. Bjarnason-Wehrens & S. Dordel (Hrsg.), *Motorische Förderung von Kindern mit angeborenen Herzfehlern* (S. 169-178). Sankt Augustin: Academia Verlag.

Deutsche Gesellschaft für Prävention und Rehabilitation von Herz-Kreislauferkrankungen e.V. (DGPR) (2000). Empfehlungen zur Leitung von Kinderherzgruppen (KHG). Herz/Kreislauf, 32, 414-418.

Dhont, M., De Wit, E., Verhaaren, H. & Matthys, D. (1991). The psycho-social status of the child after heart surgery. The parent's point of view. *Talk, given at the Working Group on Psychosocial Problems in Congenital Heart Disease of the Association of European Pediatric Cardiologists, 28-2-1991 – 2-3-1991 in Goslar.*

Dhont, M., De Wit, E., Verhaaren, H. & Matthys, D. (1996). The psych-social status of the child after heart surgery. The parent's point of view. In K. Kallfelz (Ed.), Proceedings of the Working Group on Psychosocial Problems in Congenital Heart Disease of the Association of European Pediatric Cardiologists, 28-2-1991 – 2-3-1991 in Goslar. *LINK. The Communication Bulletin in Psychosocial Research in Congenital Heart Disease. Special issue September 1996,* 69-74.

Diehl, J.M. & Staufenbiel, T. (2001). *Statistik mit SPSS, Version 10.0.* Eschborn: Verlag Dietmar Klotz.

Donovan, E.F., Mathews, R.A., Nixon, P.A., Stephenson, R.J., Robertson, R.J., Dean, F., Fricker, F.J., Beerman, L.B. & Fischer, D.R. (1983). An exercise program for pediatric patients with congenital heart disease: Psychosocial aspects.. *Journal of Cardiac Rehabilitation, 3,* 476-480.

Döpfner, M., Berner, W., Fleischmann, T. & Schmidt, M. (1993*). Verhaltensbeurteilungsbogen für Vorschulkinder (VBV 3-6).* Weinheim: Beltz Test.

Döpfner, M., Schmeck, K. & Berner. W. (1994). *Handbuch: Elternfragebogen über das Verhalten von Kindern und Jugendlichen. Forschungsergebnisse zur deutschen Fassung der Child Behavior Checklist (CBCL/4-18).* Arbeitsgruppe Kinder-, Jugend- und Familiendiagnostik (KJFD), Köln.

Dordel, S. (1993). Bewegungsförderung in der Schule. Handbuch des Schulsonderturnens / Sportförderunterrichts (2. Aufl.). Dortmund: verlag modernes lernen.

Dordel, S. (1997). Ergebnisse des Kölner Modellprojekts: sportmotorische / sportpädagogische Aspekte. In K. Traenckner, A. Berg, B.-K. Jüngst, M.-J. Hallhuber & R. Rost ✟ (Hrsg), *Prävention und Rehabilitation im Kindes- und Jugendalter. Bewegungserziehung und Sport bei Herz- und Kreislauferkrankungen* (S. 85-93). Wissenschaftliche Verlagsgesellschaft, Stuttgart.

Dordel, S. (1998). Ätiologie und Symptomatik motorischer Defizite und Auffälligkeiten. In Bundeszentrale für gesundheitliche Aufklärung (Hrsg.), *Gesundheit von Kindern – epidemiologische Grundlagen* (S. 98-114). Reihe Forschung und Praxis in der Gesundheitsförderung, Bd. 3.

Dordel, S. (2000a). Veränderte Lebensbedingungen = Reduzierte motorische Leistungsfähigkeit? Ein Beitrag zur Entwicklung der Gesamtkörperkoordination von Grundschulkindern. *Gesundheitssport und Sporttherapie, 16,* 209-214.

Dordel, S. (2000b). Kindheit heute: Veränderte Lebensbedingungen = Reduzierte motorische Leistungsfähigkeit? Motorische Entwicklung und Leistungsfähigkeit im Zeitwandel. *sportunterricht, 49,* 341-349.

Dordel, S. (2001). Zur Bedeutung motorischer Förderung für Kinder – auch für Kinder mit angeborenen Herzfehlern. In B. Bjarnason-Wehrens & S. Dordel (Hrsg.), *Motorische Förderung von Kindern mit angeborenen Herzfehlern* (S. 45-58). Sankt Augustin: Academia Verlag.

Dordel, S., Bjarnason-Wehrens, B., Lawrenz, W., Leurs, S., Rost, R. ✟, Schickendantz, S. & Sticker, E. (1999). Zur Effizienz motorischer Förderung von Kindern mit (teil-)korrigierten angeborenen Herzfehlern. *Deutsche Zeitschrift für Sportmedizin, 50,* 5-11.

Dordel, S., Drees, C. & Liebel, A. (2000). Motorische Auffälligkeiten in der Eingangsklasse der Grundschule. *Haltung und Bewegung, 20(3),* 5-16.

Dordel, S. & Rittershaußen, A. (1997). Bewegungsförderung als Entwicklungsförderung? Ein Beitrag zur Effizienz des Sportförderunterrichts in der Primarstufe. *Haltung und Bewegung, 17(4),* 5-24.

Dordel, S. & Welsch, M. (2000). Zur motorischen Förderung im Vorschul- und Einschulungsalter. *Praxis der Psychomotorik, 25,* 196-211.

Dornbusch, S., Schickendantz, S., Rost, R. ✟, Emmel, M. & Mennicken, U. (1997). Ergebnisse des Kölner Modellprojekts: Leistungsdaten bei gesunden und herzkranken Kindern. In K. Traenckner, A. Berg, B.-K. Jüngst, M.-J. Hallhuber & R. Rost ✟ (Hrsg), *Prävention und Rehabilitation im Kindes- und Jugendalter. Bewegungserziehung und Sport bei Herz- und Kreislauferkrankungen* (S. 94-97). Wissenschaftliche Verlagsgesellschaft, Stuttgart.

Drago, F., Digilio, M.C. Giannico, S., Giannotti, A., Santilli, A., Turchetta, A. & Calzolari, A. (1991). The life style and physical activity of the child operated on for congenital cardiopathy. *Minerva Pediatrica, 43,* 427-432.

Duden (1996). *Die deutsche Rechtschreibung.* Mannheim: Dudenverlag.

Duhm, E. & Althaus, D. (1979): *Beobachtungsbogen für Kinder im Vorschulalter (BBK).* Braunschweig: Westermann.

Eakin, B.L., Finta, K.M., Serwer, F.A., Beekmann, R.H. (1992). Perceived exertion and exercise intensity in children with or without structural heart defects. *Journal of Pediatrics, 120,* 90-93.

Eggert, D. (1989). Motoriktest für vier- bis sechsjährige Kinder (MOT 4-6). *Zeitschrift für Differentielle und Diagnostische Psychologie, 10,* 73-74.

Ehlers, B., Ehlers, T. & Makus, H. (1978). *Marburger Verhaltensliste (M-V-L).* Göttingen: Hogrefe.

Eiser, Ch. (1980). Psycological effects of chronic Disease. *Journal of Child Psychology and Psychiatry, 31,* 85-98.

Emery, J.E. (1989). Families with congenital heart disease. *Archives of Disease in Childhood. 64,* 150-154.

Engfer, A. (1984). *Entwicklung punitiver Mutter-Kinder-Interaktionen im sozioökologischen Kontext.* Arbeitsbericht an die DFG. Universität München: Institut für Psychologie.

Engle, M.A. Chairman, Congenital Heart Disease Study Group (1971). Resources for optimal long-term care of congenital heart disease. *Circulation, 44,* A205-219.

Esser, G. & Schmidt, M. (1997). Psychische Probleme des Jugendalters – Ergebnisse einer prospektiven epidemiologischen Längsschnittstudie von 8-18 Jahren. *der kinderarzt, 28,* 1114-1122.

Esser, G., Schmidt, M. & Woerner, W. (1990). Epidemiology and course of psychiatric disorders in school-age children – results of a longitudinal study. *Journal of Child Psychology and Psychiatry, 31,* 243-263.

Esser, G. & Stöhr, R.M. (1990). *Visuomotorischer Schulreifetest VSRT. Handbuch.* Bern: Huber.

Eyermann, R. (2000). Körperliche Belastbarkeit, Sporttauglichkeit und Sporttherapie in der Rehabilitation von herzkranken Kindern und Jugendlichen. In Deutsches Zentrum für herzkranke Kinder e.V. (Hrsg.), *Dokumentationsbroschüre 2'2000,* 37-45.

Eyermann, R. (2001). Körperliche Belastbarkeit und Sporttherapie in der komplexen Rehabilitation von herzkranken Kindern und Jugendlichen. *Therapiewoche Schweiz, 17,* 239-246.

Fahey, J.T. (1995). Congenital heart disease - shunt lesions and cyanotic heart disease. In B. Goldberg (ed.), *Sports and exercise for children with chronic health conditions. Guidelines for participation from leading pediatric authorities* (pp. 207-224). Champaign: Human Kinetics Publishers Inc.

Favarato, M.E. de Sampaio & Romano, B.W. (1994). Cardiac surgery in childhood. Impact in young people quality of life. *Arquivos Brasileiros de Cardiologia, 52,* 171-174.

Feiring, C. & Lewis, M. (1989). The social network of girls and boys from early through middle childhood. In D. Belle (Ed.), *Children's social networks and social support* (pp. 119-150). New York: Wiley.

Ferencz, C. Wiegmann, F.L. & Dunning, R. (1980). Medical knowledge of young persons with heart disease. *Journal of School Health,50,* 133-136.

Floquet, P., Salzer-Muhar, U., Freilinger. M., Greber-Platzer, S., Haller, A., Marx, M., Wurst, E. & Wimmer, M. (1998). The psychosocial adaptability of adolescents with congenital heart disease (CHD). *Talk, given at the Meeting of of the Working Group on Psychosocial Problems in Congenital Heart Disease of the Association of European Pediatric Cardiologists, 26-2-1998 – 28-2-1998 in Bern.*

Floquet, P., Salzer-Muhar, U., Freilinger. M., Greber-Platzer, S., Haller, A., Marx, M., Wurst, E. & Wimmer, M. (1999). The psychosocial adaptability of adolescents with congenital heart disease (CHD). In R.Verhaaren (Ed.), Proceedings of the Meeting of of the Working Group on Psychosocial Problems in Congenital Heart Disease of the Association of European Pediatric Cardiologists, 26-2-1998 – 28-2-1998 in Bern. *LINK. The Communication Bulletin in Psychosocial Research in Congenital Heart Disease,* 23-27.

Forßmann, W. (1972). Selbstversuch. Erinnerungen eines Chirurgen. Stuttgart: Deutscher Bücherbund.

Franklin, W.H., Allen, H.D. & Fontana, M.E. (1995). Sports, physical activity, and school problems. In G.C. Emmanouilides, T.A. Riemenschneider, H.D. Allen & H.P. Gutgesell (Eds.), Moss and Adam's heart disease in infants, children, and adolescents: including the fetus and young adult (5th ed., pp. 673-683). Baltimore: Williams & Wilkins.

Fredriksen, P.M., Kahrs, N., Blaasvaer, S. Sigurdsen, E., Gundersen, O., Roeksund, O., Norgaand, G., Vik, J.T., Soerbye, O., Ingjer, F. & Thaulow, E. (2000). Effect of physical training in children and adloescents with congenital heart disease. *Cardiology of the Young, 10,* 107-114.

Freed, M.D. (1984). Recreational and sports recommendations for the child with congenital heart disease. *Pediatric Clinic of North America, 31,* 1307-1320.

Freedom, R.M., Lock, J. & Bricker, T. (2000). Pediatric cardiology and cardiovascular surgery: 1950-2000. *Circulation, 102,* IV-58-68.

Führing, D., Rüenbrink, K., Lawrenz, W., Emmel, M., Sticker, E.J., Leurs, S., Dordel, S., Schickendantz, S. & Bjarnason, B. (2001). Inline-Skaten für Kinder und Jugendliche mit angeborenen Herzfehern. In B. Bjarnason-Wehrens & S. Dordel (Hrsg.), *Motorische Förderung von Kindern mit angeborenen Herzfehlern* (S. 135-141). Sankt Augustin.: Academia Verlag.

Galioto, F.M. (1990). Cardiac rehabilitation for children. In A. Garson Jr., J.T. Bricker & D.G. McNamara (Eds.), *The science and practice of pediatric cardiology* (pp. 2267-2273). Philadelphia: Lea & Febiger.

Gantt, L.T. (1992) Growing up heartsick: The experiences of young women with congenital heart disease. *Health Care for Women International, 13,* 241-248.

Gardner, F.V. (1996). Disturbed mother-interaction between infants with congenital heart disease and their mothers. *Talk, given at the Meeting of the Working Group on Psychosocial Problems in Congenital Heart Disease of the Association of European Pediatric Cardiologists, 23-3-1995 – 25-2-1995 in Gent.*

Gardner, F.V. (1996). Disturbed mother-interaction between infants with congenital heart disease and their mothers. In R. Verhaaren (Ed.), Proceedings of the Working Group on Psychosocial Problems in Congenital Heart Disease of the Association of European Pediatric Cardiologists, 25-2-1993 – 27-2-1993 in Vienna and 23-3-1995 – 25-2-1995 in Gent. *LINK. The Communication Bulletin in Psychosocial Research in Congenital Heart Disease, Special issue October 1996,* 67-74.

Gardner, F.V., Freeman, N.H., Black, A.M. & Angelini, G.D. (1996). Disturbed mother-infant interaction in association with congenital heart disease. *Heart, 76,* 56-59.

Garson, S.L. (1997). Psychological aspects of heart disease in childhood. In A. Garson, J. T. Bricker, D.J. Fisher & S.R. Neish (Eds.), *The science and practice of pediatric cardiology.* Vol. II (pp. 2929-2937). Baltimore: Williams & Wilkins.

Garson, S.L. & Baer, P.E. (1990). Psychological aspects of heart disease in childhood. In A. Garson, J. T. Bricker & D.G. McNamara (Eds.), *The science and practice of pediatric cardiology.* Vol. III (pp. 2519-2527). Philadelphia: Lea & Febiger.

Gaschler, P. (1999). Motorik von Kindern und Jugendlichen heute – Eine Generation von "Weicheiern, Schlaffis und Desinteressierten"? (Teil 1). *Haltung und Bewegung, 19(3),* 5-16.

Gaschler, P. (2000). Motorik von Kindern und Jugendlichen heute – Eine Generation von "Weicheiern, Schlaffis und Desinteressierten"? (Teil 2). *Haltung und Bewegung, 20 (1),* 5-16.

Gaußmann, A., Hochhausen, R. & Schmidt-Rogge, I. (1978). Der Mehrfachwahl-Wortschatz-Test (MWT) und der Zahlen-Verbindungs-Test (ZVT) als Maße der Allgemeinen Intelligenz. *Diagnostica, 24,* 50-77.

Gellert, E. (1962). Children's conceptions of the content and functions of the human body. *Genetic Psychology Monographs, 65,* 293-405

Glaser, H., Harrison, G.S. & Lynn, D. (1964). Emotional implicatons of congenital heart disease in children. *Pediatrics, 17,* 367-379.

Gödde, M. (1989). *Zur Bedeutung des familialen und außerfamilialen sozialen Netzwerks. Eine Explorationsstudie mit älteren Vorschulkindern und ihren Müttern.* München: Unveröffentlichte Diplomarbeit.

Gödde, M. & Engfer, A., (1994). Children's social networks and the development of social competence: A longitudinal analysis. In F. Nestmann & K. Hurrelmann (eds.), *Social networks and social support in childhood and adolescence* (pp. 191-216). Berlin: de Gruyter.

Gödde, M., Walper, S. & Engfer, A. (1996). Die Peernetzwerke neunjähriger Kinder: Zum Verhältnis von Netzwerkressourcen, kindlicher Kompetenz und mütterlichen Strategien der Kontaktsteuerung. *Psychologie in Erziehung und Unterricht, 43.* 100-133.

Goldberg, B., Fripp, R.R., Lister, G., Loke, J., Nicholas, J.A. & Talner, N.S. (1981). Effect of physical training on exercise performance of children following surgical repair of congenital heart disease. *Pediatrics, 68,* 691-699.

Goldberg, S., Morris, P., Simmons, R.J., Fowler, R.S. & Levison, H. (1990). Chronic illness in infancy and parenting stress: a comparison of three groups of parents. *Journal of Pediatric Psychology 15,* 347-358.

Goldberg, S., Simmons, R.J., Newman, J., Campbell, K. & Fowler, R.S. (1991). Congenital heart disease, parental stress and infant-mother relationships. *Journal of Pediatrics, 119,* 661-666.

Gomelsky, A., Holden, E.W., Ellerbeck, K.A. & Brenner, J.I. (1998). Predictors of developmental outcomes in children with complete transposition. *Cardiology in the Young, 8,* 352-357.

Gonzales-Pardo, L., Miles, M., Taylor, M. & Mattioli, L. (1981). Congenital heart disease. Develpmental and neurological evaluation in preschool children. *Journal of the Kansas Medical Society, 82,* 115-118.

Goodenough, F. (1926). *Measurement of intelligence by drawings.* New York: Harcourt, Brace and World.

Graham, T.P., Bricker, J.T., James, F.W. & Strong, W.B. (1994). Task Force 1: Congenital heart disease. *Journal of the American College of Cardiology, 24,* 845-873.

Green, M. & Levitt, E.E. (1962). Constriction of body image in children with congenital heart disease. *Pediatrics 29,* 438-441.

Gupta, S., Mitchell, I. Giuffre, R.M.& Crawford, S. (2001). Covert fears and anxiety in asthma and congenital heart disease. *Child: Care, Health and Development, 27,* 335-348.

Gutezeit, G. & Groß-Selbeck (1974). Zur Verwendung des Mann-Zeichen-Tests in Verfahren zur Bestimmung der Schulreife. *Praxis der Kinderpsychologie und –psychiatrie, 23,* 217-220.

Gutezeit, G., Harbeck, V. & Zobel, L. (1993). Zum Wissen über Körperorgane und deren Funktion bei Kindern. *Kindheit und Entwicklung, 2,* 87-95.

Gutgesell, H.P., Gessner, I.H., Vetter, V.L., Yabek, S.M. & Norton, J.B. (1986). Recreational and occupational recommendations for young patients with heart disease. A statement for physicians by the Committee on Congenital Cardiac Defects of the Council on Cardiovascular Disease in the Young, American Heart Association. *Circulation, 74,* 1195A-1198A.

Gutheil, H. (1988). Erkrankungen des Herz-Kreislauf-Systems. In K.-J. Heck (Hrsg.), *Freistellungen im Schulsport* (S. 121-140). Schorndorf: Hofmann.

Gutheil, H. (1990). (Hrsg.). *Herz-Kreislauf-Erkrankungen im Kindes- und Jugendalter.* Stuttgart: Thieme.

Guthke, J. (1967). Einige Feststellungen über den diagnostischen Werte des Mann-Zeichen-Tests bei der Schulanfängeruntersuchung. *Probleme und Ergebnisse der Psychologie, 22,* 59 -61

Guthke, J. (1981). Rezension des Zahlen-Verbindungstests (ZVT). *Probleme und Ergebnisse der Psychologie, 77,* 82-83.

Guyatt, G., Walter, St. & Norman, G. (1987). Measuring change over time: Assessing the usefulness of evaluative instruments. *Journal of Chronic Diseases, 40,* 171-178.

Haas, N.A. (2002). Die Aortenisthmusstenose. *IDHK-Nachrichten, 52,* 1149-1167.

Hackfort, D. & Nitsch, J.R. (1989). *Das Sportangst-Deutungsverfahren SAD. Grundlagen und Handanweisung. Testmappe.* Schriftenreihe des Bundesinstituts für Sportwissenschaft, Heft 63. Schorndorf: Verlag Karl Hofmann.

von Hagen, C. & Noeker, M. (1999). EntwicklunGsergebnis bei chronischer somatischer Erkrankung im Kindes- und Jugendalter: Psychische Störung versus Kompetenzgewinn. In R. Oerter, C. von Hagen, G., Röper, & G. Noam, G. (Hrsg.), *Klinische Entwicklungspsychologie. Ein Lehrbuch* (S. 654-690). Weinheim: Beltz PsychologieVerlagsUnion.

Haka-Ikse, K., Blackwood, M. & Steward, D. (1978). Psychomotor development of infants after profound hypothermia during surgery for congenital heart disease. *Developmental Medicine and Child Neurology, 30,* 62-70.

Hallberg, M., Rydberg, A. & Sunnegardh, J. (2000). Physical activity in children with congenital heart disease. In G. Björkhem (Ed.), Proceedings of the Working Group on Psychosocial Problems in Congenital Heart Disease of the Association of European Pediatric Cardiologists, 2-3-2000 – 4-3-2000 in Lund. *LINK. The Communication Bulletin in Psychosocial Research in Congenital Heart Disease,* 102.

Hänsgen, K.-D. (1997). Testrezension zum Zahlen-Verbindungs-Test (ZVT). *Zeitschrift für Differentielle und Diagnostische Psychologie, 18,* 50-52.

Hardesty, F.P. & Priester, H.J. (1966). *HAWIK Handbuch. Hamburg-Wechsler-Intelligenztest für Kinder* (3. Aufl.) Stuttgart: Hans Huber.

Hassberg, D. & Döttling-Ulrich, J. (1998). Psychosoziale Aspekte von Patienten mit angeborenen Herzfehlern und ihren Familien. In J. Apitz (Hrsg.), Pädiatrische Kardiologie. Erkrankungen des Herzens bei Neugeborenen, Säuglingen, Kindern und Heranwachsenden (S. 551-555). Darmstadt: Steinkopff.

Haverkamp, F. & Noeker, M. (1999). Auswirkungen einer chronischen Erkrankung im Kindesalter auf die Familie. Perspektiven für die familiäre Bewältigung. *sozialpädiatrie, kinder- und jugendheilkunde, 21,* 325-328.

Hardesty, F.P. & Priester, H.J. (1956). Handbuch für den Hamburg-Wechsler Intelligenztest für Kinder. Bern: Huber.

Hassberg, D. (1998). Die Betreuung von Jugendlichen, Heranwachsenden und Erwachsenen mit angeborenen Herzfehlern – Sport bei herzkranken Kindern – Rehabilitation. In J. Apitz (Hrsg.), *Pädiatrische Kardiologie. Erkrankungen des Herzens bei Neugeborenen, Säuglingen, Kindern und Heranwachsenden* (S. 547-551). Darmstadt: Steinkopff.

Hassberg, D. & Döttling-Ulrich, F. (1998). Psychosoziale Aspekte von Patienten mit angeborenen Herzfehlern und ihren Familien. In J. Apitz (Hrsg.), *Pädiatrische Kardiologie. Erkrankungen des Herzens bei Neugeborenen, Säuglingen, Kindern und Heranwachsenden* (S. 551-555). Darmstadt: Steinkopff.

Hauser, E. Freilinger, M., Skyllouriotis, M., Zacherl, S., Wimmer, M., Balzar, E. & Schubert, M.-Th. (1996). Funktion und Struktur von Familien mit chronisch kranken Kindern. *Psychotherapie, Psychosomatik, medizinische Psychologie, 46,* 379-384.

Hebestreit, H. (1998). Indikationen zur Freistellung vom Schulsport. *sozialpädiatrie, kinder- und jugendheilkunde,* 20, 302-305.

Hebestreit, H. (2002). Sport in der Rehabilitation. In H. Hebestreit, R. Ferrari, J. Meyer-Holz, J., W. Lawrenz & B.-K. Jüngst (Hrsg.), *Kinder- und Jugendsportmedizin. Grundlagen, Praxis, Trainingstherapie* (S. 32-35). Stuttgart: Thieme.

Heck, K.-J. (1988). *Freistellungen im Schulsport. Zur ärztlich indizierten Rückstellung vom sportpraktischen Unterricht.* Schorndorf: Verlag Hofmann.

Heilizer, J. (1998). Adolescents with congenital heart disease. Challenges and strategems. *Talk given at the Meeting of the Working Group on Psychosocial Problems in Congenital Heart Disease of the Association of European Pediatric Cardiologists, 26-2-1998 – 28-2-1998 in Bern.*

Heller, A., Rafman, S., Zvagulis, I. & Pless, I.B. (1985). Birth defects and psychosocial adjustment. *American Journal of Diseases of Children, 139,* 257-263.

Heller, K.A. & Perleth, C. (1991). Informationsquellen und Meßinstrumente. In K.A. Heller (Hrsg.), *Begabungsdiagnostik in der Schul- und Erziehungsberatung* (S. 94-212). Bern: Huber.

Hermann, St., Hermann, C., Gaartz, N., Scholz, T., Langner, S., Kobarg, I. & Ram, W. (2001). Segelsport mit herzkranken Kindern. In B. Bjarnason-Wehrens & S. Dordel (Hrsg.), *Motorische Förderung von Kindern mit angeborenen Herzfehlern* (S. 148-153). Sankt Augustin: Academia Verlag.

Hesz, N. & Clark, E.B. (1988). Cognitive development in transposition of the great vessels. *Archives of Disease in Childhood, 63,* 198-200.

Hilgenberg, F. (1996). Psychosoziale Aspekte angeborener Herzfehler. In G.M. Schmitt, E. Kammerer & E. Harms (Hrsg.), *Kindheit und Jugend mit chronischer Erkrankung* (S. 400-412). Göttingen: Hogrefe.

Hilgenberg, F. (o.J.) *Das herzkranke Kind und seine Familie*. Sonderdruck K1 der Kinderherzstiftung in der Deutschen Herzstiftung.

Hilgenberg, F. (1997). *Körperliche Belastbarkeit herzkranker Kinder in Kindergarten, Schule und Freizeit*. IDHK-Nachrichten, 37, 519-528.

Hoepner-Stamos, F. (1999). *Chronische Erkrankungen im Jugendalter. Psychosoziale Folgen schwerer und leichter Beeinträchtigungen*. Weinheim: Juventa.

Hölzl, P. (2000). *Neue Immunsuppressiva und neue Tendenzen im Cyclosporinmonitoring*. Vortrag, gehalten auf der Informationsveranstaltung „Transplantation aktuell" für Organtransplantierte im Raum Köln am 2.2.2000.

Hoppe-Graf, S. (1998). Tagebücher, Gespräche und Erzählungen. Zugänge zum Verstehen von Kindern und Jugendlichen. In H. Keller (Hrsg.), *Lehrbuch Entwicklungspsychologie* (S. 261-294). Bern: Huber.

Horke, A. (2001). Der Ventrikelseptumdefekt (VSD) und seine Operation. *IDHK-Nachrichten 49*, 1024-1033.

Horn, J.L. (1982). The theory of fluid and crystallized intelligence in relation to concepts of cognitive psychology and aging in adulthood. In F.I.M. Craik & S. Trehub (Eds.), *Aging and cognitive processes* (pp. 237-278). New York: Plenum Press.

van Horn, M., DeMaso, D.R. Gonzalez-Heydrich, J. & Dahlmeier Erickson, J. (2001). Illness-related concerns of mothers of children with congenital heart disease.*Journal for the American Academy of Child and Adolescent Psychiatry, 40*, 847-854.

Horn, W. (1969). Prüfsystem für Schul- und Bildungsberatung. Göttingen: Hogrefe.

Hövels-Gürich, H.H., Seghaye, M-Ch., Däbritz, S., Messmer, B.J. & von Bernuth, G. (1997a). Cardiological and general health status in preschool- and school-age children after neonatal arterial switch operation. *European Journal of Cardio-thoracic Surgery, 12*, 593-601.

Hövels-Gürich, H.H., Seghaye, M-Ch., Däbritz, S., Messmer, B.J. & von Bernuth, G. (1997b). Cognitive and motor development in preschool and school-aged children after neonatal arterial switch operation. *The Journal of Thoracic and Cardiovascular Surgery, 114*, 578-585.

Hövels-Gürich, H.H., Seghaye, M.-Ch., Sigler, M., Bartl, A., Kotlarek, F., Neuser, J., Messmer, B.J. & von Bernuth, G. (1999). *Einflüsse zerebraler Risikofaktoren auf die Entwicklung von Kleinkindern nach neonataler arterieller Switch-Operation*. Poster, gezeigt auf der 31. Jahrestagung der Deutschen Gesellschaft für Pädiatrische Kardiologie vom 2.-5.10.1000 in Wuppertal.

Hövels-Gürich, H.H., Schnitker, R., Konrad, K., Wiesner, M., Seghaye, M.-Ch., Huber, W., Kotlarek, F., Messmer, B.J. & von Bernuth, G. (2001a). Langzeituntersuchungen der Entwicklung von Kindern nach arterieller Switch-Operation (ASO) im Neugeborenenalter. Vortrag, gehalten auf der 33. Jahrestagung der Deutschen Gesellschaft für Pädiatrische Kardiologie vom 6.-9.10.2001 in Bad Oeynhausen., Abstr. V50 in *Zeitschrift für Kardiologie, 90*, 691.

Hövels-Gürich, H.H. (2001b). *Langzeitverlauf der neurologischen, motorischen und geistigen Entwicklung sowie des kardiologischen Gesundheitszustandes und der körperlichen Belastbarkeit bei Schulkindern nach arterieller Switch-Operation im Neugeborenenalter.* Abschlussbericht über das mit Mitteln des Bundesverbandes Herzkranke Kinder e.V. geförderte Forschungsprojekt.

Hövels-Gürich, H.H., Seghaye, M.-C., Schnitker, R., Wiesner, M., Huber, W., Minkenberg, R., Kotlarek, F., Messmer, B.J. & von Bernuth, G. (2002a). Long-term neurodevelopmental outcomes in school-aged children after neonatal arterial switch operation. *Journal of Thoracic and Cardiovascular Surgery, 124* (in Press).

Hövels-Gürich, H.H., Konrad, K., Wiesner, M., Minkenberg, R., Herpertz-Dahlmann, B., Messmer, B. & von Bernuth, G. (2002b). Longterm behavioural outcome after neonatal arterial switch operation for transposition of the great areties. *Archives of Disease in Childhood, 80* (in Press).

Hövels-Gürich, H.H., Wiesner, K.K., Herpertz-Dahlmann, B. Messmer, B.J. & von Bernuth, G. (2002c). Longterm behavioral outcome and quality of life after neonatal arterial switch operation in neonates with transposition of the great arteries. *Talk, given at the Meeting of the Working Group for Psychosocial Problems in Congenital Heart Disease of the Association of European Pediatric Cardiologists, 28-2-2002 – 2-3-2002 in Bilthoven.*

Hulstijn-Dirkmaat, I., van der Rijken, R., Bos, M., Maassen, B. & Daniëls, O. (2002). Effects of heart surgery in school-aged children on neurocognitive and perceptual-motor functioning. *Talk, given at the Meeting of the Working Group for Psychosocial Problems in Congenital Heart Disease of the Association of European Pediatric Cardiologists, 28-2-2002 - 2-3-2002 in Bilthoven.*

Hymovich, D.P. (1983). The Chronicity Impact and Coping Instrument: Parent Questionnaire. *Nursing Research, 32,* 275-281.

Ihle, W. & Esser, G. (2002). Epidemiologie psychischer Störungen im Kindes- und Jugendalter: Prävalenz, Verlauf, Komorbidität und Geschlechtsunterschiede. *Psychologische Rundschau, 53,* 159-169.

Immer, F.F., Haefeli-Bleuler, B., Seiler, A., Stocker, F. & Weber, J.W. (1994). Angeborene Herzfehler: Vorkommen und Verlauf während der Schulzeit. *Schweizer Medizinische Wochenschrift, 124,* 893-899.

Immer, F.F., Haefeli-Bleuler, B., Seiler, A.M., Stocker, F.P., Stucki, E. & Weber, J.W. (1995). Impact of congenital heart disease during school period (between the 8th and 16th year of life). *Talk, given at the Meetings of the Working Group on Psychosocial Problems in Congenital Heart Disease of the Association of European Pediatric Cardiologists, 23-2-1995 – 25-2-1995 in Gent.*

Immer, F. (1996). Impact of congenital heart disease during school period. In R. Verhaaren (Ed.), Proceedings of the Working Group on Psychosocial Problems in Congenital Heart Disease of the Association of European Pediatric Cardiologists, 25-2-1993 – 27-2-1993 in Vienna and 23-3-1995 – 25-2-1995 in Gent. *LINK. The Communication Bulletin in Psychosocial Research in Congenital Heart Disease, Special issue October 1996,* 33-38.

Jackson, D.N. (1984) *Multidimensional Aptitude Battery Manual.* Port Huron MI: Research Psychologists Press.

Jäger, R.S. (1981). W.D. Oswald und E. Roth: Der Zahlen-Verbindungs-Test (ZVT) – Ein sprachfreier Intelligenz-Schnell-Test – Göttingen. In R.S. Jäger, K. Ingenkamp & G. Stark (Hrsg.), Tests und Trends 1981: Jahrbuch der pädagogischen Diagnostik (S. 124-126). Weinheim: Beltz.

Jäger, R.S. (1983). Hamburg-Wechsler Intelligenztest für Kinder, Revision 1983 (HAWIK-R). *Diagnostica, 30,* 81-84.

Jäger, R.S. (1984). Hamburg-Wechsler Intelligenztest für Kinder, Revision 1983 (HAWIK-R). *Zeitschrift für Differentielle und diagnostische Psychologie, 5,* 247-249.

Jänsch, G. & Tröndle, C. (1982). Psychologische Untersuchungen an herzkranken Kindern vor und nach der Herzoperation, *Sozialpädiatrie, 4,* 506-511.

Janus, M. & Goldberg, S. (1995). Sibling empathy and behavioural adjustment of children with chronic illness. *Child: Care, Health and Development, 21,* 321-331.

Jedlicka-Köhler, I. & Wimmer, M. (1987). Der Einfluß des Operationszeitpunktes auf die intellektuelle und psychosoziale Entwicklung bei Kindern mit Fallotscher Tetralogie. *Klinische Pädiatrie, 199,* 86-89.

Jüngst, B.-K. (1990). Beurteilung der körperlichen Belastbarkeit. In H. Gutheil (Hrsg.), *Herz-Kreislauf-Erkrankungen im Kindes- und Jugendalter* (S. 258-273). Stuttgart: Thieme.

Jüngst, B.-K. (2002). Schulsport und Sportförderunterricht. In H. Hebestreit, R. Ferrari, J. Meyer-Holz, J., W. Lawrenz & B.-K. Jüngst (Hrsg.), *Kinder- und Jugendsportmedizin. Grundlagen, Praxis, Trainingstherapie* (S. 51-55). Stuttgart: Thieme.

Jürgens, H.W. (1971). Soziale Unterschiede in Wachstum und Reifung. *Monatsschrift für Kinderheilkunde, 119,* 336-341.

Kahlert, G. (1985). *Jugendliche mit schweren Herzkrankheiten. Eine Untersuchung über die Auswirkungen einer schweren Herzkrankheit auf psychosoziale Situationen der Patienten und deren Familien.* Unveröffentlichte Dissertation, Münster

Kahlert, G., Hilgenberg, F. & Jochmus I. (1987a). Psychosoziale Auswirkungen schwerer Herzkrankheiten bei Kindern und Jugendlichen. *Sozialpädiatrie 9,* 644-648.

Kahlert, G., Hilgenberg, F. & Jochmus I. (1987b). Auswirkungen einer schweren Herzkrankheit auf das Selbstkonzept jugendlicher Patienten. *Zeitschrift für Personenzentrierte Psychologie und Psychotherapie, 6,* 251-259.

Kallfelz, H.C. (1993). Psychointellectual performance and social adaptation after correction of congenital heart defects. *Talk, given at the Meeting of the Working Group for Psychosocial Problems in Congenital Heart Disease of the Association of European Pediatric Cardiologists, 25-2-1993 - 27-2-1993 in Vienna.*

Kallfelz, H.C. (2000). Wenn das Kind erwachsen wird. *Herzblatt 2/2000,* 7-9.

Kamphuis, M., Ottenkamp, J., Relleke, J., (2000). Behaviour of children with congenital heart disease. *Talk, given at the Meeting of the Working Group for Psychosocial Problems in Congenital Heart Disease of the Association of European Pediatric Cardiologists, 2-3-2000 - 4-3-2000 in Lund.*

Kamphuis, M., Verloove-Vanhorick, P., Vliegen, H.W. & Ottenkamp, J. (2002). A review of quality of life measures in congenital heart disease. *Talk, given at the Meeting of the Working Group on Psychosocial Problems in Congenital Heart Disease of the Association of European Pediatric Cardiologists, 28-2 – 2-3-2002 in Bilthoven.*

Kanth, E. (2002). *Ist-Soll-Ermittlung der psycho-sozialen Versorgung in der Pädiatrischen Kardiologie. Eine bundesweite Befragung.* Vortrag gehalten auf der Beiratstagung des BVHK am 22.2.2002 in Fulda 2002.

Kanth, E., Helms, C., Sticker, E. & Kusch, M. (2002). *Struktur- und Prozessmerkmale psycho-sozialer Versorgung in der Pädiatrischen Kardiologie.* Poster, gezeigt auf der 34. Jahrestagung der Deutschen Gesellschaft für Pädiatrische Kardiologie vom 5.-8.10.2002 in Bamberg. Abstract. *Zeitschrift für Kardiologie, 91,* 775.

Katz, S. (1987). The science of quality of life. *Journal of Chronic Diseases, 40,* 459-463.

Kaul, M. (1996). *Psychological adaptation of mothers of children with congenital heart disease. The role of social support and social relationships.* Dissertation Abstracts International: Section B: The Sciences and Engineering, 57(1-B): 0763.

Keith, J.D. (1978). Prevalence, incidence, and epidemiology. In J.D. Keith, R.D. Rowe & P. Vlad (Eds.), Heart disease in infancy and childhood (3rd ed.) (pp. 3-13). New York: Macmillan Publishing Co.

Keller, I. (2001). Vom schönen Traum zur feuchtfröhlichen Tat. Eine aktuelle Studie stellt fest: Wassersport ist ein allseits unterschätztes Freizeitvergnügen. *Kölner Stadt-Anzeiger,* 29.1.2001.

Kellermann, J., Zeltzer, L., Ellenberg, L, Dash, J. & Rigler, D. (1980). Psychological effects of illness in adolescence. I. Anxiety, self-esteem, and perception of control. *Journal of Pediatrics, 97,* 126-131.

Kienast, W. (1996). Ambulante "Herzgruppen" auch für Kinder? In: Kinderherzliga (Hrsg.) *Herzsportgruppen für Kinder und Jugendliche mit angeborenem Herzfehler. 1. Berliner Arzt-Eltern-Seminar.* Berlin.

Kienast, W. & Bartolomaeus, G. (1997). Kinderherzsportgruppe Rostock. In K. Traenckner, A. Berg, B.-K. Jüngst, M.-J. Hallhuber & R. Rost ✝ (Hrsg), *Prävention und Rehabilitation im Kindes- und Jugendalter. Bewegungserziehung und Sport bei Herz- und Kreislauferkrankungen* (S. 79-80). Stuttgart: Wissenschaftliche Verlagsgesellschaft.

Kienast, W., Wagner, G., Bock, K., Bartel, J., Schmidt, H. & Syska, J. (1990). Empfehlungen zur sportlichen Belastung von Kindern und Jugendlichen mit Herz-Kreislauf-Erkrankungen. *Medizin und Sport, 30,* 156-158.

Kinderherzstiftung in Deutsche Herzstiftung e.V. (1998). *Erklärung von medizinischen Fachausdrücken. Für Eltern herzkranker Kinder.* Broschüre. Frankfurt.

Kitchen, L.W. (1978). Psychological factors in congenital heart disease in children. *The Journal for Family Practice, 6,* 777-783.

Kitchiner, D. (1996).Physical activities in patients with congenital heart disease. *Heart, 76,* 6-7.

Klauer, K.J. (2002). Wie viele haben denn nun wirklich vom Training profitiert? Eine noch nicht eindeutig zu beantwortende Frage. *Psychologie in Erziehung und Unterricht, 49,* 210-218.

Koch, B., Galioto, F.M., Vaccaro, P., Vaccaro, J. & Buckenmeyer, P.J. (1988). Flexibility and strenght measures in children participatin in an cardiac rehabilitation exercise program. *The Physician and Sportsmedicine, 16,* 139-147.

Kölfen, W., Dau, O. & Herrmann, G. (2000). Kinder nach Fieberkämpfen. Kinderpsychiatrische und neurologische Nachuntersuchung. *sozialpädiatrie, kinder- und jugendheilkunde, 22*, 30-34.

Kong, S.G., Tay, J.S.H., Yip, W.C.L. & Chay, S.O. (1986). Emotional and social effects of congenital heart disease in Singapore, *Australian Paediatric Journal, 22*, 101-106.

Kornmann, A. (1986). Hamburg-Wechsler-Intelligenztest für Kinder. Revision 1983, HAWIK-R. In K.H. Ingenkamp, R. Horn & R.S. Jäger (Hrsg.), *Tests und Trends. 5. Jahrbuch der pädagogischen Diagnostik* (S. 179-184). Weinheim: Beltz.

Koschnik, W. (1988) *Standard-Lexikon für Mediaplanung und Mediaforschung.* München: Saur.

Koster, N. (1994). Physical activity and congenital heart disease. *Nursing Clinics of North America, 29*, 345-356.

Kramer, H.H. (1998a). Die infektiöse (bakterielle) Endokarditis im Kindes- und Jugendalter. In J. Apitz (Hrsg.), *Pädiatrische Kardiologie. Erkrankungen des Herzens bei Neugeborenen, Säuglingen, Kindern und Heranwachsenden* (S. 480-488). Darmstadt: Steinkopff.

Kramer, H.H. (1998b). Komplette Transposition der großen Arterien. In J. Apitz (Hrsg.), *Pädiatrische Kardiologie. Erkrankungen des Herzens bei Neugeborenen, Säuglingen, Kindern und Heranwachsenden* (S. 330-345). Darmstadt: Steinkopff.

Kramer, H.H., Awiszus, D., Sterzel, U, van Halteren, A. & Claßen, R. (1989). Development of personality and intelligence in children with congenital heart disease. *Journal of Child Psychology and Psychiatry, 30*, 299-308.

Kramer, H.H., Awiszus, D., Sterzel, U., van Halteren, A. & Claßen, R. (1992). Persönlichkeitsbild und Intelligenzentwicklung von Kindern mit angeborenen Herzfehlern. Vortrag, gehalten auf der 24. Jahrestagung der Deutschen Gesellschaft für Pädiatrische Kardiologie vom 4.-6.10.1992 in Stuttgart. Abstract. *Zeitschrift für Kardiologie, 82*, 53-54.

Krause, M. (1985). Motoriktest für vier- bis sechsjährige Kinder (MOT 4-6). *Diagnostica, 31*, 338-340.

Krizmanić, M. (1982). *IPUES. Illustriani upitnik za djecu. Zavod SR Slovenije za produktivnost dela Ljubljana.* Center za psihodiagnosticna sredstva. Ljubljana.

Krol, Y., Grootenhuis, M.A., Destrée-Vonk, A., Lubbers, L.J., Koopman, H.M. & Last, B.F. (2002). Quality of life in children with congenital heart disease. *Talk, given at the Meeting of the Working Group for Psychosocial Problems in Congenital Heart Disease of the Association of European Pediatric Cardiologists, 28-2-2002 - 2-3-2002 in Bilthoven.*

Krohne, H.W. & Pulsack, A (1995). *Das Erziehungsstil-Inventar (ESI). Manual* (2. Aufl.). Göttingen: Beltz-Test.

Kubinger, K. (1988). Zahlen-Verbindungs-Test (ZVT). W.E. Oswald & E. Roth. *Zeitschrift für Differentielle und Diagnostische Psychologie, 9*, 310-311.

Kübler-Ross, E. (1973). *Interviews mit Sterbenden.* Stuttgart: Kreuz-Verlag.

Kühn, R. & R.S. Jäger (1981). Wolf D. Oswald u. Erwin Roth, Der Zahlen-Verbindungs-Test (ZVT) – ein sprachfreier Intelligenz-Schnell-Test. *Zeitschrift für Klinische Psychologie, 8*, 302-309.

Kunick, I. (1994). Die psychosoziale Situation des herzoperierten Kindes und Jugendlichen. In A.A. Schmaltz & H. Singer (Hrsg.), *Herzoperierte Kinder und Jugendliche. Ein Leitfaden zur Langzeitbetreuung in Klinik und Praxis* (S. 99-108). Stuttgart: Wissenschaftliche Verlagsgesellschaft mbH.

Kunz, T. (1994). Spielerische Bewegungsförderung in Kindergärten und Grundschulen. *Praxis der Psychomotorik 19,* 214-224.

Kupst, M.J., Blatterbauer, S., Westman, J., Schulman, J.L. & Paul, M.H. (1977). Helping parents cope with the diagnosis of congenital heart defect: An experimental study. *Pediatrics, 59,* 266-272.

Kurth, C., Petermann, F. & Bode, P. (1987). Die psychosozialen Folgen eines angeborenen Herzfehlers bei Kindern. *Zeitschrift für personenzentrierte Psychologie und Psychotherapie, 6,* 261-268.

Kusch, M. & Petermann, F. (1995). Konzepte und Ergebnisse der Entwicklungspsychopathologie. In F. Petermann (Hrsg.), *Lehrbuch der Klinischen Kinderpsychologie. Modelle psychischer Störungen im Kindes- und Jugendalter* (S. 53-93). Göttingen: Hogrefe.

LandesSportBund (1998). Informationen zum Aufbau von Kinderherzsportgruppen. (2. ergänzte und leicht veränderte Aufl.). Duisburg.

Landtman, B., Valanne, E., Pentti, R. & Aukee, M. (1960). Psychosomatic behavior of children with congenital heart disease. Pre- and postoperative studies of eighty-four cases. *Annales Paediatriae Fenniae, 6,* 1-78.

Langman, J. (1989). *Medizinische Embryologie* (8. Aufl.). Stuttgart: Thieme.

Lawrenz, W. (2002). Erkrankungen des Herzens und der großen Gefäße. . In H. Hebestreit, R. Ferrari, J. Meyer-Holz, J., W. Lawrenz & B.-K. Jüngst (Hrsg.), *Kinder- und Jugendsportmedizin. Grundlagen, Praxis, Trainingstherapie* (S. 86-97). Stuttgart: Thieme.

Lehmkuhl, G., Döpfner, M., Plück, J., Berner, W., Fegert, J.M., Huss, M., Lenz, K., Schmeck, K., Lehmkuhl, U. & Poustka, F. (1998). Häufigkeit psychischer Auffälligkeiten und somatischer Beschwerden bei vier- bis zehnjährigen Kindern in Deutschland im Urteil der Eltern – ein Vergleich normorientierter und kriterienorientierter Modelle. *Zeitschrift für Kinder- und Jugendpsychiatrie, 26,* 83-96.

Lehrl, S., Gallwitz, A., & Blaha, L. (1992). *Kurztest für Allgemeine Intelligenz (KAI)* (3. Aufl.). Ebersberg: Vless-Verlag.

Lensing-Conrady, R. (1999). Rollerfahren im Vorschulalter – Eine wissenschaftliche Untersuchung zur Effizienz des Rollerfahrens für die Kindesentwicklung im Vorschulalter bestätigt unsere Kindheitserfahrungen. *Praxis der Psychomotorik, 24,* 98 – 102.

Leurs, S. (1997). Die Struktur des Kölner Modells. In K. Traenckner, A. Berg, B.-K. Jüngst, M.-J. Hallhuber & R. Rost ✟ (Hrsg), *Prävention und Rehabilitation im Kindes- und Jugendalter. Bewegungserziehung und Sport bei Herz- und Kreislauferkrankungen* (S. 82-85). Wissenschaftliche Verlagsgesellschaft, Stuttgart.

Leurs, S. (in Vorbereitung). *Auswirkungen eines motorischen Förderprogramms auf Kinder mit angeborenem Herzfehler.* Inaug. Diss. am Institut für Kreislaufforschung und Sportmedizin, Deutsche Sporthochschule Köln.

Leurs, S., Dordel, S., Lawrenz W., Schickendantz, S., Sticker, E. & Bjarnason-Wehrens, B. (2001a). Kölner Modell "Sport mit herzkranken Kindern." Konzept und Organisation des Projekts. In B. Bjarnason-Wehrens & S. Dordel (Hrsg.), *Motorische Förderung von Kindern mit angeborenen Herzfehlern* (S. 70-78). Sankt Augustin: Academia Verlag.

Leurs, S., Dordel, S., Lawrenz W., Schickendantz, S., Sticker, E. & Bjarnason-Wehrens, B. (2001b). Kölner Modell "Sport mit herzkranken Kindern." Ergebnisse der motorischen Untersuchungen. In B. Bjarnason-Wehrens & S. Dordel (Hrsg.), *Motorische Förderung von Kindern mit angeborenen Herzfehlern* (S. 101-120). Sankt Augustin: Academia Verlag.

Lewin, M. (1994, 2. Aufl. 1998*).* *Herzfehler bei Kindern und Jugendlichen. Krankheitsbilder, Ursachen, Behandlung* (2. Aufl.). Ulm: Gustav Fischer.

Lewin, M. (2000). Der persistierende Ductus arteriosus. *IDHK-Nachrichten, 47,* 941-945.

Lewin, M. (2001). Der Ventrikelseptumdefekt (Kammerscheidewanddefekt, VSD). *IDHK-Nachrichten, 49,* 1018-1024.

Lienert G.A. (1969). *Testaufbau und Testanalyse* (3. Aufl.). Weinheim: Beltz.

Lienert, G.A. & Raatz, U. (1994). *Testaufbau und Testanalyse* (5. Aufl.). Weinheim: Beltz, Psychologie Verlags Union.

Linde, L.M. (1982). Psychiatric aspects of congenital heart disease. *Psychiatric Clinics of North America, 5,* 399-406.

Linde, L.M., Adams, F.H &, Rozansky, G.I. (1971). Physical and emotional aspects of congenital heart disease in children. *American Journal of Cardiology, 27,* 712-713.

Linde, L.M., Rasof, B. & Dunn, O.J. (1967). Mental development in congenital heart disease. *Journal of Pediatrics, 71,* 198-203.

Linde, L.M., Rasof, B. & Dunn, O.J. (1970). Longitudinal studies of intellectual and behavioral development in children with congenital heart disease. *Acta Pædiatrica Scandinavia, 59,* 1269-176.

Linde, L.M., Rasof, B., Dunn, O.J. & Rabb, E. (1966). Attitudinal factors in congenital heart disease. *Pediatrics, 38,* 92-101.

Lison, H. (1992). Die Rolle der Eltern beim chronisch kranken Kind. *Schweizer Medizinische Wochenschrift, 122,* 112-116.

Loeffel, M. (1985). Developmental considerations of infants and children with congenital heart disease. *Heart Lung, 14,* 214-217.

Lohaus, A. (1989). *Datenerhebung in der Entwicklungspsychologie. Problemstellungen und Forschungsperspektiven.* Bern: Huber.

Lohaus, A. (1990). *Gesundheit und Krankheit aus der Sicht von Kindern.* Göttingen: Hogrefe.

Loma Linda (2002). *Baby Fae.* http://www.llu.edu/info/legacy/Legacy3.html.

Longmuir, P.E., Turner, J.A.P., Rowe, R.D. & Olleay, P.M. (1985). Postoperative exercise rehabilitation benefits children with congenital heart disease. *Clinical and Investigative Medicine, 8,* 232-238.

Longmuir, P.E, Tremblay, M.S. & Goode, R.C. (1990). Postoperative exercise training develops normal levels of physical activity in a group of children following cardiac surgery. *Pediatric Cardiology, 11,* 126-130.

Luhmer I., Osthaus, B. & Reulecke W. (1995). Analysis of psychosocial problems of families with children with congenital heart disease. *Talk, given at the Meetings of the Working Group on Psychosocial Problems in Congenital Heart Disease of the Association of European Pediatric Cardiologists, 23-2-1995 – 25-2-1995 in Gent.*

Maia, G., Cepeda, T. & Paixão, A. (1993). Associated paedopsychiatric problems in adolescents with congenital heart disease.*Talk, given at the Meeting of the Working Group for Psychosocial Problems in Congenital Heart Disease of the Association of European Pediatric Cardiologist, 25-2-1993 – 27-2-1993 in Vienna.*

Mangold, G. (1997a). Kinderherzsportgruppe Leipzig. In K. Traenckner, A. Berg, K. Jüngst, M.-J. Hallhuber & R. Rost ϔ (Hrsg), *Prävention und Rehabilitation im Kindes- und Jugendalter. Bewegungserziehung und Sport bei Herz- und Kreislauferkrankungen* (S. 75-78). Stuttgart: Wissenschaftliche Verlagsgesellschaft.

Mangold, G. (1997b). Zur Eignung von Bewegungsprogrammen im Wasser als ein Teil rehabilitativer Maßnahmen für herzkranke Kinder und Jugendliche (Teil I). *Leipziger sportwissenschaftliche Beiträge, 38(1),* 72-101.

Mangold, G. (1997b). Zur Eignung von Bewegungsprogrammen im Wasser als ein Teil rehabilitativer Maßnahmen für herzkranke Kinder und Jugendliche (Teil II). *Leipziger sportwissenschaftliche Beiträge, 38(2),* 68-84.

Manning, J.A. (1983). Congenital heart disease and the quality of life. In Mary A. Engle & J.E. Perloff (Eds.), *Congenital heart disease after surgery. Benefits, residua, sequelae* (pp. 347-361). Washington: Yorke Medical Books.

Manteufel, A. & Schiepek, G. (1998). Systeme spielen. Selbstorganisation und Kompetenzentwicklung in sozialen Systemen. Göttingen: Vandenkoeck & Ruprecht.

Mattern, A. (1979). Zur Schulsituation herzkranker Kinder. *der kinderarzt, 10,* 565-568.

Mathews, R.A., Nixon, P.A., Stephenson, R.J., Robertson, R.J., Donovan, E.F., Dean, F., Fricker, F.J., Beerman, L.B. & Fischer, D.R. (1983). An exercise program for pediatric patients with congenital heart disease: Organizational and physiologic aspects. *Journal of Cardiac Rehabilitation, 3,* 467-475.

McKeever, P. (1983). Siblings of chronically ill children. A literature review with implications for research and practice. *American Journal of Orthopsychiatry, 53,* 209-218.

Mehrizi, A. & Drash, A. (1962). Growth disturbance in congenital heart disease. *Journal of Pediatrics, 61,* 418-429.

Meijboom, F., Szatmari, F., Bos, A., Utens, E., Vletter, J., Roelandt, J. & Hess, J. (1992). Quality of life: Long term follow-up after open heart surgery for congenitial heart disease. Vortrag, gehalten auf der 24. Jahrestagung der Deutschen Gesellschaft für Pädiatrische Kardiologie vom 4.-6.10.1992 in Stuttgart. Abstract. *Zeitschrift für Kardiologie, 82,* 52.

Meijer-van den Bergh, E.M.M., Hulstijn-Dirkmaat, G.MN. Daniëls, O. & Massen B.A.M. (2000). Effects of heart surgery in infancy on cognitive and behavioural development in pre-school children. In G. Björkhem (Ed.), Proceedings of the Working Group on Psychosocial Problems in Congenital Heart Disease of the Association of European Pediatric Cardiologists, 2-3-2000 – 4-3-2000 in Lund. *LINK. The Communication Bulletin in Psychosocial Research in Congenital Heart Disease,* 94-98.

Mendoza, J.C., Wilkerson, S.A. & Reese, A.H. (1991). Follow-up of patients who underwent arterial switch repair for transposition of the great arteries. *American Journal of Diseases of Children, 145,* 40-43.

Mennicken, U. (1993): Die Fallotsche Tetralogie – Befunde und Probleme nach Korrekturoperationen. *Vortrag, gehalten auf dem Arzt-Patienten-Angehörigen-Seminar „Angeborene Herzfehler im Heranwachsenden- und Erwachsenenalter: Wie lebt der junge Mensch, der schon einmal am Herzen operiert worden ist?" am 19.6.1993 in Köln.*

Mennicken, U., Franz, Ch. & Hirsch H. (1992). Angeborene Herzfehler. In W. Siegenthaler, W. Kaufmann, H. Hornbostel & H.D. Waller (Hrsg.), *Lehrbuch der inneren Medizin* (S. 99-130). Stuttgart: Thieme.

Merz, J., Lehrl, S., Galster, V. & Erzigkeit, H. (1975). MWT-B – ein Intelligenzkurztest. *Psychiatrie, Neurologie und medizinische Psychologie, 27,* 423-428.

Messmer, B. (1994). *Operative Korrekturen bei angeborenem Herzfehler.* Vortrag, gehalten auf dem Symposium zum Tag des herzkranken Kindes am 7.5.1994 in Aachen.

Meyendorf, R., Jänsch, G., Tröndle, C., Tacke, E., Bühlmeyer, K. & Sebening, F. (1980). Psychische Auffälligkeiten bei herzoperierten Kindern. Prä- und postoperativer Vergleich bei 4–13jährigen. *Zeitschrift für Kinder- und Jugendpsychiatrie, 8,* 395-406.

Meyers, B.B. (1997). Maternal perceptions of parenting infants with congenital heart disease. Implications for early intervention. *Dissertation Abstracts International: Section B: The Sciences and Engineering, 58(5-B)* 2752.

Michel-Behnke, I. (2000). Leben mit einer Kammer: das univentrikuläre Herz. Herzblick 2000(3), 6-9.

Milusheva, R., Todovora, S. & Evtimova-Sotirova, N. (2000). Personal characteristics of children and adolescents operated on for congenital heart disease. In G. Björkhem (Ed.), Proceedings of the Working Group on Psychosocial Problems in Congenital Heart Disease of the Association of European Pediatric Cardiologists, 2-3-2000 – 4-3-2000 in Lund. *LINK. The Communication Bulletin in Psychosocial Research in Congenital Heart Disease,* 53-57.

Minde, K. (1999). Was können wir Eltern über das spätere Verhalten ihrer sehr frühgeborenen Kinder sagen? In Betapharm Arzneimittel GmbH (Hrsg.), Erstes Augsburger Nachsorgesymposium, 12. Juni 1999 (S. 73-74*).* Augsburg: Betapharm Arzneimittel GmbH.

Mocellin, R. Bastanier, C., Hofacker, W. & Bühlmeyer, K. (1976). Exercise performance in children and adolescents after surgical repair of tetralogy of Fallot. *European Journal of Cardiology, 4,* 367-374.

Mocellin, R., Rutenfranz, J. & Bühlmeyer, K. (1970). Untersuchungen über die körperliche Leistungsfähigkeit gesunder und kranker Heranwachsender. *Zeitschrift für Kinderheilkunde, 108,* 265-287.

Mock, B. (1995). *Psychomotorischer Screening-Test (Naville/Weber)* (2. Aufl.). Schweizerische Zentralstelle für Heilpädagogik: Zürich.

Moosbrugger, J. (1997). Hamburg-Wechsler Intelligenztest für Kinder Revision 1983 (HAWIK-R). *Zeitschrift für Differentielle und Diagnostische Psychologie, 18,* 69-71.

Müller, R. (1970). Eine kritische Untersuchung des Draw-a-man test" und der "Coloured Progressive Matrices". *Diagnostica, 16,* 138-147.

Münchmeier, R. (2001). Aufwachsen unter veränderten Bedingungen. Zum Strukturwandel von Kindheit und Jugend. *Praxis der Kinderpsychologie und Kinderpsychiatrie, 50,* 119-134.

Mutschlechner, R., Salzer-Muhar, U., Resch, F., Schuch, B. & Wimmer, M. (1991). Psychosocial problems in children with congenital heart disease. *Talk, given at the Meeting of the Working Group on Psychosocial Problems in Congenital Heart Disease of the Association of European Pediatric Cardiologists, 28-2-1991 – 2-3-1991 in Goslar.*

Mutschlechner, R., Salzer-Muhar, U., Resch, F., Schuch, B. & Wimmer, M. (1996). Psychosocial aspects of development of children with congenital heart disease. In K. Kallfelz (Ed.), Proceedings of the Working Group on Psychosocial Problems in Congenital Heart Disease of the Association of European Pediatric Cardiologists, 28-2-1991 – 2-3-1991 in Goslar. *LINK. The Communication Bulletin in Psychosocial Research in Congenital Heart Disease. Special issue September 1996,* 50-52.

Myers-Vando, R., Steward, M.S, Folkins, C.H. & Hines, P. (1979). The effects of congenital heart disease on cognitive development, illness causality concepts, and vulnerability. *American Journal of Orthopsychiatry, 49,* 617-625.

Naville, S. & Weber, A. (1993). *Psychomotorischer Screening-Test.* Schweizerische Zentralstelle für Heilpädagogik: Zürich.

Neill, A., Clark, E.B. & Clark, C. (1997). *Unser Kind hat einen Herzfehler: Informationen und Rat für Eltern.* Stuttgart: Trias.

Neubauer, A. (1995). *Intelligenz und Geschwindigkeit der Informationsverarbeitung.* Wien: Springer.

Neuhaus, E.C. (1958). A personality study of asthmatic and cardiac children. *Psychosomatic Medicine, 20,* 181-186.

Newburger, J.W., Tucker, A.D., Silbert, A.R. & Fyler, D.C. (1983). Motor function and age timing of surgery in transposition of the great arteries in children, intact ventricular septum. Talk, given at the Annual Meeting of the American Academy of Pediatrics, Section on Cardiology, 21-23 October 1983 in San Francisco. Abstract: *Pediatric Cardiology, 4,* 317.

Newburger, J.W., Silbert, A.R., Buckley, L.P. & Fyler, D.C. (1984). Cognitive function and age at repair of transposition of the great arteries in children. *New England Journal of Medicine, 310,* 1495-1499.

Nießen, S. (1999). *Die psychosoziale Situation von Kindern mit angeborenem Herzfehler. Eine emprische Untersuchung von Kindern mit Ventrikelseptumdefekt bzw. Fallot'scher Tetralogie.* Köln: Unveröffentlichte Diplomarbeit.

Nitschke, A. (1968). *Das verwaiste Kind der Natur. Ärztliche Beobachtungen zur Welt des jungen Menschen* (2. Aufl.). Tübingen: Max Niemeyer.

Noeker, M. (2001). Risiko- und Schutzfaktoren der familiären Adaptation an die chronische Erkrankung des Kindes: Ein klinisch-entwicklungspsychologisches Modell als Grundlage ressourcenorientierter Familienberatung. In G. Röper, C. von Hagen & G. Noam (Hrsg.), *Entwicklung und Risiko. Perspektiven einer Klinischen Entwicklungspsychologie* (S. 223-246). Stuttgart: Kohlhammer.

Noeker, M. & Haverkamp, F. (2000). Methodologische Dilemmata und Perspektiven epidemiologischer, bewältigungs- und lebensqualitätsbezogener Forschung zu chronischer Erkrankung. In U. Ravens-Sieberer & A. Cieza (Hrsg.), *Lebensqualität und Gesundheitsökonomie in der Medizin. Konzepte, Methoden, Anwendung* (S. 293-305). Landsberg: ecomed.

Noeker, M. & Petermann, F. (1995). Körperlich-chronisch kranke Kinder: Psychosoziale Belastungen und Krankheitsbewältigung. In: F. Petermann (Hrsg.), *Lehrbuch der klinischen Kinderpsychologie. Modelle psychischer Störungen im Kindes- und Jugendalter* (S. 517-554). Göttingen: Hogrefe.

Nuhn, Ch. (2000). *Handgeschicklichkeit und Gesamtkörperkoordination als Teilaspekte des motorischen Entwicklungsstands herzoperierter Kinder und Jugendlicher*. Unveröff. Diplomarbeit, Deutsche Sporthochschule Köln.

Oates, RK, Turnbull, J.A.B., Simpson, J.M. & Cartmill, T.B. (1994). Parent and teacher perceptions of child behaviour following cardiac surgery. *Acta Pædiatrica, 83*, 1303-1307.

Oates, RK, Simpson, J.M., Cartmill, T.B. & Turnbull, J.A.B. (1995a). Intellectual functioning and age of repair in cyanotic congenital heart disease. *Archives of Disease in Childhood, 72*, 298-301.

Oates, RK, Simpson, J.M., Turnbull, J.A.B. & Cartmill, T.B. (1995b). The relationship between intelligence and duration of circulatory arrest with deep hypothermia. *Journal of Thoracic and Cardiovascular Surgery, 110*, 786-792.

Oberhuber, R. (2002). Pre- and perioperative states of anxiety with operations on children's hearts. *Talk, given at the Meeting of the Working Group for Psychosocial Problems in Congenital Heart Disease of the Association of European Pediatric Cardiologists, 28-2-2002 - 2-3-2002 in Bilthoven.*

O'Dougherty, M., Wright, F.S. Garmezy, N., Loewenson, R.B. & Torres, F. (1983): Later competence and adaptation in infants who survive severe heart defects. *Child Development, 54*, 1129-1142.

Offord, D.R., Cross, L.A., Andrews, E.J. & Aponte, J.E. (1972). Perceived and actual severity of congenital heart disease and effect on family life. *Psychosomatics, 13*, 390-396.

Ostermann, B. (1997). *Anwendung des Sportangst-Deutungsverfahrens (SAD) auf Mädchen – beispielhafte Untersuchung im Schulsport und im Rhönradturnen*. Unveröff. Diplomarbeit, Deutsche Sporthochschule Köln.

Osthaus, B. (1994). *Analyse der psychosozialen Belastung von Familien mit herzkranken Kindern*. Diplomarbeit für Psychologie, Ruhr-Universität Bochum.

Osthaus, B., Reulecke, W. & Luhmer, I. (1996). Analysis of psychosocial problems of families with children with CHD. In R. Verhaaren (Ed.), Proceedings of the Working Group on Psychosocial Problems in Congenital Heart Disease of the Association of European Pediatric Cardiologists, 25-2-1993 – 27-2-1993 in Vienna and 23-3-1995 – 25-2-1995 in Gent. *LINK. The Communication Bulletin in Psychosocial Research in Congenital Heart Disease, Special issue October 1996*, 75-76.

Oswald, W.D. & Roth, E. (1987). *Der Zahlen-Verbindungs-Test (ZVT)* (2. Aufl.). Göttingen: Hogrefe.

Oyen-Pernau, E.-M. (1997). Rehabilitation von Kindern mit angeborenen Herzfehlern – Modellstudie St. Augustin/Troisdorf. In K. Traenckner, A. Berg, B.-K. Jüngst, M.-J. Hallhuber & R. Rost ✝ (Hrsg), *Prävention und Rehabilitation im Kindes- und Jugendalter. Bewegungserziehung und Sport bei Herz- und Kreislauferkrankungen* (S. 68-71). Stuttgart: Wissenschaftliche Verlagsgesellschaft.

Oyen-Pernau, E.M., Güldenpfennig, J., Brode, P.E. & Ankerstein-Stammen, C. (1997). Programm zur Rehabilitation von Kindern nach Operation eines angeborenen Herzfehlers. *der kinderarzt, 28,* 438-444.

Petermann, F. (1990). Psychosoziale Folgen chronischer Krankheiten im Kindes- und Jugendalter. In F. Petermann, U. Bode & H.G. Schlack (Hrsg.), *Chronisch kranke Kinder und Jugendliche* (S. 3-15). Köln: Deutscher Ärzte-Verlag.

Petermann, F. (1995). Chronische Krankheiten in den ersten Lebensjahren und ihre Bewältigung. In R. Oerter & L. Montada (Hrsg.), Entwicklungspsychologie (S. 967-975) (3. Aufl.). Weinheim: Beltz PsychologieVerlagsUnion.

Petermann, F. (2002). Verhaltensmedizin und chronische Erkrankungen im Kindesalter. *Psychologische Rundschau, 53,* 194-204.

Petermann, F. & Kroll, T. (1995). Psychische Bewältigung chronischer Krankheiten des Kindes- und Jugendalters. In P. Kolip, K. Hurrelmann & P.E. Schnabel (Hrsg.), *Jugend und Gesundheit. Interventionsfelder und Präventionsbereiche.* Weinheim: Juventa Verlag.

Petermann, F., Noeker, M. & Bode, U. (1987). *Psychologie chronischer Krankheiten im Kindes- und Jugendalter.* München: Psychologie Verlags Union.

Petermann, F. & Petermann, U. (1989) *Training mit sozial unsicheren Kindern* (2. Aufl.). Weinheim: Psychologie Verlags Union.

Piaget, J. (1971). *Psychologie der Intelligenz.* Olten: Klett-Cotta.

Plügge, H. (1962). *Wohlbefinden und Mißbefinden. Beiträge zu einer Medizinischen Anthropologie.* Tübingen: Max Niemeyer-Verlag.

Plügge, H. & Mappes, R. (1962). Über das Leiden herzkranker Kinder. *Der Internist, 3,* 49-56.

Popp, F. (1988). Der Hamstertest (HT). *Zeitschrift für Differentielle und Diagnostische Psychologie, 9,* 311-312.

Rasof, B., Linde, L.M. & Dunn, O.J. (1967). Intellectual development in children with congenital heart disease. *Child Development, 38,* 1043-1053.

Ratzmann U.-M., Schneider, P. & Richter H. (1991). Psychologische Untersuchungen bei Familien mit Kindern und Jugendlichen nach Operation angeborener Herzfehler (Fallotscher Tetralogie und Aortenisthmusstenose). *Kinderärztliche Praxis, 59,* 107-110.

Ratzmann, U.-M. (1992). Psychopathologische Besonderheiten bei chronisch herzkranken Kindern und Jugendlichen aus Sicht des klinischen Psychologen. Vortrag gehalten auf der 24. Jahrestagung der Deutschen Gesellschaft für Pädiatrische Kardiologie vom 4.-6.10.1992 in Stuttgart. Abstract. *Zeitschrift für Kardiologie, 82,* 54.

Ratzmann, U.-M., Schneider, P. & Richter, H. (1996a). How do children and their parents cope with congenital heart disease? In K. Kallfelz (Ed.), Proceedings of the Working Group on Psychosocial Problems in Congenital Heart Disease of the Association of European Pediatric Cardiologists, 28-2-1991 – 2-3-1991 in Goslar. *LINK. The Communication Bulletin in Psychosocial Research in Congenital Heart Disease. Special issue September 1996*, 60-64.

Ratzmann, U.-M., Schneider, P. & Richter, H. (1996b). Behaviour of children with congenital heart disease (CHD) as seen from the teachers' view-point. In K. Kallfelz (Ed.), Proceedings of the Working Group on Psychosocial Problems in Congenital Heart Disease of the Association of European Pediatric Cardiologists, 28-2-1991 – 2-3-1991 in Goslar. *LINK. The Communication Bulletin in Psychosocial Research in Congenital Heart Disease. Special issue September 1996*, 75-77.

Regel, H. & Noack, M. (1970). Untersuchungen über den psychodiagnostischen Wert des Mann-Zeichen-Tests. *Psychiatrie, Neurologie und Medizinische Psychologie, 22*, 66-67.

Rein, J. (1998). Die Fontan-Operation. *IDHK-Nachrichten, 39*, 610-614.

Remmert, C. (2001). *Lebensqualität von vier- bis achtjährigen Kindern mit angeborenem Herzfehler vor und nach einem achtmonatigen motorischen Förderprogramm. Unveröff. Diplomarbeit.* Universität zu Köln.

Remschmidt, H. & Walter, R. (1990). *Psychische Auffälligkeiten bei Schulkindern. Eine epidemiologische Untersuchung.* Göttingen: Hogrefe.

Rennen-Allhoff, B. & Allhoff, P. (1987). *Entwicklungstests für das Säuglings-, Kleinkind- und Vorschulalter.* Berlin: Springer.

Renner, G. & Fricke, T. (2001). Der Hamburg-Wechsler-Intelligenztest für Kinder. Dritte Auflage (HAWIK III): *Report Psychologie, 26*, 460-477.

Resch, F. (1995). *Probleme der psychosozialen Entwicklung bei Kindern mit angeborenem Herzfehler.* Sonderdruck K9 der Kinderherzstiftung in der Deutschen Herzstiftung.

Resch, F., Mutschlechner, R., Salzer-Muhar, U., Hollmann, M., Schuch, B. & Wimmer, M. (1993). Concept of self and body image in children with congenital heart disease. *Talk, given at the Meetings of the "Working Group on Psychosocial Problems in Congenital Heart Disease of the Association of European Pediatric Cardiologists, 25-2-1993 – 27-2-1993 in Vienna.*

Resch, F., Salzer-Muhar, U., Mutschlechner, R. & Wimmer, M. (1996). Kognitive und psychosoziale Risikofaktoren der Selbstentwicklung bei Kindern mit angeborenen Herzfehlern. In G. Lehmkuhl (Hrsg.), *Chronisch kranke Kinder und ihre Familien* (S. 240-249). München: MMV Medizin Verlag GmbH.

Ribi, K., Landolt, M. & Vollrath, M. (2002). Väter chronisch kranker Kinder. *Praxis der Kinderpsychologie und Kinderpsychiatrie, 31*, 357-372.

Richter, H. (1980). Die körperliche Belastbarkeit von Kindern und Jugendlichen mit angeborenen Herzfehlern und erworbenen Störungen des Herz-Kreislauf-Systems. *Medizin und Sport, 20*, 234-239.

Rohmer, J. & de Knecht (1990). Uitgangspunten bij de sportadvisering van kinderen met een aangeboren hartafwijking. *Tijdschrift voor Kindergeneeskunde, 58*, 131-134.

Rosenthal, A. & Castaneda, A.R. (1975). Growth and development after cardiovascular surgery in infants and children. *Progress in Cardiovascular Diseases, 18*, 27-37.

Roth, K. (1986). Motoriktest für vier- bis sechsjährige Kinder. *Sportwissenschaft, 16,* 210-213.

Roth, M. (2002). Geschlechtsunterschiede im Körperbild Jugendlicher und deren Bedeutung für das Selbstwertgefühl. *Praxis der Kinderpsychologie und Kinderpsychiatrie, 51,* 150-164.

Röthig, P. (1983). *Sportwissenschaftliches Lexikon* (5. Aufl.). Schorndorf: Hofmann

Rowland, W.T. (1995). Congenital obstructive and valvular heart disease. In B. Goldberg (ed.), *Sports and exercise for children with chronic health conditions. Guidelines for participation from leading pediatric authorities* (pp. 225-236). Champaign: Human Kinetics Publishers Inc.

Rudolph, H., Petermann, F., Laß-Lentsch, A., Warnken, & Hampel (2002). Stressverarbeitung bei Kindern und Jugendlichen mit Krebs. *Praxis der Kinderpsychologie und Kinderpsychiatrie, 31,* 329-340.

Ruttenberg, H.D., Adams, T.D., Orsmond, G.S., Conlee R.K. & Fisher, A.G. (1983). Effects of exercise training on aerobic fitness in children after open heart surgery. *Pediatric Cardiology, 4,* 19-24.

Ruttenberg, H.D. (1999). Pre- and postoperative exercise testing of the child with coarctation of the aorta. *Pediatric Cardiology, 20,* 33-38.

Sachs, L. (1997). *Angewandte Statistik. Anwendung statistischer Methoden* (8. Aufl.). Berlin: Springer.

de Saint-Exupéry, A. (1984). *Man sieht nur mit dem Herzen gut.* Köln: Herder.

Salzer-Muhar, U., Herle, M., Floquet, P., Freilinger, M., Greber-Platzer, S., Haller, A., Leixnering, W., Marx, M., Wurst, E. & Schlemmer, M. (2002). Self-concept in male and female adolescents with congenital heart disease. *Clinical Pediatrics, 41,* 17-24.

Sarimski, K. (2000). *Frühgeburt als Herausforderung. Psychologische Beratung als Bewältigungshilfe.* Göttingen: Hogrefe.

Sarimski, K. (2001). Psychische Probleme chronisch kranker Kinder. In G. Esser (Hrsg.), *Lehrbuch der klinischen Psychologie und Psychotherapie des Kindes- und Jugendalters* (S. 444-453). Stuttgart: Thieme.

Schack, T. (1997). *Ängstliche Schüler im Sport. Interventionsverfahren zur Entwicklung der Handlungskontrolle.* Schorndorf: Verlag Hofmann.

Schäfer, H. (1986). Der Mann-Zeichen-Test. Kein Intelligenztest für den praktischen Kinderarzt. *der kinderarzt 17,* 1176-1178.

Schauder, T. (1996). *Aussagenliste zum Selbstwertgefühl für Kinder und Jugendliche (ALS).* (2. Aufl.) Weinheim: Beltz-Test GmbH.

Schickendantz, S. Lawrenz, W., Emmel, M., Wetzling, M., Sticker, E.J., Leurs, S., Bjarnason-Wehrens, B. & Dordel, S. (2001). Kölner Modell "Sport mit herzkranken Kindern." Ergebnisse der kardiologischen Untersuchungen. In B. Bjarnason-Wehrens & S. Dordel (Hrsg.), *Motorische Förderung von Kindern mit angeborenen Herzfehlern* (S. 79-88). Sankt Augustin: Academia Verlag.

Schierse, F.J. (1985). *Konkordanz zur Einheitsübersetzung der Bibel.* Düsseldorf: Patmos-Verlag.

Schilling, F. (1974). *Körperkoordinationstest für Kinder KTK, Manual.* Weinheim: Beltz Test GmbH, Weinheim.

Schirmer, K.R. (2000). Die Vorhofseptumdefekte. Persistierendes Foramen ovale, ASD II, ASD I, Sinus venosus-Defekt. *IDHK-Nachrichten, 47,* 921-924.

Schlange, H. (1962). Die körperliche und geistige Entwicklung bei Kindern mit angeborenen Herz- und Gefäßmißbildungen. *Archiv für Kinderheilkunde,* Beiheft 47.

Schmaltz, A.A. (1998a). Ductus arteriosus persistens und aortopulmonales Fenster. In J. Apitz (Hrsg.), *Pädiatrische Kardiologie. Erkrankungen des Herzens bei Neugeborenen, Säuglingen, Kindern und Heranwachsenden* (S. 295-301). Darmstadt: Steinkopff.

Schmaltz, A.A. (1998b). Links-Rechts-Shunts auf Vorhofebene. In J. Apitz (Hrsg.), *Pädiatrische Kardiologie. Erkrankungen des Herzens bei Neugeborenen, Säuglingen, Kindern und Heranwachsenden* (S. 256-266). Darmstadt: Steinkopff.

Schmaltz, A.A. & Singer, H. (1995). (Hrsg.). *Herzoperierte Kinder und Jugendliche. Ein Leitfaden zur Langzeitbetreuung in Klinik und Praxis.* Wissenschaftliche Verlagsgesellschaft mbH, Stuttgart

Schmidt, J.U. (1979). Der Zahlen-Verrbindungs-Test (ZVT) von Wolf D. Oswald und Erwin Roth. (Test- und Untersuchungsmethoden). *Diagnostica, 25,* 284-285.

Schmitt, G.M. & Kammerer, E. (1996). Zusammenfassende Gedanken zu einer psychosozialen bzw. psychotherapeutischen Betreuung chronisch kranker Kinder und Jugendlicher sowie ihrer Familien. In G.M. Schmitt, E. Kammerer & E. Harms (Hrsg.), *Kindheit und Jugend mit chronischer Erkrankung* (S. 93-107). Göttingen: Hogrefe.

Schneider, D.E. (1954). The image of the heart and the synergic principle in psychoanalysis (psychosynergy). *The Psychoanalytic Review, 41,* 197-215.

Schneider, P. (1994). *Therapeutische Möglichkeiten durch Herzkatheter.* Vortrag, gehalten auf dem Symposium zum Tag des herzkranken Kindes am 7.5.1994 in Aachen.

Schoetzau, A., Sauer, U. & van Santem, F. (1999). Klassifizierung angeborener kardiovaskulärer Fehlbildungen nach pathogenetischen Mechanismen: Daten der bayerischen Fehlbildungsstudie 1984-1991. In G. Schumacher & U. Sauer (Hrsg.), *Herzfehler und Genetik. Neue Erkenntnisse aus der Molekularbiologie* (S. 67-74). Stuttgart: Wissenschaftliche Verlagsgesellschaft.

Schreiber R. (1994). *Körperliche Belastbarkeit und sportliche Leistungsfähigkeit von Kindern nach korrigierenden Herzoperationen.* Sonderdruck K6 der Kinderherzstiftung.

Schulte, E. (1960). Der Übungseffekt beim Mann-Zeichentest. *Praxis der Kinderpsychologie und Kinderpsychiatrie, 9,* 278-281.

Schüttler-Janikula, K. (1975). Der Mann-Zeichen-Test als ein differential-diagnostisches Instrument zur Beurteilung der Lernausgangslage und Entwicklungsmöglichkeiten von Vorschulkindern. *Praxis der Kinderpsychologie und Kinderpsychiatrie, 24,* 175-181.

Schütz, A. (2000). *Psychologie des Selbstwertgefühls. Von Selbstakzeptanz bis Arroganz.* Stuttgart: Kohlhammer.

Seiffge-Krenke, I. (1999). Chronisch kranke Jugendliche und ihre Familien: Das Dilema zwischen altersgemäßer Entwicklung und Krankheitsanpassung. In R. Oerter, C. von Hagen, G., Röper, & G. Noam, G. (Hrsg.), *Klinische Entwicklungspsychologie. Ein Lehrbuch* (S. 691-710). Weinheim: Beltz PsychologieVerlagsUnion.

Seiffge-Krenke, I. (2002).Editorial zum Sonderheft „Körperbild und Körperbeschwerden." *Praxis der Kinderpsychologie und Kinderpsychiatrie, 51,* 147-149.

Seiffge-Krenke, I., Boeger, A., Schmidt, C., Kollmar, F., Floß, A. & Roth, M. (1996). *Chronisch kranke Jugendliche und ihre Familien. Belastung, Bewältigung und psychosoziale Folgen.* Stuttgart: Kohlhammer.

Seiffge-Krenke, I. & Brath, K. (1990).Krankheitsverarbeitung bei Kindern und Jugendlichen – Forschungstrends und Ergebnisse. In I. Seiffge-Krenke (Hrsg.), *Krankheitsverarbeitung bei Kindern und Jugendlichen* (S. 3-21). Berlin: Springer.

Seiler, T. (1994). Sport nach Operationen angeborener Herzfehler. In A.A. Schmaltz AA & H. Singer (Hrsg.), *Herzoperierte Kinder und Jugendliche. Ein Leitfaden zur Langzeitbetreuung in Klinik und Praxis* (S. 53-63). Stuttgart: Wissenschaftliche Verlagsgesellschaft mbH.

Seiler, Th. & Unverdorben, M. (1995). Ambulante Rehabilitation für Kinder. In M. Unverdorben, O.A. Brusis & R. Rost (Hrsg.), *Kardiologische Prävention und Rehabilitation: Lehrbuch für Ärzte in Herzgruppen* (S. 161-166). Köln: Deutscher Ärzte-Verlag.

Seithümmer, C. (1991). Zur Symbolik des Herzens. In Elterninitiative herzkranker Kinder, Köln e.V., *Broschüre.* S. 10-11.

Seitz, U., Granz, A., Höhn, R., Rosenhagen, A., Rhodius, U., Leyk, D. & Hofstetter, R. (2001). Alpines Skifahren mit herzkranken Kindern und Jugendlichen. In B. Bjarnason-Wehrens & S. Dordel (Hrsg.), *Motorische Förderung von Kindern mit angeborenen Herzfehlern* (S. 142-147). Sankt Augustin: Academia Verlag.

Sesterhenn, H. (1991). *Chronische Krankheit im Kindesalter im Kontext der Familie.* Heidelberg: HVA / Edition Schindele.

Settergren, G., Öhqvist, G., Lundberg, S., Henze, A., Björk, V.O. & Persson, B. (1982). Cerebral blood flow and cerebral metabolism in children following cardiac surgery with deep hypothermia and circulatory arrest. Clinical course and follow-up of psychomotor development. *Scandinavian Journal of Thoracic and Cardiovascular Surgery, 16,* 209-215.

Shida, H., Morimoto, M, Inokawa, K., Ikeda, Y., Tsugane, J, & Yuzuriha, H. (1981). Somatic and psychomotor development of children after hypothermic open-heart surgery. *Japanese Journal of Surgery, 11,* 154-161.

Siegel, S. (1976). *Nichtparametrische statistische Methoden.* Fachbuchhandlung für Psychologie, Frankfurt

Silbereisen, K. & Schmitt-Rodermund, E. (1998). Entwicklung im Jugendalter: Prozesse, Kontexte und Ergebnisse. In H. Keller (Hrsg.), *Lehrbuch Entwicklungspsychologie* (S. 377-397). Bern: Huber.

Simons-Morton, B.G., O'Hara, N, Parcel, G.S., Huang, I.W., Baranowski, T. & Wilson, B. (1990). Children's frequency of participation in moderator to vigorous physical activities. *Research Quarterly for Exercise and Sport, 61,* 307-314.

Singer, H. (1995). *Probleme herzkranker Jugendlicher und junger Erwachsener nach der operativen Behandlung angeborener Herzfehler.* Vortrag gehalten beim Symposium "Kinderkardiologie ade!" für Jugendliche und junge Erwachsene in Goslar am 23.9.1995. (Unveröffentlichtes Manuskript).

Smith, M.L. (1997). Neuropsychological consequences of hypoxia in children with transposition of the great arteries. Memory and learning. *Dissertation-Abstracts-International. 57, 8-B*, 5344.

Sohni, H., Geiger, A. & Schmidt-Redemann, B. (1987). Psychische Bewältigung kinderkardiologischer Eingriffe. Beobachtungen und Empfehlungen. *Klinische Pädiatrie, 199*, 80-85.

Sonquist, J.A. (1970). *Multivariate model building*. Ann Arbor Michigan: Institute for Social Research, University of Michigan.

Sonquist, J.A., Lauh Baker, E. & Morgan, J.A. (1971). *Searching for structure* (revised edition 1973). Ann Arbor Michigan: Institute for Social Research, University of Michigan.

Spitthöver, M. (1999). Spielräume in der Stadt. In G. Romeike & H. Immelmann (Hrsg.), *Hilfen für Kinder. Konzepte und Praxiserfahrungen für Prävention, Beratung und Therapie* (S. 179-195). Weinheim: Juventa.

Spurkland. I. Bjørnstad, PG, Lindberg, H. & Seem, E. (1993). Mental health and psychosocial functioning in adolescents with congenital heart disease. A comparison between adolescents born with severe heart defect and atrial septal defect. *Acta Pædiatrica, 82*, 71-76.

Stein, J.I., Hirner, B., Lemp, S., Kaschnitz, W., Strohmaier, S., Tax, Ch., Suppan, Ch., Gamillscheg, A & Beitzke, A. (1998). Intellektuelle Fähigkeiten, Konzentrationsleistungen und psychosoziale Kompetenzen bei Jugendlichen mit angeborenem Herzfehler. Poster gezeigt auf der 30. Jahrestagung der Deutschen Gesellschaft für Pädiatrische Kardiologie vom 10.10.-13.10.1998 in München. Abstract P38 in *Zeitschrift für Kardiologie, 87*.

Stein, J.I., Lemp, S., Hirner, B., Kaschnitz, W., Strohmaier, S., Tax, Ch., Supppan, Ch., Gamillscheg, A. & Beitzke, A. (2000). Psychosocial competence and intellectual skills in adolescents with congenital heart disease. *Talk, given at theMeeting of the Working Group on Psychosocial Problems in Congenital Heart Disease of the Association of European Pediatric Cardiologists 2-3-2000 – 4-3-2000 in Lund*.

Stein, R.E.K. & Jessop, D.R. (1982). A noncategorical apprach to chronic illness. *Public Health Reports, 97*, 354-362.

Stein, R.E.K., Bauman, L.J., Westbrook, L.E., Coupey, S.M. & Ireys, H.T. (1993). Framework for identifying children who have chronic conditions. The case for a new definition. *The Journal of Pediatrics, 122*, 342-347.

Steinhausen, H.-Ch. (1984). Chronisch kranke Kinder und Jugendliche. In H.-C. Steinhhausen (Hrsg.), *Risikokinder. Ergebnisse der Kinderpsychiatrie und –psychologie* (S. 55-72). Stuttgart: Kohlhammer.

Steinhausen, H.-Ch. (1985). Psychische Störungen bei Behinderungen und chronischen Krankheiten. In H. Remschmidt & M.H. Schmidt (Hrsg.), *Kinder- und Jugendpsychiatrie in Klinik und Praxis* (S. 324-348). Stuttgart: Thieme.

Steinhausen, H.-Ch. (1987). Aspekte der psychosozialen Adaptation bei chronisch kranken Kindern. *Zeitschrift für personenzentrierte Psychologie, 6*, 217-223.

Steinhausen, H.-Ch. (1988a). *Psychische Störungen bei Kindern und Jugendlichen. Lehrbuch der Kinder- und Jugendpsychiatrie*. München: Urban & Schwarzenberg.

Steinhausen, H.-Ch. (1988b). Psychologische und psychopathologisch Probleme des chronisch kranken Kindes. In K.P. Kisker, H. Lauter, J.E. Meyer, C. Müller & E. Strömgen (Hrsg.), *Psychiatrie der Gegenwart. Bd. VII: Kinder und Jugendpsychiatrie* (S. 267-288). Berlin: Springer.

Steinhausen, H.-Ch. (1988c). Chronische Krankheiten und Behinderungen bei Kindern. In U. Koch, G. Lucius-Hoene & R. Stegie (Hrsg.), *Handbuch der Rehabilitationspsychologie* (S. 499-517). Berlin: Springer.

Steinhausen, H.-Ch. (1990). Die psychische Entwicklung bei chronischer Krankheit und Behinderung. *Monatsschrift für Kinderheilkunde, 138,* 646-650.

Steinhausen, H.-Ch. (1996). Psychologie chronischer Krankheiten im Kindesalter. In G. Lehmkuhl (Hrsg.), *Chronisch kranke Kinder und ihre Familien* (S. 23-33). München: MMV Medizin Verlag GmbH.

Steinhausen, H.-Ch. (2000). *Psychische Störungen bei Kindern und Jugendlichen.* München: Urban & Fischer.

Steinhausen, H.-Ch. & Bruhn, W. (1980). Klinisch-psychologische Untersuchungen bei Kindern mit kongenitalen Herzvitien. *Klinische Pädiatrie, 192,* 533-538.

Steinki, J., Kauth, T. & Ulbrich, U. (2001). Die Förderung des Schulsports als Mittel zur Gesundheitsprävention – eine wichtige Aufgabe des Kinder- und Jugendarztes. Eine differenzierte Schulsportbefreiung ermöglicht die Teilnahme am Schulsport. *kinder- und jugendarzt, 32,* 2001, 562-568.

Sticker, E.J. (1995). *Martins Herzoperation.* Eine Broschüre, die Mut machen soll (2. Aufl.). Herausgegeben von der Elterninitiative herzkranker Kinder Köln e.V.

Sticker, E.J. (1997). Ergebnisse des Kölner Modellprojekts: psychologische Resultate. In K. Traenckner, A. Berg, B.-K. Jüngst, M.-J. Hallhuber & R. Rost ✝ (Hrsg), *Prävention und Rehabilitation im Kindes- und Jugendalter. Bewegungserziehung und Sport bei Herz- und Kreislauferkrankungen* (S. 98-99). Wissenschaftliche Verlagsgesellschaft, Stuttgart.

Sticker, E.J. (2001a). Kinderherzsportgruppen in Deutschland – Ein Überblick. In B. Bjarnason-Wehrens & S. Dordel (Hrsg.), *Motorische Förderung von Kindern mit angeborenen Herzfehlern* (S. 128-134). Sankt Augustin: Academia Verlag.

Sticker, E. (2001b). "Freundschaft" - Inhaltliche Eindrücke zur Fallstudie von Sandra Langer. In A Panagiatopoulou & S. Rohlfs (Hrsg.), *Lernbiografien im sozialen Kontext. Dokumentation und Auswertung einer internationalen Fachtagung in Siegen vom 06. bis 08. September 2000* (S. 183-192). Siegen: Universität Siegen.

Sticker, E. J. (2002). Das Sportattest bei chronisch kranken Kindern und Jugendlichen als Benotungskalkül. Stellungnahmen der Bundesländer zu einer kontraproduktiven Praxis. *Sportunterricht, 51,* 339-345.

Sticker, E.J., Bjarnason-Wehrens, B., Dordel, S., Leurs, S. & Schickendantz (2001a). Kölner Modell "Sport mit herzkranken Kindern." Ergebnisse der psychologischen Untersuchungen. In B. Bjarnason-Wehrens & S. Dordel (Hrsg.), *Motorische Förderung von Kindern mit angeborenen Herzfehlern* (S. 90-101). Sankt Augustin: Academia Verlag.

Sticker, E.J., Bjarnason-Wehrens, B., Dordel, S., Leurs, S. & Schickendantz (2001b). Kölner Modell "Sport mit herzkranken Kindern." Die langfristige Bedeutung des motorischen Förderprogramms – Einzelfallbeschreibung "Simona". In B. Bjarnason-Wehrens & S. Dordel (Hrsg.), *Motorische Förderung von Kindern mit angeborenen Herzfehlern* (S. 122-128). Sankt Augustin: Academia Verlag.

Sticker, E.J., Schmidt, C. & Steins, G. (2003). Das Selbstwertgefühl chronisch kranker Kinder und Jugendlicher am Beispiel Adipositas und angeborener Herzfehler. *Praxis der Kinderpsychologie und Kinderpsychiatrie, 52,* 17-34.

Stieh, J., Kramer, H.H., Krogmann, O.N. & Rammos, S. (1993). Motorische Entwicklungsstörungen bei Kindern mit angeborenen kardiovaskulären Fehlbildungen. Vortrag, gehalten auf der 24. Jahrestagung der Deutschen Gesellschaft pfr Pädiatrische Kardiologie vom 4.-6.10.1992 in Stuttgart. Abstract. *Zeitschrift für Kardiologie, 82,* 53.

Stieh, J., Kramer, H.H., Harding, P. & Fischer, G. (1999). Gross and fine motor development is impaired in children with cyanotic congenital heart disesase. *Neuropediatrics, 30,* 77-82.

Strauzenberg, S.E. (1982). Recommendations for physical activity and sports in children with heart diesease. *Journal of Sports Medicine and Physical Fitness, 22,* 401-406.

Strong, W.B. & Albert, B.S. (1981). The child with heart disease: play, reaction and sports. *Current Problems in Cardiology, 6,* 1-38.

Strong, W.B. & Raunikar, R.A. (1995). Physical activity. In G.C. Emmanouilides, T.A. Riemenschneider, H.D. Allen & H.P. Gutgesell (Eds.), *Moss and Adam's heart disease in infants, children, and adolescents: including the fetus and young adult* (5th ed., pp. 643-650). Baltimore: Williams & Wilkins.

Stucki, E. Stocker, F.P., Rüfenacht, V., Weber, J.W. & Schüpbach, P. (1991). Seven years later: Follow-up of teenager and young adults with operated simple transposition of the great arteries having been psychologically and medically exmined during school-age. *Talk given at the Meeting of the Working Group on Psychosocial Problems in Congenital Heart Disease of the Association of European Pediatric Cardiologists, 28-2-1991 – 2-3-1991 in Goslar.*

Stucki-Wüthrich, E. Stocker, F.P., Rüfenacht, V., Weber, J.W. & Schüpbach, P. (1996). Seven years later: Follow-up of teenager and young adults with operated simple transposition of the great arteries having been psychologically and medically exmined during school-age. In K. Kallfelz (Ed.), Proceedings of the Working Group on Psychosocial Problems in Congenital Heart Disease of the Association of European Pediatric Cardiologists, 28-2-1991 – 2-3-1991 in Goslar. *LINK. The Communication Bulletin in Psychosocial Research in Congenital Heart Disease. Special Issue September 1996,* 65-68.

Swan, L., & W.S. Hillis (2000). Exercise prescription in adults with congenital heart disease: a long way to go. *Heart, 83,* 685-687.

Technisch Centrum F.S.W. (1986). *Stap user's Manual. Subprogram AID.* Publication Nr. TC124. Universiteit van Amsterdam.

Tewes, U. (Hrsg.). (1984, 3. Aufl. 1985). *HAWIK-R. Hamburg-Wechsler Intelligenztest für Kinder. Revision 1983.* Bern: Huber.

Tewes, U. (1997). Replik zu den Rezensionen des HAWIE-R und des HAWIK-R. *Zeitschrift für Differentielle und Diganostische Psychologie, 18,* 42-43.

Tewes, U., Schallberger, U. & Rossman, K. (1999). Hamburg-Wechsler-Intelligenztest für Kinder III (HAWIK III). Bern: Huber.

Titze, I. & Tewes, U. (1994). *Messung der Intelligenz bei Kindern mit dem HAWIK-R* (3. Aufl.). Bern: Huber.

Tong, E.M., Sparacino, P.S.A., Messias, D.A.K.H., Foote, D., Chesla, C.A. & Gilliss, C.L. (1998). Growing up with congenital heart disease. The dilemmas of adolescents and young adults. *Cardioloy in the Young, 8,* 303-309.

Topmöller, R. (1998). *Motorische Förderung von Kindern mit angeborenen Herzfehlern im Rahmen eines achtmonatigen Sportförderprogramms.* Unveröff. Diplomarbeit, Deutsche Sporthochschule Köln.

Traenckner, K., Berg A., Jüngst, B-K., Halhuber, M.-J. & Rost, R. ✝ (Hrsg.). *Prävention und Rehabilitation im Kindes- und Jugendalter. Bewegungserziehung und Sport bei Herz- und Kreislauferkrankungen.* Wissenschaftliche Verlagsgesellschaft Stuttgart.

Tröster, H. (1999). Sind Geschwister behinderter oder chronisch kranker Kinder in ihrer Entwicklung gefährdet? Ein Überblick über den Stand der Forschung. *Zeitschrift für Klinische Psychologie, 28,* 160-176.

Unverdorben, M., Singer, H., Trägler, M., Schmidt, M., Otto, J., Singer, R. & Vallbracht, C. (1997). Reduzierte koordinative Leistungsfähigkeit herzkranker Kinder – nicht nur ein medizinisches Problem? *Herz/Kreislauf, 29,* 81-184.

Urban, A.E. (1999). *Die Entwicklung der Kinderherzchirurgie in den letzten Jahren.* Vortrag, gehalten auf dem Arzt-Eltern-Patienten-Symposium am 27.2.1999 in Essen.

Urban, A.E. (2001). Die chirurgische Behandlung der Transposition der großen Arterien (TGA). *IDHK-Nachrichten, 48,* 965-976.

Utens E.M.W.J. & Erdmann R.A.M. (1992). Psychosocial aspects of congenital heart disease in adolescents and adults. In I. Hess & G.R. Sutherland (Eds), *Congenital heart disease in adolescents and adults* (pp. 187-197). Dordrecht: Kluver Academic Press.

Utens, E.M.W.J., Verhulst, F.C., Meijboom, F.J., Duivenvoorden, H.J., Erdmann, R.A.M., Bos, E., Roelandt, J.C. & Hess, J. (1993). Behavioural and emotional problems in children and adolescents with congenital heart disease. *Psychological Medicine, 23,* 415-425.

Utens, E.M., Verhulst, F.C., Duivenvoorden, H.J., Meijboom, F.J., Erdmann, R.A. & Hess, J. (1998). Prediction of behavioural and emotional problems in children and adolescents with operated congenital heart disease. *European Heart Journal, 19,* 801-807.

Utens, E., Versluis-Den Biemann, H., Verhulst, Witsenburg, M., Bogers, A. & Hess, J. (2000). Psychological distress and coping in parents of children awaiting elective cardiac surgery or elective cardiac cathether intervention. *Talk, given at the Meeting of the Working Group for Psychosocial Problems Congenital Heart Disease of the Association of European Pediatric Cardiologists, 2-3-2000 - 4-3-2000 in Lund.*

Utens, E., Versluis-Den Bieman, H., Witsenburg, M., Bogers, A., Hess, J. & Verhulst, F. (2002). The influence of age at which children undergo elective cardiac surgery or cardiac catheter intervention on the course of psychological distress and coping of parents. *Talk given at the Meeting of the Working Group for Psychosocial Problems in Congenital Heart Disease of the Association of European Pediatric Cardiologists, 28-2-2002 – 2-3-2002 in Bilthoven..*

Vaccaro, P., Gallioto, F.M., Bradley, L.M., Hansen, D.A. & Vaccaro, J. (1984). Deveopment of a cardiac rehabilitation programme for children. *Sports Medicine, 1,* 259-262.

Varnauskas, E., de Fernández, Y, Muñoz, W.H. Williams, C.R. Hatcher, F. W. James (1986). Rehabilitation of pediatric and adolexcenz cardiac patients. In N.K. Wenger, D. Almeido-Feo, J. Rosenthal (Eds.), *Rehabilitation of cardiac patients* (pp. 131-141). Basel: Karger.

Veelken, N., Grävinghoff, L, Keck, E.W. & Freitag, H.J. (1992). Improved neurological outcome following early anatomical correction of transposition of the great arteries. *Clinical Cardiology, 15,* 275-279.

Vernon, P.A. (1993). Der Zahlen-Verbindungs-Test and other trail-maiking correlates of general intelligence. *Personality and individual differences, 14,* 35-40.

Vernon, P.A. & Weese, S.E. (1993). Prediction intelligence with multiple speed of information-processing tests. *Personality and individual differences, 14,* 413-419.

de Vivie, E.R. & Kuhn-Regnier, F. (1998). Prinzipien der chirurgischen Behandlung. In J. Apitz (Hrsg.), *Pädiatrische Kardiologie. Erkrankungen des Herzens bei Neugeborenen, Säuglingen, Kindern und Heranwachsenden* (S. 585-599). Darmstadt: Steinkopff.

Vogt, H.-J. (1973). Der Mann-Zeichen-Zest als orientierendes psychodiagnopstisches Verfahren in der Kinderärztlichen Sprechstunde. *der kinderarzt, 4,* 558-559.

Völker, K. (1997). Kinderherzsportgruppe Rostock. In K. Traenckner, A. Berg, B.-K. Jüngst, M.-J. Hallhuber & R. Rost ዋ (Hrsg), *Prävention und Rehabilitation im Kindes- und Jugendalter. Bewegungserziehung und Sport bei Herz- und Kreislauferkrankungen* (S. 64-68). Stuttgart: Wissenschaftliche Verlagsgesellschaft.

Völker, K. (1998). *Sport mit herzkranken Kindern. Auswertung des Pilotprojekts.* Düsseldorf: Ministerium für Arbeit, Soziales und Stadtentwicklung, Kultur und Sport des Landes NRW.

Wagner, K.-D., Eggers, H. & Pflieger, M.(1977). Zur somatopsychischen Entwicklung von Schulkindern mit angeborenem Herzfehler. *Kinderärztliche Praxis, 38,* 501-508.

Walter, P.M., Mohan, R. & Dahan-Mizrahl, S. (1992). Quality of life after open heart surgery. Conference report 16-18 May 1991, Antwerpen. *Quality of Life Research, 1,* 77-83.

Waning, A. van (1984). Die zerstörte Körpererfahrung. Trennung, Krankheit und Behinderung als Basis für die Entwicklung. In Österreichische Studiengesellschaft für Kinderpsychoanalyse (Hrsg.), *Studien zur Kinderpsychoanalyse 1984. Jahrbuch IV* (S. 67-91). Wien: Verband der Wissenschaftlichen Gesellschaften Österreichs.

Warschburger, P. (2000). *Chronisch kranke Kinder und Jugendliche. Psychosoziale Belastungen und Bewältigungsanforderungen.* Göttingen: Hogrefe.

Warschburger, P. & Petermann, F. (2000). Belastungen bei chronisch kranken Kindern und deren Familien. In F. Petermann (Hrsg.). *Lehrbuch der Klinischen Kinderpsychologie und -psychotherapie* (S. 479-511). Göttingen: Hogrefe.

Washington, R.L. (1992). Cardiac rehabilitation programmes in children. *Sports Medicine, 14,* 164-170.

Webb, G.D. & Connelly, M.S. (1997). The adult with congenital heart disease. In R.M. Freedom (Ed.), *Atlas of heart diseases. Vol XII. Congenital heart disease* (23.1-23.11). St. Louis: Mosby.

Wechsler, D. (1949). *Wechsler Intelligence Scale for Children.* New York: Psychological Corporation.

Wechsler, D. (1974). *Manual for the Wechsler Intelligence Scale for Children – Revised.* New York: Psychological Corporation.

Weiner, B. (1985). An attributional theory of achievement motivation and emotion. *Psychological Review, 92,* 548-573.

Wells, F.C., Coghill, S., Caplan, H.L., Lincoln, C. & Kirklin, J.W. (1983). Duration of circulatory arrest does influence the psychological development of children after cardiac operation in early life. *Journal of Thoracic and Cardiovascular Surgery, 86,* 823-831.

Wennevold, A., Rygg, I., Laridsen, P., Efsen, F. & Jacobsen, J.R. (1982). Fourteen- to nineteen-year follow-up after corrective repair for tetralogy of Fallot. *Scandinavian Journal of Thoracic and Cardiovascular Surgery, 16,* 41-45.

Wessel, H.U. & Paul, M.H. (1999). Exercise studies in tetralogy of Fallot: A review. *Pediatric Cardiology, 20,* 39-47.

Wetzling, M. (in Vorbereitung). *Einfluss einer dosierten Belastung (Ergometrie) auf echo- und dopplerechokardiographisch ermittelte Parameter bei gesunden Kindern im Alter zwischen 6 bis 19 Jahren.* Köln: Inaug. Diss.

Williams, P.D. (1997). Siblings and pediatric chronic illness: a review of literature. *International Journal of Nursing Studies, 34,* 312-323.

Williams, P.D., Lorenzo, F.D. & Borja, M. (1993). Pediatric chronic illness: effects on siblings and mothers. *Maternal-Child Nursing Journal, 21,* 111-121.

Willich, O. & Friese, H.J. (1994). Aus der Arbeit des Testkuratoriums. Der Hamburg-Wechsler-Intelligenztest für Kinder. Revision 1983 (HAWIK-R). *Diagnostica, 40,* 172-189.

Willinger, U. (2002). Grimm, H. & Doil, H. (2000). Elterfragebogen für die Früherkennung von Risikokindern. Göttingne: Hogrefe. Preis € 57,--. Testbesprechung. *Zeitschrift für Entwicklungspsychologie und Pädagogische Psychologie, 34,* 119-123.

Winkelmann, W. (1972). Normen für den Mann-Zeichen-Test von ZILER und die Coloured Progressive Matrices von RAVEN für 5- bis 7jährige Kinder. *Psychologische Beiträge, 14,* 80-94.

Winter, J. (2000). *Herzschrittmacherimplantation im Kindesalter.* Vortrag, gehalten auf dem Arzt-Eltern-Patienten-Seminar „Herzkrank geboren – ein lebenslanger Weg?" zum Tag des herzkranken Kindes am 6.5.2000 in Düsseldorf.

Wöhler, P. (1995). *Motorische Förderung von Kindern nach einer Herzoperation.* Unveröff. Diplomarbeit, Deutsche Sporthochschule Köln.

Wolke, D. (1994). The cognitive outcome of very preterm infants may be poorer than often reported: en empiricial investigation of how methodological issues make a big difference. *European Journal of Pediatrics, 153,* 906-915.

Wray, J. & Sensky, T. (1998). How does the intervention of cardiac surgery affect the self-perception of children with congenital heart disease? *Child: Care, Health and Development, 24,* 57-72.

Würl, P. (1991). Sportliche Aktivit von Patienten nach chirurgischer Korrektur kongenitaler Vitien. *Medizin und Sport, 1,* 2-3.

Wydra, G. (2001). Beliebtheit und Akzeptanz des Sportunterrichts. *sportunterricht, 2001,* 67-72.

Yerkes, R.M. (1921). *Psychological examining in the United States army.* Washington Government Printing Office.

Yang, L.L. Liu, M.T. & Townes, B.D. (1994). Neuropsychological and behavioral status of Chinese Children with acyanotic congenital heart disease. *Internations Journal of Neuroscience, 74,* 109-115.

Youssef, N.M. (1988). School adjustment of children with congenital heart disease. *Maternal Child Nursing Journal, 17,* 217-307.

Zeltzer, L., Kellermann, J., Ellenberg, L., Dash, J. & Rigler, D. (1980). Psychologic effects of illness in adolescence. II. Impact of illness in adolescents – crucial issues and coping styles. *Journal of Pediatrics, 97,* 132-138.

Ziler, H. (1996). *Der Mann-Zeichen-Test in detailstatistischer Auswertung* (9. Aufl.). Münster: Aschendorff.

Zimmer, R. & Volkamer, M. (1984, 2. Aufl. 1987). *Motoriktest für vier- bis sechsjährige Kinder.* Weinheim: Beltz-Test.

10. Abbildungsverzeichnis

Nr.	Titel	Seite
2-1	Das normale Herz	12
2-2	Hauptarten angeborener Herzfehler (nach Mennicken et al., 1992, S.99)	14
2-3	Ventrikelseptumdefekt (VSD)	18
2-4	Atriumseptumdefekt vom Secundum-Typ (ASD II)	21
2-5	Aortenisthmusstenose (Coarctation, Coa)	22
2-6	Valvuläre Aortenstenose (AoSt)	24
2-7	Pulmonalstenose (PSt)	25
2-8	Fallot'sche Tetralogie (ToF)	26
2-9	Transposition der großen Arterien (TGA)	28
2-10	Modell der psychosozialen Adaptation bei chronisch kranken Kindern und Jugendlichen nach Steinhausen (1985, 1996, 2000)	41
2-11	Signifikante Befunde (n=229) für herzkranke Heranwachsende in den Komponenten der gesundheitsbezogenen Lebensqualität und im familiären Bereich	84
2-12	Vergleich der eher für und eher gegen Nachteile sprechenden signifikanten Befunde in den verschiedenen Lebensqualitätskomponenten und im familiären Bereich	119
2-13	Modell der psychosozialen Adaptation mit Risiken für herzkranke Kinder und Jugendliche (modifiziert auf der Basis von Steinhausen, 1985, 1996, 2000)	124
2-14	Teufelskreis Bewegungsmangel	132
4-1	Figuren des Netzwerkskulpturverfahrens	212
5-1	Mittlere Motorische Quotienten (IQ-Skala) im Körper-Koordinationstest (KTK) beim Vor- und Nachtest ($n = 31$)	230
5-2	Abb. 5-2: Interaktionsdiagramm Alter X Geschlecht x Zeit für den KTK-Untertest „Seitliches Hin- und Herspringen"	231
5-3	Mittelwerte im Zahlen-Verbindungs-Test (ZVT) beim Vor- und Nachtest ($n = 31$)	236
5-4	Interaktionsdiagramm Alter X Geschlecht für den ZVT-IQ im Vortest	236
5-5	Interaktionsdiagramm Alter X Geschlecht für den schlechtesten ZVT-Durchgang im Vortest	237
5-6	Mittlere T-Werte für altersunabhängige Normen in der Aussagenliste zum Selbstwertgefühl für Kinder und Jugendliche (ALS) beim Vor- und Nachtest ($n = 30$)	242

Nr.	Titel	Seite
5-7	Mittlere T-Werte für altersspezifische Normen in der Aussagenliste zum Selbstwertgefühl für Kinder und Jugendliche (ALS) beim Vor- und Nachtest ($n = 30$)	244
5-8	Mittlere Stanine-Werte in den Angstdimensionen des Sportangst-Deutungsverfahren (SAD) beim Vor- und Nachtest ($n = 29$)	249
5-9	Mittlere Stanine-Werte in den Tätigkeitsbereichen des Sportangst-Deutungsverfahrens (SAD) beim Vor- und Nachtest ($n = 29$)	250
5-10	Mittlere T-Werte für altersspezifische Normen in der Marburger Verhaltensliste (MVL) beim Vor- und Nachtest ($n = 38$)	260
5-11	Graphische Darstellung der Vortest-Nachtest-Veränderungen in Phase I, basierend auf den jeweiligen kritischen Differenzen	267
5-12	Anzahl von günstigen und ungünstigen Veränderungen bei fünf Testverfahren (außer SAD) in Phase I	268
5-13	Graphische Darstellung der Ausgangswerte und Veränderungen in Phase I, basierend auf dem Vergleich mit Testnormen	269
5-14	Zusammenhänge der Risiken untereinander im Modell der psychosozialen Adaptation von herzkranken Heranwachsenden in Phase I (modifiziert auf der Basis von Steinhausen, 1985, 1996, 2000)	274
5-15	Korrelationen zwischen Risikobereichen und Ausgangswerten zur psychosozialen Adaptation bei herzkranken Kindern und Jugendlichen in Phase I	276
5-16	Korrelationen zwischen Risikobereichen und Veränderungen der psychosozialen Adaptation bei herzkranken Kindern und Jugendlichen nach einem 8-monatigen motorischen Förderprogramm in Phase I	278
5-17	Korrelationen der Einzelrisiken mit den Ausgangswerten in Phase I	279
5-18	Korrelationen der Einzelrisiken mit den Veränderungen in Phase I	280
5-19	Baumdiagramm zur Bedeutung verschiedener Risiken für die Gesamtkörperkoordination (KTK) vor dem motorischen Förderprogramm in Phase I	283
5-20	Baumdiagramm zur Bedeutung verschiedener Risiken für Veränderungen in der Gesamtkörperkoordination (KTK) im Verlaufe des motorischen Förderprogramms in Phase I	283
5-21	Baumdiagramm zur Bedeutung verschiedener Risiken für die kognitive Leistungsgeschwindigkeit (Zahlen-Verbindungs-Test ZVT) vor dem motorischen Förderprogramm in Phase I	284
5-22	Baumdiagramm zur Bedeutung verschiedener Risiken für Veränderungen in der kognitiven Leistungsgeschwindigkeit (Zahlen-Verbindungs-Test ZVT) im Verlaufe des motorischen Förderprogramms in Phase I	284

Nr.	Titel	Seite
5-23	Mittlere Anzahl guter, mittelmäßiger und schlechter Ergebnisse bei 9 Kriterien zu 4 fein- und grobmotorischen Aufgaben im Psychomotorischen Screening Test (PST)	293
5-24	Mittlere Wertpunkte im HAWIK-R-Untertest Zahlennachsprechen und Zahlensymbole beim Vor- und Nachtest	295
5-25	Mittlere Stanine-Werte Verhaltensbeurteilungsbogens für das Vorschulalter (VBV 3-6) beim Vor- und Nachtest	304
5-26	Netzwerkskulptur der 6-jährigen Dorothea im Vor- und Nachtest	312
5-27	Graphische Darstellung der Vortest-Nachtest-Veränderungen in Phase I, basierend auf den kritischen Differenzen	316
5-28	Anzahl von günstigen und ungünstigen Veränderungen bei fünf Testverfahren in Phase II	317
5-29	Graphische Darstellung der Ausgangswerte und Veränderungen in Phase I, basierend auf dem Vergleich mit Testnormen	319
5-30	Zusammenhänge der Risiken untereinander im Modell der psychosozialen Adaptation von herzkranken Vorschulkindern	323
5-31	Korrelationen zwischen Risikobereichen und Ausgangswerten zur psychosozialen Adaptation bei herzkranken Vorschulkindern	326
5-32	Korrelationen zwischen Risikobereichen und Veränderungen der psychosozialen Adaptation bei herzkranken Vorschulkindern nach einem 8-monatigen motorischen Förderprogramm	328
5-33	Korrelationen der Einzelrisiken mit den Ausgangswerten in Phase II	329
5-34	Korrelationen der Einzelrisiken mit den Veränderungen in Phase II	330
5-35	Baumdiagramm zur Bedeutung verschiedener Risiken für die motorischen Grundfähigkeiten (MOT 4-6) vor dem motorischen Förderprogramm in Phase II	332
5-36	Baumdiagramm zur Bedeutung verschiedener Risiken für die Konzentration bei Routineaufgaben (HAWIK-ZS) vor dem motorischen Förderprogramm in Phase II	333
5-37	Baumdiagramm zur Bedeutung verschiedener Risiken für Veränderungen in der Konzentration bei Routineaufgaben (HAWIK-ZS) im Verlaufe des motorischen Förderprogramms in Phase II	333

11. Tabellenverzeichnis

Nr.	Titel	Seite
	Stand der Forschung	
2-1	Merkmale ausgewählter angeborener Herzfehler	16
2-2	Zusammenfassende Darstellungen zur gesundheitsbezogenen Lebensqualität von Kindern und Jugendlichen mit chronischen Erkrankungen	47
2-3	Folgen chronischer Erkrankungen im Kindesalter für Patient, Geschwister und Eltern (nach Haverkamp & Noeker, 1999, S.325)	56
2-4	Zusammenfassende Darstellungen zur gesundheitsbezogenen Lebensqualität von Kindern und Jugendlichen mit angeborenem Herzfehler	58
2-5	Verteilung der 78 analysierten Studien mit herzkranken Kindern und Jugendlichen auf die verschiedenen Altersbereiche	81
2-6	Quantitativer Ergebnisüberblick zu Studien über die Lebensqualität herzkranker Kinder (Basis: Anhang 1 und 2)	83
2-7	Teilgruppen von Kindern mit *schlechterem* realen Selbst in der Untersuchung von Wray und Sensky (1998)	97
2-8	Medianwerte der zwölfstufigen ordinal skalierten Ergebniskodierung für die verschiedenen inhaltlichen Bereiche	114
2-9	Bedeutung wichtiger methodischer Merkmale in 78 Studien zur Lebensqualität herzkranker Heranwachsender, basierend auf allen 290 Befunden, 12-stufig ordinal skaliert	116
2-10	Bedeutung wichtiger methodischer Merkmale in 78 Studien zur Lebensqualität herzkranker Heranwachsender, basierend auf den 197 dichotomisierten Scores für die signifikanten Befunde	117
2-11	Bedingungsfaktoren für die psychosoziale Adaptation bei herzkranken Heranwachsenden	125
2-12	Anteil motorisch auffälliger Kinder in verschiedenen Studien	128
2-13	Belastungsempfehlungen für angeborene Herzfehler (nach Jüngst, 1990)	135
2-14	Empfehlungen („recommendations") bzgl. Sport für herzkranke Kinder	136
2-15	Ausländische Studien über Sportprogramme mit herzkranken Kindern	143
3-1	Hypothesen für Ausgangs- und Veränderungswerte in Phase I bei Kindern mit angeborenem Herzfehler im Verlaufe des Sportkurses	156
	Methodik	
4-1	Übersicht über das 8-monatige motorische Förderprogramm mit herzkranken Kindern und Jugendlichen	159
4-2	Grundschema einer Unterrichtseinheit	160
4-3	Untersuchungsverfahren in Phase I und II, basierend auf den Komponenten der Lebensqualität	162

Nr.	Titel	Seite
4-4	Ablaufplan für die Vor- und Nachuntersuchungen der Kinderherzsportgruppe	216
4-5	Stichprobenrekrutierung in Phase I (7- bis 14-Jährige)	220
4-6	Wichtige Merkmale für Teilnehmer (n=38) und Dropouts (n=15) in Phase I	222
4-7	Stichprobenrekrutierung in Phase II (4- bis 8-Jährige)	223
4-8	Vergleich der Stichproben in Phase I und II	224
4-9	Klassifikation der Effektgrößen nach Eta, Eta^2 und Varianzaufklärung	228

Ergebnisse, Phase I

5-1	Klassifikation intraindividueller Veränderungen bzgl. der Herz-Kreislauf-Situation	229
5-2	Klassifikation der KTK-Ergebnisse nach Schilling (1974)	232
5-3	Klassifikation intraindividueller Veränderungen im KTK, basierend auf einer kritischen Differenz von $\pm$ 13.1 MQ-Punkten	232
5-4	Ergebnisse in der Testbatterie zur Erfassung des motorischen Leistungsstandes (TML); Mittelwert verschiedener von 3-stufiger Bewertungen	234
5-5	Klassifikation der ZVT-Ergebnisse nach Lienert (1969, S.329)	237
5-6	Klassifikation intraindividueller Veränderungen basierend auf einer kritischen Differenz von $\pm$ 9.3 ZVT-IQ-Punkten	238
5-7	Klassifikation der MZT-Quotienten nach Lienert (1969, S.329) in Phase I	239
5-8	Klassifikation intraindividueller Veränderungen basierend auf einer kritischen Differenz von $\pm$ 15 MZT-IQ-Punkten in Phase I	240
5-9	Anzahl von Kindern mit Fehlerpunkten im VSRT in Phase I	241
5-10	Klassifikation der ALS-Ergebnisse (altersspezifische Normen) nach Schauder (1996, S.29) – Vortest	244
5-11	Klassifikation der ALS-Ergebnisse (altersspezifische Normen) nach Schauder (1996, S.29) - Nachtest	245
5-12	Items mit signifikanten Vortest-Nachtest-Unterschieden auf 5%-Niveau (Wilcoxon-Test); Median und arithmetisches Mittel (M) beim Vortest / Nachtest sowie Schwierigkeitsindex SI bezogen auf Anteil der in positive Richtung Antwortenden	246
5-13	9-Felder-Tafel von Ausgangsniveau und intraindividuellen Veränderungen beim ALS-Gesamtwert, basierend auf einer kritischen Differenz von 9.6 T-Punkten	247
5-14	Klassifikation intraindividueller ALS-Veränderungen basierend auf einer kritischen Differenz von $\pm$ 9.6 T-Punkten	248
5-15	Beispiele für die Berechnung des Veränderungsparameters in der ALS in T-Punkten	248
5-16	Klassifikation der SAD-Ergebnisse für die Angstdimensionen nach Hackfort und Nitsch (1989, S.29) – Vortest	251
5-17	Klassifikation der SAD-Ergebnisse für die Angstdimensionen nach Hackfort und Nitsch (1989, S.29) – Nachtest	252

Nr.	Titel	Seite
5-18	Klassifikation der SAD-Ergebnisse für die Tätigkeitsdimensionen nach Hackfort und Nitsch (1989, S.29) – Vortest	252
5-19	Klassifikation der SAD-Ergebnisse für die Tätigkeitsdimensionen nach Hackfort und Nitsch (1989, S.29) – Nachtest	253
5-20	SAD-Einzelitems mit signifikanten Abweichungen von der erwarteten Häufigkeit niedrigerer und höherer Angstwerte	254
5-21	Wichtige Parameter zur Analyse der Rohwerte im SAD	255
5-22	Intraindividuelle Veränderungen in Richtung Zielwert bei den SAD-Angstdimensionen, basierend auf den kritischen Differenzen	255
5-23	Intraindividuelle Veränderungen in den SAD-Angstdimensionen, basierend auf dem Zielbereich nach Schack (1997);	256
5-24	Intraindividuelle Veränderungen in den SAD-Tätigkeitsbereichen, basierend auf dem Zielbereich nach Schack (1997)	257
5-25	Verteilung der auf den kritischen Differenzen basierenden fünfstufigen Summenscores für Veränderungen in den SAD-Angstdimensionen	257
5-26	Verteilung der auf den Zielwert-Differenzen basierenden fünfstufigen Summenscores für Veränderungen in den SAD-Angstdimensionen	258
5-27	Klassifikation der MVL-Ergebnisse nach Ehlers et al. (1996, S.29) – Vortest	261
5-28	Klassifikation der MVL-Ergebnisse nach Ehlers et al. (1996, S.29) – Nachtest	261
5-29	MVL-Items mit signifikanten Vortest-Nachtest-Unterschieden auf 5%-Niveau (Wilcoxon-Test)	262
5-30	Klassifikation intraindividueller Veränderungen basierend auf den kritischen Differenzen für ausgewählte MVL-Dimensionen und den Gesamtwert	263
5-31	Überblick zu den Ergebnissen der psychologischen Vor- und Nachuntersuchung in Phase I (38 Kind von 7 bis 14 Jahren)	266
5-32	Individuelle Anzahl von günstigen und ungünstigen Veränderungen bei insgesamt fünf Testverfahren in Phase I	267
5-33	Moderatorvariablen für die differenziellen Analysen	271
5-34	Ausprägung der Risikoindizes (Ermittlung des Cut-Off-Scores für ungünstige Ausprägung über Mediansplit)	272
5-35	Interkorrelationen zwischen allgemeinen Krankheitserfahrungen und spezifischen Krankheitsaspekten in Phase I	275
5-36	Rangfolge der Bedeutung von Risiken für die Ausgangswerte (AID-Analysen)	286
5-37	Rangfolge der Bedeutung von Risiken für Veränderungen im Verlaufe des motorischen Förderprogramms (AID-Analysen)	287
5-38	Hypothesen 1 bis 4 für Ausgangs- und Veränderungswerte in Phase I bei Schulkindern mit angeborenem Herzfehler im Verlaufe des motorischen Förderprogramms	289

Nr.	Titel	Seite
	Ergebnisse, Phase II	
5-39	Klassifikation intraindividueller Veränderungen bzgl. der Herz-Kreislauf-Situation in Phase II	290
5-40	Klassifikation der MOT 4-6-Ergebnisse nach Zimmer und Volkamer (1987)	291
5-41	Klassifikation intraindividueller Veränderungen im MOT 4-6, basierend auf einer kritischen Differenz von $\pm$ 16.1 MQ-Punkten	292
5-42	Anzahl guter, mittlerer und schlechter Ergebnisse in den 9 PST-Kriterien zu 4 Aufgaben nach Mock (1995)	292
5-43	Gesamtklassifikation der PST-Ergebnisse nach Mock (1995)	293
5-44	Klassifikation der Feinmotorik während des HAWIK-R Untertests Zahlensymbole	294
5-45	Klassifikation der HAWIK-R-Untertests Zahlennachsprechen und Zahlensymbole nach Tewes (1985) – Vortest	296
5-46	Klassifikation der HAWIK-R-Untertests Zahlennachsprechen und Zahlensymbole nach Tewes (1985) – Nachtest	296
5-47	Klassifikation intraindividueller Veränderungen im HAWIK-R, basierend auf einer kritischen Differenz von $\pm$ 3.6 Wertpunkten (WP) für Zahlennachsprechen und 5.6 WP für Zahlensymbole	297
5-48	Klassifikation der MZT-Quotienten nach Lienert (1969, S.329) in Phase II	299
5-49	Klassifikation intraindividueller Veränderungen basierend auf einer kritischen Differenz von $\pm$ 15 MZT-IQ-Punkten in Phase II	299
5-50	Anzahl von Kindern mit Fehlerpunkten im VSRT in Phase II	300
5-51	Klassifikation der Ergebnisse im Hamster-Test nach Deegener et al. (1988)	302
5-52	Klassifikation intraindividueller Veränderungen im Hamster-Test, basierend auf der kritischen Differenz von $\pm$ 13.3 T-Punkten	303
5-53	Klassifikation der VBV-Ergebnisse nach Döpfner et al. (1993) – Vortest	305
5-54	Klassifikation der VBV-Ergebnisse nach Döpfner et al. (1993) – Nachtest	305
5-55	VBV-Items mit signifikanten Vortest-Nachtest-Unterschieden auf 5%-Niveau	306
5-56	Klassifikation intraindividueller Veränderungen basierend auf den kritischen Differenzen (d_{krit} < 4 SN-Punkte) für die Dimensionen des VBV	306
5-57	Verteilung der im Netzwerkskulpturverfahren (NSV) ausgewählten Personen nach Altersgruppen	307
5-58	Rangfolge bei der Nennung von Vater und Mutter, Kontakthäufigkeit und Blickrichtung bei den im NSV ausgewählten Personen	308
5-59	Anordnungsmuster im NSV	309
5-60	Position der Hauptfigur im NSV	310
5-61	Von den Eltern beobachtete günstige Veränderungen im Verlaufe des motorischen Förderprogramms in Phase II (n=36-37)	313
5-62	Überblick zu den Ergebnissen der psychologischen Vor- und Nachuntersuchung in Phase II (38 Kinder von 4 bis 8 Jahren)	315
5-63	Individuelle Anzahl von günstigen und ungünstigen Veränderungen bei insgesamt 5 Testverfahren in Phase II (ohne VBV 3-6)	317

Nr.	Titel	Seite
5-64	Moderatorvariablen für die differenziellen Analysen in Phase II	321
5-65	Ausprägung der Risikoindizes in Phase II	322
5-66	Interkorrelationen zwischen allgemeinen Krankheitserfahrungen und spezifischen Krankheitsaspekten in Phase II	324
5-67	Rangfolge der Bedeutung von Risiken für die Ausgangswerte in Phase II (AID-Analysen); Varianzaufklärung	335
5-68	Rangfolge der Bedeutung von Risiken für Veränderungen im Verlaufe des motorischen Förderprogramms in Phase II (AID-Analysen)	336
5-69	Rangfolge der Bedeutung von Risiken für Ausgangswerte und Veränderungen im Verhaltensbeurteilungsbogen für Vorschulalter (VBV)	337
5-70	Hypothesen für Ausgangs- und Veränderungswerte in Phase II bei Kindern mit angeborenem Herzfehler im Verlaufe des Sportkurses	339

Abkürzungsverzeichnis

Abkürzg.	Bedeutung
AID	Automatic Interaction Detector-Analyse, auch Kontrastgruppenanalyse genannt
ALS	Aussagenliste zum Selbstwertgefühl für Kinder und Jugendliche (Schauder, 1996)
ASD	Atriumseptumdefekt
AS	Aortenstenose
BSID	Bayley Scales of Infant Development
BVHK	Bundesverband Herzkranke Kinder e.V.
BZgA	Bundeszentrale für Gesundheitliche Aufklärung
CoA	Aortenisthmusstenose (Coarctation)
CHD	Congenital Heart Disease
DGPR	Deutsche Gesellschaft für Prävention und Rehabilitation von Herz-Kreislauferkrankungen
EQ	Entwicklungsquotient
HT	Hamster-Test (Deegener et al., 1988)
HAWIK	Hamburg-Wechsler Intelligenztest für Kinder (Hardesty & Priester, 1966)
HAWIK-R	Hamburg-Wechsler-Intelligenztest für Kinder, Revision 1983 (Tewes, 1985)
HLM	Herz-Lungen-Maschine
HLHS	Hypoplastisches Linksherzsyndrom
IDHK	Interessengemeinschaft „Das Herzkranke Kind"
IQ	Intelligenzquotient
ISTA	Aortenisthmusstenose
K-ABC	Kaufmann Assessment Battery for Children
KHS	Kinderherzstiftung in der Deutschen Herzstiftung
KTK	Körperkoordinationstest (Schilling, 1974)
LSB	LandesSportBund
MOT 4-6	Motoriktest für vier- bis sechsjährige Kinder (Zimmer & Volkamer, 1987)
MQ	Motorischer Quotient
MVL	Marburger Verhaltensliste (Ehlers, Ehlers & Makus, 1978); EL: Emotionale Labilität, KA: Kontaktangst, SK: Unrealistisches Selbstkonzept, US: Unangepasstes Sozialverhalten, IL: Instabiles Leistungsverhalten
MZT	Mann-Zeichen-Test (Ziler, 1996)
NSV	Netzwerkskulpturverfahren (Gödde, 1989)
PDA	Persistierender Ductus Arteriosus Botalli
PS	Pulmonalstenose
SAD	Sportangst-Deutungsverfahren (Hackfort & Nitsch, 1989)
SN	Stanine-Normen
TGA	Transposition der großen Arterien
ToF	Fallot'sche Tetralogie (Tetralogy of Fallot)
VBV	Verhaltensbeurteilungsbogen für Vorschulkinder (Döpfner et al., 1993)
VSD	Ventrikelseptumdefekt
WISC-R	Wechsler Intelligence Scale for Children, Revised (Wechsler, 1974)
ZN	Untertest Zahlennachsprechen des HAWIK-R (Tewes, 1985)
ZS	Untertest Zahlensymbole des HAWIK-R (Tewes, 1985)
ZVT	Zahlen-Verbindungs-Test (Oswald & Roth, 1987)

13. Anhang

Nr.	Titel	Seite
1	Tabelle zur Lebensqualität herzkranker Kinder	441
2	Ergebnisüberblick zu Studien mit herzkranken Kindern und Jugendlichen	467
3	Interviewleitfaden für Eltern und Kind in Phase I, Vor- und Nachuntersuchung	478
4	Auswertebogen zum Mann-Zeichen-Test (Phase I und II)	482
5	Aufgabenbeispiel zum Sportangst-Deutungsverfahren (SAD, Phase I)	484
6	Interviewleitfaden für Eltern und Kind in Phase II, Vor- und Nachuntersuchung	485
7	Selbst erstellte Normtabelle zum Hamster-Test (Phase II)	487
8	Beobachtungsbogen für Eltern zum Hamster-Test (Phase II)	488
9	Auswertebogen zum Netzwerkskulpturverfahren (Phase II)	489
10	Ergebnisbericht für Juliane V., 6 Jahre (Gruppe 97)	490
11	Signifikante Korrelationen zwischen einzelnen Risiken und Merkmalen der psychosozialen Adaptation zu Beginn des motorischen Förderprogramms in Phase I	494
12	Signifikante Korrelationen zwischen einzelnen Risiken und Merkmalen der psychosozialen Adaptation, bezogen auf Veränderungen zwischen Vor- und Nachtest in Phase I	495
13	Baumdiagramme zur Bedeutung verschiedener Risiken für Ausgangswerte und Veränderungen in Phase I	496
14	Signifikante Korrelationen zwischen einzelnen Risiken und Merkmalen der psychosozialen Adaptation zu Beginn des motorischen Förderprogramms in Phase II	498
15	Signifikante Korrelationen zwischen einzelnen Risiken und Merkmalen der psychosozialen Adaptation, bezogen auf Veränderungen zwischen Vor- und Nachtest in Phase II	499
16	Baumdiagramme zur Bedeutung verschiedener Risiken für Ausgangswerte und Veränderungen in Phase II	500

Anhang 1: Studien zur Lebensqualität herzkranker Kinder (chronologisch nach Jahr);
kursiv: in Anhang 2 (Überblickstabelle) übernommene Befunde
(weitere Hinweise zum Verständnis siehe S. 465, Abkürzungsverzeichnis zum Herausklapper siehe S. 466)

Autoren, Ort	Jahr	Stichprobe	Methoden	Ergebnisse für Hk	
1. Clarkson et al. Auckland, Neuseeland	1980	72 von 76 Hk, 2-6 Jr (M=4 Jr), Op mit Kreislaufstillstand, davon 25 passend zu 69 Ko (Neonatalzeit ideal)	Stanford-Binet-Test	M: *Gesamtgruppe: IQ 93, niedrig eher bei präop neur. Auff. und niedrigem SOS, aber: unabhängig von Dauer des Kreislaufstillstands, Op-alter, Geschlecht Reduzierte Gruppe:* Kein IQ-Unterschied zu Ko (101 vs. 106)	[↓inTg] =
2. Ferencz et al. Baltimore, Maryland	1980	74 von 131 Hk (13 zyan., 28 rheumatisch bedingt) 14-21 Jr	Fb zum Krankheitswissen, teils multiple-choice	M: Schlechter Kenntnisstand bzgl. Diagnose, Op. und künftiger Prävention von Komplikationen, v.a. bei jüngeren Hk, niedrigerer Schulbildung, zyn. Hf E: Hk vgl. mit Arzt: Überschätzung des kardialen Status, Unterschätzung der körperlichen Belastbarkeit	[↓↓Tg] [↓]
3. Kellermann et al. Los Angeles, Kalif.	1980	168 chronisch Kranke, davon 30 Hk (davon bei 22 angeboren, M=15 Jr, (15 Ju=50%) 349 unausgelesene Ko (aber: „current illness" bei 30%!)	Fb zu Angst, Selbstwertgefühl, Kontrollüberzeugungen	E: Erhöhte Angst vgl. mit Norm und Ko **nur** bei schlechter Prognose Ähnliches Selbstwertgefühl wie Norm und Ko (nur: Mädchen insgesamt niedriger) (tdiffA) Mehr externale Kontrollüberzeugungen, v.a. bei höherer Angst und geringerem Selbstwertgefühl	↓Tg = ↓↓Tg
Zeltzer et al.	1980		illness-impact questionnaire	Negative Krankheitsfolgen v.a. bei Mä: schulischer Bereich, nur vgl. mit Ko, Krankheitsbehandlung, nur vgl. mit anderen Erkrankungen, Sexualität vgl. mit anderen Erkrankungen (Ko: k.A.)	↓↓Tg

Autoren, Ort	Jahr	Stichprobe	Methoden	Ergebnisse für Hk	kurz
4. Meyendorf et al., München	1980	40 Hk, 4-13 Jr, 21 Vorschul-, 19 Schulki (24 Ju=60%)	prä- und 3-4 Tage postop: Intelligenztests (u.a. Wechsler-Test) Angst-Tests Vb und Gespräch, Fb für Eltern	**K:** Zerebrale Dysfunktonen: Schulki präop 53%, postop 32%; postop generell keine Zunahme **M:** *Vorschulki:* Debilität präop 19% (Norm:3-4%) *IQ präop 9 vs. postop 98, Schulki: IQ 108 vs. 116* Abnehmender Mann-Zeichen-Quotient aus niedrigem Ausgangsniveau **nur** bei Schulkindern (92 vs. 86) Sprachstörungen hoch: präop 58%, postop 84% **E:** Postop verminderte Ängstlichkeit **S-E:** *Verh.auff.: Vorschulki präop 95%, postop>95%* <u>Schulki präop 74%, postop 84%</u>	[↓] = [↓Tg] =↗ ↓↘Tg [↓] ↗ [↓]
Jänsch & Tröndle München	1982				
5. Steinhausen & Bruhn Hamburg	1980	36 Hk, 6-15 Jr, M=11.5 Jr (16 Ju=44%)	Leistungstests, z.B. Prüfsystem für Schul- und Bildungsberatung Persönlichkeitsskala Marburger Erziehungs-stilskala, Verhaltensfb.	**K:** *Keine schlechtere Visuomotorik* **M.:** *Geringere Leistungen in abstrahierendem Denken, Raumvorstellung (tendenziell bei Wahrneh-mungstempo)* **nur** *bei körperlicher Einschränkung* **E:** *Höhere Neurotizismuswerte* **nur** *bei körperlicher Einschränkung* **F:** *Erleben stärkerer mütterl. Unterstützung (Über-behütungsgefahr)* **nur** *bei körperlicher Einschränkung*	= ↓Tg [↓Tg] [↓Tg]
6. Gonzales-Pardo et al., Kansas City, Kansas	1981	13 Hk, 2-4 Jr, mit lebens-bedrohlichem Hf, 3 noch nicht operiert	Denver-Test	**M:** Mindestens eine neurologische Auffälligkeit: *9 Ki: 69%, v.a. bei niedriger Sauerstoffsättigung bei erster Herzkatheteruntersuchung Motorischer Entwicklungsrückstand: 4 Ki (33%), v.a. bei Gewichsretardierung*	↓↓Tg ↓↓Tg

Autoren, Ort	Jahr	Stichprobe	Methoden	Ergebnisse für Hk	kurz
7. Shida et al. Matsumoto, Japan	1981	107 von 115 Hk mit VSD, 6 Mo-21 Jr[1], M= 4 Jr, 81 < 17 Jr, 56 im Schulalter, Op mit Kreislaufstillstand	Intelligenztest (k.a. welcher) (bei n=45: prä-, unmittelbar postund 1.5-13 Jr postop)	**K:** Postop. Länge und Gewicht in Normbereich (Aufholwachstum) *Normaler Motorik-IQ[2] prä- und postop: 108/110 Totalbefreiung von Schulsport: 0%* **M:** *Normaler Gesamt-IQ prä- und postop: 113/110, niedrigerer IQ postop **nur** bei höherem Op-Alter, unabhängig von Dauer des Kreislaufstillstandes, Normaler Verbal-IQ prä- und postop: 113/107 Mindestens normale Schulleistungen: 100%*	[↗=] [=] [=] ↓Tg [=] [=]
8. Aisenberg et al., Boston, Mass.	1982	173 Hk, davon 38 zyan, 2-12 Monate, (noch) keine Op	Bayley-Scales	**K:** Mindestens eine neurologische Auffälligkeit: 22%, eher bei Herzinsuffizienz *Motorischer Quotient <80: 13% (Norm: 10%), eher niedrig bei aktueller Herzinsuffizienz und zyan. Hf* **M:** *Mentaler Quotient <80: 25%, eher niedrig bei aktueller Herzinsuffizienz*	[↓inTg] ↓inTg ↓inTg
9. Settergren et al. Stockholm, Schweden	1982	49 Hk, 0-5 Jr, davon 28 Op mit Kreislaufstillstand (B)	2 halbstrukturierte Interviews mit Eltern bzgl. Entwicklung (3-22 Mo und 3 Jr nach Op)	**K:** Keine ernsten neur. Auff. Keine psychomotorischen Auff. (schlechte Feinkoordination nur bei 11% - 3 Ki - in Gruppe B) **E:** *Keine vermehrten Ängste* **S:** *Keine vermehrten Kontaktprobleme*	= = = =

---

[1] Bei der von den Autoren angegebenen oberen Altersgrenze (12 Jr) scheint es sich um einen Verdrehungsfehler zu handeln, da auch 26 junge Erwachsene einbezogen wurden (Tab. 2, S. 157)
[2] Die Autoren sprechen von „Behavioral IQ" (Tab., S.157), vermutlich ist aber damit der motorisch Bereich gemeint.

Autoren, Ort	Jahr	Stichprobe	Methoden	Ergebnisse für Hk	kurz
10. O'Dougherty et al. Minnesota	1983	31 von 34 Hk mit TGA, Schulalter, M 9 Jr (18 Ju=58%)	Wechsler-Test Peabody Test Stress-Fb: Life Event Questionnaire	**M:** *Niedriger Gesamt-IQ und schlechtere Schulleistungen eher bei höherem Op-alter, mehr medizinischen Risiken und familiärem Stress;*	↓inTg ↓inTg
				3 von 8 Ki mit wenig Risiken (<3von 7): hoher IQ, d.h. Resilience;	n.k
				Niedrigerer Verbal-IQ eher bei mehr medizinischen Risiken, niedrigem SÖS und familiärem Stress;	↓inTg
				Niedrigerer Handlungs-IQ eher bei familiärem Stress;	↓inTg
				Schlechtere perzeptuell-motorische Fähigkeiten eher bei höherem Op-alter, familiärem Stress und mehr medizinischen Risiken	↓inTg
			Bender-Gestalt-Test		
			CBCL	**S-E:** *Verh.auff. eher bei niedrigem SÖS und familiärem Stress*	↓inTg.
11. Newburger et al. Boston, Mass.	1983	38 Hk mit TGA, 5-6 Jr (26 Ju =68%) 33 Ko mit leichtem Hf (keine Op nötig)	Motorik-Test	**K;** *Schlechtere Gesamtkörperkoordination (späteres Laufen, schlechteres Hüpfen, Balancieren, Springen), v.a. bei späterer Op*	↓↓Tg
	1984	Ko erweitert: 23 Ko: VSD, operiert, M=5.7 Jr (18 Ju=78%), 55 gesunde Ko	Wechsler-Test Reasoning-Scale, Illinois Sprachtest	**M:** *Normale Intelligenzwerte bei Hk ohne ZNS-Störungen (102), niedrigerer IQ nur bei späterer Op, niedrigem SÖS, späterem freien Laufen (unabhängig von Hospitalisierungsanzahl und -dauer)*	↓Tg
				Schlechtere Abzeichenfähigkeit, unabhängig von Op-alter (tdiffA)	→
				Schlechtere verbale Abstraktion, v.a. bei späterer Op, (unabhängig von SÖS)	↓↓Tg

Autoren, Ort	Jahr	Stichprobe	Methoden	Ergebnisse für Hk	kurz
12. Wells et al. London, UK	1983	31 Hk 1: Op mit Kreislaufstillstand Ko 1: 16 Geschwister 18 Hk 2: Op ohne Kreislaufstillstand Ko 2: 13 Geschwister Hk: M=5 Jr; Ko: M=7 Jr	McCarthy-Scales	**M:** IQ Hk 1 vgl. mit Ko 1: 9? vs. 106. Hk 2: vgl. mit Ko1: 10? vs. 96; Hk 1: niedrigerer IQ (v.a. GB, Sprache, 2 bei längerem Kreislaufstillstand (Verlust b. gieren von Geschwister-Score 0.53 bzw. 0.59 Punkte/Minute), unabhängig vom präop. Zy... ausmaß	↓inTg
13. Aram et al. Cleveland, Ohio	1985	82 von 146 Hk (28 zyan.) 0-15 Jr, M=5.6 Jr), keine Op (47 Ju=57%)	Bayley-Scales, McCarthy-Scales, Wechsler-Tests	**M:** EQ/IQ zwar im mittleren Durchschnittsbereich, aber niedriger bei zyan. als bei azyan. Hf (104 vs. 113), unabhängig von körperlichen Einschränkungen	
14. Heller Montreal	1985	41 Hk, 4-13 Jr (23 Ju=56%) Ko 1: 44 Ki mit Lippen-Kiefer-Gaumen-Spalte, Ko 2: 55 Ki mit Hörstörungen	Follow-up (nach 1 Jr) halbstrukturierte Interviews, CBCL Psychiatr. Selbsteinschätzung (CPRS)	**S-E:** *1. Erhebung: Verhaltensauffällige (CBCL T≥63):* Hk: 39%, Ko2: 33% Ko1: 26%, alle >Norm (10%), unabhängig von Schweregrad und Familienklima *Verhaltensauffällige bei 1. oder 2. Erhebung:* Ko2: 29%, Hk: 24% Ko1: 12% Bei Hk überwiegend ext. (schizoid, hyperaktiv, aggressiv), v.a. bei schlechtem funktionalen Status, wenigen Coping-Mechanismen, höherem Alter und Ju (aber: unabhängig vom Familienklima) Verhaltensauffällige nach CPRS: Ko2: 55%, Hk: 24% Ko1:19% (zwischen Ko2 u. 1) **F:** *Normales Familienklima*	↓↓Tg ≠ =

Autoren, Ort	Jahr	Stichprobe	Methoden	Ergebnisse für Hk	kurz
15. Kahlert et al. Münster	1985 1987a 1987b	31 Hk mit schweren Herzerkrankungen (4 erworben) 12-19 Jr (18 Ju=58%)	Interviews mit Hk und Eltern, Gießen-Test mit Eltern Mannheimer Biographisches Inventar	**K:** *Attest (teils oder ganz) für Sport: 48%* **M:** *Hohe krankheitsbedingte Fehlzeiten: 58%, zur Hälfte verbunden mit Leistungsabfall* **S-E:** *Zukunftssorgen bzgl. Berufstätigkeit: 42%, Abweichungen vom normalen Selbstbild in 10 von 11 Skalen (in beide Richtungen), v.a. bei ungünstiger Krankheitssituation, z.B.* als unterstützend erlebtes Familienklima intensiveres Kontaktverhalten stärkeres Durchsetzungsvermögen Frustrationstoleranz (bimodal verteilt) Selbstdarstellung (bimodal verteilt) negativeres körperliches Empfinden Extrem negatives Selbstbild (n=4), v.a. bei schlechter Schulbildung und fehlenden Freundeskontakten **S:** Starkes Bestreben als normal angesehen zu werden, (trotz abweichender Selbsteinschätzung)	[↓] [↓] [↓] ↓↓Tg ← ← ← ≠ ≠ → [↓↓Tg] [↓]
16. Blackwood et al. Toronto, Kanada	1986	36 Hk, 0.5-3 Jr, Follow-up: 1-4 Jr (24 Ju=67%), Op mit (A:26) bzw. ohne (B:10) Kreislaufstillstand	kurz vor Op und 4-29 Mo nach Op: Yale Entwicklungstest, Vb, Interview mit Eltern	**M:** *Prä- und postop in beiden Gruppen ähnlicher IQ (A: 90 vs. 93, B: 93 vs. 95), niedriger IQ unabhängig von Zyanose und Dauer des Kreislaufstillstands aber häufiger vorkommend bei niedrigem SÖS*	[↓inTg]
17. Dalery et al. Lyon, Frankreich	1986	54 Hk mit TGA, 1-11 Jr, M=5.6 Jr (42 Ju=78%)	Brunet-Lézine Test Terman-Merrill-Test Wechsler-Tests	**K:** *Psychomotorische Instabilität: spätes Laufen (>16 Mo: 33%), Hyperaktivität (69%)* **M:** Normale Intelligenz (IQ 95) Niedriger IQ (≤95) häufiger bei später als bei früher Op (≥ 8 Mo 44% vs. < 8 Mo 24%)	[↓] [=] [↓inTg]

Autoren, Ort	Jahr	Stichprobe	Methoden	Ergebnisse für Hk	kurz
18. Kong et al. Singapur	1986	29 HK, 6-16 Jr, M=10 Jr, (13 Ju=45%) 21 gesunde Ko 7-14 Jr, M=11 Jr	Rutter's Behavioral Checklist für Eltern, Malaise Inventory, Social Adjustment Scale for Children	**S-E:** *Verh. Auff. (u.a. emotional):* 72% vs. 38% Ko, v.a. bei ungünstiger mütterlicher Einstellung (Verwöhnung, Schuldgefühle, Angst) **S:** *Soziale Anpassung schlechter bzgl. Schule und Freizeit,* v.a. bzgl. *Familie **nur** bei ungünstiger mütterlicher Einstellung*	↓↓Tg ↓↓Tg ↓Tg
19. Jedlicka-Köhler & Wimmer Wien	1987	24 Hk mit ToF (16 Ju=67%) Op bei 13 früh (≤30 Mo, M 6 Jr) 11 spät (≥ 7 Jr, M 18 Jr)	Stanford-Binet-Test Wechsler-Tests Fb, Gespräch	**M:** *Entwicklungsmeilensteile altersgerecht erreicht mindestens altersgerechte intellektuelle Entwicklung (IQ 109 vs. 105 bei früher vs. später Op); Schullaufbahnretardierung häufiger bei später Op*	[=] = [↓inTg]
20. Kurth et al. Sankt Augustin	1987	36 Hk, 9-13 Jr (15 Ju=42%) (Herzop nicht unter 6 Jahre, d.h. leichtere Hf)	Fb. zu Kontrollüberzeugungen Hamburger Persönlichkeitsfb.	**M:** *Schulprobleme,* eher bei Mä bzgl. Sport **E:** Eher bei Ju: *psychosomatische Beschwerden, Emotional bedingte Leistungsstörungen, Angst, Schüchternheit* **F:** *Umsorgung und Einschränkung eher bei Ju*	↓inTg ↓inTg ↓inTg 2x↓inTg ↓inTg
21. Sohni et al. Freiburg	1987	22 Hk vor und nach Herzkatheteruntersuchung, 5-15 Jr	Vb, halbstandardisiertes Interview, projektive Tests	**E:** *Mobilisierung besonders tiefer Ängste wegen besonderer emotionaler Besetzung des Organs „Herz"* **S-E:** *Verh.auff. nach Eingriff bei fehlender elterlicher „Begleitung",* v.a. bei jüngeren Kindern	[↓] ↓↓Tg
22. Hesz & Clark Iowa	1988	17 Hk, 6-14 Jr 10 mit TGA (alte Op-Technik!) 7 mit VSD, Ko: 12 gesunde Geschw.	Wechsler-Test CBCL	**M:** *Entwicklungsmeilensteile altersgerecht erreicht; Niedrigerer Verbal-, Handlungs- und Gesamt-IQ nur bei TGA vgl. mit Normen, VSD und Geschwistern* **S-E:** *Mehr Aggressivität und somatische Beschwerden eher bei TGA als bei VSD*	= 3x ↓Tg ↓inTg ↓inTg

Autoren, Ort	Jahr	Stichprobe	Methoden	Ergebnisse für Hk	kurz
23. Youssef, Pittsburgh, Pennsylvania	1988	48 Hk, 16 leicht (A): VSD, 16 mittel (B): TGA, 16 schwer (C): komplex 6-18 Jr, M=12 Jr (24 Ju=50%)	Stanford-Binet-Test Wechsler-Test CBCL, auch für Lehrer Self-Esteem Inventory Children's Depression Inventory	**K:** *Mehr krankheitsbedingte Schul-Fehlzeiten* **M:** *Normale Intelligen (IQ 100), unabhängig von Schweregrad des Hf (tdiffA)* *Schlechtere schulische Anpassung eher bei niedrigem IQ und niedrigem SWG* **S:** *Geringere soziale Kompetenz eher bei niedrigem SWG und stärkerer Depression* **S-E:** *Verh.auff eher bei schwerem Hf und niedrigem IQ (Lehrersicht),* *eher bei jüngeren Mä und älteren Ju (Elternsicht)*	↓inTg = ↓inTg ↓inTg ↓inTg ↓inTg
24. Kramer et al. Düsseldorf	1989	128 Hk, 4-14 Jr; (77 körperlich eingeschränkt) 89 Ko, „innocent murmur"	Wechsler-Tests Persönlichkeitsfb MVL (37 Hk, 28 Ko)	**M:** *Niedrigerer Handlungs-IQ trotz Ausschluss von körperlich eingeschränkten Hk (tdiffA)* *Niedrigerer Gesamt- und Verbal-IQ: nur bei körperlich eingeschränkten Hk* **E:** *Bei körperlich eingeschränkten Hk Angst, Impulsivität und Minderwertigkeitsgefühl erhöht, Unabhängigkeitsbedürfnis vermindert* **S-E:** *Nicht mehr Verh.auff. als Ko, auch ndiffA für körperliche Einschränkungen* **Eigene Ergänzung:** *Aber etwas mehr Verh.auff. vgl. mit Norm (PR 72 und 75 vs. 56)*	→ ↓Tg ↓Tg 2x↓Tg ↓Tg ↓Tg = [↓]
25. Goldberg et al. Toronto, Kanada	1990	26 Hk (M=3 Mo), 15 CF-Ki, M=4 Mo 30 gesunde Ko, M= 6 Mo	Parenting Stress Index	**LQ:** *Stresserleben bei Eltern von Hk am höchsten, gefolgt von CF und Ko, tdiffA, u.a. für SOS* *Mehr Stresserleben bzgl. kindlicher Bedürfnisse bei Vätern, bzgl. eigener Bedürfnisse bei Müttern*	→ n.k.

Autoren, Ort	Jahr	Stichprobe	Methoden	Ergebnisse für Hk	kurz
26. Goldberg et al. Toronto, Kanada.	1991	42 Hk, 12-18 Mo, (M=13 Mo, (27 Ju=64%) 46 gesunde Ko, matched nach Alter und Geschlecht	Kurz nach Diagnose: Parenting Stress Index Follow-up (12-18 Mo): Strange Situation Test Bayley-Scales 2x: Temperamentsfb	E: Seltener sichere Bindung (61 vs. 80%, v.a. bei VSD und ToF), unabhängig von Schweregrad des Hf und mütterlichem Stress, kindl. Temperament, IQ Bei unsicherer Bindung eher gesundheitliche Stagnation trotz Behandlung des Hf (25 vs. 75%)	→ → ↓inTg
27. DeMaso et al. Boston	1990	140 Hk (63 TGA, 77 ToF) 5-6 Jr 36 Ko (Hk mit Spontan verschlüssen)	u.a. Stanford-Binet-Test, Wechsler-Test, Global Functioning Scale	K: Mehr neurologische Schädigungen M: Niedrigerer IQ. S-E: Schlechtere psychische Anpassung, v.a. bei og. Nachteilen	→ → ↓↓Tg
28. DeMaso et al. Boston	1991	99 von 104 Hk, 4-10 Jr, M=5.9 (55 Ju=56%)	CBCL Parent Stress Index Locus of Control Scale für Mütter	S-E: Verh.auff. (GW): eher bei schlechter Mutter-Kind-Beziehung und externalen mütterlichen Kontrollüberzeugungen E: Zusammenhang zwischen Schweregradeinschätzung von Müttern und Ärzten, Spearman's r .67; Schlechtere emotionale Anpassung, eher bei mütterlichem Stress (v.a. durch schwieriges kindliches Temperament) als bei hohem Schweregrad des Hf aus Arzt- und Muttersicht (Varianzaufklärung 33% vs. 3%)	↓inTg n.k. ↓inTg
29. Bellinger et al. Boston	1991	28 Hk mit TGA nach arteriellem Switch, 0.5 – 4 Jr	Bayley-Scales McCarthy- Scales	M: Normale Intelligenz (M 101), tdiffA für prä- und postop Gesundheitszustand (aber: Autorenverweis auf veraltete Standardisierung! Aktuell: M 110)	=

Autoren, Ort	Jahr	Stichprobe	Methoden	Ergebnisse für Hk	kurz
30. Dhont et al. Gent	1991 1996 LINK[3]	29 Hk (14 Ju=48%), 9-12 Jr, Op mit >1 Jr, vor >4 Jr	Strukturiertes Interview mit Eltern (1 ½ Stunden)	**M:** *Häufiger Überalterung in Klasse (durch Zurückstellung, Wiederholung)*: 41% vs. 13% *Norm* **E:** Gefühl, anders zu sein: 24% Sorgen über körperliche Leistungsfähigkeit: 31% **S:** *Normale Unabhängigkeit und Selbstbestimmtheit* **F:** *Eltern häufig falsch (21%) oder nur halb richtig (24%) medizinisch informiert* Keine Besprechung mit Kinderarzt möglich: 72%, postop *Überbehütung*: *Abnehmend:* 50%, bleibend: *37% (Elternsicht)* Kein Gespräch über Hf mit Ki: 25%, mit Partner: 20% Sozioemotionale Probleme bei Geschwistern: 50%!	[↓] [↓] [↓] [=] [↓] [↓] [↓] [↓] [↓]
31. Drago et al. Rom	1991	151 Hk, 4-18 Jr, M=7.4 Jr	Befragung der Eltern	**K:** *Regelmäßiger Freizeitsport:* **Nur** 22% *(lt. 27% der Eltern: **zu viel**)*	[↓]
32. Mendoza et al. Louisille, Kentucky	1991	24 von 27 Hk mit TGA, 1-5 Jr, M=2.1 Jr	Bayley-Scales Stanford-Binet-Test Denver-Test	**K:** Normales Wachstum bei 75% Neurologischer Schädigungen: 9% **M:** *Normale Intelligenz bei 75%*	[↓] [↓] [↓]

---

[3] Mit „LINK" gekennzeichnete Studien sind ausschließlich aus den Meetings der Working Groupon Psychsocial Problems bekannt, Publikation in der sog. LINK-Serie

Autoren, Ort	Jahr	Stichprobe	Methoden	Ergebnisse für Hk	kurz
33. Mutschlechner Wien	1991 1996 LINK	31 Hk, 6-13 Jr, 5 ohne Op (21 Ju=68%)	Kinder-Angst-Test Interview	**E:** Ängstlichkeit:36%, Depressivität: 26%, *Selbstwertprobleme: 87% (tdiffA für Diagnose und Restbefund)*	[↓ ↓] →
				S: Starke Probleme mit Peers: 55%, v.a. bei gestörter Mutter-Kind-Beziehung und Sporteinschränkungen Starke Konfliktvermeidung: 29%, eher bei gestörter Mutter-Kind-Beziehung und höherem Op-alter	↓↓Tg ↓inTg
			CBCL 4-18 Projektive Tests	**S-E:** *Verh.auff. eher bei Sporteinschränkungen (aber insgesamt: Unterschätzungstendenz!)* **F:** *Gestörte Mutter-Kind-Beziehung, zu eng: 48%, ablehnend: 23% (tdiffA für Diagnose und Restbefund)*	↓inTg →
34. Ratzmann et al. Leipzig	1991 1992 1996a 1996b	62 von 65 Hk, 9-16 Jr, M=13.3 Jr 34 mit ToF, 28 mit Coa 60 Ko mit „funktioneller Kreislaufsymptomatik"	Wechsler-Test Anamnese, Vb,	**M:** *Gesamt-IQ (M 97) im unteren Normbereich* Schlechteres Konzentrationsvermögen Geringerer Lernzuwachs Nur bei ToF: schlechteres numerisch-abstraktes Denken (auch aus Lehrersicht), Schlechtere Schulmotivation	= → → ↓Tg →
			halbstandardisierte Befragung von Eltern und Kindern Lehrerfb	**E:** *Normale Neurotizismuswerte* Negative Zukunftserwartungen, v.a. für Beruf: > 50% Geringere Frustrationstoleranz **S:** Negative Auswirkungen von Verwöhnung, z.B. durch größere Nachgiebigkeit bei Lehrern: 61% Kontaktverhalten als erfolgloser erlebt, **F:** Besseres Familienklima Nicht mehr Eheprobleme,	= [↓] → [↓] → ←
			Erziehungstilfb.	*Ähnlich strenger Erziehungsstil* Stärkere erzieherische Durchsetzung der Mütter	[=] = ≠

Autoren, Ort	Jahr	Stichprobe	Methoden	Ergebnisse für Hk	kurz
35. Stucki Bern	1991 LINK	23 Hk mit TGA, 1984: 6-16 Jr (15 Ju=65%),	Intelligenztests, Fb zur emotionalen und Verhaltensadaptation	**K:** *Minimale zerebrale Dysfunktion:* 39%, FU: 43% FU: Reduzierte körperliche Ausdauer: 78%, aber als wenig störend erlebt **M:** *Niedrigere Intelligenz (IQ: 90, 22% < 84) Sonderbeschulung: 13% / FU: 9%*	[↓] [↓] → =
Stucki-Wüthrich	1996 LINK	1991: Follow-up (FU): w.o. 23 Hk mit TGA, jetzt 13-23 Jr		FU: *Niedrigere Schulformen (Gymnasium:0%) Überalterung, v.a. durch Zurückstellung: 48%* **E:** FU: *Nicht mehr neurotische Symptome (17%) nicht mehr psychiatrische Behandlungen (4%)* Antizipation herzbezogener Probleme: nur 13% **S-E:** FU: *Gute sozio-emotionale Anpassung*	[↓] [↓] = = [=] [=]
36. Gantt Denver	1992	13 Hk, 13-18 Jr, (0 Ju=0%)	unstrukturiertes Interview	**E:** *Insgesamt: Niedriges Selbstwertgefühl* Gefühl, anders zu sein (12 v. 13) Erleben von Überbehütung (11 v. 13) Erleben von Todesängsten schon in Kindheit (7 v. 13) Ablehnung des eigenen Körpers (5 v. 13) Geringes Verfügungsbewusstsein bzgl. eigenem Körper (durch Einmischung von Ärzten und Müttern)	[↓] [↓] [↓] [↓] [↓] [↓]
37. Kramer et al. Kiel, Düsseldorf	1992	85 Hk, 6-15 Jr, 60 gesunde Ko	Intelligenztest Persönlichkeitsfb. für Kinder MVL	**K:** *Mehr körperliche Einschränkungen (67%)* **M:** *Niedrigere Intelligenz, v.a. bei körperlichen Einschränkungen* **E:** *Stärkeres Angsterleben, mehr Minderwertigkeitsgefühle, **nur** bei körperlichen Einschränkungen:* **S-E:** *Keine Verh.auff.* **S:** *Kein vermindertes Bedürfnis nach Eigenständigkeit*	[↓] ↓↑Tg ↓inTg ↓inTg = =

Autoren, Ort	Jahr	Stichprobe	Methoden	Ergebnisse für Hk	kurz
38. Meijboom et al. Rotterdam	1992	445 von 610 Hk, 9-22 Jr, M=14.3 Jr, matched Ko	ausführliche Untersuchung bzgl. Lebensqualität	**K:** *Subjektiver Gesundheitszustand: 84% gut, 14% mäßig, 2% schlecht, tdiffA für Hf und Restbefund*	=
39. Veelken et al. Hamburg	1992	38 von 54 Hk mit TGA, 3-13 Jr	Deutsche Griffiths-Skalen, Denver-Test	**K:** *Neur. Auff: 32%* *Psychomotorische Retardierung: 4 Ki (10.5%)*	[↓] [=]
40. Casey et al. Belfast	1993	26 Hk, 4-16 Jr, M=8.5 mit Palliativop: (21 Ju=81%)	Belastungsuntersuchung	**S-E:** *1993: Vorläufige Ergebnisse ohne differenzielle Analysen: Verhaltensauffälligkeiten (22% vs. 7% bei Ko, v.a. sozialer Rückzug), v.a. bei komplexem Hf* **K:** *Geringere körperliche Ausdauer* **M:** *Normale Aufmerksamkeit*	[↓↓Tg] → =
	1994	matched Ko mit „innocent murmur"		*Schlechtere schulische Anpassung eher bei familiärem Stress und körperlichen Einschränkungen* **S-E:** *Ohne Items zu somat. Beschwerden und Aktivität (ndiffA): Keine Verh.auff. aus Lehrersicht Elternsicht: Mhr Verh.auff. (GW), tdiffA)* *Kein erhöhter sozialer Rückzug*	↓inTg = → =
	1996		CBCL für Lehrer und Eltern Impact on Family Scale	**F:** *Unterschätzung der körperlichen Leistungsfähigkeit durch die Eltern* *Mehr familiärer Stress (finanziell, sozial, persönlich)*	[↓] →
41. Kallfelz Hannover	1993 LINK	173 Hk (TGA, ToF, CoA) 10-22 J. 37 Ko mit leichtem Hf (ASD II, PDA)	Intelligenztest Fb zu Schule, Sport, Hobbies, etc	**M:** *Konzentrationsschwächen eher bei zyan. Hf* *Normale Schulleistungen nach Ausschluss neur. Auff (ndiffA)* *Klassenwiederholungen eher bei TGA (27%)* **S-E:** *Gute psychosoziale Adaptation* *Unabhängigkeitsgefühl: 34-48% vs. 68% Ko*	[↓inTg] = [↓inTg] [=] →

Autoren, Ort	Jahr	Stichprobe	Methoden	Ergebnisse für Hk	kurz
42. Maia et al. Lissabon, Portugal	1993 LINK	16 Hk, 13-18 Jr, 16 herzgesunde Ko, alle: Psychiatrieklienten	Aktenauswertung	**M:** Schulisches „underachievement": n=7 vs. 1! **E:** In beiden Gruppen niedriges SWG und Autonomieprobleme, *nur bei Hk: Todesängste*	[↓] [=] [↓]
43. Resch et al. Wien	1993 1995	88 Hk (M 9 Jr), 31 Ko: insgesamt: 70 Ju (59%) 53 Ko (aufgestockt)	Wechsler-Test Halbstrukturierte Interviews mit Ki und Eltern, CBCL	**M:** *Schlechtere Rechenfähigkeit **nur** bei zyan. Hf schlechtere räumliche Fähigkeiten **nur** bei zyan. Hf* **E:** *Hohe Existenzangst* Störungen des Selbstwertes, v.a. bei Ju und körperlich eingeschränkten Mä **F:** Unterschätzung von Verh.auff. aus Elternsicht	[↓Tg] [↓Tg] → ↓↓Tg [↓]
44. Spurkland et al. Oslo	1993	26 Hk, 13-18 Jr, komplexe HF Ko: 26 Hk mit ASD (je 16 Ju = 62%)	Interviews mit Kindern und Eltern, CBCL	**S-E:** CBCL-Auffälligkeitsrate 19% vs. 4% bei Ko (n.s., aber: Unterschätzungstendenzen der Mütter!), eher bei chronischen Familienschwierigkeiten *(letztere in je 50%),* Psychiatrische Probleme (v.a. Angst, Depr.): 42% vs. 27%, v.a. bei komplexem Hf (hier korreliert mit körperlichen Einschränkungen)	[↓] ↓inTg ↓↓Tg
45. Stieh et al. Kiel, Düsseldorf	1993 1999	102 Hk, 5-14 Jr (53 Ju=52%) 30 Ko mit „innocent murmur", gleicher SÖS	KTK, Zielpunktiertest, Kamelnachfahrtest	**K:** Nur bei zyan. Hf: nach Palliativop und nach Korrekturop schlechtere Körperkoordination: MQ 75 bzw. 81; bei höherem Op-Alter: MQ 76 vs. 89 Feinkoordination nur nach Palliativop schlechter: MQ 88 vs.107 Ko; nach Korrekturop bei zyan Hf: 97	↓Tg ↓Tg
46. Utens et al. Rotterdam	1993	CBCL: 144 Hk, 10-15 Jr; 85 Ju 59%) YSR: 179 Hk, 11-17 Jr: 105 Ju (59%)	Wechsler-Test (N=287) CBCL YSR	**M:** *Normale Intelligenz in beiden Samples (IQ 104)* **S-E:** *Verh.auff. (GW, int. ext.), v.a bei niedrigem IQ und SÖS, unabhängig von Hf;* Verh.auff. (Selbsteinschätzung) !diffA für Diagnosen	[=] ↓↓Tg →

Autoren, Ort	Jahr	Stichprobe	Methoden	Ergebnisse für Hk	kurz
47. Favarato & Romano Sao Paulo, Brasilien	1994	134 Hk, 12-19 Jr, (66 Ju=49%)	Fragebogen zur LQ	**K:** Körperliche Einschränkungen: nur 9% **M:** Schulleistungen altersgerecht **E:** Gefühle altersgerecht **S:** Soziale Beziehungen altersgerecht	[=] = = =
48. Immer Bern	1994 1995 1996	224 von 289 Hk, 8-16 Jr, geb. 1975	Verlaufsbeobachtung mit standardisiertem Fb, telefonisch	**K:** Normale körperliche Leistungsfähigkeit: 88%, regelmäßig Freizeitsport: 82%, v.a. bei ToF vgl. mit TGA und VSD, aktiv in Sportverein: 41% **M:** Mehr Sonderschüler bei komplexem Hf (50%), **LQ:** Beeinträchtigung **nur** bei komplexem Hf **F:** Beeinträchtigte Lebensqualität der Eltern von 16-Jährigen: **nur** bei komplexem Hf (75%)	[=] [=] [=] [↓Tg] [↓Tg] [↓Tg]
49. Osthaus et al. Bochum Luhmer et al.	1994 1996 1995	71 von 128 Hk, 9-16 Jr. (34 Ju=48%) aufgestocktes Sample: 126 Hk (71 Ju=56%),	Selbstentwickelte Fb für Ki, Eltern (348), und Ärzte (344)	**K:** Überschätzung des Gesundheitszustandes durch Eltern und v.a. Kinder, vgl. mit Ärzten **S-E:** Verhaltensprobleme nach Herzop: 27% **LQ:** Negative Auswirkungen des Hf auf Sport: 49%, ansonsten „normales "Sozialleben (Schule Freunde)	[↓] [↓] [↓] [=]
50. Yang et al. Changsha, China	1994	39 Hk, 5-14 Jr, VSD, ASD 39 gesunde Ko (matched)	Wechsler-Tests Neuropsycholog. Test CBCL 4-18	**M:** Schlechteres Problemlösen (tdiffA für IQ-Einfluss; gilt auch im folgenden) < 9 Jahre: schlechtere visuelle Diskriminierung, Aufmerksamkeit, Merkfähigkeit (tdiffA) ≥ 9 Jahre: schlechtere Abstraktion, und Sprachentwicklung (tdiffA) **S-E:** Verh.auff. (GW, int., ext.)	→ ↓↓ → → → →

455

Autoren, Ort	Jahr	Stichprobe	Methoden	Ergebnisse für Hk	kurz
51. Bellinger et al. Boston	1995	155 von 171 Hk mit TGA nach Switch-Op: 79 mit (Gr. A), 76 ohne (Gr. B) Kreislaufstillstand, 1 Jr alt	Bayley-Scales	**K:** Neurologische Schädigungen (nur mild): 31%, Gruppe A: 41% tendenziell > Gruppe B: 28%] *Niedrigerer Motorik-EQ bei A vgl. mit B (93.5 vs. 100; < 80: 27% vs. 12%), v.a. bei längerem Kreislaufstillstand und VSD* **M:** *Normaler Mental-EQ (gesamt 105, A: 97, B:106), tdiffA für SÖS*	[↓] [↓Tg] ↓↓Tg =
	1997	Follow-up mit 2 ½ Jr: 114 Hk (68% von 1995)	u.a. Kommunikationstest CBCL 2-3	**M:** Verzögertes Sprechen: nur 6% **S-E:** <u>Wenig Verh.auff. insgesamt (int., Depr.), eher bei Op mit Kreislaufstillstand</u>	[=] ↓Tg
52. Janus & Goldberg Toronto	1995	28 Hk, 3.5-11 Jr 28 Geschwister, davon 20 älter als Hk	CBCL, Telefoninterview mit Müttern, Geschwister verhaltensfb Empathie-Aufgabe	**S-E:** Mehr Verh.auff. bei Hk als bei Geschwistern und Norm (47% vs. 15% und 18%), unabhängig vom Empathieausmaß der Geschwister (tdiffA) positiveres Verhalten bei empathischen Geschwistern nach Einschätzung des Kindes, nicht der Mutter mehr Zurückweisung bei empathischeren Geschwistern nach mütterlicher Einschätzung (60% vs. 8%)	→ n.k. n.k.

Autoren, Ort	Jahr	Stichprobe	Methoden	Ergebnisse für Hk	
53. Oates et al. Sydney, Australien	1995b 1995a	168 Hk, 10.5 Jr. 51 ToF, 30 TGA, 33 VSD, 54 ASD	6 neuropsychologische Skalen Wechsler-Test	**K:** *Längere Reaktionszeit nur bei Op mit k stillstand* **M:** *Niedriger IQ **nur** mit längerem Kreislau (10 Min. 3-4 IQ-Pkte!), nicht bei zyan. Hfou Op-alter*	→
	1994	w.o. plus 51 gesunde Ko, matched nach SÖS	CBCL 4-18 für Lehrer und Eltern	*Niedriger Handlungs-IQ nur bei längerem Kre stillstand* **S-E: *Keine** Verh.auff. aus Lehrersicht Verh.auff. aus Elternsicht: GW, int., soz. Kompetenz*	→
54. Gardner et al. Bristol, UK	1995 1996	20 Hk, M=6.3 Mo, (10 Ju=50%), prä – und postop, 8 Ko mit anderen Erkrankungen 20 Ko (aufgestockt)	Follow-up 6 Mo vor und nach O. Interaktion beim Spiel Interview, Gesundheitsfb.	**F:** *Affekte und Engagement in Mutter-Kind-Interaktion beiderseits negativer (40% vs. 0%!), tdiffA für Schwere des Herzfehlers und Zeitpunkt (prä- oder postop) Mehr mütterlicher Stress, v.a. bei geringem mütter-lichem Engagement*	↓↓Tg
55. Biondi et al. Rom	1996 LINK	50 Hk, 6-15 Jr, M=8.7 Jr (34 Ju=68%)	Belastungs-untersuchung Elternbefragung Projektive Zeichen-Tests: Mensch, Person im Regen, Familie zeichnen	**K:** Körperliche Belastbarkeit normal::62%, mittelmäßig: 21%, schlecht: 17% *Vgl. mit Geschwistern gleiche (87%) oder höhere (6.5%) körperliche Aktivität (Elternsicht)* **M:** Mindestens gute Schulleistungen: 81% **E:** *Regressionstendenzen: 77%, Unsicherheit: 77%, Inadäquater Selbstschutz: 65% Niedriges Selbstwertgefühl: 6% Depressive Reaktionen: 37%, Op als Trauma erlebt: 11%*	[↓] [=] [↑↓] [↓↓] [↓↓] [=] [↓↓] [↓↓]

Autoren, Ort	Jahr	Stichprobe	Methoden	Ergebnisse für Hk	kurz
55. Biondi et al. - fortgesetzt -	1996			**S:** *Aggressivität: 47%* *Verschlossenheit: 37%* **F:** *Familiäre Konflikte: 33%* *Inadäquates Erleben der Position in Familie: 61%*	[↓] [↓] [↓] [↓]
56. Hauser et al. Wien	1996	55 Hk, M=7.3 Jr, Ko 1: 28 Nierenpatienten Ko 2: 74 Gesunde	Familieneinschätzungstest	**F:** *Vgl. mit Ko 2 höhere Abwehr bei Familieneinschätzung, v.a. bei noch nicht operierten Hk* *Vgl. mit Ko 2 schlechtere Familienbeziehungen, v.a. nach gelungener Korrekturop vgl. mit Palliativop*	↓↓Tg ↓↓Tg
57. Hövels-Gürich et al., Aachen	1999	33 Hk mit TGA nach arteriellem Switch: 3-4 Jr, m=3.6 Jr 32 gesunde Ko	Wiener Entwicklungstest Interview	**K:** *Normale Motorik, v.a. bei kürzerem Kreislaufstillstand* **M:** *Niedrigerer Gesamt- und Mental-EQ, tdiffA für SÖS und medizinische Risikofaktoren* *Schlechtere Sprache* *Normales Lernen und Gedächtnis*	= ↓↓ → =
	1997a				
	1997b	aufgestocktes Sample: 77 Hk mit TGA, 3-9 Jr; M=5.4 Jr, (55 Ju=71%)	Körpermessungen KTK K-ABC	**K:** *96% körperlich nicht eingeschränkt* *Normales Körperwachstum* *Neurologische Auffälligkeiten: nur 9%* *Schlechtere Körperkoordination nur bei neur. Auff.* **M:** *Normaler Gesamt-IQ (tdiffA für neur. Auff. und Dauer des Kreislaufstillstands)* *Geringer Wortschatz eher bei neur. Auff.* *Geringes erworbenes Wissen, unabhängig von Dauer des Kreislaufstillstands (tdiffA)*	[=] [=] [=] ↓Tg = ↓inTg →

Autoren, Ort	Jahr	Stichprobe	Methoden	Ergebnisse für Hk	kurz
57. Hövels-Gürich et al. Aachen - fortgesetzt -	2001a 2001b 2002a	Follow-up: 60 Hk mit TGA 7-14 Jr, M=10.5 Jr	s..o., zusätzlich: Sprachentwickl.test	**K:** *Schlechtere Körperkoordination, v.a. bei schwerer Hypoxie präop. und Herz-Kreislauf-Insuffizienz postop* **M:** *Normaler IQ, tdiffA für Dauer des Kreislaufstillstands* *Schlechtere Aufmerksamkeit, v.a. bei Herz-Kreislauf-Insuffizienz bei und nach Op* *Schlechtere Sprechfunktion, v.a. bei schwerer Hypoxie präop. und längerem Einsatz der Herz-Lungen-Maschine bei Op* *Hier weiter erniedrigtes erworbenes Wissen, Sprache, v.a. bei niedrigem SÖS, unabhängig von Dauer des Kreislaufstillstand*	↓↓Tg = ↓↓Tg ↓↓Tg ↓↓Tg
	2002b 2002c		CBCL 4-18 Inventar zur LQ	**S:** *Niedrigere soziale Kompetenz, v.a. bei schwerer Hypoxie präop* **S-E:** *Verh.auff. (GW, int., ext., Aufmerksamkeit); v.a. bei Herz-Kreislauf-Insuffizienz bei und nach Op* **LQ:** *Schlechtere LQ nur bei längerem Kreislaufstillstand*	↓↓Tg ↓↓Tg ↓↓Tg
58. Smith Baltimore	1997	56 Hk mit TGA Ko: 34 Geschwister	Stanford-Binet-Test, Neurosychol. Tests	**M:** *Nachteil bzgl.Schulleistungen, Aufmerksamkeit, Gedächtnis, Handlungsplanung, Lernstörungen*	↓↓ ↓↓↓
59. Unverdorben et al. Fulda	1997	27 Hk, M=10.5 Jr (16 Ju=59%)	Bewegungskoordinationstest	**K:** *Schlechtere koordinative Leistungsfähigkeit, v.a. bei stärkeren körperlichen Einschränkungen und ärztlich auferlegten Sporteinschränkungen*	↓↓Tg

Autoren, Ort	Jahr	Stichprobe	Methoden	Ergebnisse für Hk	kurz
60. Aldén et al. Göteborg, Schweden	1998	31 Hk mit TGA, 7-21 Jr, M=13.2 Jr (21 Ju=68%)	Wechsler-Tests Selbstwert-Skala Familienklima-Skala Problemverhaltens interview	**M:** *Normaler IQ, tdiffA für Op-alter, Verh.auff., Selbstwertgefühl* **E:** *Schlechteres Selbstwertgefühl nur bei Verh.auff., Familienklima chaotischer, weniger expressiv* **S-E:** *Verh.auff.: 26% (n.s.)* *Psychiatrische Diagnosen (v.a. int.): 19%, eher bei schlechterer kardialer Situation*	= ↓Tg → [=] [↓inTg]
61. Floquet et al. Wien	1998 1999	48 Hk, 12-16 Jr, davon 28 postop noch zyan.: (33 Ju=69%)	Matrizzentest ZVT Angsttfb	**M:** *Niedrigere sprachfreier IQ, v.a. bei zyan. Hk* *Geringeres Auffassungstempo, v.a. bei zyan.Hk* **E:** *Größere Abhängigkeit gegenüber anderen*	↓↓Tg ↓↓Tg
Salzer-Muhar et al.	2002	49 gesunde Ko	Persönlichkeitsfb. Frankfurter Selbstkonzeptskalen YSR	*Geringere Ängstlichkeit, unabhängig vom Geschlecht* *Höhere Selbstkontrolle, unabhängig vom Geschlecht* *Schlechteres SK in allen 7 Bereichen **nur** bei Ju, v.a. mit Sportverbot (5 Bereiche)* **S:** *Nicht mehr Verh.auff.*	→ ← ← ↓Tg =
62. Gomelsky et al. Baltimore, Maryland	1998	57 von 60 Hk mit TGA, M=8.2 Jr	u.a. Stanford-Binet-Test	**K:** *Schlechtere Visuomotorik eher bei längerem Kreislaufstillstand* **M:** *Niedrigerer IQ **nur** bei Ki mit Krampfanfällen, nicht bei längerem Kreislaufstillstand;*	↓Tg ↓Tg
63. Stein et al. Graz, Österreich	1998 2000	34 Hk, davon 16 mit zyan. Hf, 7-15 Jr, M=11.5 Jr, 16 Ko: nicht op-bedürftig gleicher SÖS 41 Hk, 20 Ko (aufgestockt)	HAWIK Aufmerksamkeitstest CBCL 4-18, YSR	**K:** *Schlechtere Visuomotorik,* **M:** *Niedrigerer Handlungs-IQ* *Schlechtere mathematische Fähigkeiten* *Verbal- und Gesamt-IQ, Aufmerksamkeit normal* **S-E:** *Keine Verh.auff.*	→ → = = =

Autoren, Ort	Jahr	Stichprobe	Methoden	Ergebnisse für Hk	kurz
64. Utens et al. Rotterdam	1998	125 Hk, 10-15 Jr, M=12, davon 97 Op mit Kreislaufstillstand (75 Ju=60%)	CBCL 4-18	**S-E:** *Verh.auff. bei häufigeren Herzop (GW, int., ext.), bei Op mit Kreislaufstillstand(GW)*, Op-alter, Tragzeit, Geburtsgewicht unbedeutend	↓Tg
65. Wray & Sensky Harefield, Isleworth, UK	1998	29 Hk, 5-15 Jr, untersucht 1 Jr präop und 1 Jr postop Ko1: 24 Ki bei Knochenmarkstransplantation Ko2: 34 Gesunde	eigene Skala zur Selbstwahrnehmung: 5-stufiges Sortieren von 8 Gegensatzpaaren bzgl. realem (rS) und idealem Selbst (iS)	**E:** *Vor Op: iS wie in Ko1 und 2 tdiffA für Alter* rS vgl. mit Ko1 (schwächer, weniger ärgerlich) rS vgl. mit Ko2 (schwächer, ängstlicher, kränker) *Negativeres rS bei jüngeren azyan vgl. mit zyan. Hk. (schwächer), bei älteren umgekehrt;* nach Op: *negativeres rS bei jüngeren zyan. vgl. mit azyan. Hk. (einsamer), bei älteren umgekehrt (azyan.: ärgerlicher, weniger sich selbst mögend)* Verbessertes rS und iS bei Hk und Ko1 (weniger krank), iS vgl. mit Ko1 ärgerlicher, aber wie Ko2, *rS-iS-Diskrepanz für „ärgerlich" größer als bei Ko2*	= ≠ → ↓Tg ↗ ≠ = →
66. Carey Milwaukee, Wisconsin, USA	1999	30 Hk, 2-5 Jr, 30 Ko (matched nach Familienstand, Alter, Geschlecht)	Interview Fb zu Erziehungsverhalten und -einstellungen Videoaufnahme von gemeinsamem Spiel	**F:** Keine Unterschiede zu Ko bzgl. Disziplinierung, und Erziehungsverhalten allgemein, Entwicklungserwartungen, Erleben des kindlichen Verhaltens, Mutter-Kind-Interaktion; mütterliches Stressniveau aber: *mehr Wachsamkeit, Ungewissheit, Angst*	= = = ≡ ↓↓↓
67. Nießen Köln	1999	54 Hk, 6-33 Jr (83% ≤ 18 Jr): 28 VSD, 26 ToF (28 Ju=52%)	K-ABC: Handbeweg. HAWIK-ZN Matrizzentest ab 10 Jr: LPS 6-8 Jr: HAWIK-ZS ab 9 Jr: ZVT	**K:** *Besseres Visuomotorik (tdiffA, für Hf und Geschlecht, gilt auch im folgenden)* **M:** *Besseres Gedächtnis (tdiffA)* Mindestens gleiches Abstraktionsvermögen, ab 10 Jr. sogar besser *(tdiffA)* Niedrigeres Auffassungstempo **nur** ab 9 Jr. Instabileres Leistungsverhalten **nur** bei ToF	← ← = ↓Tg ↓T

Autoren, Ort	Jahr	Stichprobe	Methoden	Ergebnisse für Hk	kurz
67. Nießen Köln	1999		bis 15 Jr: ALS ab 16 Jr: Frankfurter Selbstkonzeptskalen	**E:** *Höheres familiäres Selbstwertgefühl (tdiffA)* Gleiches SWG: Schule, Freizeit, Gesamtwert (tdiffA) **Positivere Gestimmtheit** *(tdiffA)* Größere Wertschätzung durch andere (tdiffA)	g ← =
- fortgesetzt -			bis 12 Jr: MVL-KA Familiensystemtest	**S: Höhere Kontaktangst** *(tdiffA)* **F:** *Häufiger niedrige (VSD) bzw. hohe (ToF) familiäre Kohäsion*	← ← → [↓]
			Umsorgungsfb.	Diskrepantes Erleben von geringem Umsorgungsausmaß (Mütter: 71%, Hk: 41%) *Mehr Unterstützung (v.a. bei Ju), mehr Lob, weniger Tadel (tdiffA)*	[↓]
			Erziehungsstilskalen	*Mehr Einschränkung, Strafe (tdiffA)*	←
		Teilsample 32 Hk, 6-18 Jr, 20 VSD, 12 ToF (12 Ju=38%)	Koordinationstest Tapping-Test	**K: Schlechtere Körperkoordination**, *v.a. bei ToF* Schlechtere Feinmotorik (Punktieren, Tapping), *v.a. bei ToF*	→ ↓↓Tg ↓↓Tg
Nuhn Köln	2000				
68. Birkeland & Rydberg Umeå, Schweden	2000	97 Hk 42 leichter Hf, 20 mittlerer Hf, 35 schwerer (47 Ju=48%)	Selbst entwickeltes LQ-Inventar	**K:** körperliche Symptome: 20% *Behandlungsbezogene Probleme: 73%* **S-E:** schwere sozioemotionale Probleme: 11%, eher bei schwerem Hf **F:** *Familiäre Symptome: 70%*	[↓] [↓] [↓inTg] [↓]
Birkeland et al.	2000			**LQ:** *Hoher Unterstützungsbedarf (Krisentherapie, v.a. bzgl. Eltern), v.a. bei schwerem Hf*	[↓↓Tg]

Autoren, Ort	Jahr	Stichprobe	Methoden	Ergebnisse für Hk	kurz
69. Brattström & Ellborn-Ek, Lund	2000 LINK	16 Hk mit komplexem Hf, 4-6 Jr, M=5.1 Jr,	Bewegungstestbatterie Disability Inventory	**K:** *Schlechte motorische Fähigkeiten: 7 Ki (44%)* **S:** *Hilfsbedürftigkeit: 7 Ki (44%)* **K, S:** Beide o.g. Nachteile: 4 Ki (25%)	[↓] [↓] [[↓]]
70. Hallberg et al. Uppsala	2000 LINK	403 Hk, 8-20 Jr, mit Op (200 Ju=50%) 395 Ko	Fb zu körperlichen Aktivitäten (11 Bereiche)	**K:** *Nachteile vgl. mit Ko, v.a. bei Mädchen: 9 Bereiche, z.B. Fahrrad Fahren, Schwimmen, Skaten, Schilanglauf, geringeres Interesse); Ju: nur 6 Bereiche, z.B. Schwimmen, Schilanglauf, Wettkampf*	↓↓Tg
71. Kamphuis et al. Leiden, Niederlande	2000 LINK	57 Hk, 8-16 Jr, mit mäßigen bis schweren Restbefunden	LQ-Fb	**K:** Mehr körperliche Beschwerden (Elternsicht) **LQ:** *Keine Unterschiede zu Normen bei LQ* älterer Hk etwas weniger aktive Auseinandersetzung mit der Krankheit (mehr Passität, Ablenkung, Vermeidung), tdiffA für Schwere der Behinderung	[↓] = [↓]
72. Meijer et al. Nijmegen	2000 LINK	41 Hk, 2 Jr, alle mit Op (24 Ju=59%),	Bayley-Scales, Elternfb, semistrukturiertes Interview	**K:** *Normale motorische Entwicklung (Elternsicht)* **M:** *Normaler EQ (102), niedrige Werte **nur** bei hohem medizinischen Risikoscore* **F:** *Häufige Sorgen der Eltern (65%), v.a. bzgl. Verh.auff. v.a. bei Ki mit niedrigem EQ*	[=] ↓Tg [↓↓Tg]
73. Milusheva et al. Sofia, Bulgarien	2000 LINK	24 Hk, 13-24 Jr, davon 18<19 Jr	Angstfb, Fb zum idealen und realen Selbstbild (iS, rS)	**E:** *Keine höhere State- oder Trait-Angst als Norm*; teils sogar niedriger als Norm: bei Mädchen insgesamt und bei älteren Jungen bzgl. State-Angst, bei jüngeren Mädchen bzgl. Trait-Angst *Keine Diskrepanzen zwischen iS und rS, d.h. gute Selbstakzeptanz*, tdiffA für Alter und Geschlecht (aber: Zusammenhänge mit Angst)	= ← ← =

Autoren, Ort	Jahr	Stichprobe	Methoden	Ergebnisse für Hk	kurz
74. Utens et al. Rotterdam	2000 LINK	94 Hk, 0-7 Jr: 75 vor Op, 19 vor interventionellem Herzkatheter	Gesundheitsstress- und Coping-Fb für Eltern	**F:** *Vor Intervention: Mütter vgl. mit Norm mehr Stress (Angst, Schlaflosigkeit, soziale Dysfunktion) und weniger adäquate Coping-Stile (Unterdrückung von Ärger, weniger aktive Problemlösung), tdiffA für Schwere des Hf, Alter, Art der Intervention; Väter vgl. mit Norm: soziale Dysfunktion, tdiffA für Schwere des Hf, Alter, Art der Intervention Nach Intervention: Verminderung von Stress Besseres elterliches Coping vgl. mit Norm*	→ → ↗ ←
75. Gupta et al., Alberta, Kanada	2001	39 Hk, 6-17 Jr Ko: 40 Ki mit Asthma	CBCL Angstskalen für Kinder und Mütter	**S-E:** *Verh.auff. (außer ext), v.a. bei starker mütterlicher Angst* **E:** *Hk und Ko mehr Angst, Hk geringere medizinische Ängste als Ko, unabhängig vom Geschlecht (tdiffA)*	↓↓Tg → ←
76. Blyth et al. Birmingham	2002 LINK	27 Hk: 11 (A) mit HLHS, 16 (B) mit anderen Hf 9 Geschwister von A als Ko	Wechsler-Tests CBCL Angst- und Depr.fb für beide Eltern	**M:** *A vgl. mit Ko: niedrigerer Gesamt-IQ (86 vs. 98) und Verbal-IQ (88 vs. 99), vgl. mit B (GW 87, Verbal-IQ 94) kein Unterschied, Nachteile für A v.a. bei längerem postop Intensivstationsaufenthalt* **S-E:** *Mehr Verh.auff. bei A und B* **F:** *Größere Ängstlichkeit beider Eltern und größere väterliche Depressivität eher bei B als A*	↓↓Tg → ↓inTg
77. Hulstijn-Dirkmaat Nijmegen	2002 LINK	12 Hk: 10 Ju (83%), 6-15 Jr (M 11.7 Jr)	Prä- und 1 Jr postop: Wechsler-Tests neuropsychol. Tests	**K:** *Prä- und postop normale Visuomotorik Präop schlechtes Linien-Vervollständigen, nur leichte Verbesserung postop (keine differenzielle Analyse wegen kleinen Samples)*	= →

Autoren, Ort	Jahr	Stichprobe	Methoden	Ergebnisse für Hk	kurz
78. Krol et al., Amsterdam	2002 LINK	100 Hk, 8-18 Jr, 100 Ko	LQ-Fb für Eltern und Kinder	**K:** *Mehr Schmerzen und Symptome (Elternsicht), tdiffA für Schwere des Hf (gilt auch im Folgenden) Reduzierte motorische Funktionen (Eltern- und Kindsicht); tdiffA* **M:** *Reduzierte kognitive Funktionen (Eltern), tdiffA* **S:** *Reduzierte Autonomie (Eltern und Kind), tdiffA*	→ → → →

Komponenten der Lebensqualität (nach Bullinger & Ravens-Sieberer, 1995a):

- K   Körperlich
- M   Mental
- E   Emotional
- S   Sozial
- S-E Sozio-emotional (Verhalten insgesamt)
- LQ Lebensqualität allgemein

Zusätzlich: F die Familie betreffend

Klassifizierung der Ergebnisse der Herzkinder (Hk) im Vergleich zur Kontrollgruppe (Ko) bzw. Normstichprobe (Ns)

↓Tg   ungünstiger (z.B. *höhere* Angst, *geringere* soziale Kompetenz)
↓↓Tg ungünstiger *nur* in Teilgruppe (Tg)
↓↓↓Tg ungünstiger *vor allem (v.a.)* in Tg
↓inTg ungünstiger in Tg vgl. mit Restsample (Niveau vgl. mit Ns oder Ko unerheblich oder nicht einschätzbar)
=   ungefähr gleich
↑   günstiger
≠   ungleich, Richtung eher offen
n.k. nicht klassifizierbare interessante Nebenergebnisse

Veränderung nach Operation oder anderer Intervention:

↗ in günstige Richtung
↘ in ungünstige Richtung

[ ] wichtig erscheinende Trends ohne Signifikanzprüfung oder -angabe; auffällige Ergebnisse werden in den Ergebnistüberblick (Anhang 2) einbezogen, jeweils erkennbar an Kursivdruck in Ergebnisspalte, z.B. 87% *Selbstwertstörungen* als auffällig bei Mutschlechner et al., 1996 oder 7% *geringes Selbstbewusstsein* als unauffällig bei Biondi et al. 1996

Abkürzungen zu Anhang 1 (Tests, die auch in unserer Studie angewandt wurden, siehe gesondertes Abkürzungsverzeichnis, S. 439)

Auff.	Auffälligkeit(en)	Hk herzkranke Kinder und Jugendliche	Mo Monate	SÖS Sozioökonom. Status
azyan.	azyanotisch	HLHS Hypoplastisches Linksherzsyndrom, genauer siehe Kap.2.1.1	Mä Mädchen	SWG Selbstwertgefühl
CBCL	Child Behavior Checklist (für 2-3 bzw. 4-18 Jr)		MQ Motorik-Quotient beim KTK	tdiffA *trotz* differenzieller Analyse
Depr	Depression	int. Internalisierend	ndiffA *nach* differenzieller Analyse	Tg Teilgruppe
EQ	Entwicklungsquotient	IQ Intelligenzquotient	neur. neurologisch	v.a. vor allem
ext.	externalisierend	Jr Jahre	n.s. nicht signifikant	Vb Verhaltensbeobachtung
Fb	Fragebogen	Ju Jungen	Ns Normstichprobe	Verh. Verhalten
FU	Follow-up	Ki Kinder	op operiert	Vgl. Vergleich
GW	Gesamtwert	Ko Kinder in Kontrollgruppe	Op Operation	vgl. verglichen
Hf	Herzfehler	KTK Körperkoordinationstest	PR Prozentrang	YSR Youth Self Report der CBCL
		LPS Leistungsprüfsystem	SK Selbstkonzept	zyan. zyanotisch

Zu Anhang 1:

Abkürzungsverzeichnis zum Herausklappen

Anhang 2: Ergebnisüberblick zu Studien mit herzkranken Kindern und Jugendlichen (Basis: kursiv Gedrucktes von Anhang 1)

- Gliederungshierarchie: (1) nach inhaltlichen Bereichen, (2) chronologisch von neu nach alt, (3) alphabetisch nach Autoren
- Spalte „Autor": Erstautor und letzte zwei Ziffern des Publikationsjahres;
  Zeilenende: Anteil von Jungen, sofern bekannt (% Ju), falls zwischen 46 und 54% eingeklammert, da nicht auffällig von 50% abweichend
- *Positiv* formulierte Konstrukte (z.B. „Soziale Kompetenz") sind unter „Nachteile" in gegenteiliger Ausprägung zu verstehen (z.B. „Geringere soziale Kompetenz". In Zweifelsfällen ist die Richtung angegeben, z.B. „Höhere Abwehr bei Familieneinschätzung".
- Kursiv Gedrucktes: nicht auf Signifikanz prüfbar oder geprüft, wegen augenfälliger Bedeutsamkeit einbezogen (eckige Klammer in Anhang 1)
- Abkürzungen siehe am Ende dieser Tabelle (zum Herausklappen)

LQ-Kompo-nente	Bereich	Generell Autor	Nachteile bei Herzkindern Vor allem (v.a.) / nur / eher bei Teilstichprobe(n) Bereich und Teilstichprobe(n)	Autor[1]	Keine Nachteile bei Herzkindern Bereich	Autor
Körper-lich	Neuro-logie	Neur. Auff.	Veelken 92 n=38, 3-13 Jr	Reaktionszeit: nur bei Op mit Kreis-laufstillstand (CA)	Oates 95b N=114, 10 Jr, Ko	= Neurol. Auff.	Settergren 82 N=49, 0-5 Jr
	Minimale zerebrale Dysfunktion	Stucki 91, 96 65% Ju N=23, 6-23 Jr	Neur. Auff.: v.a. bei niedriger Sauer-stoffsättigung	Gonzales-Pardo 81 N=13, 2-4 Jr	= Zerebrale Dysfunktion (keine Zunahme postop)	Meyendorf 80 60% Ju N=40, 9-13 Jr
	Neur. Schädigungen	DeMaso 90 N=140, 5-6 Jr, Ko				
Beschwer-den i.w.S.	Schmerzen und Symptome (tdiffA) (Elternsicht)	Krol 02 N=100, 8-18 Jr, Ko	Gesundheitliche Stagnation trotz medizinischer Behandlung; eher bei unsicher gebundenen Kindern	Goldberg 91 N=42, 12-18 Mo, Ko		
	Körperliche Ausdauer	Casey 94 81% Ju N=26, 4-16 Jr, Ko	Somatische Beschwerden: eher bei TGA als bei VSD	Hesz 88 N=17, 6-14 Jr, Ko		
	Körperliche Einschränkungen	Kramer 92 N=85, 6-15 Jr, Ko				

[1] **„nur"**: Klassifizierung in Anhang 0: ↓Tg: Nachteile **nur** für Teilstichprobe, verglichen mit Normen oder Kontrollgruppe (daher nur ein Pfeil).
„v.a.": Klassifizierung in Anhang 0: ↓↓Tg: Nachteile für Gesamt- **und** Teilstichprobe, verglichen mit Normen oder Kontrollgruppe (daher zwei Pfeile).
„eher": Klassifizierung in Anhang 0: ↓inTg ; Nachteile für Teilstichprobe innerhalb der Gesamtstichprobe; unabhängig von Norm oder Kontrollgruppe (daher „in").

LQ-Kompo-nente	Nachteile bei Herzkindern					Keine Nachteile bei Herzkindern	
	Generell			Vor allem (v.a.) eher / nur bei Teilstichproben				
	Bereich	Autor		Bereich und Teilgruppe(n)	Autor	Bereich	Autor
Sport	Hf „stört" beim Sport	Osthaus 94,96 56%Ju N=126, 9-16 Jr		Körperliche Aktivitäten, v.a. bei Mädchen	Hallberg 00 (50% Ju) N=403, 8-20 Jr, Ko	= Sportbefreiung: 0%	Shida 81 n=56, 6-16 Jr
	Freizeitsport: nur 22% Eltern: „zu viel" (27%) Sportbefreiung: 48%	Drago 91 N=151, 4-18 Jr Kahlert 87 58% Ju N=31, 12-29 Jr				= körperliche Aktivität (Elternsicht)	Biondi 96 68%Ju N=50, 6-15 Jr
Grobkoor-dination	Motorik (tdiffA für Hf-Schwere)	Krol 02 N=100, 8-18 Jr, Ko		Körperkoordination: v.a. bei schwerer Hypoxie präop und Herz-Kreis-lauf-Insuffizienz postop	Hövels-G 01a,b N=60, 7-14 Jr	= Motorische Entwick-lung (Elternsicht)	Meijer 00 N=41, 2 Jr
	Motorische Fähigkeiten	Brattström 00 N=16, 4-6 Jr		Grobkoordination: v.a. bei schwerem Hf	Nuhm 00 38%Ju N=32, 6-18 Jr	= Motorik (diffA: Zush. mit CA-Dauer	Hövels-G 99 N=33, 3-4 Jr, Ko
	Psychomotorische Instabilität	Dalery 86 78%Ju N=54, 1-11 Jr		Grobkoordination: v.a. bei schwerem Hf bzw. bei Sportverbot	Unverdorben 97 59% Ju N=27, M 10.5 Jr	= Psychomotorik	Veelken 92 n=38, 3-13 Jr
				Körperkoordination: nur bei neur. Auff.	Hövels-G. 97b 71% Ju N=77, 3-9 Jr, Ko	= Motorik	Shida 81 N=45, 0.5-21 Jr
				Motorik-EQ: v.a. bei längerem CA-Dauer und zusätzl. VSD bei TGA	Bellinger 95 N=155, 1 Jr		
				Grobkoordination: nur bei zyan. Hf, auch postop, und späterer Op	Stieh 93,99 (50% Ju) N=102, 5-14 Jr, Ko		
				Körperkoordination, v.a. bei später Op	Newburger 83 68%Ju N=38, 5-6 Jr, Ko		
				Motorik-EQ: eher bei aktueller Herzinsuffizienz und zyan.Hf	Aisenberg 82 N=173, 2-12 Mo		
				Motorik: v.a. bei Gewichtsretardierung	Gonzales-Pardo 81 N=13, 2-4 Jr		
Feinkoor-dination	Linien vervollständigen	Hulstijn-D 02 83%Ju N=12, 6-15 Jr		Feinkoordination: v.a. bei schwererem Herzfehler	Nuhm 00 38%Ju n=32, 6-18 Jr	= Visuomotorik	Hulstijn-D 02 83%Ju N=12, 6-15 Jr
	Visuomotorik	Stein 00 N=41, 7-15 Jr, Ko		Feinkoordination: nur bei zyanotischem Herzfehler vor Op	Stieh 93,99 (50% Ju) N=102, 5-14 Jr, Ko	↑ Visuomotorik (tdiffA: Hf-Schwere, Geschl.)	Nießen 99 (51%Ju) n=39, 6-18 Jr
	visuelle Diskriminie-rung bis 8 Jr (tdiffA für IQ)	Yang 94 n=27, 5-8 Jr, Ko		Perzepuell-motorische Fähigkeiten: eher bei höherem Op-alter	O'Dougherty 83 58%Ju N=31, M 9 Jr	= Visuomotorik	Steinhausen 80 44%Ju N=36, 6-15Jr
	Abzeichenfähigkeit (tdiffA für Op-Alter)	Newburger 83 68%Ju N=38, 5-6 Jr, Ko		Abzeichenfähigkeit: eher bei familiä-rem Stress und medizin. Risiken	O'Dougherty 83 58%Ju N=31, M 9 Jr		

469

LQ-Komponente	Bereich	Generell Autor	Nachteile bei Herzkindern Vor allem (v.a.) eher / nur bei Bereich und Teilgruppe(n)	Teilstichproben Autor	Keine Nachteile bei Herzkindern Bereich	Autor
Mental IQ						
	Gesamt-EQ (tdiffA für SÖS und Risiken)	*Hövels-G 99* N=33, 3-4 Jr, Ko	Gesamt-IQ v.a. bei sehr schwerem Hf und längerer Intensivstation	*Blyth 02* N=27, Ko	= Gesamt-IQ (tdiffA für CA-Dauer)	*Hövels-G 01a,b, 02a* N=60, 7-14 Jr
	Mental-EQ (tdiffA für SÖS und Risiken)	*Hövels-G. 99* N=33, 3-4 Jr, Ko	EQ: **nur** bei hohem medizinischen Risikoscore	*Meijer 00* N=41, 2 Jr	= Gesamt-IQ (tdiffA für Op-alter)	*Aldén 98* 68% Ju N=31, 7-21 J
	Intelligenz	*Stucki 91, 96* 65% Ju N=23, 6-16 Jr	Gesamt-IQ: **nur** bei Krampfanfällen	*Gomelsky 98* N=57, 8.2 Jr	= Gesamt-IQ	*Stein 98* N=34, 7-15 Jr, Ko
	Intelligenz	*DeMaso 90* N=140, 5-6 Jr, Ko	Gesamt IQ: **nur** bei längerem CA, nicht bei zyan. Hf oder später Op	*Oates 95a* N=114, 10 Jr, Ko	= Gesamt-IQ (tdiffA für CA-Dauer)	*Hövels-G 97b* 71% Ju N=77, 3-9 Jr,
			Intelligenz: v.a. bei körperlichen Einschränkungen	*Kramer 92* N=85, 6-15 Jr, Ko	= Mental-EQ (tdiffA für SÖS)	*Bellinger 95* N=155, 1 Jr
			Intelligenz: **nur** bei körperlichen Einschränkungen	*Kramer 89* N=128, 4-14 Jr, Ko	= Gesamt-IQ	*Utens 93* 59% Ju N=287, 10-17 Jr
			Gesamt-IQ: **nur** bei TGA, nicht bei VSD	*Hesz 88* N=17, 6-14 Jr, Ko	= Gesamt-IQ	*Ratzmann 91, 92* N=62, 9-16 Jr, Ko
			Gesamt-EQ: eher bei niedrigem SÖS, (unabh. von Zyanose, CA-Dauer)	*Blackwood 86* 67% Ju N=36, 0-3 Jr	= Gesamt-IQ (tdiffA für Op-Techniken)	*Bellinger 91* N=28, 0.6-4 Jr
			Gesamt-EQ/IQ: eher bei höherem Op-alter	*Dalery 86* 78% Ju N=54, 1-11 Jr	= Gesamt-IQ	*Mendoza 91* N=24; 15 Jr
			EQ/IQ (normgerecht); eher bei azyan. als bei zyan. Hf, unabhängig von körperlichen Einschränkungen	*Aram 85,* 57% Ju N=86, 0-15 Jr	= Entwicklungs-meilensteine (rückblickend)	*Hesz 88* N=17, 6-14 Jr, Ko
			Intelligenz: **nur** bei späterer Op, niedrigem SÖS, spätem Laufen	*Newburger 83* 68% Ju N=38, 5-6 Jr, Ju	= Gesamt-IQ (tdiffA für Hf-Schwere)	*Youssef 88* (52% Ju) N=48, 8-16 Jr
			Gesamt-IQ: eher bei höherem Op-alter, med.Risiken und familiärem Stress	*O'Dougherty 83* 58% Ju N=31, M 9 Jr	= Entwicklungs meilen steine (rückblickend)	*Jedlicka-K 87* 67% Ju N=24, M 12 Jr
			Intelligenz: v.a. bei längerem CA	*Wells 83* N=49, M 5 Jr, Ko	= Gesamt-IQ (tdiffA für Op-alter)	*Jedlicka-K 87* 67% Ju N=24, M 12 Jr
			Mental-EQ: eher bei aktueller Herzinsuffizienz	*Aisenberg 82* N=173, 2-12 Mo	= Gesamt-IQ	*Clarkson 80* N=25, 2-6 Jr, Ko
			Gesamt-IQ: **nur** bei höherem Op-alter, unabhängig von CA-Dauer	*Shida 81* n=45, 0.5-21 Jr	= Gesamt-IQ (auch: postop. Zunahme)	*Meyendorf 80* 60% Ju N=40, 9-13 Jr
			Gesamt-IQ: eher bei präop neur. Auff. und niedr. SÖS, unabh. von CA-Dauer und Op-alter	*Clarkson 80* N=72, 2-6 Jr, Ko		
			Debilität: **nur** bei Vorschulkindern	*Meyendorf 80* 60% Ju N=40, 9-13 Jr		
			Mann-Zeichen-Quotient: **nur** bei Schulkindern	*Meyendorf 80* 60% Ju N=40, 9-13 Jr		

LQ-Komponente	Nachteile bei Herzkindern					Keine Nachteile bei Herzkindern	
	Generell		Vor allem (v.a.) eher / nur bei Teilstichproben				
	Bereich	Autor	Bereich und Teilgruppe(n)	Autor	Teilstichproben Autor	Bereich	Autor
Handlungs-IQ	Handlungs-IQ	Stein 98 N=34, 7-15 Jr, Ko	Handlungs-IQ: **nur bei längerem CA**	Oates 95a,b N=114, 10 Jr, Ko			
	Handlungs-IQ (tdiffA)	Kramer 89	Handlungs-IQ: **nur bei TGA, nicht bei VSD**	Hesz 88 N=17, 6-14 Jr, Ko			
	für körperl. Einschränk.	N=128, 4-14 Jr, Ko	Handlungs-IQ: eher bei familiärem Stress	O'Dougherty 83 58% Ju N=31, M9 Jr			
Sprache	Sprache (tdiffA für SÖS und medizinische Risiken)	Hövels-G. 99 N=33, 3-4 Jr, Ko	Sprechfunktion: **v.a. bei schwerer Hypoxie präop. und längerem Einsatz der Herz-Lungen-Maschine**	Hövels-G 02a N=60, 7-14 Jr,		= Verbal-IQ	Stein 98 N=34, 7-15 Jr, Ko
	Sprache ab 9 Jr (tdiffA für IQ)	Yang 94 n=12, 9-14 Jr, Ko	Verbal-IQ **v.a. bei sehr schwerem Hf und längerer Intensivstation**	Blyth 02 N=27, Ko		= Verbal-IQ	Shida 81 n=45, 0.5-21 Jr
	Sprachstörungen	Meyendorf 80 60% Ju N=40, 9-13 Jr	Kommunikative Kompetenz: v.a. bei längerem CA und TGA plus VSD Wortschatz: eher bei neur. Auff.	Bellinger 97 N=114, 2.5 Jr Hövels-G. 97b 71% Ju N=77, 3-9 Jr			
			Verbal-IQ: **nur bei längerem CA**	Oates 95a,b N=114, 10 Jr, Ko			
			Verbal-IQ: **nur bei körperlichen Einschränkungen**	Kramer 89 N=128, 4-14 Jr, Ko			
			Verbal-IQ: **nur bei TGA, nicht bei VSD**	Hesz 88 N=17, 6-14 Jr, Ko			
			Verbal-IQ: eher bei medizinischen Risiken, niedrigem SÖS und familiärem Stress	O'Dougherty 83, 58% Ju N=31, M9 Jr			
			Sprache: **v.a. bei niedrigem SÖS**	Hövels-G 02a N=60, 7-14 Jr			
Weitere Funktionen: Abstraktion	Abstraktion ab 9 Jr (tdiffA für IQ)	Yang 94 n=12, 9-14 Jr, Ko	Abstraktionsfähigkeit (sprachfreier IQ): **v.a. bei zyan. Herzfehler** Abstraktionsvermögen: **nur bei schwererem Hf (ToF vs. Coa)** Verbale Abstraktion, u.a. bei höherem Op-alter (unabhängig von SÖS) Abstrahierendes Denken: nur bei körperlicher Einschränkung	Floquet 98 69% Ju N=48,12-16 Jr, Ko Ratzmann 91 N=62, 9-16 Jr, Ko Newburger 83 68% Ju N=38, 5-6 Jr, Ko Steinhausen 80 44% Ju N=36, 6-15 Jr		= Abstraktion (tdiffA: HF-Schwere, Geschl.)	Nießen 99 (52% Ju) N=54, 6-33 Jr
Erworb. Wissen	Erworbenes Wissen (tdiffA für CA-Dauer)	Hövels-G 97b 71% Ju N=77, 3-9 Jr.	Erworbenes Wissen: **v.a. bei niedrigem SÖS**	Hövels-G 02a N=60, 7-14 Jr			
Mathemat. Denken	Mathematisches Denken	Stein 00 N=41, 7-15 Jr, Ko	*Rechenfähigkeit:* **nur bei zyan Hf**	Resch 93 59% Ju N=88, M 9 Jr, Ko			

LQ-Kompo-nente	Nachteile bei Herzkindern				Keine Nachteile bei Herzkindern	
	Generell		Vor allem (v.a.) eher / nur bei Teilstichproben Bereich und Teilgruppe(n)			
Bereich	Bereich	Autor		Autor	Bereich	Autor
Räuml. Denken			Räumliche Fähigkeiten: **nur bei zyan.** Hf Raumvorstellung: **nur bei körperlicher Einschränkung**	Resch 93 59% Ju N=88, M 9 Jr, Ko Steinhausen 80 44% Ju N=36, 6-15 Jr		
Einzel-befunde	Kognitive Funktions-fähigkeit (tdiffA für Hf-Schwere)	Krol 02 N=100, 8-18 Jr, Ko	Kenntnisstand bzgl. Hf: v.a. bei zyan. H.f. jüngeren Hk, schlechterer Schulbildung	Ferencz 80 N=74, 14-21 Jr		
	Planungs- und Organi-sationsfähigkeite	Smith 97 N=56				
	Problemlösen (tdiffA für IQ)	Yang 94 N=39, 5-14 Jr, Ko				
	Fehleinschätzungen des Gesundheitszustandes	Ferencz 80 N=74, 14-21 Jr				
Lernen i.w.S.: Aufmerk-samkeit	Aufmerksamkeit	Smith 97 N=56	Aufmerksamkeit: v.a. bei Herz-Kreis-lauf-Insuffizienz bei und nach Op	Hövels-G 02a N=60, 7-14 Jr	= Aufmerksamkeit	Stein 98 N=34, 7-15 Jr, Ko
	Aufmerksamkeit bis 8 Jr (tdiffA für IQ)	Yang 94 n=27, 5-8 Jr, Ko	Auffassungstempo: **nur ab 9 Jahre**	Nießen 99 (52% Ju) N=54, 6-33 Jr		
	Konzentration	Ratzmann 92 N=62, 9-16 Jr, Ko	Auffassungstempo: v.a. bei zyan. Hf	Floquet 98 69% Ju N=48, 12-16 Jr, Ko		
			Konzentration: eher bei zyan. Hf	Kallfelz 93 N=173, 10-22 Jr, Ko		
Gedächt-nis	Gedächtnis	Smith 97 N=56			= Gedächtnis	Hövels-G 99 N=33, 3-4 Jr, Ko
	Merkfähigkeit bis 8 Jr (tdiffA für IQ)	Yang 94 n=27, 5-8 Jr, Ko			↑ Gedächtnis (tdiffA: HF-Schwere, Geschl.)	Nießen 99 (52% Ju) N=54, 6-33 Jr
Lernen im enger. S.	Lernstörungen	Smith 97 N=56			= Lernen	Hövels-G 99 N=33, 3-4 Jr, Ko
	Lernzuwachs	Ratzmann 91 N=62, 9-16 Jr, Ko				
Schule: Leistung	Schulleistungen	Smith 97 N=56	Schulleistungen: **nur bei neur. Auff.**	Kallfelz 93 N=173, 10-22 Jr, Ko	= Schulleistungen	Biondi 96 68% Ju N=50, 6-15 Jr
			Schulleistungen: eher bei höherem Op-alter, med. Risiken, familiär. Stress	O'Dougherty 83 58% Ju N=31, M 9 Jr	= Schulleistungen	Favarato 94 (48% Ju) N=134, 12-19 Jr
					= Schulleistungen	Shida 81 n=56, 6-16 Jr

LQ-Komponente	Nachteile bei Herzkindern				Keine Nachteile bei Herzkindern	
	Generell		Vor allem (v.a.) eher / nur bei Teilstichproben			
Bereich	Bereich	Autor	Bereich und Teilgruppe(n)	Autor	Bereich	Autor
Schulische Anpassung	Schulmotivation	Ratzmann 92 N=62, 9-16 Jr, Ko	Schulische Anpassung: eher bei familiärem Stress, körperl. Einschränkg. Schulische Anpassung: eher bei niedrigem IQ und SWG Schulprobleme: eher bei Mädchen (v.a bzgl. Sport)	Casey 96 81% Ju N=26, 4-6 Jr, Ko Youssef 88 (52% Ju) N=48, 8-16 Jr Kurth 87 42% Ju N=36, 9-13 Jr		
Laufbahn-retardierg.	Überalterung Überalterung, v.a. durch Zurückstellung	Dhom, 91, 96 48% Ju N=29, 9-12 Jr Stucki, 91, 96 65% Ju N=23, 13-23	Klassenwiederholungen: eher bei TGA Schullaufbahnretardierung: eher bei höherem Op-alter	Kallfelz 93 N=173, 10-22 Jr, Ko Jedlicka-K 87 67% Ju N=24, M 12 Jr		
Schulform	Schulform (Gymnasium: 0%!)	Stucki, 91, 96 65% Ju N=23, 13-23	Sonderbeschulung: nur bei komplexem Hf	Immer 94 N=224, 8-16 Jr	= Sonderschulung (ggf. rückblickend)	Stucki 91 65% Ju N=23, 13-23 Jr
Fehl-zeiten	Schul-Fehlzeiten	Kahlert 87b 58% Ju N=31, 12-29 Jr	Schul-Fehlzeiten: eher bei schwerem Hf	Youssef 88 (52% Ju) N=48, 8-16 Jr		
Emo-tional Selbst-wert-gefühl -	inadäquater Selbstschutz Selbstwertprobleme (tdiffA für Hf-Schwere) Selbstwertprobleme	Biondi 96 68% Ju N=50, 6-15 Jr Mutschlechner 91 68% Ju N=31, 6-13 Jr Gantt 92 0% Ju N=13, 13-18 Jr	Selbstwertgefühl: nur bei Verh.auff. Selbstkonzept: niedriger v.a. bei Ju, v.a. solchen mit Sportverbot Reales Selbst vor Op: nur bei jüngeren azyan. und älteren zyan. Kindern; nach Op: umgekehrt Störungen des Selbstwertes: v.a. bei Ju und symptomatischen Mä Minderwertigkeitsgefühle: nur bei körperlichen Einschränkungen Minderwertigkeitsgefühle: nur bei körperlichen Einschränkungen Selbstbildabweichungen, v.a. bei ungünstiger Krankheitssituation	Aldén 98 68% Ju N=31, 7-21 Jr Floquet 98 69% Ju N=48, 12-16 Jr, Ko Wray 98 N=29, 5-15 Jr, Ko Resch 93 59% Ju N=88, M 9 Jr, Ko Kramer 92 N=85, 6-15 Jr, Ko Kramer 89 N=128, 4-14 Jr, Ko Kahlert 87b 58% Ju N=31, 12-29 Jr	= Selbstakzeptanz (tdiffA: Alter, Geschl.) ↑ SWG: Familie (tdiffA: Hf-Schwere, Geschl.) = SWG: Schule, Freizeit, Gesamtwert (tdiffA: Hf-Schwere, Geschl.) ↑ Wertschätzung (tdiffA w.o.) = Ideales Selbst vor und nach Op (tdiffA: Alter) = Selbstwertgefühl = Selbstwertgefühl (tdiffA: Geschl.)	Milusheva 00 (50% Ju) N=24, 13-24 Jr Nießen 99 (50% Ju) n=18, 9-15 Jr Nießen 99 (50% Ju) n=18, 9-15 Jr Nießen 99 62% Ju n=21, 16-33 Jr Wray 98 N=29, 5-15 Jr, Ko Biondi 96 68% Ju N=50, 6-15 Jr Kellermann 80 (50% Ju) N=30, M 15 Jr, Ko
Angst	Todesängste (Psychiatrisch behandelte Hk) Existenzangst	Maia 93 N=16, 13-18 Ko Resch 93 59% Ju N=88, M 9 Jr, Ko	Angsterleben: nur bei körperlichen Einschränkungen Angst: nur bei körperlichen Einschränkungen Angst: eher bei Jungen Angst: nur bei schlechter Prognose	Kramer 92 N=85, 6-15 Jr, Ko Kramer 89 N=128, 4-14 Jr, Ko Kurth 87 42% Ju N=36, 9-13 Jr Kellermann 80 (50% Ju) N=30, M 15 Jr, Ko	↑ Ängstlichkeit (tdiffA für Geschlecht) ↑ Medizinische Ängste (tdiffA für Geschlecht) = State-und Trait-Angst, teils niedriger (tdiffA) = Ängste	Salzer-M 02 69% Ju N=48, 12-16 Jr, Ko Gupta 01 N=39, 7-18 Jr Ko Milusheva 00 (50% Ju) 24 Hk, 13-24 Jr Settergren 82 N=49, 0-5 Jr

LQ-Komponente	Bereich	Generell Autor	Nachteile bei Herzkindern Vor allem (v.a.) eher / nur bei Bereich und Teilgruppe(n)	Teilstichproben Autor	Keine Nachteile bei Herzkindern Bereich	Autor
Emot. Anpassung	**Sonstiges:**		Psychiatrische Probleme (int.): eher bei schlechterer kardialer Lage Psychiatrische Probleme (v.a. Angst, Depr): v.a. bei komplexem Hf und bei körperlichen Einschränkungen Emotionale Anpassung: eher bei mütterlich. Stress als bei schwerem Hf	Aldén 98 68% Ju $N=31, 7-21\ Jr$ Spurkland 93 62% Ju $N=26, 13-18\ Jr, Ko$ DeMaso 91 56% Ju $N=99, 4-10\ Jr$	↑ Gestimmtheit (tdiffA für Geschlecht und Hf-Schwere) = Gefühle allgemein	Nießen 99 68% Ju $n=21, 16-33\ Jr$ Favarato 94 (48% Ju) $N=134, 12-19\ Jr$
Abhängigkeit	Abhängigkeitsgefühl Unabhängigkeitsgefühl Bindungssicherheit (tdiffA für Hf-Schwere)	Salzer-M 02 69% Ju $N=48, 12-16\ Jr, Ko$ Kallfelz 93 $N=173, 10-22\ Jr, Ko$ Goldberg 91 64% Ju $N=42, 12-18\ Mo, Ko$	Unabhängigkeitsbedürfnis: **nur bei** körperlichen Einschränkungen	Kramer 89 $N=128, 4-14\ Jr, Ko$	= Bedürfnis nach Eigenständigkeit	Kramer 92 $N=85, 6-15\ Jr, Ko$
Neurotizismus			Neurotizismus: **nur** bei körperlichen Einschränkungen	Steinhausen 80 44% Ju $N=36, 6-15\ Jr$	= Neurotizismus = Neurotizismus	Ratzmann 91 $N=62, 9-16\ Jr, Ko$ Stucki 91, 96 65% Ju $N=23, 13-23\ Jr$
Impulskontrolle	Frustrationstoleranz	Ratzmann 92 $N=62, 9-16\ Jr, Ko$	Impulsivität: nur bei körperlichen Einschränkungen	Kramer 89 $N=128, 4-14\ Jr, Ko$	↑ Selbstkontrolle (tdiffA für Geschlecht)	Salzer-M 02 69% Ju $N=48, 12-16\ Jr, Ko$
Unsicherheit Regression	Unsicherheit	Biondi 96 68% Ju $N=50, 6-15\ Jr$	Schüchternheit: eher bei Jungen	Kurth 87 42% Ju $N=36, 9-13\ Jr$		
Einzelbefunde	Erleben der Position in der Familie: 61% Krankheitsfolgen (Schule, Sexualität)	Biondi 96 68% Ju $N=50, 6-15\ Jr$ Zeltzer 80 (50% Ju) $N=30, M\ 15\ Jr, Ko$	Emotional bedingte Leistungsstörungen: eher bei Jungen Psychosomatische Beschwerden: eher bei Jungen Externale Kontrollüberzeugungen: v.a. bei höherer Angst u. geringerem SWG	Kurth 87 42% Ju $N=36, 9-13\ Jr$ Kurth 87 42% Ju $N=36, 9-13\ Jr$ Kellermann 80 (50% Ju) $N=30, M\ 15\ Jr, Ko$	↑ Krankheitsfolgen bzgl. Behandlungsmaßnahmen	Zeltzer 80 (50% Ju) $N=30, M\ 15\ Jr, Ko$
Soziale Beziehungen	Kontaktangst (tdiffA für Hf-Schwere und Geschlecht)	Nießen 99 (50% Ju) $n=26, 6-12\ Jr$	Konfliktvermeidung: eher bei gestörter Mutter-Kind-Beziehung und höherem Op-alter Probleme mit Peers: v.a. bei gestörter Mutter-Kind-Beziehung oder Sporteinschränkungen	Mutschlechner 91 68% Ju $N=31, 6-13\ Jr$ Mutschlechner 91 68% Ju $N=31, 6-13\ Jr$	= Soziale Beziehungen = soziales Leben (Schule, Freunde)	Favarato 94 (48% Ju) $N=134, 12-19\ Jr$ Osthaus 94,96 56% Ju $N=126, 9-16\ Jr$

LQ-Komponente	Generell		Nachteile bei Herzkindern Vor allem (v.a.) eher / nur bei Teilstichproben		Keine Nachteile bei Herzkindern	
	Bereich	Autor	Bereich und Teilgruppe(n)	Autor	Bereich	Autor
Kontaktverhalten	Kontaktverhalten	Ratzmann 92 N=62, 9-16 Jr, Ko			= Sozialer Rückzug (CBCL), (ndiffA) = Unabhängiges aktives Verhalten, = Kontaktverhalten	Casey 96 81% Ju N=26, 4-16 Jr, Ko Dhont 91, 96 (48% Ju) N=29, 9-12 Jr Settergren 82 N=49, 0-5 Jr
Soz. Anpassung			Soziale Kompetenz (CBCL): v.a. bei schwerer Hypoxie präop und längerem CA	Hövels-G 02b,c N=60, 7-14 Jr,		
			Soziale Kompetenz: eher bei niedrigem SWG und stärkerer Depr.	Yousef 88 (52% Ju) N=48, 8-16 Jr		
			Soziale Anpassung bzgl. Schule und Freizeit: v.a. bei ungünstiger mütterlicher Einstellung	Kong 86 45% Ju N=29, 6-16 Jr, Ko		
			Soziale Anpassung bzgl. Familie: **nur** bei ungünstiger mütterlicher Einstellung	Kong 86 45% Ju N=29, 6-16 Jr, Ko		
Angewiesensein	Selbstständigkeit (tdiffA) für Hf-Schwere Hilfsbedürftigkeit (Elternsicht)	Krol 02 N=100, 8-18 Jr, Ko Brattström 00 N=16, 4-6 Jr				
Aggressivität	Aggressivität	Biondi 96 68% Ju N=50, 6-15 Jr	Aggressivität: eher bei TGA als bei VSD	Hesz 88 N=17, 6-14 Jr, K		
Sozioemotional	Verh.auff. (CBCL)	Blyth 02 N=27, Ko	Verh.auff (CBCL, GW, int, ext., Aufmerksamkeit): v.a. bei Herz-Kreislauf-Insuffizienz bei u. nach Op	Hövels-G 02b N=60, 7-14 Jr	= Verh.auff (CBCL)	Stein 98 N=34, 7-15 Jr, Ko
	Verh.auff (CBCL, GW) (tdiffA)	Casey 96 81% Ju N=26, 4-16 Jr, Ko	Verh.auff. (CBCL, v.a. int., Angst/Depr): v.a. bei starker mütterl. Angst	Gupta 01 N=39, 7-18 Jr, Ko	= Verh.auff. (CBCL)	Floquet 98 69% Ko n=48, 12-16 Jr, Ko
	Verh.auff. (CBCL) (tdiffA für Empathie der Geschwister)	Janus 95 N=28, 3.5-11 Jr	Verh.auff. (CBCL): **nur** bei häufigeren Herzop (GW, int. und ext.), **nur** bei Op mit CA (GW), Op-alter unbedeutend	Utens 98 60% Ju N=125, 10-15 Jr	↑ Verh.auff. (CBCL) v.a. günstig bei Op ohne CA	Bellinger 97 N=114, 2.5 Jr
	Verh.auff (CBCL, GW, int, soziale Kompetenz)	Oates 94 N=168, M 10 Jr, Ko	Verh.auff. (CBCL): eher bei Sporteinschränkungen (auch: Unterschätzg)	Musschlechner 91 68% Ju N=31, 6-13 Jr	= Verh.auff. (CBCL) Lehrersicht (ndiffA)	Casey 96 81% Ju N=26, 4-16 Jr, Ko

LQ-Komponente	Generell		Nachteile bei Herzkindern Vor allem (v.a.) eher / nur bei Teilstichproben		Keine Nachteile bei Herzkindern	
	Bereich	Autor	Bereich und Teilgruppe(n)	Autor	Bereich	Autor
Fortsetzg Sozio-emotional	Verh.auff (CBCL, GW, int, ext.)	Yang 94 N=39, 5-14 Jr, Ko	Verh.auff. (CBCL): eher bei chronischen Familienschwierigkeiten	Spurkland 93 62% Ju N=26, 13-18 Jr, Ko	= Verh.auff (CBCL) (Lehrersicht)	Oates 94 N=168, 7-15 Jr
	Verh.auff (YSR, Jugendsicht) (tdiffA: Diagnose)	Utens 93 59% Ju N=179, 11-17 Jr	Verh.auff. (CBCL, int. u. ext.): v.a. bei niedrigem IQ und SÖS	Utens 93 59% Ju N=144 Eltern, 10-15 Jr	= Psychosoziale Adaptation	Kallfelz 93 N=173, 10-22 Jr, Ko
	Verh.auff. prä und postop	Meyendorf 80 60% Ju N=40, 9-13 Jr	Verh.auff. (CBCL, GW): eher bei schlechter Mutter-Kind-Beziehung bzw. externalen Kontrollüberzeugungen der Mutter	DeMaso 91 56% Ju N=99, 4-10 Jr	= Verh.auff. (MVL)	Kramer 92 N=85, 6-15 Jr, Ko
			Psychische Anpassung: v.a. bei niedriger Intelligenz oder neur. Schädigungen	DeMaso 90 N=140, 5-6 Jr, Ko	= sozio-emotionale Anpassung	Stucki 91, 96 65% Ju N=23, 13-23 Jr
			Verh.auff. (CBCL): eher bei schwerem Hf und niedrigem IQ (Lehrersicht)	Youssef 88 (52% Ju) N=48, 8-16 Jr	= Psychiatrische Behandlungen	Stucki 91, 96 65% Ju N=23, 13-23 Jr
			Verh.auff. (CBCL): eher bei jüngeren Mä und älteren Ju (Elternsicht)	Youssef 88 (52% Ju) N=48, 8-16 Jr	= Verh.auff. (MVL) (tdiffA für körperliche Einschränkungen)	Kramer 89 N=128, 4-14 Jr, Ko
			Verh.auff. nach Herzkatheter: v.a. bei fehlender elterlicher Begleitung und jüngeren Kindern	Sohmi 87 N=22, 5-15 Jr		
			Durchgängig Verh.auff. (CBCL, 1-Jr.-Follow-up), v.a. bei schlechtem funktionalen Status, wenigen Coping-Mechanismen, höherem Alter, Ju	Heller 85 56% Ju N=41, 4-13 Jr, Ko		
			Verh.auff. v.a. bei ungünstiger mütterlicher Einstellung	Kong 86 45% Ju N=29, 6-16 Jr, Ko		
			Verh.auff. (CBCL): eher bei familiärem Stress niedrigem SÖS	O'Dougherty 83 58% Ju N=31, M 9 Jr		
LQ insgesamt	Behandlungsbezogene Probleme	Birkeland 00 (48% Ju) N=97	Schlechtere LQ: nur bei sehr schwerem Hf	Immer 94 N=224, 8-16 Jr	= Lebensqualität	Kamphuis 00 N=57, 8-16 Jr
					= subjektiver Gesundheitszustand (tdiffA für Hf-Schwere)	Meijboom 92 N=445, 9-22 Jr, Ko

LQ-Komponente	Nachteile bei Herzkindern				Keine Nachteile bei Herzkindern	
	Generell		Vor allem (v.a.) eher / nur bei Teilstichprobe(n)			
	Bereich	Autor	Bereich und Teilgruppe(n)	Autor	Bereich	Autor
Zusatzaspekt: Familie	Familiäre Symptome	Birkeland 00 (48% Ju) N=97	Ängstlichkeit (beide Eltern) und Depr. (Väter): eher bei leichtem Hf	Blyth 02 N=27, Ko	↑ Coping nach medizinischer Intervention	Utens 02 N=84, 0-7 Jr
	Mütterl. Stress und Coping vor Hk/Op (diffA: Hf-Schwere, Alter)	Utens 00 N=94, 0-7 Jr	Unterstützungsbedarf: v.a. bei schwerem Hf hoch	Birkeland 00 (48% Ju) N=97	= Disziplinierung, Umsorgung	Carey 99 N=30, 2-5 Jr, Ko
	Väter: Erleben sozialer Dysfunktion vor Hk/Op (diffA w.o.)	Utens 00 N=94, 0-7 Jr	Elterliche Sorgen (u.a. bzgl. Verhalten): v.a. bei niedrigem EQ	Meijer 00 N=41, 2 Jr	= Entwicklungserwartungen	Carey 99 N=30, 2-5 Jr, Ko
	Mütterliche Wachsamkeit	Carey 99 N=30, 2-5 Jr, Ko	Mütterlicher Stress: v.a. bei geringem mütterlichem Engagement	Gardner 96 (50% Ju) N=20, 6 Mo, Ko	= Erleben des kindlichen Verhaltens	Carey 99 N=30, 2-5 Jr, Ko
	Mütterliche Angst	Carey 99 N=30, 2-5 Jr, Ko	Höhere Abwehr bei Familieneinschätzung, v.a. bei noch nicht op Hk	Hauser 96 N=55, M 7.3 Jr, Ko	= Mutter-Kind-Interaktion	Carey 99 N=30, 2-5 Jr, Ko
	Mütterliche Ungewissheit	Carey 99 N=30, 2-5 Jr, Ko	Familienbeziehungen: v.a. nach Korrekturop vgl. mit Palliativop	Hauser 96 N=55, M 7.3 Jr, Ko	= mütterliches Stressniveau	Carey 99 N=30, 2-5 Jr, Ko
	Einschränkung, Strafe (diffA: Hf-Schwere, Geschl.)	Nießen 99 (48% Ju) n=23, 16-33 Jr	Beeinträchtigte Lebensqualität der Eltern von 16-Jährigen: nur bei komplexem Hf	Immer 94 N=224, 8-16 Jr	↑ Unterstützung, Lob, Tadel (diffA: Hf-Schwere)	Nießen 99 (48% Ju) n=23, 16-33 Jr
	Familienklima	Aldén 98 N=31, 7-21 J	Umsorgung und Einschränkung: eher bei Jungen	Kurth 87 N=36, 9-13 Jr	↑ Familienklima	Ratzmann 91 N=62, 9-16 Jr, Ko
	Gestörte Mutter-Kind-Beziehung (diffA: Hf-Schwere)	Mutschlechner 91 68% Ju N=31, 6-13 Jr	Erlebte mütterl. Unterstützung: höher nur bei körperlicher Einschränkung (Überbehütungsgefahr)	Steinhausen 80 44% Ju N=36, 6-15 Jr	= Erziehungsstil	Ratzmann 91 N=62, 9-16 Jr, Ko
	Familiärer Stress	Casey 96 81% Ju N=26, 4-16 Jr, Ko			= „Funktionieren" der Familie	Heller 85 56% Ju n=41, 4-13 Jr, Ko
	Affekte und Engagement in Mutter-Kind-Interaktion (diffA: Hf-Schwere)	Gardner 96 (50% Ju) N=20, 6 Mo, Ko				
	Unterschätzung der körperl. Leistungsfähigkeit durch Eltern	Casey 94 81% Ju N=26, 4-16 Jr, Ko				
	Medizinische Informiertheit der Eltern	Dhont 91,96 (48% Ju) N=29, 9-12 Jr				
	Durchsetzung	Ratzmann 91 N=62, 9-16 Jr, Ko				
	Stresserleben (diffA, u.a. für SÖS)	Goldberg 90 N=26, M 3.4 Mo, Ko				

Abkürzungen (alphabetisch)

Auff.	Auffälligkeiten	Geschl	Geschlecht	Ko	Kontrollgruppe einbezogen
CA	circulatory arrest (Kreislaufstillstand)	GW	Gesamtwert	M	Mittelwert
CBCL	Child Behavior Checklist	int.	Internalisierend	Mä	Mädchen
		IQ	Intelligenzquotient	Mo	Monate
Depr	Depression	Hf	Herzfehler	N	Gesamtstichprobe
diffA	Differenzielle Analyse	Hk	Herzkatheter	n	Teilstichprobe
EQ	Entwicklungsquotient	i.w.S.	im weitesten Sinne	ndiffA	Nachteile nach differenzieller Analyse
ext.	externalisierend	Jr	Jahre	neur.	neurologisch
		Ju	Jungen	Op	Operation
				tdiffA	Nachteile trotz differenzieller Analysen
				Verh.	Verhalten(s), falls nicht anders vermerkt: Elternsicht
				YSR	Youth Self Report
				Zush.	Zusammenhang

Zu Anhang 2:

Abkürzungsverzeichnis zum Herausklappen

Anhang 3: Interviewleitfaden für Eltern und Kind in Phase I
<u>Voruntersuchung</u>

1. **Auseinandersetzung mit dem Herzfehler und seinen Folgen**
1.1 Wie geht es Dir zur Zeit?
1.2 Was für einen Herzfehler hast Du? (Protokollieren und später Informiertheit über den Herzfehler einschätzen von **1** = sehr gering bis **5** = sehr groß)
1.3 Wie oft und in welchem Alter bist Du schon am Herzen operiert worden?
1.4 Was hat Dir geholfen, die Operation/en zu überstehen?
1.5 Welchen Anteil hatten die <u>Großeltern</u> an der Betreuung in der Klinik?
1.6 Was war besonders schlimm an der/den Operation/en?
1.7 Hat der Herzfehler auch "Vorteile"?
1.8 Gibt es Dinge im täglichen Leben, die Du nicht machen kannst oder darfst?

2. **Wie erklärst Du Dir folgende Situationen:**
2.1 Eine besonders gute Note in einer Klassenarbeit
2.2 Eine besonders schlechte Note in einer Klassenarbeit
2.3 Eine besonders gut gelungene Übung im Sportunterricht
2.4 Eine schlecht gelungene Übung im Sportunterricht
2.5 Du wirst in kurzer Zeit auf mehrere Geburtstagsfeiern eingeladen
2.6 Ein Freund will plötzlich nichts mehr mit Dir zu tun haben
2.7 Deine Eltern schlagen Dir einen tollen Ausflug fürs Wochenende vor.
2.8 Deine Eltern reagieren ungehalten, wenn Du etwas mit ihnen besprechen willst.

3. **Soziale Kontakte zur Zeit / früher**
3.1 Hast Du <u>Geschwister</u>? Wieviele Brüder, wieviele Schwestern, wie alt jeweils?
3.2 Wie verstehst Du Dich mit ihnen?
3.3 Hat sich Euer Verhältnis in den letzten Jahren verändert? Warum?
3.4 Hast Du <u>Freunde/Freundinnen</u>? Wieviele ungefähr?
3.5 Wie alt sind sie überwiegend (gleichaltrig, jünger oder älter)?
3.6 Woher kennst Du sie?
3.7 Wieviele Freunde hast Du in Deiner Klasse?
3.8 Hast Du auch einen richtigen <u>besten Freund</u> (bzw. eine beste Freundin)?
3.9 Wie war das vor ein paar Jahren mit Freunden?
   1 = mehr   2= ungefähr gleich   3 = weniger
3.10 Wie erklärst Du Dir Veränderungen?

4. Zukunftsvorstellungen (Schule, Beruf, Privatleben)
4.1 Welche <u>Schulart</u>, welche <u>Klasse</u> besuchst Du zur Zeit?
4.2 Welchen <u>Schulabschluß</u> möchtest Du machen?
4.3 Hast Du schon einen <u>Berufswunsch</u>?
4.4 Hast Du sonst noch <u>Zukunftsvorstellungen</u> (z.B. Privatleben?)
4.5 Welchen Beruf haben Deine Eltern?
4.6 Ist Deine Mutter berufstätig (Stunden pro Woche)?

5. Sportanamnese und Erwartungen an den Sportkurs
5.1 Nimmst Du zur Zeit am <u>Schulsport</u> teil? 1 = ja   2 = teilweise   3 = nein
5.2 Hast Du vor der Herzoperation am Schulsport teilgenommen? (Scoring wie 5.1)
5.3 Wenn nein, wer war / ist dagegen (Mehrfachnennungen; vor und nach OP trennen)
   1 = Arzt   2 = Lehrer   3 = Eltern   4 = Ich selbst: Das ist für mich zu anstrengend
   5 = Ich selbst: Ich traue mich nicht
   6 = Ich selbst: Ich bin nicht so gut wie die anderen und ich will mich nicht blamieren
   7 = Sonstige Gründe (protokollieren)
5.4 Wenn zur Zeit ja oder teilweise: ... Stunden pro Woche
   seit Klasse ...   (0 = direkt seit Einschulung)
5.5 <u>Sportförderunterricht</u> ("Sonderturnen") seit Klasse ...   0 = nicht
5.6 Was macht Ihr so im Sportunterricht?
   1 = Laufen   2 = Gymnastik 3 = Turnen   4 = Laufspiele
   5 = Ballspiele   6 = Leichtathletik   7 = <u>Schwimmen</u>   8 = Sonstiges
5.7 Kannst Du beim Schulsport alles mitmachen?   0 = nein   1 = ja
5.8 Wenn nicht, bei welchen Übungen oder Spielen setzt Du aus? (Scoring wie 5.6)
5.9 Wenn Du eine Pause beim Sport machst, wer entscheidet das? (Scoring wie bei 5.3)
5.10 Wenn absolut nein: <u>Würdest du gern mitmachen</u>
   Wenn ja / teilweise: <u>Machst Du gern mit?</u>
5.11 Was machst Du beim Schulsport am liebsten? (Scoring wie 5.6)
5.12 Was machst Du nicht so gern? (Scoring wie 5.6)
5.13 Gibt es an Deiner Schule <u>Sport Arbeitsgemeinschaften</u>? An welchen nimmst teil?
5.14 Gibt es an Deiner Schule <u>Spielnachmittage</u>? Nimmst Du teil? Was wird gemacht?
5.15 Was machst Du in den <u>Pausen auf dem Schulhof</u> (auf Bewegungsspiele abheben)?
5.16 Hast Du schon einmal an einem <u>Sportfest</u> teilgenommen? Was für ein Sportfest?
   Wie war das für Dich?
5.17 Hast Du auch schon an <u>Schulausflügen</u> (1) und <u>Schullandheimfahrten</u> (2) teilgenommen?
   (kG = keine Gelegenheit)
5.18 Was machst Du am liebsten in Deiner <u>Freizeit</u>? (auch Hobbies erfragen und deren
   Intensität)
5.19 Spielst Du gern draußen?

5.20 Treibst Du in Deiner Freizeit Sport (trennen nach Sportverein / Sonstiges)?
Welche Sportarten und mit wem ? (Mehrfachnennungen)
a) im Verein (Welcher Verein? seit wann? wie oft?)
b) mit den Eltern
c) mit Geschwistern
d) mit Freunden (jünger, gleichaltrig, älter?)
e) allein
5.21 Sport in der Freizeit: insgesamt ungefähr ... Stunden pro Woche
5.22 Was erhoffst Du Dir von der Teilnahme an dem Sportkurs?
5.23 Hast Du auch Befürchtungen, was den Sportkurs angeht?

Nachuntersuchung:

Einstiegsfrage: Wie geht es Dir zur Zeit?

1. Die TeilnehmerInnen und das Team des Sportkurses

1.1 Kannst Du mal versuchen, möglichst viele Kinder, die mitgemacht haben, aufzuzählen?[1]
   A.   B.   C.   D.   E.   F.   G.
   H.   I.   J.   K.   L.   M.   N

1.2 Mit welchen Kindern hattest Du den besten Kontakt.[2]
1.3 Gab es auch Kinder, mit denen Du nicht so gut klarkamst, warum?
   (vielleicht: zu groß, zu wüst, zu albern)
1.4 Weißt Du den Namen der Turnlehrerin?
1.5 Kannst Du mal versuchen, möglichst viele von den Studenten, die immer dabei waren, aufzuzählen?
1.6 Welche Studenten findest Du besonders nett, warum?
1.7 Gab es auch Studenten, mit denen Du nicht so gut klarkamst, warum?
1.8 Wie fandest Du es, daß auch Geschwister und Freunde mitmachen durften?

2. Bewertung des Sportkurses

2.1 Wie hat Dir der Sportkurs gefallen? (Gesamtnote erbitten)
2.2 Was hat Dir besonders gut gefallen und warum?
   a) Übungsformen: Laufspiele, Ballspiele, Partnerübungen
   b) Geräte: Minitramp., großes Tramp., Taue, Kasten,
2.3 Was hat Dir nicht so gut gefallen und warum?
   a) Übungsformen: Laufspiele, Ballspiele, Partnerübungen
   b) Geräte: Minitramp., großes Tramp., Taue, Kasten

---

[1] Die aufgezählten Namen werden in der Reihenfolge ihrer Nennungen über der jeweiligen Zeile numeriert.
Falls ein Kind den Namen nicht weiß, das Kind aber erkennbar beschreibt, "B" codieren.

[2] Diese Kinder in Reihenfolge ihrer Nennungen unter der jeweiligen Zeile markieren.

2.4 Wie waren die <u>Entspannungsübungen</u> am Ende für Dich?
   a) Ist Dir die Entspannung gelungen?   nie   manchmal   immer
   b) Hat sich im Laufe des Kurses da etwas verändert?
   c) Kannst Du Dir vorstellen, daß Du damit in Zukunft etwas anfangen kannst, z.B. wenn Du mal besonders angespannt bist? (insbesondere mögliche positive Aspekte eruieren)
2.5 In welchen Bereichen haben sich <u>Veränderungen</u> ergeben?
   Erst freie Antworten ermöglichen, dann die Bereiche durchgehen
   a) sportlicher Bereich: Kraft, Ausdauer, Koordination
   b) soziale Kompetenz: Kontaktfreudigkeit, Helfen, Hilfe erbitten und annehmen
      Könnte man sagen, daß Du neue Freunde gewonnen hast?
   c) Selbstsicherheit: Schule, Freizeit, Familie
   d) Ängstlichkeit: vor bestimmten sportlichen Übungen, allgemein
   e) Emotionale Labilität: Bist Du vielleicht etwas ausgeglichener geworden?
2.6 Schätze doch bitte mal allgemeines Wohlbefinden vor und nach dem Sportkurs auf der Smilie-Skala ein: vorher   - nachher   (Skala von 1-5 wie Noten)
2.7 Frage an die <u>Eltern:</u> (Raster wie bei 2.5)
   Welche Veränderungen haben Sie im Laufe des Sportkurses bemerkt?
2.8 Hat der Sportkurs auch Auswirkungen auf den Schulsport gezeigt? Welche?
   Sportnote Januar und Juni 1994 erfragen
   (auch um Zeugniskopien (1'94, 6'94 und 1'95) bitten
2.9 Würdest Du gern weiter an dem Sportkurs teilnehmen, wenn das ginge?
2.10 Haben sich Deine Hoffnungen in bezug auf den Sportkurs erfüllt? (individuell fragen)
2.11 Sind Deine Befürchtungen, was den Sportkurs angeht, eingetroffen? (individuell fragen)

3. Kausalattribuierung (Internal / External, Stabil / Variabel)
   Wie würdest Du Dir folgende Situationen erklären:
3.1 Eine besonders gut gelungene Übung im Sportunterricht
3.2 Eine schlecht gelungene Übung im Sportunterricht
3.3 Du fühlst Dich seit einigen Tagen gar nicht so richtig wohl (z.B. Magendrücken, Kopfschmerzen, Schwindelgefühl)
3.4 Du bekommst auf einmal eine schwere Bronchitis.
3.5 In Deiner Familie bekommen plötzlich alle den Durchfall, nur Du nicht.
3.6 In der Schule geht ein Grippevirus um, der Dich aber nicht befällt.

4. Sport zur Zeit
4.1 Sport in der Schule: ... Stunden pro Woche
4.2 Sport in der Freizeit: insgesamt ungefähr ... Stunden pro Woche

Anhang 4: Mann-Zeichen-Test nach Ziler (1996, 9. Aufl., S. 7-11) – Auswertebogen für Phase I und II

Name: Testdatum   Jahr _ _   Monat _ _   Tag _ _

                        Geburtsdatum Jahr _ _   Monat _ _   Tag _ _

                        Alter   Jahre _ _   Monate _ _   Tage _ _

Alter dezimal (Jahre; Monate dividiert durch 12): _____Jahre

Bereich		genaue Beschreibung	Punkt
Kopf		vorhanden	1
		nicht größer als ½ (<0,5) und nicht kleiner als 1/6 (> 0,166) des Rumpfes (genau ausmessen, meist ist Kopf zu groß)	2
	Kopfhaar	angedeutet	3
		deutlich gezeichnet, nicht nur gekritzelt, Kopfumrisse dürfen nicht durchschnauen	4
	Augen	vorhanden	5
	Pupillen	vorhanden	6
	Augenbrauen	vorhanden (alternativ: Augenwimpern)	7
	Nase	angedeutet (als Strich oder Punkte)	8
		plastisch (es genügen auch 2 Nasenlöcher)	9
	Mund	angedeutet	10
		plastisch (Mundform, Loch genügt nicht)	11
	Lippen	deutlich gezeichnet	12
	Kinn	deutlich erkennbar oder Bart (Kopf dort spitzer zulaufend, Punkt, kleine Striche oder Schattierung)	13
	Ohren	angedeutet	14
		plastisch (Andeutung der Ohrmuschel innerhalb der Umrandung durch Punkt, Kreis, fragezeichenartige Figur)	15
	Hals	angedeutet (Strich, der Kopf und Rumpf verbindet)	16
		plastisch (zwei parallele Striche, die Kopf und Rumpf so verbinden, daß sie durch die Umrißlinien von Kopf und Rumpf begrenzt sind)	17
		richtig verbunden (Halslinien gehen offen in die in die Umrißlinien von Kopf und Rumpf über)	18
Rumpf		vorhanden	19
		plastisch und eindeutig länger als breit	20
	Schultern	deutlich erkennbar	21
Arme		vorhanden	22
		plastisch	23
		richtig angesetzt (genau an der Schulter)	24
	Ellenbogen	deutlich Winkel, wenigstens an einem Arm	25
	Hände	angedeutet (...)	26
		deutlich ausgezeichnet (Handteller)	27
	Finger	angedeutet	28
		plastisch	29

Fortsetzung Anhang 4: Mann-Zeichen-Test nach Ziler (1996, 9. Aufl., S. 7-11) – Bewertungssystem

Bereich		genaue Beschreibung	Punkt
	Finger	richtige Anzahl	30
	Daumen	abgespreizt	31
Beine		vorhanden	32
		plastisch	33
		richtig angesetzt (schräg nach oben zusammenlaufend; bzw. dort zusammenstoßend, wo sie am Körper angesetzt sind)	34
	Knie	deutlicher Winkel, wenigstens an einem Bein	35
	Füße	angedeutet	36
		plastisch <u>und</u> richtige Fußform, kein Kreis oder sonstige Form	37
		mit Ferse oder Absatz (jede deutliche Erhebung)	38
Gesicht	von vorn	alle Gesichtsteile, ohne Kinn, auch nicht-plastisch	39
		plastisch und komplett (mit Kinn)	40
	Profil	alle Gesichtsteile, ohne Kinn oder Ohr, auch nicht-plastisch	41
		plastisch und komplett (mit Kinn und Ohren)	42
	Profilhaltung	bezogen auf Arme und Rumpf (nur, wenn Punkt 41 oder 42 gegeben werden)	43
		bezogen auf Beine und Füße (nur wenn Punkt 41 oder 42 und 43 gegeben werden)	44
Accessoires	Kopfbedeckung	angedeutet	45
		mit Einzelheiten	46
	Körperkleidung	angedeutet (z.B. Knöpfe, transparente Kleidung; Achtung: ein Punkt auf dem Rumpf soll meist der Nabel sein!))	47
	Hose	deutlich gezeichnet, mit Einzelheiten, nicht transparent	48
	Rock	deutlich gezeichnet, mit Einzelheiten, nicht transparent	49
	Kragen	deutlich gezeichnet	50
	Schuhe	angedeutet	51
		deutlich gezeichnet	52

Erreichte Punktzahl ☐☐   Dividiert durch 4: ☐☐,☐

plus 3 für Basisalter = Mann-Zeichen-Alter (MZA): ☐☐,☐

dividiert durch Lebensalter (LA): ☐☐,☐   multipliziert mit 100 = Mann-Zeichen-Quotient: ☐☐☐

Anmerkungen zur Auswertung des Mann-Zeichen-Tests:
1. Wenn beide Hände nicht sichtbar sind, so wird die Punktzahl für die Füße genommen (P. 26-31).
2. Wenn Körperteile, die doppelt vorhanden sein müßten (z.B. Arme, Bein, Augen) in einer En-Face-Zeichnung nur einmal vorhanden sind, so wird die Hälfte der Punkte gerechnet. Sind diese Körperteile mehr als zweimal gezeichnet, wird kein Punkt gegeben.
3. Es gibt keinen Punkt für angedeutete Hände, die rundherum mit Strichen als Finger versehen sind. Bei doppelt vorhandenenen Körperteilen wird die bessere Form gewertet.
4. Wenn mehrere Zeichnungen kurz nacheinander gezeichnet wurden, so wird die beste gewertet.
5. Bei differenzierterer Darstellung müssen Punkte für die primitivere Ausgestaltung mitgegeben werden (z.B. wenn Finger plastisch gezeichnet, auch: Finger vorhanden).
6. Im Zweifelsfall streng werten, d.h. den Punkt nicht geben!

Anhang 5: Item 6 des Sportangstdeutungsverfahrens (SAD)

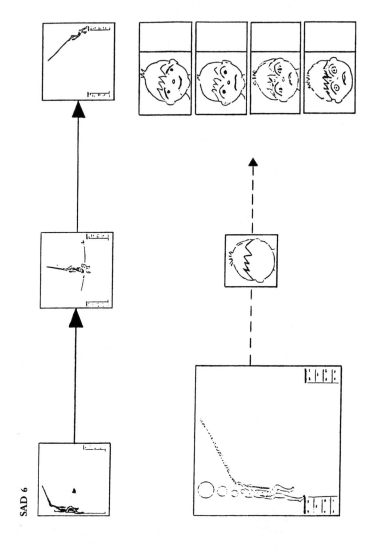

Anhang 6: Interviewleitfaden für Eltern und Kind in Phase II

Voruntersuchung:

1. Kind: Weißt Du, warum Du hier bist (Anlaß, um ins Gespräch zu kommen)
2. Kind: Wie fühlst Du Dich im Moment? 5stufiges Smilie-Rating
3. Kind: Was ist denn mit Deinem Herzen?
4. Kind: Kannst Du Dich an die letzte Operation erinnern? Wie war das?
5. Eltern: Welchen Herzfehler hat Ihr Kind?
6. Eltern: Wie oft und wann ist es operiert worden?
7. Eltern: Wieviele Herzkatheter wurden gemacht und wann?   Diagnostisch
   Interventionell
8. Eltern: Für wie schwer schätzen Sie den Herzfehler ein?
   Sehr leicht   1   2   3   4   5   Sehr schwer
9. Eltern: Wie stark ist das Kind zur Zeit körperlich eingeschränkt?
   Gar nicht   1   2   3   4   5   Sehr stark
10. Eltern: Welche Personen sind Ihnen bisher eine besonders große Hilfe gewesen?
11. Kind: Hast Du noch Geschwister?
    Wieviele Brüder?   Wieviele Schwestern?
    Name, Alter?   Name, Alter:
    Rangplatz in Geschwisterreihe?   . von   Kindern
12. Kind: Wie gefällt es Dir im Kindergarten/ in der Schule?
    Hast Du Freunde?   Wieviele? (Namen aufzählen lassen)
13. Eltern: Kindergartenbesuch ab ....
14. Eltern: Schulbesuch ab ....   (geplant)
15. Eltern: Bisherige Sporterfahrungen:

    auch: Krankengymnastik nach_____von_____bis_____ wegen_____

16. Eltern: Wieviel Stunden pro Woche verbringt das Kind „in Bewegung"?
17. Eltern: Hintergrunddaten; Mutter verheiratet?   Sonstiges:

	Vater	Mutter
Schulabschluß		
Berufsausbildung		
Ausmaß Berufstätigkeit		

18. Einschränkung sportlicher Betätigung wegen Herzfehler?
19. Alter freies Radfahren (auf halbes Jahr genau)

Nachuntersuchung:

1. Kind: Wie fühlst Du Dich im Moment? 5stufiges Smilie-Rating
2. Kind: Kennst Du die Namen von anderen Kindern, die mitgemacht haben?
   („B" für erkennbare Beschreibung ohne Name)

   A.   B.   C.   D.   E.   F.   G.

   H.   I.   J.   K.   L.   M.   N.

3. Kind: Weißt Du den Namen der Sportlehrerinnen?
4. Kind: Weißt Du die Namen von den Studenten?
   A.   B.   D.   D.   E.   F.
5. Kind: Wie gefällt es Dir im Kindergarten/ in der Schule?
   Hast Du Freunde?
   Wieviele in Kiga/Klasse?   Wieviele sonst? (Namen jeweils aufzählen lassen)
6. Kind: Wie hat dir der Sportkurs gefallen?
   Was hat Dir besonders gut gefallen?
   Was hat Dir nicht so gut gefallen?
   Wie fandest Du die Entspannungsübungen zum Schluß der Stunde?
   Würdest Du gern weiter beim Sportkurs mitmachen?
7. Kind: Wie fandest Du es, daß auch Geschwister und Freunde mitmachen durften?
8. Eltern: Wieviel Stunden pro Woche verbringt das Kind „in Bewegung"?
9. Eltern: In welchen Bereichen haben Sie Veränderungen beim Kind beobachtet
   (erst Spontanantworten durchnumerieren, dann Rest der Tabelle ergänzen)

Bereich	spontan	nein	ja mit Beispiel	ja ohne B.	nie Problem	Sonstiges
Sportliche Kompetenz						
Soziale Kompetenz						
Selbstsicherheit						
Ängstlichkeit						
Ausgeglichenheit						
Selbstständigkeit						
Erkennen von Grenzen						
Sonstiges						

10. Eltern: Möchten Sie sonst noch irgend etwas anmerken?

Anhang 7: Selbsterstellte Normtabelle zum Hamster-Test von Deegener et al. (1988)

Basis Abbildung 3 und 4, S. 16 (Studie I: n=151; Studie II. N=59; I + II: n = 210)
Mittelwert: **fett**, Durchschnittsbereich: durch Linien markiert

Punktzahl	n (I)	n (II)	n (I + II)	n kumulativ	% kumulativ	T-Wert
0	3	0	3	3	1	26
1	6	4	10	13	6	34,5
2	16	4	20	33	16	40
3	12	3	15	48	23	42,5
4	13	5	18	66	31	45
5	11	3	14	80	38	47
6	15	6	21	101	48	49,5
7	**10**	**3**	**13**	**114**	**54**	**51**
8	5	5	10	124	59	52
9	4	3	7	131	62	53
10	12	6	18	149	71	55,5
11	7	3	10	159	76	57
12	7	2	9	168	80	58
13	9	2	11	179	85	60,5
14	5	0	5	184	88	62
15	3	3	6	190	90	63
16	4	3	7	197	94	65,6
17	3	2	5	202	96	67,5
18	2	0	2	204	97	69
19	1	1	2	206	98	70
20	1	0	1	207	98,5	71
21	0	1	1	208	99	72
22	1	0	1	209	99,3	73
23	0	0	0	209	99,7	74
24	1	0	1	210	100	80

Anhang 8: Beobachtungsbogen für die Eltern zum Hamster-Test

Bitte verfolgen Sie die Antworten Ihres Kindes kommentarlos und vermerken Sie folgendermaßen auf diesem Bogen, falls bei einzelnen Antworten die Selbsteinschätzung des Kindes von Ihrer Fremdeinschätzung abweicht:

B = Kind untertreibt, d.h. Beschönigungstendenz
V = Kind übertreibt, d.h. Verschlimmerungstendenz
E = Antwort ruft Erstaunen hervor, da gänzlich unerwartet (bitte kurz notieren warum)

Frage Nr.	Kommentar (B = Beschönigung / V = Verschlimmerung / E = Erstaunen)
1.	
2.	
3.	
4.	
5.	
6.	
7.	
8.	
9.	
10.	
11.	
12.	
13.	
14.	
15.	
16.	
17.	
18.	
19.	

Anhang 9: Netzwerkskulpturverfahren nach Gödde (1996) – Protokollbogen
Name:_____ Datum:_____ Gdat:_____ Alter _____

Nr.	Name	spontan?	Alter	Teilnetz	Kontakt	Abstand	Blick	Eltern*
1.								
2.								
3.								
4.								
5.								
6.								
7.								
8.								
9.								
10.								
11.								
12.								
13.								
14.								
15.								
16.								
17.								
18.								
19.								
20.								

„Vergessene" Personen (lt. Eltern) _____

Alter	Teilnetz	Kontakthäufigkeit[1]	Abstand in Noppen: -
1 = Kind jünger	K = Kinder/Jugendlliche	0 = kein Kontakt	z.B. 2/4, 1/5, 3/3
2 = Kind gleichalt	E = Erwachsene (=Alter 5/6)	1 = ≤ 1 x Jahr	Blickrichtung:
3 = Kind älter	jeweils kombinieren mit	2 = ≤ 2-3 x Jahr	Z = Zugewandt
4 = ältere Jugendliche	V = Verwandte (KV, EV)	3 = ≤ 1 x Monat	S = Seitlich vorbei
5 = Generation Eltern	S = Schule, Kiga (KS, ES)	4 = ≤ 1 x Woche	A = Abgewandt
6 = Generation Großeltern	F = Freizeit (KF, EF)	5 = mehrmals Woche	* M = Mitnahme erstaunt
		6 = täglich	N/W = unerwartet nah/weit

Gefängnis? _____
Trösten? _____
Die drei wichtigsten Personen? _____

Anhang 10: Bericht zur Kinderherzsportgruppe Köln 1997 (KIHESPOGRU)

Ergebnisse der psychologischen Vor- und Nachuntersuchung

Name: Jana V.[3]

Geburtsdatum: **.7.1991

Nachuntersuchung: **.3.1998

Alter: 6 ½ Jahre

Angewandte Verfahren:

1. Untertest Zahlen-Symbole (ZS) des Hamburg-Wechsler-Intelligenztests für Kinder (HAWIK) von Hardesty und Priester (1966)
2. Untertests Zahlennachsprechen (ZN) des HAWIK
3. Verhaltensbeurteilungsbogen für Vorschulkinder (VBV 3-6) von Döpfner u.a. (1993)
4. Hamster-Test (HT) von Deegener u.a. (1982)
5. Netzwerkskulpturverfahren (NSV) von Gödde (1996)

Zu 1: Untertest Zahlen-Symbole (ZS) des HAWIK

Janane schaffte in den zur Verfügung stehenden zwei Minuten 21 fehlerfreie Eintragungen. Diese Leistung entspricht 10 Wertpunkten[4] und liegt im Durchschnittsbereich. Bearbeitungsgeschwindigkeit und -sorgfalt sind also durchschnittlich ausgeprägt.

Bei der Voruntersuchung erreichte Jana in diesem Untertest mit 6 fehlerfreien Eintragungen für ihr damaliges Alter 6 Wertpunkte, was einem unterdurchschnittlichen Leistungsniveau entsprach. Sie hat also im Verlaufe des Sportkurses deutliche Fortschritte gemacht, die über den normalen Altersfortschritt hinausgehen.

Zu 2: Untertests Zahlennachsprechen (ZN) des HAWIK

Jana kann vier Ziffern vorwärts und drei rückwärts aus dem Gedächtnis nachsprechen. Diese Leistung entspricht 13 Wertpunkten. Kurzzeitgedächtnis und Aufmerksamkeitsspanne ergeben sich beim Nachtest also als gut durchschnittlich ausgeprägt. Das Zahlennachsprechen rückwärts erfordert das gedankliche Umkehren einer Zahlenreihe, eine sehr schwierige Funktion für Kinder im Vorschulalter. Jana gelingt dies schon recht gut.

Bei der Voruntersuchung gelang Jana das Zahlennachsprechen für vier Ziffern vorwärts; das Zahlennachsprechen rückwärts konnte Jana noch nicht. Dies entsprach für ihr damaliges Alter einer durchschnittlichen Leistung von 9 Wertpunkten. Hier hat Jana im Verlaufe des Sportkurses also auch große Fortschritte erzielen können.

---

[3] Name aus Datenschutzgründen geändert
[4] Wertpunkte haben einen Mittelwert von 10 und einen Durchschnittsbereich von 7 bis 13.

Zu 3: Verhaltensbeurteilungsbogen für Vorschulkinder (VBV 3-6) von Döpfner u.a. (1993)

Bereich	Vortest		Nachtest	
	Punkte	Stanine[5]	Punkte	Stanine
Sozial-emotionale Kompetenzen (KOMP)	39	9	36	9
Oppositionell-aggressives Verhalten (AGGR)	15	4	4	2
Aufmerksamkeitsdefizite und Hyperaktivität versus Spielausdauer (HYP)	22	8	19	7
Emotionale Auffälligkeiten (EMOT)	14	7	10	5

Beim Nachtest sind die Beobachtungswerte der Mutter für Jana bezüglich emotionaler Auffälligkeiten (EMOT) durchschnittlich. Die Ausprägung von Aufmerksamkeitsdefiziten (HYP) liegt an der oberen Grenze des Durchschnittsbereichs. Oppositionell-aggressives Verhalten (AGGR) ergibt sich als unterdurchschnittlich stark ausgeprägt, d.h. wird bei Jana viel seltener beobachtet als bei den Altersgleichen aus der Normstichprobe. Die sozial-emotionalen Kompetenzen (KOMP) ergaben sich deutlich überdurchschnittlich. Letzteres gilt auch schon für den Zeitraum vor dem Sportkurs. In den übrigen drei Bereichen haben sich die Auffälligkeiten seit der Voruntersuchung vermindert; dies ist besonders deutlich für oppositionell-aggressives Verhalten (AGGR) und emotionale Auffälligkeiten (EMOT). Diese Veränderungen sprechen für eine günstige Verhaltensentwicklung bei Jana.

In der Liste von 17 Verhaltensauffälligkeiten gab Janas Mutter im Nachtest vier Besonderheiten mit erhöhter Häufigkeit (mehrmals pro Woche) an: Schlafstörungen (Nr. 1 und 3), Eßprobleme (Ißt sehr langsam oder sehr wenig, Nr. 5) und Schreckhaftigkeit (Nr. 16). Bei der Voruntersuchung lagen diese Besonderheiten recht ähnlich, allerdings wurde der unruhige Schlaf (Nr. 3) nicht angegeben, stattdessen aber eine häufige Angst vor Tieren oder anderen Dingen, vor denen man keine Angst zu haben braucht (Nr. 17).

zu 5: Hamster-Test (HT) von Deegener u.a. (1982)

Jana erhält im Hamster-Test sechs Punkte für Auffälligkeiten, und zwar bezogen auf Langeweile (2 Punkte) Streitverhalten (3 Punkte) und die vermutete Beliebtheit bei anderen Kindern. Dieser Wert liegt verglichen mit der Normstichprobe mitten im Durchschnittsbereich. Der Prozentrang von 48 besagt, daß 47% dieser Kinder weniger Punkte erhielten, d.h. im Hamster-Test weniger Auffälligkeiten offenbarten als Jana. Nach Aussage der Mutter hat Jana keine Beschönigungs- oder Übertreibungstendenzen gezeigt.

Bei der Voruntersuchung bekam Jana drei Punkte für Auffälligkeiten, wobei sich zwei Punkte auf andere Bereiche bezogen als bei der Nachuntersuchung (Ängste, Stillsitzen) und Probleme mit Langeweile hier auch schon genannt wurden. Das Ergebnis entsprach einem Prozentrang von 23, lag also im unteren Durchschnittsbereich. Hier zeigt sich im Verlaufe des Sportkurses eine leichte Erhöhung der emotionalen Labilität, wie sie hier im Hamster-Test insgesamt erfaßt wird, allerdings nur vom vom knapp durchschnittlichen in den

---

[5] Stanine-Werte haben einen Mittelwert von 5 und einen Durchschnittsbereich von 3 bis 7. Niedrige Werte bei KOMP und hohe Werte bei den übrigen Skalen sprechen für Auffälligkeiten.

durchschnittlichen Bereich. Dies kann aber auch damit zusammenhängen, daß Jana damals teilweise beschönigend geantwortet hat (drei Beschönigungen lt. Angabe der Mutter).

zu 5: Netzwerkskulpturverfahren (NSV) von Gödde (1996)

Beim Netzwerkskulpturverfahren sollte das Kind sich in die Rolle einer Märchenprinzessin versetzen und entscheiden, welche Menschen aus seinem echten Leben es auf sein Märchenschloß einladen würde. Jana verstand die Instruktion gut und machte bereitwillig und konzentriert mit. Sie überlegte sich genau, welche Figuren sie wohin positionierte.

Jana verwendet 14 Figuren, und zwar vier Erwachsene und 10 Kinder. Die Kernfamilie ist komplett vertreten, außerdem 4 Kinder aus dem Bekanntenkreis und 4 Kinder aus dem Kindergarten. Die meisten Figuren werden in mittlerem Abstand in einer Kreisformation um die Hauptfigur herum aufgestellt. Ein Kind aus dem Bekanntenkreis (Sarah) und Gigi, der Kellner werden außerhalb positioniert.

Jana (Sitzposition)

```
                                                        Gigi


            Sarah

                    Moritz  Simon   Sandro   Melina

                    Michele    Jana      Deborah
                    Mama                  Maximilian
                    Papa    Rico   Chantal   Andrea
                          Nicole



      Dennis                              Christian
```
Untersucherin

Vergleich mit den Normwerten von Gödde (1996, basierend auf 39 Kindern, durchschnittlich 6 ¼ Jahre alt). Jana wählte erheblich mehr Kinder (10 vs. 6) und etwas weniger Erwachsene (4 vs. 5) als die Kinder der Normstichprobe aus. Die durchschnittlichen Distanzen zur Zentralfigur entsprechen für Erwachsene denen in der Normstichprobe (4,5 vs. 4-5); für Kinder sind sie etwas geringer (3,5 vs. 4-5).

Verglichen mit der Voruntersuchung hat Jana 6 Personen mehr (alles Kinder) ausgewählt. Das damals entstandene Muster stellte eine ganz enge kreisartige Formation dar. Janas soziales Umfeld ergibt sich bei der Nachuntersuchung also als deutlich erweitert, was das räumliche Feld, also den Aktionsradius, und die Anzahl von Personen angeht.

Zusammenfassung der Ergebnisse der psychologischen Nachuntersuchung von Jana V. am 14.3.1998

Jana war machte bei der psychologischen Untersuchung sehr gut mit.

Janas Bearbeitungsgeschwindigkeit und -sorgfalt (HAWIK-ZS) sind durchschnittlich ausgeprägt. Seit der Voruntersuchung (damals unterdurchschnittliches Ergebnis) hat Jana in diesen Bereichen deutliche Fortschritte gemacht.

Aufmerksamkeitsspanne und Kurzzeitgedächtnis (HAWIK-ZN) ergeben sich als gut durchschnittlich (vorher durchschnittlich). Auch hier hat sie also Fortschritte erzielen können, die über die normale Altersentwicklung hinausgehen.

Janas sozial-emotionale Kompetenzen (VBV3-6, KOMP) werden von den Eltern sowohl vor als auch nach dem Sportkurs als deutlich überdurchschnittlich eingeschätzt. Jana weist abschließend keine Verhaltensauffälligkeiten im Bereich emotionale Auffälligkeiten (EMOT) auf. Aufmerksamkeitsdefizite (HYP) ergeben sich als etwas erhöht, oppositionell-aggressives Verhalten (AGGR) wird mit unterdurchschnittlicher Häufigkeit beobachtet. Im Vergleich zur Voruntersuchung haben sich die Werte für og. Verhaltensauffälligkeiten (EMOT, HYP, AGGR) allesamt erniedrigt, was für eine günstige Verhaltensentwicklung bei gleichbleibend hoher sozialer Kompetenz spricht

Janas Selbstbild spricht dem Hamster-Test (HT) zufolge für eine durchschnittliche emotionale Stabilität. Bei der Voruntersuchung ergab sich dieses Ausmaß als knapp durchschnittlich; die leichte Erhöhung könnte auch dadurch mitbedingt sein, daß Jana bei der Voruntersuchung etwas mehr beschönigende Antworten gab als bei der Nachuntersuchung.

Beim Netzwerkskulpturverfahren (NSV) hat Jana 14 Personen ausgewählt, die sie als Märchenprinzessin mit auf ihr Schloß nehmen würde: die Kernfamilie, zwei weitere Erwachsene aus dem Bekanntenkreis, 4 Kinder aus ihrem Kindergarten und 5 andere bekannte Kinder. Sie positionierte die meisten Figuren in mittlerem Abstand kreisartig um sich selbst herum. Bei der Voruntersuchung wollte Jana nur 4 Kinder und 4 Erwachsene mitnehmen, d.h. sie hat zuletzt 6 Personen mehr ausgewählt. Dies spricht für eine deutliche Erweiterung ihres sozialen Umfeldes hinsichtlich Aktionsradius und Sozialkontakten, wobei jetzt vor allem Kinder außerhalb der Familie als Interaktionspartner in Frage kommen.

Gesamtfazit: Bei Jana lassen sich im Verlaufe des Sportkurses deutliche Fortschritte im kognitiven Bereich, nämlich bei Bearbeitungsgeschwindigkeit und -sorgfalt (HAWIK-ZS) sowie bei Aufmerksamkeitsspanne und Kurzzeitgedächtnis (HAWIK-ZN) erkennen. Es zeigt sich auch eine Verminderung von Verhaltensauffälligkeiten, die besonders deutlich für den Bereich oppositionell-aggressives Verhaltens ist (VBV3-6, AGGR). Janas soziale Kompetenzen (VBV3-6, KOMP) ergeben sich aus den Einschätzungen der Mutter als unverändert überdurchschnittlich. Schließlich zeigt sich auch eine Erweiterung des sozialen Umfelds, und zwar hinsichtlich des Aktionsradius und der Anzahl gleichaltriger Interaktionspartner (NSV).

Abschließend soll noch kurz erwähnt werden, daß Jana auch im motorischen Bereich sehr große Fortschritte gemacht hat (MOT 4-6, vorher nicht beschrieben, da seitens der Sporthochschule erhoben). Sie erreichte in diesem Verfahren bei der Voruntersuchung einen weit unterdurchschnittlichen Wert (Prozentrang von 1, d.h. fast alle Gleichaltrigen schneiden besser ab), bei der Nachuntersuchung liegt das Ergebnis im Durchschnittsbereich (Prozentrang 24, d.h. ca. ein Viertel der Gleichaltrigen schneidet schlechter ab). Auch im psychomotorischen Screening-Test (PST) kann sie ihre Leistungen bei drei von 9 Aufgaben deutlich verbessern, so daß sie jetzt über die Hälfte der Aufgaben (5) gut lösen kann (vorher: nur 2).

Anhang 11: Signifikante Korrelationen zwischen einzelnen Risiken und Merkmalen der psychosozialen Adaptation *zu Beginn des motorischen Förderprogramms* in Phase I (SWG = Selbstwertgefühl)

Polung aller Risiko-Skalen (ggf. nach Umpolung): hohe Werte = ungünstige Ausprägungen;
Polung aller Outcome-Skalen (ggf. nach Umpolung): hohe Werte = günstige Ausprägung
(für ALS = hohe Ausprägung, auch wenn in Extremform nicht unbedingt günstig)

Bereich	Moderator	Ungünstige Ausgangswerte	Korr.	p
Biologisch				
Allgemein				
Kind	Männliches Geschlecht	1. Emotionale Labilität (MVL)	-.32*	.050
		2. Kontaktangst (MVL)	-.33*	.041
		3. Schulisches SWG (ALS)	-.43*	.019
	Höheres Alter	4. Unrealistisches Selbstkonzept (MVL)*	-.27	.018
Krankheit	Längere Klinikaufenthalte	5. Auffassungstempo (ZVT)	-.25	.046
Speziell	Zyanot. Herzfehler	6. Körperkoordination (KTK)	-.39*	.029
	Kein zyanot. Herzf.	7. Selbstwertgefühl insgesamt (ALS)	.37*	.045
	Höheres Op-Alter	8. Körperkoordination (KTK)	-.37	.008
		9. Unangepasstes Sozialverh. (MVL)	-.29	-024
Sozial				
Allgemein	Familiärer Stress	10. Unangepasstes Sozialverh. (MVL)	-.39*	.017
	Kein Einzelkind	11. Emotionale Labilität (MVL)	.39*	.015
		12. Unangepasstes Sozialverh. (MVL)	.36*	.025
		13. Verhalten insgesamt (MVL)	.35*	.030
Speziell	*Keine Sportbefreiung*	14. Freizeitbezogenes SWG (ALS)	.41*	.026
	Laufbahnretardierung	15. Auffassungstempo (ZVT)	-.56*	.001

* Punktbiseriale Korrelation, da Risiko dichotom; ansonsten Kendall's tau.

kursiv: positive (eher erwartungswidrige) Korrelation, d.h. hohe (= günstige) Ausprägung des Outcome-Merkmals bei hohem (= ungünstigem) Risikowert

Anhang 12: Signifikante Korrelationen zwischen einzelnen Risiken und Merkmalen der psychosozialen Adaptation, bezogen auf *Veränderungen* zwischen Vor- und Nachtest in Phase I (SWG = Selbstwertgefühl)

Polung aller Risiko-Skalen (ggf. nach Umpolung): hohe Werte = ungünstige Ausprägung; Polung aller Outcome-Skalen (ggf. nach Umpolung): hohe Werte = günstige Ausprägung; (für ALS = hohe Ausprägung, auch wenn in Extremform nicht unbedingt günstig)

Bereich	Risiko	Günstige Veränderungen	Korr.	p
Biologisch				
Allgemein				
Kind	Niedrigeres Alter	1. Körperbilddifferenziertheit (MZT)	-.28	.025
	Höheres Alter	2. Kontaktangst (MVL)	.30	.008
		3. Unrealist. Selbstkonzept (MVL)	.35	.003
		4. Verhalten insgesamt (MVL)	.28	.013
Krankheit	Dauermedikation	5. Emotionale Labilität (ALS)	.40*	.014
Speziell	*Niedrigeres Operationsalter*[1]	6. Familiäres Selbstwertgefühl (ALS)	-.51	.001
		7. Instabiles Leistungsverh. (MVL)	-.25	.048
	Körperliche Einschränkungen	8. Emotionale Labilität (MVL)	.35	.031
Sozial				
Allgemein	Niedrige Sozialschicht	9. Emotionale Labilität (MVL)	.32	.012
	Kein familiärer Stress[2]	10. Kontaktangst (MVL)	-.43*	.007
		11. Verhalten insgesamt (MVL)	-.38*	.019
Speziell	Bewegungsmangel	12. Schulisches SWG (ALS)	.29	.040
		13. Unrealist. Selbstkonzept (MVL)	.24	.050
		14. Verhalten insgesamt (MVL)	.25	.038
	Sportbefreiung	15. Selbstwertgefühl insgesamt (ALS)	.39*	.034
	Keine Laufbahnretardierung	16. Instabiles Leistungsverh. (MVL)	-.32*	.047
		17. Verhalten insgesamt (MVL)	-.32*	.049

kursiv: negative (eher erwartungswidrige) Korrelation, d.h. hoher (= günstiger) Veränderungswert des Outcome-Merkmals bei niedrigem (= günstigem) Risikowert

* Punktbiseriale Korrelation, da Risiko dichotom; ansonsten Kendall's tau.

[1] Ebenso erwartungswidrige Korrelation mit Summe aller Veränderungen, $r=-.44$, $p = .034$
[2] Ebenso erwartungswidrige Korrelation mit Summe aller Veränderungen, $r=-.42$, $p = .038$

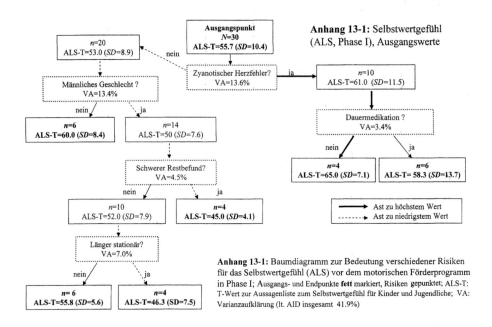

Anhang 13-1: Baumdiagramm zur Bedeutung verschiedener Risiken für das Selbstwertgefühl (ALS) vor dem motorischen Förderprogramm in Phase I; Ausgangs- und Endpunkte **fett** markiert, Risiken gepunktet; ALS-T: T-Wert zur Aussagenliste zum Selbstwertgefühl für Kinder und Jugendliche; VA: Varianzaufklärung (lt. AID insgesamt 41.9%)

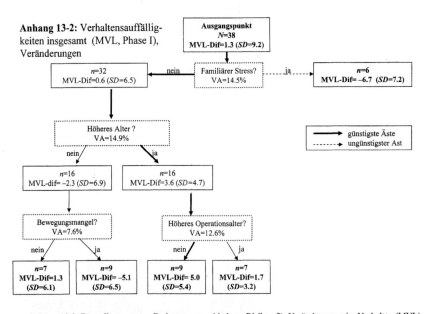

Anhang 13-2: Baumdiagramm zur Bedeutung verschiedener Risiken für Veränderungen im Verhalten (MVL) im Verlaufe des motorischen Förderprogramms für Phase I; Ausgangs- und Endpunkte **fett** markiert, Risiken gepunktet; MVL-Dif: T-Wert- Differenz in der MVL für *Vor*test minus *Nach*test (Komponenten vetauscht, dadurch trotz umgekehrter Polung auch hier hohe Werte günstig); VA: Varianzaufklärung (lt. AID insgesamt 49.6%)

Anhang 13-3 A: Kontaktangst
(MVL-KA, Phase I), Ausgangswerte

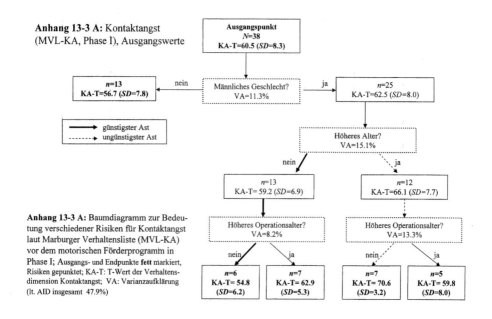

Anhang 13-3 A: Baumdiagramm zur Bedeutung verschiedener Risiken für Kontaktangst laut Marburger Verhaltensliste (MVL-KA) vor dem motorischen Förderprogramm in Phase I; Ausgangs- und Endpunkte **fett** markiert, Risiken gepunktet; KA-T: T-Wert der Verhaltensdimension Kontaktangst; VA: Varianzaufklärung (lt. AID insgesamt 47.9%)

Anhang 13-3 B: Kontaktangst
(MVL-KA, Phase I), Veränderungen

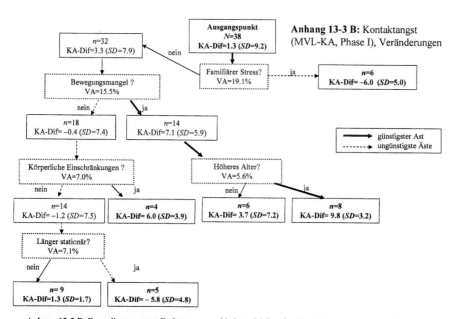

Anhang 13-3 B: Baumdiagramm zur Bedeutung verschiedener Risiken für Veränderungen in der Kontaktangst (MVL-KA) im Verlaufe des motorischen Förderprogramms in Phase I; Ausgangs- und Endpunkte **fett** markiert, Risiken gepunktet; KA-Dif: T-Wert-Differenz bei MVL-KA für *Vor*test minus *Nach*test (Komponenten vertauscht, dadurch trotz umgekehrter Polung auch hier hohe Werte günstig); VA: Varianzaufklärung (lt. AID insgesamt 54.2%)

Anhang 14: Signifikante Korrelationen zwischen einzelnen Risiken und Merkmalen der psychosozialen Adaptation *zu Beginn des motorischen Förderprogramms* in Phase II

Polung aller Risiko-Skalen (ggf. nach Umpolung): hohe Werte = ungünstige Ausprägung;
Polung aller Outcome-Skalen (ggf. nach Umpolung): hohe Werte = günstige Ausprägung

Bereich	Moderator	Ungünstige Ausgangswerte	Korr.	p
Biologisch				
Allgemein	Häufige Kliniksaufenthalte	1. Motorik (MOT 4-6)	-.27	.027
	Längere Kliniksaufenthalte	2. Motorik (MOT 4-6)	-.35	.003
Speziell	*Azyanot. Herzfehler*	3. Emotionale Labilität (HT)	.45*	.005
	Zyanot. Herzfehler	4. Motorik (MOT 4-6)	-.48*	.003
	Niedrigeres Op-Alter	5. Motorik (MOT 4-6)	.30	.035
	Körperl. Einschränkungen	6. Motorik (MOT 4-6)	-.42*	.009
		7. Hyperaktivität (VBV-HYP)	-.37*	.021
	Schwerer Restbefund	8. Motorik (MOT 4-6)	-.37*	.025
		9. Emotionale Labilität (VBV-EMOT)	.38*	.018
Sozial				
Allgemein	Niedrige Sozialschicht	10. Merkfähigkeit (HAWIK-ZN)	-.28	.031
	Familiärer Stress	11. Auffassungstempo (HAWIK-ZS)	-.38*	.020
	Kein Einzelkind	12. Emotionale Labilität (HT)	.37*	.026
Speziell	Sportdefizit	13. Aggressivität (VBV-AGGR)	-.35*	.032
	Weniger Freunde	14. Peer-Netzwerk (NSV)	-.42	.002

Punktbiseriale Korrelation, da Risiko dichotom; ansonsten Kendall's tau

kursiv: positive Korrelation, d.h. hohe (= günstige) Ausprägung des Outcome-Merkmals bei hohem (= ungünstigem) Risikowert

Anhang 15: Signifikante Korrelationen zwischen einzelnen Risiken und Merkmalen der psychosozialen Adaptation, bezogen auf *Veränderungen* zwischen Vor- und Nachtest in Phase II

Polung aller Risiko-Skalen (ggf. nach Umpolung): hohe Werte = ungünstige Ausprägung; Polung aller Outcome-Skalen (ggf. nach Umpolung): hohe Werte = günstige Ausprägung

Bereich	Risiko	Günstige Veränderungen	Korr.	p
Biologisch				
Allgemein	Dauermedikation	1. Hyperaktivität (VBV-HYP)	.43*	.008
	Häufigere Kliniks-aufenthalte	2. Netzwerk von Erwachsenen (NSV)	.26	.037
	Längere Kliniks-aufenthalte	3. Netzwerk von Erwachsenen (NSV)	.34	.005
Speziell	Zyanotischer Herzfehler	4. Netzwerk von Erwachsenen (NSV)	.45*	.005
		5. Gesamtnetzwerk (NSV)	.44*	.007
Sozial				
Allgemein	*Höherer SÖS*	6. Körperbilddifferenziertheit (MZT)	-.29	.029
	Familiärer Stress	7. Merkfähigkeit (HAWIK-ZN)	.38*	.018
Speziell	*Kein Bewegungs-mangel*	8. Netzwerk von Peers (NSV)	-.27	.027

* Punktbiseriale Korrelation, da Risiko dichotom; ansonsten Kendall's tau

kursiv: negative Korrelation, d.h. hoher (= günstiger) Veränderungswert des Outcome-Merkmals bei niedrigem (= günstigem) Risikowert

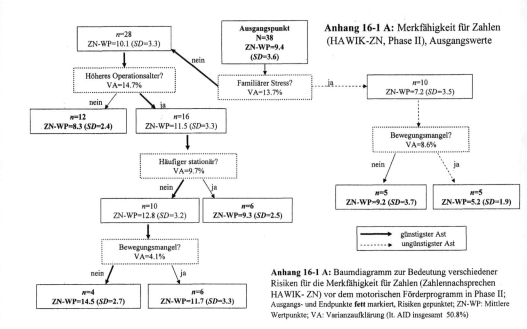

Anhang 16-1 A: Merkfähigkeit für Zahlen (HAWIK-ZN, Phase II), Ausgangswerte

Anhang 16-1 A: Baumdiagramm zur Bedeutung verschiedener Risiken für die Merkfähigkeit für Zahlen (Zahlennachsprechen HAWIK- ZN) vor dem motorischen Förderprogramm in Phase II; Ausgangs- und Endpunkte **fett** markiert, Risiken gepunktet; ZN-WP: Mittlere Wertpunkte; VA: Varianzaufklärung (lt. AID insgesamt 50.8%)

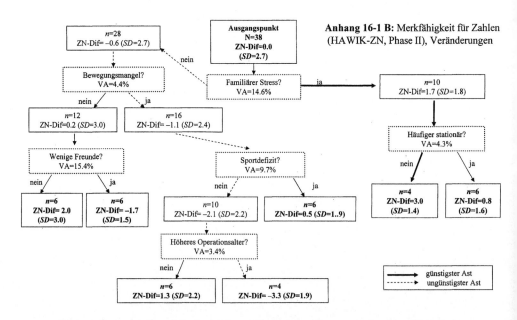

Anhang 16-1 B: Merkfähigkeit für Zahlen (HAWIK-ZN, Phase II), Veränderungen

Anhang 16-1 B: Baumdiagramm zur Bedeutung verschiedener Risiken für Veränderungen in der Merkfähigkeit für Zahlen (Zahlennachsprechen HAWIK-ZN) im Verlaufe des motorischen Förderprogramms in Phase II; Ausgangs- und Endpunkte **fett** markiert, Risiken gepunktet; ZN-Dif: Nachtest-Vortest-Unterschied in den ZN-Wertpunkten;VA: Varianzaufklärung (lt. AID insgesamt 51.8%)

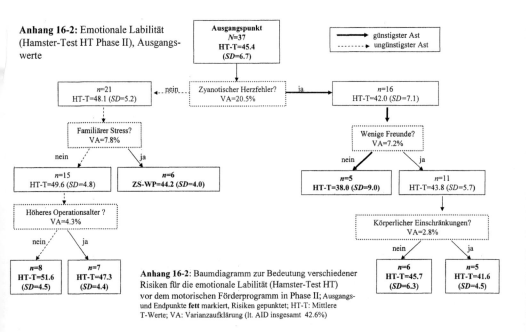

Anhang 16-2: Baumdiagramm zur Bedeutung verschiedener Risiken für die emotionale Labilität (Hamster-Test HT) vor dem motorischen Förderprogramm in Phase II; Ausgangs- und Endpunkte **fett** markiert, Risiken gepunktet; HT-T: Mittlere T-Werte; VA: Varianzaufklärung (lt. AID insgesamt 42.6%)

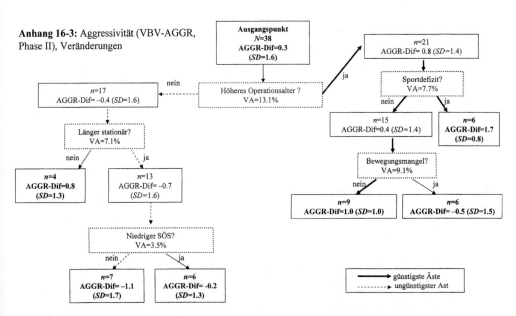

Anhang 16-3: Baumdiagramm zur Bedeutung verschiedener Risiken für Veränderungen in der Aggressivität (Verhaltensbeurteilungsbogen für das Vorschulalter VBV-AGGR) im Verlaufe des motorischen Förderprogramms in Phase II; Ausgangs- und Endpunkte **fett** markiert, Risiken gepunktet; AGGR-Dif: *Nach*test-*Vor*test-Unterschied in den Stanine-Werten (Komponenten vertauscht, dadurch trotz umgekehrter Polung auch hier hohe Werte günstig); ; VA: Varianzaufklärung (lt. AID insgesamt 40.4%)

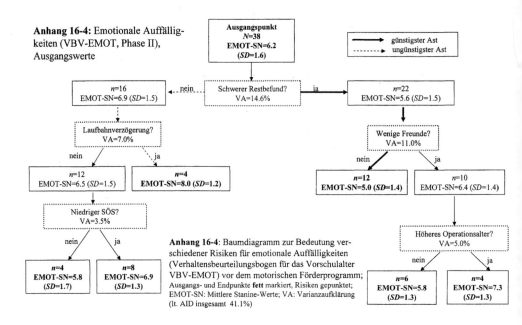

Anhang 16-4: Baumdiagramm zur Bedeutung verschiedener Risiken für emotionale Auffälligkeiten (Verhaltensbeurteilungsbogen für das Vorschulalter VBV-EMOT) vor dem motorischen Förderprogramm; Ausgangs- und Endpunkte **fett** markiert, Risiken gepunktet; EMOT-SN: Mittlere Stanine-Werte; VA: Varianzaufklärung (lt. AID insgesamt 41.1%)

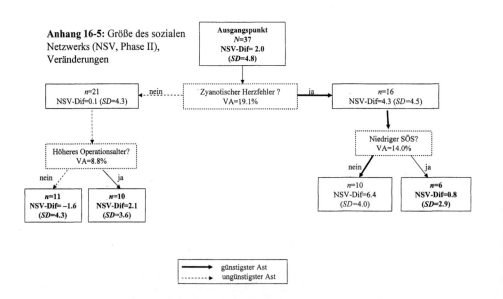

Anhang 16-5: Baumdiagramm zur Bedeutung verschiedener Risiken für Veränderungen in der Größe des sozialen Netzwerks (Netzwerkskulpturverfahren NSV) im Verlaufe des motorischen Förderprogramms in Phase II; Ausgangs- und Endpunkte **fett** markiert, Risiken gepunktet; NSV-Dif: Nachtest-Vortest-Unterschied in der Netzwerkgröße ; VA: Varianzaufklärung (lt. AID insgesamt 41.9%)